D1942836

Thieme

Forum Logopädie

Herausgegeben von Luise Springer
und Dietlinde Schrey-Dern

In dieser Reihe sind folgende Titel bereits erschienen:

Bauer, A. / Auer, P.: Aphasie im Alltag
Bigenzahn, W.: Orofaziale Dysfunktionen im Kindesalter. Grundlagen, Klinik, Ätiologie, Diagnostik und Therapie, 2. Aufl.
Biniek, R.: Akute Aphasie. Aachener Aphasie-Bedside-Test, 2. Aufl.
Bongartz, R.: Kommunikationstherapie mit Aphasikern und Angehörigen. Grundlagen – Methoden – Materialien
Costard, S.: Störungen der Schriftsprache
Huber, W. / Poeck, K. / Springer, L.: Klinik und Rehabilitation der Aphasie – Eine Einführung für Patienten, Angehörige und Therapeuten
Jahn, T.: Phonologische Störungen bei Kindern. Diagnostik und Therapie, 2. Aufl.
Kotten, A.: Lexikalische Störungen bei Aphasie
Lauer, N.: Zentral-auditive Verarbeitungsstörungen im Kindesalter, 3. Aufl.
Lauer, N. / Birner-Janusch, B.: Sprechapraxie im Kindes- und Erwachsenenalter
Masoud, V.: Gruppentherapie bei neurologischen Sprachstörungen
Möller, D. / Spreen-Rauscher, M.: Frühe Sprachintervention mit Eltern – Schritte in den Dialog
Nebel, A. / Deuschl, G.: Dysarthrie und Dysphagie bei Morbus Parkinson
Sandrieser, P. / Schneider, P.: Stottern im Kindesalter, 3. Aufl.
Schlenck, C. / Schlenck, K.J. / Springer, L.: Die Behandlung des schweren Agrammatismus
Schnitzler, C. D.: Phonologische Bewusstheit und Schriftspracherwerb
Schrey-Dern, D.: Sprachentwicklungsstörungen. Logopädische Diagnostik und Therapieplanung
Sick, U.: Poltern
Spital, H.: Stimmstörungen im Kindesalter
Tesak, J.: Einführung in die Aphasiologie, 2. Aufl.
Weigl, I. / Reddemann-Tschaikner, M.: HOT – Ein handlungsorientierter Therapieansatz für Kinder mit Sprachentwicklungsstörungen, 2. Aufl.
Wendlandt, W.: Sprachstörungen im Kindesalter. Materialien zur Früherkennung und Beratung, 5. Aufl.
Ziegler, W. / Vogel, M. / Gröne, B. et al.: Dysarthrie. Grundlagen – Diagnostik – Therapie, 2. Aufl.

Stottern im Erwachsenenalter

Grundlagenwissen und Handlungshilfen für die Therapie und Selbsthilfe

Wolfgang Wendlandt

18 Arbeitsbögen

Georg Thieme Verlag
Stuttgart · New York

Anschriften:

Prof. Dr. Wolfgang Wendlandt
Psychologischer Psychotherapeut
Sembritzkistraße 31
12169 Berlin

Dr. phil. Luise Springer
Lehranstalt für Logopädie
am Universitätsklinikum
RWTH Aachen
Pauwelsstr. 30, 52074 Aachen

Dietlinde Schrey-Dern
Lehrbeauftragte im Studiengang
Lehr- und Forschungslogopädie
RWTH Aachen
Segnistr. 23, 52066 Aachen

Wichtiger Hinweis: Wie jede Wissenschaft ist die Medizin ständigen Entwicklungen unterworfen. Forschung und klinische Erfahrung erweitern unsere Erkenntnisse, insbesondere was Behandlung und medikamentöse Therapie anbelangt. Soweit in diesem Werk eine Dosierung oder eine Applikation erwähnt wird, darf der Leser zwar darauf vertrauen, dass Autoren, Herausgeber und Verlag große Sorgfalt darauf verwandt haben, dass diese Angabe **dem Wissensstand bei Fertigstellung des Werkes** entspricht.
Für Angaben über Dosierungsanweisungen und Applikationsformen kann vom Verlag jedoch keine Gewähr übernommen werden. **Jeder Benutzer ist angehalten**, durch sorgfältige Prüfung der Beipackzettel der verwendeten Präparate und gegebenenfalls nach Konsultation eines Spezialisten festzustellen, ob die dort gegebene Empfehlung für Dosierungen oder die Beachtung von Kontraindikationen gegenüber der Angabe in diesem Buch abweicht. Eine solche Prüfung ist besonders wichtig bei selten verwendeten Präparaten oder solchen, die neu auf den Markt gebracht worden sind. **Jede Dosierung oder Applikation erfolgt auf eigene Gefahr des Benutzers.** Autoren und Verlag appellieren an jeden Benutzer, ihm etwa auffallende Ungenauigkeiten dem Verlag mitzuteilen.

Bibliografische Information der Deutschen Nationalbibliothek

Die Deutsche Nationalbibliothek verzeichnet diese Publikation in der Deutschen Nationalbibliografie; detaillierte bibliografische Daten sind im Internet über http://dnb.ddb.de abrufbar.

© 2009 Georg Thieme Verlag KG
Rüdigerstraße 14
70469 Stuttgart
Deutschland
Telefon: +49/(0)711/8931-0
Unsere Homepage: www.thieme.de

Printed in Germany

Zeichnungen: Otto Nehren, Achern
Umschlaggestaltung: Thieme Verlagsgruppe
Umschlaggrafik: Dorit David, Hannover
Satz: Druckerei Sommer, Feuchtwangen
Gesetzt in Arbortext APP-Desktop 9.1 Unicode M060
Druck: Grafisches Centrum Cuno, Calbe

ISBN 978-3-13-129031-1 1 2 3 4 5 6

Geschützte Warennamen (Warenzeichen) werden **nicht** besonders kenntlich gemacht. Aus dem Fehlen eines solchen Hinweises kann also nicht geschlossen werden, dass es sich um einen freien Warennamen handelt.
Das Werk, einschließlich aller seiner Teile, ist urheberrechtlich geschützt. Jede Verwertung außerhalb der engen Grenzen des Urheberrechtsgesetzes ist ohne Zustimmung des Verlages unzulässig und strafbar. Das gilt insbesondere für Vervielfältigungen, Übersetzungen, Mikroverfilmungen und die Einspeicherung und Verarbeitung in elektronischen Systemen.

Biographie

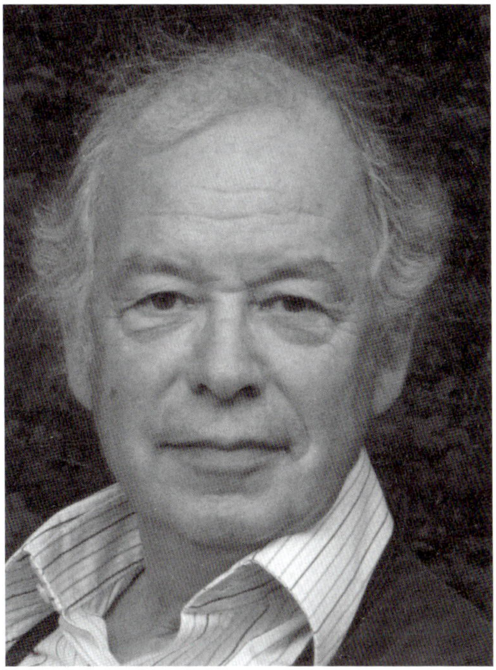

Prof. Dr. Wolfgang Wendlandt, Diplom-Psychologe, war Hochschullehrer für Psychologie mit dem Schwerpunkt Beratung und Therapie an der Alice-Salomon-Hochschule für Sozialarbeit und Sozialpädagogik Berlin. Als Psychologischer Psychotherapeut in Verhaltens- und Gesprächspsychotherapie arbeitet er in eigener Praxis und widmet sich hier, ebenso wie in seiner langjährigen Forschungs- und Lehrtätigkeit, besonders dem Gebiet „Sprache und Kommunikation" sowie der Supervision und Fortbildung von Berufsgruppen, die in der Diagnostik, Beratung und Therapie von Menschen mit Störungen des Sprechens und der Sprache befasst sind. Er hat zahlreiche Bücher und Artikel veröffentlicht und ist als Experte auf dem Gebiet des Stotterns international bekannt.

Wolfgang Wendlandt ist verheiratet und hat eine erwachsene Tochter. Experimentierfreude ist für ihn typisch – nicht nur in seiner Arbeit, sondern auch beim Saxophon- und Theaterspielen. Seine Bücher schreibt er am liebsten in der ländlichen Ruhe der Toskana.

www.wendlandt-stottertherapie.de

Vorwort der Herausgeberinnen

Wolfgang Wendlandt hat mit seiner zweiten Publikation in der Reihe *Forum Logopädie* ein Werk zum Stottern im Erwachsenenalter vorgelegt, in das seine mehr als 40-jährige berufliche Erfahrung als Stottertherapeut und Dozent eingeflossen ist. Seine Sichtweise auf Stottern war schon früh ideografisch geprägt. Im Mittelpunkt seines therapeutischen Ansatzes stehen die individuellen Kommunikationsprobleme des Stotternden, damit wird Stottertherapie nicht auf die bloße Behandlung der Sprechsymptomatik reduziert.

Beim Blick auf die Prävalenzraten wird deutlich, warum Wendlandt eine ideografische Sichtweise auf Stottern einnimmt. Sprechunflüssigkeiten treten bei Kindern im Alter zwischen 3 und 6 Jahren mit einer Häufigkeit von ca. 5 % auf, doch die Symptome verlieren sich bei annähernd 80 % der Kinder auch ohne Therapie. Dies wird einerseits auf die zunehmenden Sprach- und Sprechkompetenzen der Kinder zurückgeführt, andererseits auf das unterstützende Interaktionsverhalten der Bezugspersonen. Nur bei ca. 1 % der Kinder entwickelt sich bis ins Erwachsenenalter eine komplexe Stottersymptomatik, die sowohl Sprechweise, Einstellungen und Gefühle des Stotternden sowie sein Interaktionsverhalten betreffen. Der Autor warnt deshalb vor Standardverfahren, die ausschließlich auf die Sprechmotorik zentriert sind: Ohne individuelle Ausrichtung der Therapie auf die verschiedenen Symptombereiche und Alltagsanforderungen des stotternden Erwachsenen sei ein (andauernder) nachhaltiger Therapieerfolg nicht erreichbar. Wendlandt betont aber auch, dass sog. „lebensweltorientierte“ Behandlungsansätze, die sich mit der Verflechtung des Stotterns in die individuelle Alltagssituation beschäftigen, nicht mit einer „Psychotherapeutisierung“ gleichzusetzen sind. Dass die Kompetenzen von Stottertherapeuten über bloßes Sprechtraining hinausreichen müssen, konkretisiert Wendlandt in einem eigenen Kapitel.

Im vorliegenden Praxishandbuch gibt Wendlandt einen Überblick zum aktuellen Wissensstand über das Stottern im Erwachsenenalter, über die verschiedenen Therapieansätze sowie über die Bewertung von Therapieerfolg. Er nimmt Stellung zu falschen Heilsversprechungen und realistischen Erfolgschancen. In einem umfangreichen Kapitel beschreibt er wichtige Voraussetzungen für eine erfolgreiche Behandlung erwachsener Stotternder; er liefert viele Therapiebausteine und Arbeitsmaterialien für kombinierte Einzel- und Gruppentherapien sowie für das erforderliche Selbsttraining.

Das Buch veranschaulicht Therapeuten anhand detaillierter Anwendungsbeispiele, worauf sie im Behandlungsverlauf achten sollen. Besonders wertvoll für die Praxis sind die Beschreibungen des effektiven Therapieeinstiegs, der Arbeitsschritte einer lebensweltorientierten Stottertherapie, der vielfältigen Möglichkeiten der In-vivo-Arbeit sowie der Rückfallbearbeitung.

Wir wünschen den Lesern und Leserinnen, dass sie von Wendlandts Anregungen und Beispielen für ihre therapeutische Arbeit mit Stotternden profitieren und ihre Fähigkeiten für eine professionelle Beziehungsgestaltung erweitern.

Aachen, im Juli 2009

Dietlinde Schrey-Dern
Luise Springer

Vorwort des Autors

Ausgangspunkt

Stottern im Erwachsenenalter stellt ein vielfältiges Arbeitsgebiet dar, in dem verschiedenartige Sichtweisen und Erkenntnisse nebeneinander existieren und eine reiche Palette an unterschiedlichen Behandlungsmethoden zum Einsatz kommt. Zahlreiche Forschungsergebnisse zum Stottern und zur Stottertherapie liegen vor, und doch wissen wir noch immer nicht genau, warum gerade die eine Person zu stottern beginnt, während etwa 98 % der Gleichaltrigen kein Stottern zeigen. In der Therapie des Stotterns im Erwachsenenalter engagieren sich Stottertherapeuten mit unterschiedlichen Berufsabschlüssen und zum Teil sehr verschiedenartigen Ausbildungsgängen. Unter den Betroffenen selbst gibt es viele, die eine beeindruckende Vielfalt an Strategien zur Bewältigung ihrer Kommunikationsstörung erprobt haben. Dabei ist die Gruppe der Stotternden beileibe nicht homogen. Auch hier finden wir eine große Vielfalt an Unterschiedlichkeiten, trotz der Gemeinsamkeit des stotternden Sprechens. Selbst dieses verbindende Merkmal erweist sich bei genauerem Hinsehen und Hinhören als sehr verschiedenartig. Angesichts der Heterogenität dieses Arbeitsgebiets wünschen sich Therapeuten – und solche, die es werden wollen – verbindliche (und verbindende) Erkenntnisse, die als Grundlage für das therapeutische Handeln gelten können und Sicherheit für den Therapiealltag geben. Gibt es solche Wissensbestände, die für eine jede Therapie stotternder Erwachsener von Gültigkeit sind? Welche Vorgehensweisen müssen – unabhängig vom jeweiligen Behandlungsansatz – im Therapiealltag berücksichtigt werden? Und: Was macht Veränderungsarbeit erfolgreich?

Beim Schreiben dieses Buches ging es mir darum, den Blick vor allem auf die gemeinsamen Grundlagen der Therapie erwachsener Stotternder zu lenken, auf Wissensbestände und Handlungsbausteine, die nicht therapieschulenspezifisch sind, sondern meines Erachtens eine übergreifende Bedeutung besitzen – und die damit Relevanz für jeden Therapeuten haben, der sich mit der Behandlung kommunikationsgestörter Menschen beschäftigt. Darüber hinaus lag mir am Herzen, dem Leser das tagtägliche Veränderungsgeschäft der Stottertherapie in seinen vielfältigen Facetten lebendig vorzustellen: Es sollte übersichtlich geordnet, gut strukturiert und gleichzeitig mit viel Anschauungsmaterial angereichert sein, wobei es mir vor allem um die Schilderung typischer Prozesse, Hindernisse und Bewältigungsschritte im Therapieablauf und um die Darstellung konkreter Gestaltungsmöglichkeiten für ein erfolgreiches Bündnis zwischen Stottertherapeut und Stotterndem ging. Dieser Anspruch erschien mir manchmal unrealistisch hoch, zumal wir noch nicht auf gesicherte methodenübergreifende Forschungsergebnisse zur Erwachsenentherapie des Stotterns zurückgreifen können. In solchen Momenten des Zweifelns habe ich mir zugestanden, meine eigenen langjährigen Erfahrungen in der Stottertherapie einfließen zu lassen und mir Subjektivität in der Darstellungsweise zu erlauben. Auf diese Weise entstand ein Praxishandbuch, das nicht nur Einblick in eine wissenschaftlich orientierte Fachdisziplin gibt – die der Stottertherapie im Erwachsenenalter –, sondern auch ein persönliches Zeugnis meiner eigenen Auseinandersetzungen mit dem Stottern darstellt.

Am Rande sei bemerkt: Meist sind es Frauen, die Stottertherapeutinnen sind. Und meist sind es Männer, die als Stotternde in die Therapie kommen. Und trotz der vielen kleinen Unterschiede soll im gesamten Text, zur sprachlichen Vereinfachung, nur von „Therapeuten“ und „Klienten“ die Rede sein, bzw. von „Leser“ und „Stotternder“.

Konzeption des Buches

Das vorliegende Buch ist als Praxishandbuch konzipiert und umfasst 3 Teile mit insgesamt 44 Kapiteln. Im 1. Teil des Buches werden theoretische Grundlagen gelegt: Neben einer Einführung in das Stottern werden zentrale Gesichtspunkte zur Therapie des Stotterns im Erwachsenenalter dargelegt, wobei Behandlungsansätze und Therapieformen sowie Begriffe wie „Heilung“ und „Erfolg“ vorgestellt werden. Im 2. Teil des Buches geht es um die Analyse der Voraussetzungen, die für eine erfolgreiche Behandlung erwachsener Stotternder verantwortlich sind: Zuerst werden Voraussetzungen aufseiten des Therapiekonzepts untersucht, dann die organisatorischen Rahmenbedingungen, anschließend das konkrete methodische Vorgehen, also die Anwendung der Therapiemethoden und die Art der Durchführung der Behandlungssitzungen, danach die Kompetenzen des Therapeuten und zuletzt therapieförderliche Einstellungen und Handlungsweisen der Betroffenen. Im 3. Teil des Buches unterbreite ich für die Praxis der Stottertherapie im Erwachsenenalter 9 unterschiedliche Zugangswege zur Veränderung stotternder Menschen und verdeutliche, dass sich Veränderung in jeder Erwachsenentherapie – mit wechselnder Gewichtung – auf unterschiedliche Anteile der Person zu beziehen hat. Es wird herausgearbeitet, dass jede Stottertherapie eine eigene Schwerpunktsetzung aufweist. Und es wird anhand von Beispielen aufgezeigt, wie ein integratives Vorgehen in der Gruppen- und Einzeltherapie aussehen kann. Insgesamt will das Buch eine Idee davon vermitteln, wie sich der Spagat zwischen einer kontinuierlichen Individualisierung des therapeutischen Vorgehens und der zeitökonomischen Nutzung von Standardmethoden in der Erwachsenenbehandlung bewältigen lässt.

Da ich das Praxishandbuch als Kompendium konzipiert habe, in dem der Leser zu einzelnen Themen und Inhaltsbereichen nachschlagen kann, ohne gleich das gesamte Werk lesen zu müssen, ergab sich die Notwendigkeit, die einzelnen Kapitel als in sich abgeschlossene Einheiten zu verfassen und sie konsequent mit Querverweisen auszustatten, die auf vertiefende oder weiterführende Überlegungen in anderen Kapiteln aufmerksam machen.

Dieser Versuch, die einzelnen Kapitel als abgeschlossene Wissensbausteine zu gestalten, sollte nicht nur das Lesevergnügen steigern, sondern insgesamt den Umgang mit dem Buch für unterschiedliche Zielgruppen erleichtern: Einzelne Kapitel können ausgewählt und zum Selbststudium im Rahmen der Aus- und Fortbildung bzw. als Lesematerial für Klienten genutzt werden. So hoffe ich, dass die kompakte Darstellungsweise abgeschlossener Inhaltsbereiche auch den Berufspraktiker zu einem wiederholten Schmökern in diesem Buch animiert.

Die Konzeption der Kapitel als abgeschlossene Inhaltsbereiche hat es erforderlich gemacht, Wiederholungen oder thematische Überlappungen zuzulassen: ein Inhaltsaspekt, beispielsweise „Selbststeuerung und Eigenarbeit“, der in einem eigenen Kapitel abgehandelt wird, muss auch in anderen Zusammenhängen des Buches aufgegriffen werden, z. B. im Kapitel „Mitarbeitsbereitschaft und Therapiemotivation“ oder „In-vivo-Arbeit“. Der Leser möge die notwendigen Dopplungen akzeptieren – sie lassen sich im Übrigen auch als hilfreiche Lernwiederholungen nutzen. Mithilfe der Gliederung und des Sachregisters kann man sich schnell orientieren, an welcher Stelle des Buches die jeweiligen Inhaltsaspekte vertieft dargestellt sind.

Das Buch enthält eine Vielzahl an Beispielen, therapeutischen Dialogen aus Therapiesitzungen, Selbstaussagen und Reflexionen von Stotternden (alle in anonymisierter Form) sowie Arbeitsmaterialien für die Therapiestunde, für das Selbsttraining der Klienten und für die berufliche Selbsterfahrung der Therapeuten. Insgesamt konnten 18 Arbeitsbögen aufgenommen werden: 15 für stotternde Erwachsene und 3 für Therapeuten zum Selbsttraining. Die Arbeitsmaterialien eignen sich, unabhängig vom Therapiesetting, auch für die Anwendung in Selbsthilfegruppen, für die berufliche Ausbildung von Studierenden und die Fort- und Weiterbildung von Berufspraktikern sowie für das Selbststudium stotternder Erwachsener.

Zielgruppen für das Buch

Es ist schon deutlich geworden: Beim Schreiben habe ich mir immer wieder 4 Zielgruppen vergegenwärtigt, die ich mit meinem Buch ansprechen möchte:

- Kolleginnen und Kollegen, die als Stottertherapeuten tagtäglich eine anspruchsvolle Berufspraxis zu bewältigen haben
- erwachsene Stotternde, die sich in einer Stottertherapie befinden oder sich mit dem Gedanken tragen, eine Behandlung zu beginnen, sowie Stotternde aus den Selbsthilfegruppen
- Studierende, die erwartungsvoll auf ihr zukünftiges Arbeitsfeld blicken
- Multiplikatoren, Lehrende und Forschende, die das gegenwärtige Fachwissen zum Stottern im Blick haben und den Wissenstransfer aus der Theorie in die Praxis, aber auch aus der Praxis in die Theorie leisten und damit zur kontinuierlichen Weiterentwicklung unseres Fachgebiets beitragen

Ich habe mich in meiner Darstellungsweise bemüht, allen 4 Zielgruppen gerecht zu werden und im Sprachgebrauch keine unnötigen akademischen Hürden aufzubauen. Vor allem aber habe ich darauf geachtet, dass die von mir empfohlenen Vorgehensweisen und Methoden praxistauglich sind und von jedem Stottertherapeuten umgesetzt werden können, ohne vorher eine spezialisierte psychotherapeutische oder medizinische Zusatzausbildung absolvieren zu müssen. Mir haben gut ausgebildete Logopäden, Sprachheilpädagogen, Ärzte und Stottertherapeuten mit verwandten Berufsabschlüssen vor Augen gestanden, mit einer staatlich anerkannten Ausbildung, mit kontinuierlicher Fortbildungsbereitschaft und einer offenen, selbstkritischen Haltung.

Dank

Einige der folgenden Kapitel haben durch die hilfreichen Rückmeldungen von Anja Manhard, Dr. René Manu und Frau Prof. Marion Wendlandt-Baumeister sehr an Aussagekraft gewonnen. – Ich betrachte es als ein großes Geschenk, dass mir erwachsene Stotternde ihre persönlichen Sichtweisen und Stellungnahmen zur Veröffentlichung zur Verfügung gestellt und mit ihrer Offenheit die Lebendigkeit des Textes sehr bereichert haben. – Die Diskussionen und vielfältigen Anregungen meiner Supervisanden und Fortbildungsteilnehmer haben immer wieder zur Klärung stotterspezifischer Fragestellungen beigetragen und mich motiviert, meine Vorschläge für die Therapiedurchführung anschaulich und konkret zu formulieren. – Meiner Theatergemeinschaft „Playbacktheater Berlin" und den Mitspielern meiner Improgruppe „Goethes Erben" verdanke ich beflügelnde Spielerfahrungen, die mir die nötige Energie für diszipliniertes Arbeiten am Laptop vermittelt und mein Hirn fürs Schreiben beweglich gehalten haben. – Lisas Liebe und Rays bezaubernde Weltzugewandtheit und sensible Eroberungsfreude haben meiner Seele gut getan und kreative Kräfte für das Schreiben mobilisiert. – Marions Ermutigungen haben mir immer wieder über alle Verunsicherungen und Stagnationen im Schreibprozess hinweggeholfen und notwendige Energien für die anstehenden Schreibaufgaben geweckt.

Ihnen allen danke ich von ganzem Herzen!

Berlin, im Juli 2009 Wolfgang Wendlandt

Inhalt

4 Anforderungen an die Rahmenbedingungen einer Stottertherapie im Erwachsenenalter

5 Erfordernisse bezüglich des therapeutischen Vorgehens in der Stottertherapie

6 Anforderungen an den Stottertherapeuten

7 Therapieförderliche Einstellungen und Handlungsweisen des erwachsenen Stotternden

III Integrative Behandlungspraxis

Anhang

I Theoretische Grundlagen

Im 1. Teil des Buches werden Erkenntnisse und Überlegungen vorgestellt, die zu einem vertieften Verständnis des Stotterns und der Person, die stottert, beitragen. Daran anschließend werden grundsätzliche Überlegungen zur Therapie des Stotterns angestellt und eine Übersicht über unterschiedliche Therapieansätze und Behandlungsformen gegeben sowie das Thema Heilung und Erfolg besprochen. Ziel ist es, Missverständnissen und einseitigen Sichtweisen entgegenzuwirken, die sich noch immer um das Stottern ranken. Der Leser erhält die Möglichkeit, sich einen komprimierten Überblick zum aktuellen Wissensstand über das Stottern im Erwachsenenalter und seine Therapie zu verschaffen.

1 Stottern im Erwachsenenalter

Einführend werden allgemeine Aspekte zum Stottern, zu seiner Symptomatik und zu wichtigen Forschungsergebnissen bezüglich seines Auftretens und Vorkommens beleuchtet und daran anschließend theoretische Modelle zu den Ursachen und zur Entstehung des Stotterns besprochen. Abschließend geht es um Fragen zur Diagnostik des Stotterns im Erwachsenenalter und zur Evaluation von Stottertherapien.

1.1 Stottern auf den ersten Blick – allgemeine Aspekte

Stellen Sie sich vor: In der Fußgängerzone kommt eine junge Frau auf Sie zu, bleibt dicht vor Ihnen stehen, senkt ihren Blick, öffnet den Mund, zögert, schaut auf den Boden. Die junge Frau beißt sich verlegen auf die Unterlippe, räuspert sich. „Vvvvvvvvvverzeihung, wwwwwwo geht's hier zum ..." Sie blickt auf, strahlend blau sind ihre Augen, Schweißperlen auf ihrer Stirn: „... zum K... KK... Krankenhaus?" Aha, denken Sie, die stottert. Also doch keine Ausländerin! Vielleicht haben Sie es eilig, vielleicht denken Sie: Die Arme! Sie geben ihr schnell die Auskunft und wollen weiter. Da fragt sie doch tatsächlich noch einmal nach einem „Be... Be... Be..." Ihre Lippen pressen kräftig aufeinander, das rechte Auge zuckt. Ihnen wird ganz komisch. Sie blicken auch auf den Boden. Was meint sie bloß? Bahnhof? Bäcker? Als endlich das „Blumengeschäft" raus ist, sind Sie selbst richtig ins Schwitzen gekommen und verabschieden sich überfreundlich.

Stottern ist ein ausdrucksstarkes Phänomen. Wer diese Störung nicht kennt, wird von ihr sofort in den Bann gezogen. Man leidet mit, man will helfen, man ist verunsichert, vielleicht wird man auch ungeduldig oder hilflos. Stottern lässt keinen kalt – den Sprecher nicht und auch nicht den Zuhörer.

Wer noch nicht so viel über das Stottern weiß, neigt dazu, Stottern als eine falsche Art des Sprechens zu betrachten. Der auffälligste Teil der Störung – die Stotterereignisse, die sichtbar und hörbar sind – wird vereinfachend zum wesentlichen Problem dieser Störung gemacht. Kein Wunder, dass Eltern stotternder Kinder von einer Stottertherapeutin erwarten, dass sie mit dem Kind „richtiges Sprechen" übt. Und dass stotternde Erwachsene mit wenig Therapieerfahrung sich v. a. wünschen, ihr Sprechen so zu trainieren, dass sie ihre Stottersymptome „unter Kontrolle" bekommen können.

Es gibt einige Sachverhalte zum Stottern, die beim ersten Hinhören und Hinsehen nicht erkennbar, nicht offensichtlich sind. Erst durch intensive Zuwendung kann ein vertieftes Verstehen der Problemlagen stotternder Erwachsener und der Kommunikationsstörung Stottern erworben werden. Das Nichtoffensichtliche soll daher an den Anfang dieses Kapitels gestellt werden. Die Ausführungen können auch als Themen für Therapiegespräche am Anfang einer Behandlung genutzt werden.

Stottern ist eine komplexe Störung

Stottern ist keine Störung, die nur die Sprechweise einer Person betrifft. Stottern zeigt sich im Erwachsenenalter als eine sehr komplexe Symptomatik, als ein Bündel unterschiedlicher Symptombereiche: Neben der Unflüssigkeit im Sprechverhalten äußert sich die Symptomatik in sprechunabhängigen körperlichen Verspannungsreaktionen, in der Art und Weise der Kontaktgestaltung zu anderen Menschen, im Fühlen und Erleben sowie im Denken des Stotternden, in seinen Einstellungen zu sich und zu seiner Umwelt. Stottern hat Einfluss auf sein gesamtes aktuelles Handeln und seine

Vorstellungen von der Zukunft (Einzelheiten auf S. 8ff). Behandlungsmaßnahmen müssen den Problemen in den unterschiedlichen Symptombereichen gerecht werden (s. „Neun Veränderungsbereiche in der Therapie erwachsener Stotternder", Kap. 8.1, S. 189ff).

Stottern erweist sich als Kommunikationsstörung

Stottern tritt in der Regel nicht auf, wenn die Betroffenen alleine vor sich hin sprechen, beispielsweise im Park spazieren gehen und Selbstgespräche führen. Stotternde Menschen können flüssig sprechen, ihre Sprechfähigkeit ist nicht gestört. Für jeden Stotternden gibt es (individuell unterschiedliche) Sprechsituationen, die flüssig gestaltet werden können (s. u. zur Variabilität des Stotterns). Stotternde Menschen stottern v. a. dann, wenn sie sich im sprachlichen Kontakt zu anderen Menschen befinden und den Kontakt auf eine bestimmte Weise gestalten wollen oder müssen. Das Problem des Stotternden ist also nicht sein „Sprechen", sondern sein „Sprechen beim Kommunizieren". Der Vorgang des sprechenden Mitteilens ist also gestört, man könnte auch sagen: das sich über das Sprechen mitteilende Kommunizieren ist gestört. Daher sollte Stottern als „Kommunikationsstörung" bezeichnet werden. Dieser Begriff bildet den Sachverhalt besser ab als der früher übliche Begriff der „Sprechstörung" oder „Redeflussstörung".

Bei stotternden Menschen fällt auf, dass die hörbaren und sichtbaren Stottersymptome in ihrer Stärke und Häufigkeit zunehmen, wenn die stotternde Person für die Kommunikation verantwortlich ist bzw. sich verantwortlich fühlt (*Kommunikationsverantwortlichkeit)* und wenn sie glaubt, für das Ergebnis der Kommunikation und die Art und Weise des Sprechens bewertet zu werden *(Kommunikationsdruck;* Fiedler 2000). Therapeutische Interventionen müssen in der Lage sein, das *Erleben* von Sprechen und Kommunikation beim Betroffenen zu verändern und negative Erlebensweisen in positive zu wandeln. Dabei wird es auch darum gehen müssen, ein angemessenes Maß für die wechselseitige Verantwortung für Kommunikationsprozesse zu entwickeln, sich mit Neugier, aber auch mit Gelassenheit auf Gespräche einzulassen und eigene Sprechleistungen nicht durch überhöhte oder irrationale Ansprüche zu blockieren.

Stottern verändert das Interaktionsverhalten der Gesprächspartner

Nicht nur der stotternde Mensch, auch seine Bezugspersonen sind durch die Stottersymptomatik beeinträchtigt. Sie reagieren in der Regel ihrerseits mit körperlichen Anspannungen und einem veränderten Kommunikationsverhalten. In diesem Sinne führt das stotternde Sprechen des Betroffenen zu „Störprozessen" bei seinem Gegenüber: Seine Art und Weise, Kommunikation zu führen, wird beeinträchtigt, verändert sich. So achten beispielsweise Gesprächspartner stärker auf die Sprechweise als auf die Inhalte, zeigen Mitleids- oder Ungeduldsreaktionen oder tendieren zu abwertenden verbalen oder nonverbalen Signalen oder Vermeidungen innerhalb des Sprechkontakts (Inhalte werden nicht aufgegriffen, Gespräche werden verkürzt). Oft springt auch die körperliche Anspannung des Stotternden auf den Zuhörer über, der beispielsweise die stotternde Rede unterbricht, Wörter vorsagt und unstet beiseite blickt. Dies erhöht wiederum die Stotterbereitschaft des Klienten. Diese gegenseitige Einflussnahme im Interaktionsprozess, die vielfach einen Aufschaukelungsprozess der Symptomatik bewirkt, macht es notwendig, dass Stottertherapeuten die näheren Bezugspersonen von Stotternden in die Behandlung einbeziehen – denn das Stottern betrifft sowohl den Sender als auch den Empfänger.

Obwohl Stottern beim Betrachter und Zuhörer eine Vielfalt an Eindrücken auslöst, die mit unterschiedlichen Empfindungen, Gedanken, Vermutungen, aber auch mit sichtbaren eigenen Körperreaktionen einhergehen, laufen die meisten dieser Reaktionen „unbemerkt" ab. Sie sind existent – und werden von den Bezugspersonen doch nicht mehr bewusst wahrgenommen. So wundert es nicht, dass Partner oder Eltern den eigenen Anteil am aktuellen Stotterverhalten „übersehen" und das Störungsgeschehen nur dem Betroffenen zuordnen. Er stottert – sein Redefluss ist gestört. Die Bewusstheit für die Mitverantwortung im kommunikativen Störungsgeschehen muss erst geweckt werden. Dies herzustellen bedeutet eine neue Chance der Einflussnahme auf das Stottern, die die Familienmitglieder, Partner und Freunde meist mit großer Motivation aufgreifen.

! Eine Therapie der Kommunikationsstörung Stottern kann nur überdauernd erfolgreich sein, wenn auch die näheren Bezugspersonen unterstützt werden, ihr eigenes Kommunikationsverhalten in Bezug zum Stotternden wahrzunehmen, zu analysieren und ggf. zu verändern. Therapiert wird in diesem Sinne nicht das Stottern selbst, sondern das Kommunikationssystem, in dem die Symptome mit ihren unterschiedlichen Ausprägungen auftreten.

Stottern prägt die Person und ihren Lebensweg

„Häufig hat die nonverbale Begleitsymptomatik (Vermeidungsverhalten, Frustration nach wenig erfolgreicher Therapie, Sprechangst, negatives Selbstbild etc.) einen schwerwiegenderen Einfluss auf die Betroffenen als das hörbare Symptom selbst." (Grevelhörster 2003, S. 44)

Stottern entsteht in der Regel zwischen dem 3. und 5. Lebensjahr und ist – wenn es fortbesteht – von prägender Wirkung für die gesamte Lebensentwicklung des betroffenen Menschen. Wer von morgens bis abends stottert, und das nicht nur wochenlang, sondern jahrelang, wer jahrein jahraus ständig und immer wieder erleben muss, dass der Kontakt zu anderen Menschen durch Stottersymptome beeinträchtigt wird, hat eine Unmenge an belastenden Sprecherfahrungen und Kränkungen hinter sich. Sie bestimmen maßgeblich das psychische Erleben und haben Auswirkungen auf seine Identität (s. Begleitsymptomatik, S. 8ff). Die Auswirkungen des chronischen Stotterns bestimmen, wie Betroffene ihre Kommunikation vorbereiten, durchführen und auswerten, wie sie ihre sozialen Beziehungen wahrnehmen, welchen Beruf sie wählen, was sie von ihrem Leben erwarten und wie sie es zu bewältigen trachten. Stottern betrifft das Erleben und Verhalten der gesamten Person und seine individuelle Lebensentwicklung (vgl. Craig u. Calver 1991; Silverman u. Paynter 1990; Benecken 1996; Weikert 1996).

Sprechmotorische Unflüssigkeiten weisen eine große Variabilität in ihrem Auftreten auf

Stottern hat etwas „Geheimnisvolles" an sich, etwas „Mysteriöses": Mal tritt es intensiv auf, heftige Blockaden und Verkrampfungen im Gesicht zeigen sich, mal scheint es „völlig verschwunden" zu sein. Mal zeigen sich über den ganzen Tag hinweg Symptome, an anderen Tagen treten sie nur ab und zu auf. In Gegenwart von Menschen, bei denen „nie" gestottert wird, können wie aus heiterem Himmel plötzlich Stotterereignisse „losbrechen". Andererseits kann eine Auftrittsituation mit viel Stress, die bisher „immer daneben ging", völlig flüssig verlaufen. Stottern ist schwer ausrechenbar, scheint sich in seinem Auftreten einer „Logik" zu entziehen. Die Betroffenen fühlen sich ausgeliefert, es entsteht ein Gefühl der Hilflosigkeit dem Stottern und den Kommunikationssituationen gegenüber. In der Therapie gilt es, die Bedingungen für die große Variabilität des Symptomauftritts zu analysieren und Möglichkeiten der Einflussnahme zu etablieren.

Die Tatsache, dass Stottern manchmal nur in geringer Ausprägung auftritt, löst bei den Mitmenschen die Erwartung aus, der Betroffene bräuchte sich nur intensiver bemühen, dann könne er sein Sprechen insgesamt flüssiger gestalten – nach dem Motto: „Wenn Du willst, kannst Du doch!" Hier wird ein wichtiges Wesensmerkmal des Stotterns unberücksichtigt gelassen: die geringe sprechmotorische Steuerungsfähigkeit unbehandelter Stotternder.

Stottern lässt sich nicht absichtlich abstellen

Typisch für die Natur des Stotterns ist also die Tatsache, dass Stotternde ohne gezieltes therapeutisches Training keinen Einfluss auf den Auftritt oder Nichtauftritt des Stotterns nehmen können. Auch die Stärke von Stotterereignissen, die sich in einer laufenden Unterhaltung zeigt, kann kaum verändert werden. Stotternde setzten ein Bewältigungsverhalten ein, das sich im Laufe der Stotterentwicklung verselbstständigt hat, beispielsweise die Zunahme von Kraft zur Überwindung von Unflüssigkeiten, eine ängstlich-negative Bewertung des eigenen Sprechverhaltens und verschiedenartige Vermeidungsstrategien, die vom Schweigen bis zum Verlassen der Kommunikationssituation reichen. Alle diese Bewältigungsversuche sind ineffektiv, treten aber meist automatisiert auf. Sie müssen, ggf. mit Unterstützung einer Therapie, als solche erkannt, konsequent gestoppt und durch angemessene, das bedeutet leicht handhabbare und effektive Kontrollmöglichkeiten ersetzt werden.

Aufgrund des immer wieder erlebten Versagens von Kontrollmöglichkeiten hat sich bei erwachsenen Stotternden das Empfinden entwickelt, Stottern sei „Ich-fern", ereigne sich „wie von selbst", komme plötzlich über die Person, wie eine fremde Wesenheit, die „Besitz von mir ergreift". Da der aktive Zugriff des Betroffenen auf sein sprechmotorisches Verhalten nur noch stärker in die Unflüssigkeit führt (je stärker sich der Betroffene anstrengt, desto stärker werden die Symptome), bringen Hinweise und Ermahnungen von Gesprächspartnern, auch wenn sie gut gemeint sind, nicht den beabsichtigten Erfolg und sollten besser unterbleiben.

Stottern weist eine große Kontextabhängigkeit auf

Es mutet wie ein Widerspruch an, dass trotz der geringen Selbststeuerungsmöglichkeiten die Symptomatik in sehr ausgeprägter Weise veränderbar ist, d.h. auf innere Befindlichkeiten als auch auf äußere Einflüsse „reagiert". Diese leichte Ansprechbarkeit auf Kontextvariablen ist typisch für das Stottern, wenn auch die konkreten Auslöser für die Zu- bzw. Abnahme der Stottersymptome individuell sehr unterschiedlich sein können. Man erkennt die leichte Ansprechbarkeit auf situative Reize z. B. daran, dass viele erwachsene Stotternde, die sich unbeobachtet fühlen, mit Tieren oder Kleinkindern völlig flüssig reden, ebenso, wenn sie in die Rolle einer anderen Person schlüpfen und beispielsweise als Angeber mit erhobener Stimme und überheblichem Auftreten umherstolzieren. Oder wenn sie ihre Lieblingsmusik im Hintergrund laufen lassen oder in einem kleinen und vertrauten Kreis reden und sich dort angenommen und geborgen fühlen.

Andererseits können freudige Erregung oder ein hoher Geräuschpegel den Schweregrad des Stotterns verstärken. Auch beim Englischsprechen nimmt bei vielen Betroffenen die Stotterhäufigkeit zu (wegen negativer Sprecherfahrungen aus der Schulzeit). Mal häufen sich Symptome zu Beginn einer Unterhaltung, mal zum Ende hin. Die Wechselhaftigkeit der Symptomatik wird durch spezifische Ängste ebenso beeinflusst wie durch spezifische Erwartungen (S. 8ff). Stottern ist also keine starre Verhaltensweise (dies wurde unter dem Abschnitt „Variabilität des Stotterns" schon ausgeführt), sondern ein relativ leicht veränderbares Verhaltensmerkmal. Das gilt es zu erkennen und damit zu experimentieren – was beispielsweise eine zentrale Aufgabenstellung einer Stottertherapie im Erwachsenenalter darstellt.

Die Plastizität des Stotterns, die eben beschrieben wurde, hat sich schon so mancher selbsternannte Heiler zunutze gemacht, der Millionen von Zuschauern vor den Fernsehschirmen geblendet und Moderatoren, die schlecht zum Stottern recherchiert haben, fasziniert hat. So kommen unverantwortlicherweise Fernsehauftritte zustande, bei denen der „Heiler" in scharlatanmäßiger Manier seine Kommunikation mit dem Stotternden geschickt manipuliert und damit eine drastische Minimierung der aktuellen Stottersymptomatik bewirkt. Dem „unbedarften" Beobachter bleiben die gezielt eingesetzten Steuerungsimpulse des „Heilers" verborgen. Dieser hütet sich, eine sachgerechte Aufklärung zur Variabilität des Stotterns und zur Kontextabhängigkeit der Symptome zu geben. Er verschweigt, welche seiner Verhaltensweisen gezielt zur Symptomminderung eingesetzt wurden, warum sie wirken und dass der zu beobachtende Effekt der aktuellen Symptomfreiheit nicht andauern wird. Stattdessen gaukelt er geschäftstüchtig vor, die beobachtbaren Effekte seien seinen „Heilerfähigkeiten" zuzuschreiben, obwohl sie doch lediglich in der Natur des Stotterns begründet sind.

> Abends, in einer großen Fernsehshow zur besten Sendezeit, tritt ein Sänger mit Gitarre auf, ein attraktiver junger Mann, geschmeidig seine Bewegungen, lange feingliedrige Finger, ein schönes Gesicht, melodiös der Song. Der Moderator dankt, stellt Fragen zur Person. Kaum öffnet der Sänger den Mund, kommt es zu heftigen Zuckungen im schönen Gesicht, die Finger verkrampfen, der Körper wird steif, starke Blockaden, kein Wort gelingt ohne Stottern, kaum eine Antwort ist zu verstehen. Quälend für den jungen Mann, spannend für das Millionenpublikum an den Schirmen. Dann tritt der „Heiler" auf, stellt ein paar Fragen, bittet den jungen Mann, sich hinzulegen, spricht weiter mit ihm, tut eigentlich nichts Besonderes. Und doch hören die Symp-

tome auf. Der junge Mann spricht flüssig. Alle staunen. Nach 5 Minuten ist das Stottern weg.
Was war geschehen? Der Heiler beginnt mit Ja-Nein-Fragen („Das muss sehr schwer für Sie sein, hier zu sprechen?"), auf die der Betroffene nur mit Ja oder Nein zu antworten braucht. Er reduziert damit drastisch die sprachliche Komplexität der Äußerungen (senkt den Kommunikationsdruck) und signalisiert dem Stotternden gleichzeitig Anteilnahme an seinem Erleben (was zusätzlich Spannung löst und Vertrauen schafft), er baut in sein Interview immer wieder Ja-Nein-Fragen ein, spricht selbst weich, suggestiv und langsam (ein sprachliches Modellverhalten, das die Sprechgeschwindigkeit und Angespanntheit des Stotternden weiter mindert), legt ihm die Hand beruhigend auf den Arm, lässt ihn sich auf eine Matte hinlegen (der Spannungszustand wird dadurch noch einmal deutlich reduziert), hockt sich daneben, streicht über Arm und Schulter, gibt unmerklich Entspannungsimpulse (jaaaa, guuuut sooo, looooslassen) und positive Bewertungen (so geht es viiiiel besser, jaaaa). Er rutscht seitlich etwas hinter den Kopf des Liegenden, sodass der Aufforderungscharakter des Blickkontakts entfällt (weitere Stressminderung), stellt einfache Fragen in einem ruhigen Sprechmuster, bei dem sich der Atemablauf zunehmend entspannt, sorgt durch Wiederholungen und Unterbrechungen dafür, dass der Betroffene diesen Atemablauf und diese Sprechweise übernimmt, senkt noch einmal Stimmhöhe und Lautstärke, was die restliche Anspannung beim Stotternden gänzlich beseitigt. Großaufnahme des schönen Gesichts, keine hässlichen Verkrampfungen mehr. Großaufnahme des freundlich lächelnden Gesichts des „Heilers". Der Moderator überschlägt sich vor Staunen.

Derartige „Inszenierungen" missbrauchen das Vertrauen der Betroffenen und leiten den Informationsbedarf der Zuschauer in die Irre: Es wird nicht über das Wesen des Stotterns aufgeklärt, sondern narzisstisch werden „Heilerqualitäten" vorgegaukelt. Dabei erweist sich doch nur an diesem Beispiel, wie „plastisch" das Stottern ist, wie es sich formen und verändern lässt. Und dass es durch gezielte, manchmal nur sehr kleine Impulse „aufgelöst" werden kann. Stottern ist eben kein durchgängiges Sprechverhalten (siehe oben)! Es bedarf also keiner begnadeten, „wundervollbringenden" Persönlichkeit, sondern professioneller Stottertherapeuten, die die Veränderbarkeit des Stotterns im Rahmen ihrer Therapiemaßnahmen nutzen.

Das macht Hoffung und gibt Zuversicht. Das lässt Therapie sinnvoll erscheinen. Allerdings bedarf es eines langwierigen Prozesses, bis die Fremdimpulse und Kontextbedingungen, die im Rahmen einer Therapie eingesetzt werden, sich zu handhabbaren Impulsen der Selbststeuerung verfestigen und dem Betroffenen erlauben, auch angesichts alltäglicher Herausforderungen, ohne Anwesenheit eines Therapeuten, auf eine neue und effektive Weise mit dem Stottern umzugehen.

Angst und Vermeidung stellen zentrale Probleme dar

Stärker als die Stottersymptome selbst belasten den Betroffenen Ängste und Unsicherheiten, die mit dem Stottern einhergehen. Neben der Angst vor dem Stottern *(Stotterangst)* findet man meist auch – als generalisierte Folgeentwicklung dieser Angst – die Angst vor dem Sprechen *(Sprechangst)*. Beide Formen der Angst gehen dem eigenen Sprechen voraus, begleiten es und bestimmen auch nachfolgend die gedankliche Reflexion der Sprechereignisse.

Stotterangst und Sprechangst kreisen um die Themen „Kontakt" und „Selbstdarstellung", „Selbstwert" und „Identität" und bestimmen maßgeblich das Erleben und Verhalten der Betroffenen. Da sie bei erwachsenen Stotternden in der Regel bereits jahrelang wirken, haben sie zur Ausprägung einer ganzen Reihe von *Verhaltensweisen des Vermeidens* geführt, die den Handlungsspielraum des stotternden Erwachsenen einengen. Sein Leidensdruck wird also nicht so sehr durch die unflüssige Sprechweise selbst verursacht, sondern zum einen durch die starken negativen Gefühle und Gedanken der Betroffenen, die um das eigene Versagen und um die befürchtete Nichtakzeptanz der Mitmenschen kreisen (s. u. „Symptomatik"). Andererseits ist das Leiden am Stottern Ausdruck eines Lebensgefühls, das durch Beschränkungen und Grenzen charakterisiert ist. Kein Wunder, dass bei genauerer Besprechung deutlich wird: Es ist nicht die Unflüssigkeit im Sprechen, sondern die psychische Belastung rund um das eigene Kommunizieren, die Erwachsene zur Aufnahme einer Therapie bzw. zur Beteiligung an einer Selbsthilfegruppe motiviert. „Ich komme, weil es so im Leben nicht weitergehen soll!"

1.2 Symptomatik

David Mitchell, einer der besten englischen Romanautoren der Gegenwart, wählt einen Stotternden zum Helden seines neuen Buches: „Es muss so um dieselbe Zeit ... gewesen sein, dass mein Stottern die Gestalt eines Henkers annahm. Fischmaul, gebrochene Nase, Nashornbacken, gerötete Augen, weil er nie schläft. In meiner Phantasie spielt er auf der Säuglingsstation im Preston-Hospital *Ene mene muh*. Er beugt sich über mich, tippt auf meine Dutzi-dutzi-Lippen und flüstert: *Meins*. Aber es ist nicht sein Gesicht, mit dem er sich bemerkbar macht, es sind seine Hände. Seine schlangenhaften Finger winden sich über meine Zunge und drücken mir die Luftröhre zu, bis nichts mehr geht. N-Wörter gehörten von Anfang an zu Henkers Lieblingswörtern. Als ich neun war, hatte ich ständig Angst, dass mich jemand fragen würde, wie alt ich bin. Ich hielt dann jedes Mal neun Finger hoch, als wäre das ein super Witz, aber ich wusste genau, dass der andere dachte: ‚*Warum sagt der Blödmann es denn nicht?*'" (Mitchell 2007, S. 46)

Beim Stottern (lat.: balbuties) unterscheiden wir 2 Formen, das ***idiopathische*** Stottern, das sich ohne offensichtlichen Anlass in der Kindheit entwickelt (das vorliegende Buch handelt von dieser Form des Stotterns) und das ***erworbene*** Stottern, das plötzlich aufgrund von Schädigungen im Nervensystem (überwiegend im Erwachsenenalter) auftritt, z. B. nach einem Schlaganfall. Das idiopathische Stottern (im Folgenden immer nur als „Stottern" bezeichnet) stellt – auf der sprechmotorischen Ebene – eine Störung des Redeflusses dar. Diese Definition schließt Vermutungen über die Ursachen des Stotterns aus, die früher immer wieder Eingang in die Begriffsbestimmung des Stotterns gefunden und Stottern z. B. als Ausdruck einer physiologischen oder psychologischen Störung bezeichnet haben („Koordinationsstörung", „Neurose").

Wesentliche Merkmale des unbehandelten Stotterns sind die Unwillkürlichkeit seines Auftretens und die Unkontrollierbarkeit der Stotterereignisse (Wingate 1964). Beim Stottern liegt „kein Problem der Erzeugung einzelner Laute" vor (Natke 2005, S. 16), sondern die Störung ist an den Gebrauch der Sprache als verbales Verständigungsmittel gebunden. Die Stottersymptomatik lässt sich in äußere Symptome, die man hören und sehen kann und in innere Symptome, die psychischer Natur sind und sich nicht unmittelbar erschließen lassen, unterscheiden (Seeman 1965).

Äußere sprech- und stotterbezogene Symptome

Zu den äußeren Symptomen zählen die Kernsymptomatik und die Begleitsymptomatik.

Kernsymptomatik. Die Kernsymptomatik, früher Primärsymptomatik genannt, umfasst:

- *Wiederholungen* (Repetitionen) von einsilbigen Wörtern (doch-doch-doch), Silben (do-do-doch) und Lauten (d-d-d-doch). Bei Lautwiederholungen von Konsonanten wird oft der sog. Schwa-Laut mitgebildet (er hört sich wie das „e" von „habe" an), wodurch die Lautwiederholung wie eine Silbenwiederholung klingt (de-de-doch).
- *Lautdehnungen*, auch Prolongationen genannt. Sie zeigen sich als Verlängerungen der Lautproduktion und des Atemflusses angesichts eines Innehaltens in einer Artikulationsposition (lllleicht, ooooder); Lautdehnungen führen zur Unterbrechung des Redeflusses, was bereits bei sehr kurzer Dauer als abnorm wahrgenommen wird; das Langziehen von Lauten kann bei manchen Stotternden weit über 10 s betragen.
- *Blocks* bei Wortbeginn oder im Wortablauf (- - - -doch), der Sprechablauf mit Lautproduktion und Atemfluss ist deutlich unterbrochen. Nicht nur bei den Artikulationsbewegungen und im Kehlkopfbereich (laryngealer Block, Verschluss der Stimmlippen), sondern auch bei mimischen und gestischen Bewegungen kann es zu einem Bewegungsstopp kommen; die Unterbrechung des Redeflusses geht meist mit einer erhöhten muskulären Anspannung einher und lässt sich als hörbare oder nicht hörbare (sog. gefüllte oder ungefüllte) Pause im Sprechablauf identifizieren.

Früher wurde „klonisches Stottern" (Wiederholungsstottern) von „tonischem Stottern" (Blocks) abgegrenzt. Diese Unterscheidung erweist sich allerdings oft als wenig ergiebig, da sich eine überhöhte Spannung (Tonus) auch bei Wiederholungen zeigen kann und sich Blocks nicht selten in unregelmäßigen Wiederholungen des Anfangslautes auflösen (- - - -g- - -g- -g-gut).

Chronisches Stottern kann sich aus der *altersgemäßen Sprechunflüssigkeit* entwickeln, die die meisten Kinder in der Zeit des Sprechenlernens kurzfristig durchlaufen (vgl. Wendlandt 2006, S. 58ff). Wenn man von einem „chronischen Stottern" spricht, meint man meist ein Stottern mit Blockaden und sprechmototischen Anstrengungsreaktionen. Fiedler (2000, S. 493) meint, das „tonische Stottern gilt bereits als fortgeschrittener (früher kurzzeitig erfolgreicher, später zunehmend erfolgloser, wenngleich zunehmend verfestigter) *Bewältigungsversuch* des klonischen Stotterns". Mit anderen Worten: Aus einem (anfangs meist) weichen Wiederholungsstottern mit kurzen Prolongationen entwickelt sich (manchmal sehr schnell) ein angestrengtes und hartes tonisches Stottern.

Der Betroffene setzt vermehrt Anstrengungen ein, um die begonnenen Wörter unbedingt herauszubekommen (Fluchtverhalten, s. u.). Auffälliges Stottern erweist sich dann, wie Johnson (1961, S. 194) es einmal formuliert hat, als das, was jemand tut, um nicht zu stottern. Wie Sandrieser u. Schneider (2004, S. 13) allerdings mit Hinweis auf die empirischen Untersuchungen von Yairi (1983) und Yairi u. Lewis (1984) betonen, darf nicht übersehen werden, dass manche Kinder von Anfang an deutliche Blockierungen mit Anspannung zeigen und selbst bei Silbenwiederholungen bereits Mitbewegungen auftreten.

Begleitsymptomatik. Mit Begleitsymptomatik, früher auch Sekundärsymptomatik genannt, werden alle Erscheinungen bezeichnet, die sich zusätzlich zur Kernsymptomatik, meist als Reaktion auf sie, über Lernprozesse entwickelt haben und im Erwachsenenalter automatisiert, nicht selten vom Stotternden selbst unbemerkt, ablaufen. Die Begleitsymptomatik, die hier mit ihren äußeren Anteilen (direkt hörbar und sichtbar) beschrieben wird, kann als Problemlöseverhalten zur Bewältigung der Kernsymptomatik verstanden werden, wobei Fluchtverhalten und Vermeidungsverhalten eingesetzt werden:

- Unter *Fluchtverhalten* versteht man (meist unwillkürliche) Verhaltensweisen, die der Betroffene einsetzt, um die Kernsymptomatik zu beenden:
  - Ankämpfreaktionen (engl.: struggle reactions), Verspannungen in der für die Artikulation und Stimmgebung notwendigen Muskulatur,
  - Einsatz auffälliger Laute (Keuchen, Schmatzgeräusche),
  - Sprechen während der Einatmung,
  - Mitbewegungen (sog. Parakinesen) des Gesichts (z. B. Augenkneifen, Herausschnellen der Zunge, Zuckungen von Stirn und Lippen), des Halses, der Arme und Hände oder des ganzen Körpers (z. B. Wackeln, Zittern, Fußstampfen),
  - „Einfrieren" von Bewegungen (engl.: fixations) als momentanes Erstarren der sprachbegleitenden Mimik, Gestik oder Gebärdensprache.
- Mit *Vermeidungsverhalten* wird eine große Vielzahl an Reaktionsweisen bezeichnet, die dem Zweck dienen, den Sprechbeginn zeitlich hinauszuzögern, durch Tricks zu erleichtern oder ganz zu umgehen:
  - Starter: Einschübe von Flicklauten (Embolophonien), Flickwörtern (Embolophrasien) oder Floskeln (z. B. „also", „na ja"),
  - Austauschen von Wörten (Verwenden von Synonyma) oder Umformulieren der Sätze, um gefürchtete Laute und Wörter zu umgehen,
  - blitzschnelles Abbrechen der Artikulationsstellung,
  - ablenkende Bewegungen, z. B. Kratzen oder Nasejucken, kaschierende Handstellungen vor dem Gesicht,
  - Schweigen,
  - Vermeiden der Sprechsituation.

„Das gesamte Stotterereignis besteht [...] aus der Erwartung des Stotterns, dem Vermeidungsverhalten, dem eigentlichen Kernsymptom und dem Fluchtverhalten (vgl. Abb. **1**). Dieses Muster wird beim Stottern immer wieder durchlaufen, dabei kann es sich verkürzen, und es automatisiert sich. Das Ergebnis ist ein mehr oder weniger auffälliges Stottern, das bei jedem stotternden Menschen anders aussieht." (Natke 2001, S. 9)

Da Flucht- und Vermeidungsverhalten im Laufe der Zeit ihre Bewältigungswirkung (Kontrolle der Kernsymptomatik) verlieren, entsteht ein immer komplexeres, auffälligeres und belastenderes Stotterverhalten: Kern- und Begleitsymptomatik beeinflussen und verstärken sich oft wechselseitig, was insbesondere auch durch die „inneren Symptome der Begleitsymptomatik" (s. u.) bewirkt wird. Fiedler (2000, S. 494) hebt hervor, „dass sich das Symptombild eines erwachsenen Stotternden fast ausschließlich aus Begleit- bzw. Sekundärsympto-

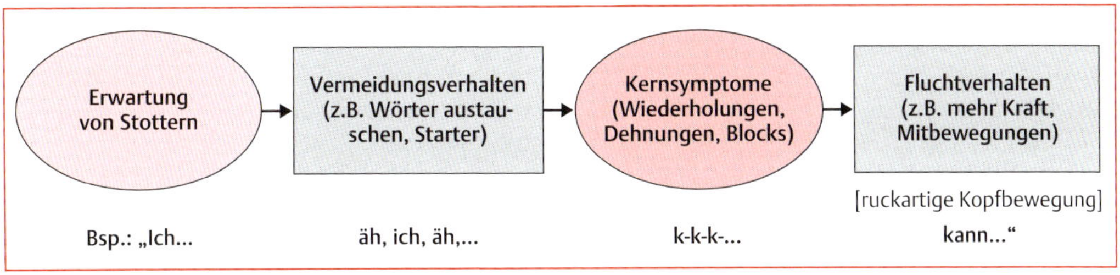

Abb. 1 Typischer Ablauf eines Stotterereignisses bei entwickeltem Stottern (Natke 2001, S. 9).

men zusammensetzen dürfte". – Für den zur Beschreibung der Begleitsymptomatik verwendeten Begriff „Vermeidungsverhalten" verwenden Sandrieser und Schneider (2004, S. 11) ergänzend die Kategorien „Vorbeugeverhalten" und „Aufschubverhalten".

Innere Symptome der Begleitsymptomatik

Unter den Begriff „Begleitsymptomatik" fällt nicht nur das der Beobachtung zugängliche Flucht- und Vermeidungsverhalten (s. o.) auf, sondern auch ein breites Spektrum an psychischen Reaktionsweisen emotionaler und kognitiver Art, die sich beim Betroffenen im Laufe der Chronifizierung seines Stotterns entwickelt haben. Diese Reaktionsweisen betreffen das Stottern, die eigene Person und den Bezug zur Umwelt.

Gefühle und Befindlichkeiten. Erwachsene Stotternde sind sich ihrer gestörten Sprechweise bewusst (*Störungsbewusstsein*) und leiden mehr oder weniger intensiv unter ihrem Stottern (*Leidensdruck*); mit den Stotterereignissen sind v. a. Scham- und Peinlichkeitsgefühle, Frustrationen und Aggressionen, Wut und Ärgerreaktionen (auf das Stottern, die eigene Person, Gesprächspartner), Regressionen, Hilflosigkeit und depressive Verstimmungen verknüpft.

Ängste. Es treten auf:

- *Stotterangst:* Ängste, die das Auftreten des Stotterns betreffen und mit der Sorge vor Missachtung und Abwertung durch Mitmenschen einhergehen.
- *Sprechangst:* Ängste, die das Sprechen und die zwischenmenschliche Kommunikation betreffen und zu einer Reduzierung der Sprechaktivität und Sprechfreude geführt haben können.
- *Soziale Ängste:* Ängste vor sozialen Situationen und der Gestaltung des Kontakts zu anderen Menschen, die zu einem allgemeinen sozialen Rückzugsverhalten geführt haben können.
- *Soziale Phobie:* Extrem starke Angstreaktionen phobischen Ausmaßes, die bei einem Teil der stotternden Erwachsenen eine eigenständige Störung mit zusätzlichem Behandlungsbedarf darstellt (s. u.).

Erwartungshaltungen. Bereits vor Symptomauftritt werden Stotterereignisse sorgenvoll antizipiert. Eigene Misserfolge oder negative Reaktionsweisen der Kommunikationspartner werden vor schwierigen Sprechsituationen ausphantasiert.

Einstellungen und Überzeugungen. Anlässlich eigener Erfahrungen mit Stottern und Kommunikation in Verbindung mit Reaktionen aus der Umwelt (z. B. Ungeduld, Abwertungen und familiärer Tabuisierung des Stotterns) entwickeln sich kognitive Reaktionsweisen, die sich im Denken, in den Einstellungen und Überzeugungen des Stotternden zeigen, v. a.:

- Negative Sichtweisen zur eigenen Person, Minderwertigkeitserleben, Fixierung auf Defizite.
- Negative Sichtweisen bzgl. Mitmenschen und Umwelt.
- Typische Verarbeitungsformen des eigenen Erlebens: Perfektionsanspruch, übertriebene selbstkontrollierende Selbstbeobachtung, Katastrophen- und Misserfolgsphantasien, negative Selbstverbalisierungen (Kap. 3.2, S. 49ff), geringe Selbstwirksamkeitserwartung und negative Selbstattribuierungen (Kap. 5.1, S. 95).

Die negativen Einstellungen von erwachsenen Stotternden können durch mehrere ungünstige

Therapieverläufe noch verstärkt werden. Weikert (1996, S. 144) betont, dass „Therapien, die keine positive Wirkung haben, nicht einfach nicht wirksam werden, sondern ihre Nichtwirksamkeit kann im Einzelfall dazu führen, dass Klienten in ihrem subjektiven Erleben von Hilflosigkeit noch bestärkt werden".

Identitätsprobleme. Auffallend sind:

- gestörtes Selbstbild, unklare Identität, quälendes Schwanken zwischen Sprecher- und Schweiger-Rolle, Tabuisierung des eigenen Stotterns,
- negative Lebensentwürfe; Unsicherheiten bzgl. Lebensgestaltung und Zukunftsgestaltung (Kap. 8.1, S. 189).

Flucht- und Vermeidungsverhalten in den Bereichen „Kommunikation" und „soziale Beziehungen"

Das beschriebene Flucht- und Vermeidungsverhalten, das sich als Folge bzw. im Zusammenhang mit den „inneren Symptomen" entwickelt hat, wirkt sich meist unmittelbar auf die Gesamtheit des kommunikativen Verhaltens eines Stotternden aus, wodurch sein Sozialverhalten beeinträchtigt wird. Erkennbar wird dies anhand der Körpersprache, z. B. dem Abwenden des Blickes oder dem unerwarteten Beenden eines Gesprächs.

Viele Flucht- und Vermeidungsverhaltensweisen von Stotternden bleiben aber von der Umwelt unbemerkt, wenn der Stotternde beispielsweise schweigt (statt zu kommunizieren) oder mit negativen Selbstgesprächen beschäftigt ist (beispielsweise mit inneren Selbstanweisungen zur „Schadensbegrenzung" oder zum „Gesicht wahren"; Kap. 3.2, S. 55f). Wiederholtes Flucht- und Vermeidungsverhalten begünstigt die Entwicklung innerer Haltungen des Vermeidens: Sie betreffen die alltägliche Lebensführung, schränken (oft unbemerkt) die Handlungsräume ein und können zu einer zunehmenden Einengung von Kommunikationssituationen führen (Selbstisolation). Zwangsläufig kommt es in der Regel damit zu einer Zunahme der bereits vorhandenen sozialen Ängste.

Physiologische Begleiterscheinungen

Bei einem Teil der stotternden Erwachsenen sind starke physiologische Begleiterscheinungen (vegetative Reaktionen) zu beobachten, die v. a. mit der äußeren Begleitsymptomatik und den inneren Symptomen einhergehen: erhöhtes Erregungsniveau (in der Folge damit ein schnelles Ansprechen auf Reize, die typischerweise das Stottern bzw. Angstreaktionen auslösen), erhöhte muskuläre Verspannungen, schnellere und flachere Atemtätigkeit, Schwitzen und Herzrasen, Erröten, Schwindelgefühl, zunehmende Einengung der Wahrnehmungskapazität. Auch kann es aufgrund der Frustrationen und stresshaften Zuspitzungen in Kommunikationssituationen zu Somatisierungen (z. B. Kopf- und Magenschmerzen) kommen.

Exkurs: Soziale Angststörung bei stotternden Erwachsenen

Bei der Analyse der Ängste stotternder Erwachsener fällt auf, dass bei einer Reihe von Klienten die Sprech- und Stotterangst eine Ausprägung aufweist, die man vor dem Hintergrund von medizinischen und psychotherapeutischen Diagnosekategorien als „krankhafte Angststörung" bezeichnen kann (Bandelow 2004).

Es handelt sich dabei um die sog. *soziale Angststörung* oder *Sozialphobie* (Juster et al. 2000; Stangier et al. 2006). Sie gilt (neben der *Phobie*, der *Panikattacke* und der *generalisierten Angststörung*) als die am weitesten verbreitete der vier Angststörungen: Mit etwas mehr als 13 % tritt sie als dritthäufigste psychische Störung (nach Depression und Alkoholismus) in der Bevölkerung auf (Juster et al. 2000). Empirische Untersuchungen in Deutschland sprechen von 11,1 % bei den Männern und 15,5 % bei den Frauen (Juster et al. 2000). Markway und Markway (2003, S. 30) schreiben sogar: „allerneuste Untersuchungen belegen, dass jeder Achte einmal im Leben eine Phase sozialer Angststörung durchmacht."

Die Diagnosebezeichnung der Sozialphobie wird nach dem Internationalen Klassifikationssystem psychischer Störungen (ICD-10; Weltgesundheitsorganisation) mit F40.1 benannt und umfasst 3 Störungskomponenten:

- Spezifische Ängste: Sie beziehen sich auf spezifische Tätigkeiten wie das Sprechen und Schreiben, bei der der Betroffene im Mittelpunkt steht und glaubt, etwas Peinliches zu tun, oder meint, andere könnten seine Angst bemerken.
- Generalisierte Angst: Sie zeigt sich allgemein in sozialen Situationen und hängt mit Ängsten vor Beobachtung und Interaktion zusammen.
- Breites Spektrum an Vermeidungsverhalten: Es bezieht sich auf soziale Situationen und hat sich als Folge der Ängste entwickelt.

Stottern im Erwachsenenalter scheint eine Komorbidität mit der sozialen Phobie aufzuweisen: Beide Störungen treten zusammen auf und müssen im Rahmen der Interventionsmaßnahmen jede für sich – aber in Abstimmung miteinander – behandelt werden. Stein, Baird und Walker (1996) vermuten, dass bis zu 50% der Stotternden unter einer sozialen Phobie leiden und dass viele von ihnen zur Teilgruppe der Stotternden gehören, die nur eine relativ geringfügige Symptomatik aufweisen.

Stottertherapeuten scheinen nicht selten zu der Fehlannahme zu gelangen, starke Ängste stellten lediglich Begleiterscheinungen des Stotterns dar, nicht aber Symptome eines gesonderten Krankheitsbildes. Mit dem Ignorieren der Diagnose „soziale Phobie" verbauen psychosoziale Helfer – wie Stein, Baird und Walker (1996, S.279) hervorheben – einem Teil der Stotternden den Zugang zu einer angemessenen Behandlung. In der logopädischen Fachliteratur – ebenso wie in deutschsprachigen psychotherapeutischen und medizinischen Veröffentlichungen – fehlen zum Vorliegen der sozialen Angststörung bei Stotternden allerdings noch eindeutige Aussagen und wissenschaftliche Untersuchungen. Allgemeine Hinweise zum gleichzeitigen Vorliegen mehrerer Diagnosen, d.h. zur Komorbidität psychischer Störungen, finden sich bei Fiedler (2001), Bastine (2005) und Moggi (2007).

!

Neben der eigentlichen Kernsymptomatik des Stotterns existiert eine Reihe komplexer äußerer und innerer Begleitsymptome, die wechselseitig verzahnt sind und sich in ihrer Wirkung gegenseitig verstärken können. Dies hat Auswirkungen auf das Sprechverhalten (Atmung, Stimme, Artikulation), den Spannungszustand des Körpers und seine motorischen Reaktionsweisen, die Körpersprache, die kommunikativen Fähigkeiten und das Sozialverhalten des erwachsenen Stotternden. Stottern verändert die Gefühle, Gedanken und Einstellungen langjährig Stotternder und kann zu einer Einschränkung des individuellen Lebensraums führen. Als ein äußerst komplexes Symptombild ist das Stottern von Reaktionsweisen der Umwelt hochgradig abhängig.

1.3 Auftreten und Vorkommen des Stotterns

Barbara: „Meist sind die Leute überrascht. Vielleicht etwas irritiert, wenn ich sie unverhofft anspreche. Ich spüre diese Unsicherheit, wie sollen sie nur mit mir umgehen? Aber erstaunlicherweise fragen die wenigsten, wie sie mit mir umgehen sollen! Die Leute fragen lieber jemand anderen als mich selbst."

Seit dem 20.Jahrhundert ist das Stottern zu einem bedeutsamen Forschungsgegenstand unterschiedlicher Wissenschaftsdisziplinen geworden. Es liegt eine Vielzahl empirischer Untersuchungsergebnisse und theoretischer Arbeiten aus der Phoniatrie und Logopädie, Sprachheilpädagogik und Psychologie, Linguistik, Medizin und Neurophysiologie vor, aus denen sich ein breiter Wissensbestand zum Stottern ergeben hat. Zusammenfassende Werke hierzu haben u.a. Van Riper (1973), Starkweather (1987) und Bloodstein (1993, 1995) im englischen und Fiedler u. Standop (1978), Schulze (1987), Grohnfeldt (1992a) und Natke (2005) im deutschen Sprachraum vorgelegt.

Wenn auch in der Ursachenforschung noch weitgehend Unklarheit herrscht und in der Theorienbildung zur Entstehung des Stotterns noch keine übereinstimmenden Positionen gefunden sind (siehe nächstes Kapitel), gibt es doch eine Reihe an Sachverhalten, die unbestritten für alle Stotterexperten Gültigkeit besitzen. In Kurzform und exemplarisch sollen im Folgenden einige dieser wissenschaftlichen Erkenntnisse aufgeführt werden:

- *Häufigkeit des Vorkommens bei Erwachsenen:* etwa 1% der Bevölkerung stottert.
- *Zeitpunkt der Entstehung:* Stottern entsteht in den meisten Fällen zwischen dem 2. und 5.Lebensjahr (90% vor dem 6.Lebensjahr).

- *Verteilung auf die Geschlechter:* Stottern entsteht bei Mädchen und Jungen etwa gleich häufig; im Erwachsenalter stottern 4–5-mal mehr Männer als Frauen.
- *Spontanremission:* Zwischen 50–80% der Kinder verlieren bis zur Pubertät ihr Stottern, Mädchen deutlich häufiger als Jungen.
- *Kultur:* Stottern tritt in allen Völkern und Kulturen auf.
- *Schichtzughörigkeit:* Stottern ist nicht an eine gesellschaftliche Schicht oder einen bestimmten Bildungsstand gebunden.
- *Vererbung:* Im Vergleich zu nichtstotternden Menschen kommen Stotternde 3-mal häufiger aus Familien mit stotternden Verwandten.
- *Disposition:* Stottern wird nicht direkt vererbt, sondern eine Veranlagung oder Disposition (Bereitschaft) zum Stottern wird weitergegeben.
- *Große Vielfalt des Symptombilds:* Verschiedene Menschen stottern auf sehr verschiedenartige Weise.
- *Lebensgeschichtliche Schwankungen:* Die Symptomausprägung wechselt bei einer Person ohne ersichtliche (bisher nachweisbare) Gründe.
- *Intraindividuelle Schwankungen:* Auch innerhalb umgrenzter Zeitabschnitte gibt es eine große Variationsbreite bzgl. Häufigkeit und Intensität des Symptomauftritts.
- Typische Gesetzmäßigkeiten in Abhängigkeit vom *Sprachmaterial*: Für die Gesamtgruppe der Stotternden gilt:
  - Stottern tritt bevorzugt bei Satz- und Wortanfängen auf,
  - eher bei betonten als bei unbetonten Silben,
  - eher bei Konsonanten als bei Vokalen,
  - eher bei bedeutungsvollen Wörtern des Satzes.
- Typische Gesetzmäßigkeiten in Abhängigkeit von *kommunikativen Anforderungen*: Für die Gesamtgruppe der Stotternden gilt:
  - subjektiv erlebter Kommunikationsdruck bzw. Kommunikationsverantwortlichkeit erhöht die Stotterwahrscheinlichkeit: die Schwere des Stotterns ist von der Anspruchssetzung und Bedeutung, die das aktuelle Sprechenwollen oder Sprechenmüssen für den Stottern besitzt, abhängig (s. o., Kap. 1, S. 3),
  - zunehmende Zuhörerzahl verstärkt Stottern.
- Typische Gesetzmäßigkeiten in Abhängigkeit von *anderen Bedingungen*: Für die Gesamtgruppe der Stotternden gilt:
  - kein Stottern beim Singen,
  - kein Stottern beim Chorsprechen,
  - eher kein Stottern beim Flüstern,
  - eher kein Stottern beim Nachsprechen,
  - eher kein Stottern bei Änderung der Stimmlage,
  - eher kein Stottern beim Sprechen im Takt,
  - eher kein Stottern beim Simultansprechen (gleichzeitiges Mitsprechen) oder Schattensprechen (verzögertes Mitsprechen) einer anderen Person,
  - eher kein Stottern beim Sprechen unter Einfluss technischer Hilfsmittel (z. B. Metronom, Maskierung, stimmlich veränderte oder zeitlich verzögerte Rückmeldung der eigenen Stimme über Kopfhörer bzw. anderer Biofeedbackverfahren).
- Große Variabilität der *Stottersituationen*: Für die Gesamtgruppe der Stotternden gilt:
  - es gibt keine für alle Stotternden gleichen Stottersituationen (in einer Sprechsituation, die bei Person A starkes Stottern auslöst, kann B flüssig sprechen),
  - Ausnahme: Telefonieren führt bei allen Stotternden zu einer deutlich erhöhten Stotterwahrscheinlichkeit.
- *Individuelle Stottersituationen:*
  - für den Einzelnen besteht ein erhöhtes Stotterrisiko in denjenigen Situationen, in denen er bereits wiederholt gestottert hat,
  - äußere Bedingungen (Lärm, unruhige Umgebung), körperlicher Zustand (Erschöpfung, Müdigkeit, Alkohol), subjektives Befinden (Angst, Scham, Verunsicherung, Mißerfolgserwartungen), die Art der Beziehung zum Gesprächspartner (Autorität) und anderes bestimmen in sehr individueller Weise beim einzelnen Stotternden die aktuelle Häufigkeit und Stärke seines Stotterns.
- *Merkmale* stotternder Menschen und ihrer Familien:
  - Unterschiede, die früher hinsichtlich Intelligenz, bestimmter Persönlichkeitseigenschaften oder Erziehungsstil in der Herkunftsfamilie angenommen wurden, konnten eindeutig widerlegt werden,
  - mit Sicherheit unterscheiden sich stotternde von nichtstotternden Menschen, nach dem heutigen Erkenntnisstand, vor allem hinsichtlich der Art ihres Sprechens.
- Unklarheiten bezüglich *neurophysiologischer Unterschiede*: Neurophysiologische Untersu-

chungen haben Abweichungen in der Verarbeitung von Sprache und Sprechen bei stotternden Menschen ermittelt: Deren Hirnhälften weisen keine klaren kortikalen Dominanzverhältnisse auf (wie dies bei nichtstotternden Menschen der Fall ist), wodurch v.a. die neuromotorischen Steuerimpulse beider Hemisphären miteinander konkurrieren würden. Eine „nicht vollständig abgeschlossene Lateralisierung (also die nichtgelungene Sprachdominanz einer Hemisphäre)" scheint nach Fiedler (2000, S.496) vorzuliegen. Allerdings stehen noch eindeutige Interpretation dieser Ergebnisse aus. „Es wurde bislang kein Unterschied zwischen den Gruppen gefunden, der eine notwendige Bedingung für Stottern darstellt" (Natke 2005, S.64). Neuerdings gibt es vereinzelte Hinweise, dass die gestörte Lateralisierung über die primär sprechmotorischen Funktionen hinausgeht (Sommer et al. 2008).

1.4 Ursachen und Entstehung des Stotterns

Was Therapie für einen Stotternden bedeuten kann ...
Therapie bedeutet Suchen. Türen öffnen, hinter Mauern schauen, in unbekannte Gebiete vordringen, Berge besteigen. Ausprobieren – abwägen – selbst spüren, was hilft. Vielleicht auch den Keller aufräumen, die Wohnung neu tapezieren, eine Stunde früher aufstehen.
Therapie bedeutet Hingucken, Anfassen, in den Mund nehmen, kosten und kauen. Kleine Bissen, ohne zu hetzen. Nachdenken. Manches wird unangenehm aufstoßen. Macht nichts – bloß nicht kneifen.
Therapie bedeutet Finden: Unmengen von Erkenntnissen, nicht nur zum ICH, spannende Informationen über das Stottern, Bücher, Selbsthilfegruppen, vergessene eigene Erfahrungen, verlorene Träume, neue Menschen, neue Bahnhöfe zum Aussteigen, Freude über sich selbst.
Ja, es gibt mehr als Du in Deinen 24 Stunden unterbringen kannst.

Ursachen

Noch können wir keine verlässlichen Aussagen über die Ursachen des Stotterns machen. Trotz zahlreicher Untersuchungen zum Stottern sind Zusammenhänge, die als kausale Ursache des Stotterns zu betrachten sind, nicht gefunden worden. Grevelhörster (2003, S.43) schreibt: „Die Ursachen des Stotterns sind weitestgehend unbekannt. Es wird vermutet, dass primär eine erbliche Prädisposition besteht und beim Stottern des Erwachsenen, das aus dem chronifizierten kindlichen Stottern entsteht, dann auch ein erlerntes Verhalten dazu kommt."

Familiäre Ursachenzuschreibungen, wie sie früher angenommen wurden (z.B. Geburt eines Geschwisterkindes), sind in ihrer Eindimensionalität nicht haltbar. Heute gehen wir immer von mehreren Faktoren aus, die vorliegen müssen, damit es zur Entstehung des Stotterns kommen kann:

- neben einer *Veranlagung zum Stottern* kann es einen (mehrere)
- *Auslöser zum Stottern* geben und es müssen zudem
- *aufrechterhaltende Bedingungen* in Rechnung gestellt werden, damit Stottern überhaupt fortbestehen kann.

Im Rahmen der Ursachenforschung wurden in den letzten Jahren neurophysiologische Untersuchungen mit dem Ziel durchgeführt, mögliche Unterschiede zwischen stotternden und nichtstotternden Personen zu ermitteln. Tatsächlich waren bei den stotternden Personen „Teilaspekte der auditiven Verarbeitung öfter beeinträchtigt, und es wurden gehäuft Lateralisierungsanomalien beobachtet. Hierbei handelt es sich allerdings um Gruppeneffekte, eine notwendige und hinreichende Erklärung für das Stottern konnte bisher nicht identifiziert werden" (Ptok et al. 2006, S.A1216).

Natke erläutert diesen Sachverhalt an anderer Stelle (2005, S.65) und diskutiert die Ergebnisse der neurophysiologischen Forschungsuntersuchungen vor dem Hintergrund statistischer Auswertungsverfahren: „Es kann nicht festgestellt werden, ob gefundene Unterschiede auf verursachende oder aufrechterhaltende Faktoren hinweisen bzw. eine Folge des Stotterns darstellen. Dies ist besonders problematisch, da überwiegend stotternde Erwachsene untersucht wurden, wodurch eher Hinweise auf Folgeerscheinungen oder auf Faktoren zu erwarten sind, die die Remission des Stotterns verhindern, als solche der Verursachung und Entstehung. Auch die Untersuchung des flüssig klingenden Sprechens bietet für die Ursache-Folge-Problematik nicht notwendigerweise eine Lösung. [...] Bloodstein (1993, S.31) weist darauf hin, dass Abnormitäten, die während des Sprechens beobachtet werden, die Ursache, das Ergebnis oder lediglich ein Merkmal des Stotterns darstellen können. Streng genommen erlaubt der Vergleich von stotternden und nichtstotternden Personen keinerlei Rückschlüsse auf die Verursachung des Stotterns."

Theorien zur Entstehung des Stotterns

Im Laufe der wissenschaftlichen Erforschung des Stotterns haben sich viele Theorien zur Entstehung dieser Störung entwickelt, die zum Teil von sehr unterschiedlichen theoretischen Standpunkten ausgehen oder verschiedene Aspekte des Stotterns in den Blick nehmen. Einen vertiefenden Überblick findet der Leser an anderer Stelle (vgl. Beech u. Fransella 1968; Van Riper 1973; Bloodstein 1995; Perkins 1996; Sandrieser u. Schneider 2004; Natke 2005). Hier sollen nur die bekanntesten Theorien zusammenfassend vorgestellt werden.

Psychoanalytische und tiefenpsychologische Erklärungstheorien

Psychoanalytische Erklärungsversuche beschreiben Stottern als neurotisches Symptom, als äußeres Zeichen einer zugrundeliegenden Fehlanpassung (Fröschels 1926; Arnold 1948; Dührssen 1967; Fernau-Horn 1969). Unbewusste und unterdrückte Impulse der Person würden durch das Stotterverhalten zum Ausdruck gebracht, beispielsweise versuche der Stotternde, aggressive oder feindselige Bedürfnisse zu befriedigen, Aufmerksamkeit zu erzielen oder Anforderungen zu umgehen. Stottern sei also die „Äußerung eines psychoneurotischen Zustandes, das Zeichen einer emotionalen Anpassungsstörung mit abwegigem Verhalten" (Ainsworth 1945, S. 206).

Aus der Sicht des individualpsychologischen Ansatzes von Alfred Adler zeige sich die Symptomatik, wie Schoenacker (1978, 1981) hervorhebt, als ein zielgerichtetes Verhalten, mit dem der Stotternde versuche, zu einer „Schonhaltung" zu gelangen. Therapie könne nur dann erfolgreich sein, wenn der Betroffene sein „Stottern als Alibi" aufgebe und zu einem neuen Lebensentwurf gelange.

Kollbrunner (2004) betrachtet aus seiner tiefenpsychologischen Sichtweise das Stottern als eine Beziehungs- und Identitätsstörung, die durch elterliches „Fehlverhalten" entstehe. Er definiert: „Stottern ist das Symptom eines unbewussten chronischen Angst-Konflikts zwischen widersprüchlichen Bedürfnissen. Die Ursache dieses Konflikts ist eine frühe Verwicklung in verwirrende Verhaltensweisen der Eltern, die aus verdrängten Kränkungen in der eigenen Kindheit eine übersteigerte Verletzlichkeit entwickelt haben." (Kollbrunner 2004, S. 333)

Im deutschen Sprachraum haben Meng (1961) und Hennig (1967) die Gültigkeit der Neurosetheorien im Bereich des Stotterns bereits in den 1960er-Jahren relativiert. Störungen der Persönlichkeit lassen sich für die Gesamtgruppe der erwachsenen Stotternden anhand der vorliegenden gegenwärtigen Forschungsergebnisse nicht finden, obwohl in Einzelfällen Beziehungs- und Persönlichkeitsstörungen anzutreffen sind. Bei diesen Auffälligkeiten muss allerdings immer in Rechnung gestellt werden, dass sie im Sinne einer Komorbidität (gleichzeitiges Vorhandensein mehrerer Störungen, s. o.) nicht ursächlich mit dem Stottern verbunden sind. Oder dass sie das Ergebnis der lebenslangen Auswirkung des Stotterns darstellen und nicht dessen eigentliche Ursache sind.

Dieser letzte Gesichtspunkt wird von tiefenpsychologisch orientierten Wissenschaftlern immer wieder eingeräumt: Nach Fernau-Horn (1969), die Stottern als „Sprechneurose" bezeichnet, trage diese Störung deutlich reaktive Züge: Aus der Sprechangst würden sich Sprechhemmungen entwickeln, die Kontaktunsicherheit und unter Umständen allgemeine Lebensangst bedingen. Und Schilling (1963, S.1241) betont, dass das Stottern häufig nur noch als „Leerlaufsymptom" auftrete, dessen Wesenseigentümlichkeit „die Tendenz zur Loslösung von der Persönlichkeitsstruktur, zur Verselbstständigung und Automatisierung des sprachlichen Funktionskreises" sei.

> Oertle (1998) weist darauf hin, dass psychoanalytische Theorien nicht für die Erklärung der Ursachen, sondern für die Aufrechterhaltung des Stotterns nützliche Hinweise liefern. So sei „die Hilflosigkeit des Stotternden gegenüber seinen Symptomen eine grundlegende Erfahrung, die zu einer Entfremdung dem eigenen Körper und der eigenen Person gegenüber führen kann. Damit sind vielfältige Möglichkeiten eröffnet, Unzulänglichkeiten und Unfähigkeiten mit dem ‚Defekt' Stottern zu begründen. Es gehört dann zum Selbstbild, sich als ‚schwach' oder ‚minderwertig' in Bezug auf Kommunikation zu sehen. Dies kann komplexe Vermeidungsstrategien gegenüber Sprechanforderungen zur Folge haben." (Oertle 1998, S. 23f)

Zusammenfassend kann festgestellt werden, dass keine eindeutigen Belege für die Neurosetheorie des Stotterns existieren.

Lerntheorien

Stottern wird als das Ergebnis des Versuchs betrachtet, nicht stottern zu wollen. Auf vorhandene Unflüssigkeiten reagiere das Kind mit Flucht- und Vermeidungsreaktionen. Diese Bewältigungsversuche werden unmittelbar verstärkt: Das Fluchtverhalten führt zur Auflösung der Sprechunflüssigkeiten bzw. Blockierungen, das Vermeidungsverhalten verhindert sie. Diese (wenn auch nur kurzfristige) positive Konsequenz festigt die Auftretenswahrscheinlichkeit des Stotterns.

Aber nicht nur die Begleitsymptomatik, auch die Kernsymptomatik wird lerntheoretisch als Reaktion auf befürchtete Symptome erklärt: Die Antizipation des Stotterns führe zu einer erhöhten Angstbereitschaft, wodurch es zu den das Stottern bedingenden Anspannungsreaktionen komme. Zusätzlich kann die Chronifizierung des Stotterns durch ungünstige Umweltreaktionen auf die Sprechunflüssigkeiten (z. B. durch nahe Bezugspersonen) begünstigt werden.

Johnson (1955) hat diesen Gesichtspunkt zum zentralen Kern seiner *diagnosogenen Theorie des Stotterns* erhoben: Das Stottern entstehe nicht im Munde des Kindes, sondern erst in den Ohren seiner Eltern. Indem sie Unflüssigkeiten als Stottern identifizieren und es dem Kindes als störendes Verhalten rückmelden, beginne das Kind selbst, Angst vor dem Stottern zu entwickeln. Bloodstein (1969) betont, dass das Kind nicht Unflüssigkeiten befürchte und deswegen ins Stottern gerate und dass auch nicht die Elternreaktionen ursächlich für die Entstehung des Stotterns verantwortlich seien. Vielmehr reagiere das Kind mit Stottern auf die Anforderungen, die insgesamt mit dem Sprechen verbunden seien und die es fürchte (Stottern als *Anticipatory Struggle Reaction*). In diesem Sinne entstehe Stottern also aus dem Bemühen des Kindes, den Anforderungen, richtig sprechen zu wollen, zu genügen:

„Bloodstein (1969) vermutet, das der alltägliche kommunikative Druck zu Anspannungen und Fragmentierungen führe, was die Antizipation von Schwierigkeiten beim Sprechen reflektiere. Diese Anspannungen und Fragmentierungen entstünden als natürliche Tendenz des Organismus, wenn Schwierigkeiten bei komplizierten, seriellen und hochautomatisierten motorischen Bewegungen erwartet würden. Wenn der kommunikative Druck der Umgebung groß oder die artikulatorischen und linguistischen Fehler häufig und schwer seien, entwickele das Kind die Überzeugung, dass Sprechen schwierig sei, und die Anspannungen und Fragmentierungen weiteten sich zu Perioden des Stotterns aus." (Natke 2005, S. 70)

Fiedler u. Standop (1992), die von der *Kontinuitätshypothese* ausgehen (das pathologisch-symptomatische Stottern entwickele sich aus den Sprechauffälligkeiten der altersgemäßen Sprechunflüssigkeit heraus) erklären die Entstehung des symptomatischen Stotterns als ein Problem der Autoregulation: Aufgrund der Angst vor Sprechmisserfolgen wird die willentliche Kontrolle des Sprechens im Sinne einer akustischen Überwachung beibehalten. Die mit dem Fortgang der Sprachentwicklung typischerweise einsetzende Autoregulation (Steuerung des Sprechens über propriozeptive und kinästhetische Reize) könne nicht zum Tragen kommen. Aufgrund verfestigter Lernvorgänge komme es zu fortdauernden Interferenzen zwischen willentlicher Kontrolle und Autoregulation des Sprechens.

Breakdown-Theorien

Aufgrund eines neurophysiologischen Defizits (vererbte Konstitution) käme es bei stotternden Personen – im Gegensatz zu nichtstotternden Personen – angesichts stresshafter Redebedingungen zu einem Zusammenbruch (engl.: breakdown) der komplizierten Koordination der für das Sprechen zuständigen Systeme der Wahrnehmung, Stimmgebung, Artikulation und Atmung. Das Sprechkontrollsystem von Stotternden arbeite zwar grundsätzlich normal (weswegen immer wieder störungsfrei gesprochen werden könne), die vererbte neurophysiologische Dysfunktion trete allerdings angesichts aktueller Belastungen immer wieder in Form von Stottersymptomen zutage.

Im Laufe der Forschungsgeschichte zum Stottern kam es seit den 1920er-Jahren zu einer Differenzierung der Breakdown-Theorien. Dabei wurden sehr unterschiedliche Faktoren untersucht, von denen man annahm, dass sie den „Zusammenbruch" der vorhandenen Kapazitäten, d.h. die körperliche Ausstattung für die Sprechverarbeitung, bedingen.

Multikausale Theorien

Gegenwärtig wird in der wissenschaftlichen Literatur mehrheitlich von einer multikausalen Entstehung des Stotterns ausgegangen: Immer müsste ein komplexes Zusammenspiel physiologischer, psycholinguistischer und psychosozialer Faktoren in Betracht gezogen werden.

> „Disponierende Faktoren können vererbt oder durch prä-, peri- oder postnatale Einflüsse erworben sein bzw. aufgrund frühkindlicher Störungen im Entwicklungsverlauf resultieren. Auslösende Faktoren gehen dem Erstauftreten des Stotterns unmittelbar voraus. Aufrechterhaltende Faktoren tragen zur Chronifizierung und Generalisierung des bereits entstandenen Stotterns bei." (Natke 2005, 75f)

Als eine solche multifaktorielle Erklärungstheorie des Stotterns kann das sog. „Anforderungen-Kapazitäten-Modell" von Starkweather (1987) betrachtet werden. Es bringt die Störungen im Redefluss in Verbindung mit den Anforderungen, die dem Sprecher abverlangt werden. Übersteigen die Anforderungen die aktuell verfügbaren motorischen, kognitiven, emotionalen und/oder linguistischen Kapazitäten, komme es zum Stottern (Abb. **2**). Dabei sind mit „Anforderungen" sowohl externe, aus der Umgebung kommende, als auch interne Anforderungen gemeint, die das Kind selbst an sich stellt. Dieses Erklärungsmodell erlaubt eine sehr individuelle Sichtweise auf das Stottern, die die lebensgeschichtliche Dimension integriert: „Das Verhältnis von Anforderungen und Fähigkeiten verändert sich ständig in Abhängigkeit von Reifungsprozessen und Umgebungsfaktoren" (Sandrieser u. Schneider 2008, S. 58).

Kausale Therapie im Erwachsenenalter?

Noch sind die Ursachen des Stotterns ungeklärt. Die Erkenntnisse aus den bisher entwickelten Erklärungsmodellen – selbst wenn sie komplexer Art sind – erlauben keine kausale Therapie. Es gibt noch keine schlüssigen Hinweise für den „richtigen" Behandlungsansatz des Stotterns im Erwachsenenalter. Noch liegt keine, für die Gesamtgruppe der Stotternden, geschweige denn für den konkreten Einzelfall, „Behandlungstheorie des Stotterns" vor. Vielmehr gilt es, diejenigen Behandlungsmaßnahmen, die sich empirisch als wirksam erwiesen haben, auf die konkreten Bedingungen des Einzelfalls zuzuschneiden und dabei die persönliche Lebensgeschichte des Betroffenen zu berücksichtigen.

Spezifische Bedingungen individueller Art müssen also bei der Entstehung, Aufrechterhaltung und aktuellen Auslösung der Symptomatik – so weit es geht – erhellt werden, ebenso die bisherige „Stottergeschichte", die Verarbeitung der Störung bzw. der individuelle Umgang mit den Stotterereignissen. Mit dieser sog. „ideographischen Sichtweise" (Motsch 1983) gilt es, einzelfallorientierte Therapiekonzepte zu entwickeln: Der Behandlungsplan hat sich an den individuellen Gegebenheiten des Betroffenen zu orientieren und Therapieziele und Vorgehensweisen sind an die sich verändernden, aktuellen Bedingungen im Therapieprozess anzupassen.

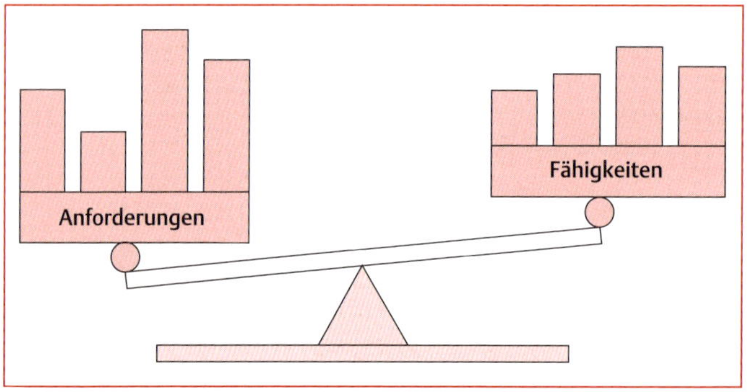

Abb. **2** Starkweathers Modell von Anforderungen und Fähigkeiten (in: Sandrieser u. Schneider 2008, S. 58).

1.5 Diagnostik und Evaluation

Barbara: „Relativ häufig spüre ich das Mitleid der anderen. Sie wollen mir helfen, indem sie ins Wort fallen und den Satz beenden. Oder sie helfen mir, indem sie mich erst gar nicht zu Wort kommen lassen. Dieses Mitleidgefühl kann man auch, wenn man geschickt ist, natürlich für sich selbst, ausnutzen. Bei einer Bitte oder so ...“

Im Erwachsenenalter liegt bei Stotternden eine ausgeprägte Symptomatik vor (S. 7ff), die sich seit dem Kindes- und Jugendlichenalter als „progrediente“ (fortschreitende) Störung entwickelt hat. Dabei findet die Symptomentwicklung nicht kontinuierlich statt: „Phasen mit starker Symptomatik können sich mit solchen abwechseln, in denen Stottern vermindert oder auch gar nicht auftritt“ (Natke 2005, S. 45). Dies scheint ein typisches Phänomen des Stotterns zu sein (Kap. 1.3, S. 12), das nicht zuletzt mit den zahlreichen Strategien zusammenhängt, „die bei chronisch stotternden Personen entstehen, um Stotterereignisse aufzuschieben, zu beenden oder zu meiden“ (Natke, ebenda).

Aufgrund des Vorliegens eines derartigen Flucht- und Vermeidungsverhaltens sagen die aktuell auszählbaren stottertypischen Sprechunflüssigkeiten wenig über die tatsächliche Stotterbereitschaft und Störungsstärke aus. Das macht es schwer, Stottern zu „messen“. Noch gibt es kein allgemein anerkanntes Verfahren zur Diagnostik der Stottersymptomatik im Erwachsenenalter, doch werden bereits eine Reihe erprobter Erhebungsverfahren in der Therapiepraxis benutzt: unterschiedliche Maße zur Ermittlung der Sprechflüssigkeit sowie Fragebögen zur Erfassung von Befindlichkeiten, Emotionen und Einstellungen. Darüber hinaus werden Leitfäden für die Befragung durch den Therapeuten verwendet, die auch für eine schriftlichen Selbstauskunft des Klienten und seiner Bezugspersonen dienen können.

Zielsetzungen einer therapiebezogenen Diagnostik

Diagnostische Erhebungen haben unterschiedliche Zielsetzungen und müssen im Rahmen der Therapie erwachsener Stotternder zu unterschiedlichen Zeitpunkten zur Anwendung kommen (s. u. Tab. **1**). Sie klären die Ausgangslage, helfen Entscheidungen über die Therapieplanung zu treffen, überprüfen die Angemessenheit der eingesetzten Behandlungsmethoden und geben Auskunft über die Effektivität der Gesamtbehandlung sowie die Langfristigkeit der erzielten Veränderungen (Erfolge und Misserfolge).

Bei Stotternden, die als Erwachsene um eine Therapie nachsuchen, geht es in der Regel nicht darum, abzuklären, ob tatsächlich ein Stottern vorliegt und ob dessen Ausmaß einer behandlungsrelevanten Störung entspricht. Vielmehr werden Klienten mit einem konkreten Behandlungswunsch und oft auch mit einem gehörigen Leidensdruck vorstellig, der eine Therapie erforderlich macht. Erwachsene erklären sich allerdings nicht selten ihre Probleme als durch das Stottern verursacht. Hier gilt es, in den diagnostischen Erstgesprächen abzuwägen, ob gegenwärtig eine Stottertherapie oder eine andere, z. B. psychotherapeutische Intervention angezeigt ist. Dies sollte im Einzelfall in Kooperation mit anderen Fachleuten geklärt werden.

Indikation

Zu bedenken ist, dass die Frage der Indikation in zentraler Weise davon bestimmt wird, welche Arbeitsbereiche man einer komplexen Stottertherapie zurechnet. Wie wir noch sehen werden, gehört zu den Arbeitsbereichen eines professionellen Stottertherapeuten nicht nur der Einsatz von Sprechtechniken. Behandlungsmethoden, die u. a. die emotionalen und kognitiven Anteile der Person zu verändern wissen, ihre Kommunikationsfähigkeit verbessern, Selbstsicherheit im Umgang mit den Anforderungen des Lebensalltags vermitteln, eine stärkere gesellschaftliche Partizipation fördern und Einfluss auf ungünstige Lebensbedingungen (beispielsweise ungünstige Umweltreaktionen) nehmen können, stellen zentrale Aufgabengebiete in der Therapie erwachsener Stotternder dar (Kap. 8.1, S. 189ff).

Eine gesicherte Indikationsstellung für einen spezifischen sprechbezogenen Behandlungsansatz ist aufgrund fehlender Forschungsergebnisse noch nicht möglich. Noch können wir nicht vorhersagen, für welche Teilgruppe erwachsener Stotternder beispielsweise Fluency-shaping-Methoden erfolgsversprechender sind als Stottermodifikationsmethoden. Einschätzungen hierüber ergeben

Tab. 1 Zielsetzungen und Zeitpunkte einer therapiebezogenen Diagnostik.

Zielsetzung	Zeitpunkt	Klärungsfrage
Ermittlung der Ausgangslage	Erstdiagnostik, vor einer Therapie	Liegt überhaupt Stottern vor?
Feststellung der Behandlungsbedürftigkeit	vor Beginn einer Therapie	Ist eine Behandlung des Stotterns zum gegebenen Zeitpunkt sinnvoll? Liegt Behandlungsbedürftigkeit wegen des Stotterns oder wegen eines anderen Problems vor?
Ermittlung des bevorzugten Behandlungsansatzes	Indikationsstellung vor Beginn einer Therapie	Welche Therapieschwerpunkte stehen an? Welche Methode bzw. Methodenkombination ist hierfür indiziert?
Datensammlung für die individuelle Therapieplanung	zu Behandlungsbeginn	Welche Veränderungsziele und Interventionen sollen in welcher Abfolge und in welchen Arbeitsschritten durchgeführt werden?
Ermittlung der Wirksamkeit eingesetzter Therapiemaßnahmen	kontinuierliche therapiebegleitende Diagnostik	Führen die Maßnahmen zu den gewünschten Veränderungen? (Kontrolluntersuchungen z. B. im Rahmen von Bilanzsitzungen: Kap. 5.5, S. 116f)
Effektivitätsnachweis der Gesamttherapie	zum Behandlungsabschluss	In welchem Ausmaß erweist sich die Therapie als erfolgreich? (Prä-Post-Design: Vergleich mit den diagnostischen Ausgangswerten)
Ermittlung überdauernder Therapieeffekte	Katamnese = wiederholte Effektivitätsmessung in größeren Abständen nach Behandlungsende (z. B. nach ½ Jahr, 2 oder 5 Jahren)	Wie verändern sich die zu Therapieende ermittelten Werte? In welchem Ausmaß ist die Behandlung über eine längere Lebensphase hinweg wirksam? (Kap. 4.7, S. 86ff)

sich allerdings aufgrund der beim Stotternden bisher erzielten Symptomveränderungen in vorausgegangenen Behandlungen und aufgrund der Erfahrungswerte eines Stottertherapeuten.

Verfahren zur Messung der sprechmotorischen Symptomatik

Für die Erfassung der sprechmotorischen Symptomatik („Stottern im engeren Sinne", Kap. 2.1, S. 23f) werden die im Folgenden genannten Daten erhoben.

Ermittlung der Stotterhäufigkeit

Prozentsatz gestotterter Wörter oder Silben. Die Anzahl der Stotterereignisse wird registriert und ins Verhältnis zu den gesprochenen Wörtern oder Silben gesetzt (Young 1984; Schneider u. Zückner 2005); hierfür sind geschulte Beobachter, eine wiederholte Beurteilung (über Videoaufnahmen) und ggf. die Übertragung des Gesprochenen in schriftsprachliche Form notwendig.

Parallele Auszählung. Neilson und Andrews (1993) empfehlen für die Praxis eine vereinfachte parallele Auszählung mit zwei Ereigniszählern:
- rechte Hand = flüssige Wörter,
- linke Hand = unflüssige Wörter.

Ermittlung der Stotterschwere

Da die Schwere des Erscheinungsbildes der Stottersymptomatik vielfach durch die Länge der Symptome und nicht durch ihre Häufigkeit geprägt wird, haben sich 3 weitere Vorgehensweisen zur Bestimmung von Sprechunflüssigkeiten durchgesetzt:

Ermittlung der Stotterschwere:
- Andrews und Ingham (1971) schlagen vor, die Sprechgeschwindigkeit, d. h. die Anzahl der gesprochenen Wörter pro Messeinheit, zu ermitteln und in Bezug zur Stotterhäufigkeit zu setzen.

- Starkweather (1993) empfiehlt, die Dauer der einzelnen Sprechunflüssigkeiten zu summieren und ins Verhältnis zur Gesamtdauer der Äußerung zu setzen (Percentage of Discontinuous Speech Time = PDST).

Schätzskala zum Schweregrad des Stotterns. Mit der Punkteskala von Riley (1972; Stuttering Severity Instrument = SSI) wird die Stotterstärke nach 5 Abstufungen eingeschätzt (von 1 = sehr leicht bis 5 = sehr schwer), wobei anhand unterschiedlicher Sprechproben sowohl quantitative wie qualitative Merkmale von Unflüssigkeit (inkl. Mitbewegungen) berücksichtigt werden.

Ermittlung der Natürlichkeit des Sprechens

Schätzskala. Für die Beurteilung der Natürlichkeit des Sprechens kann zum Therapieabschluss die 9-Punkte-Skala von Martin, Haroldson und Triden (1984) genutzt werden, die gesicherte und zuverlässige Aussagen erlaubt, mit der aber nicht erfasst werden kann, in welchem Ausmaß die Betroffenen ihr Sprechen kontrollieren, inwiefern ihre aktuelle Sprechweise also dem Spontansprechen entspricht.

Verfahren zur Ermittlung der psychischen Befindlichkeit von Stotternden und ihres kommunikativen Verhaltens

Folgende Fragebögen erlauben es, die subjektive Belastung durch das Stottern zu ermitteln und Rückschlüsse auf das soziale Verhalten zu ziehen (vgl. Natke 2005, S. 53; Pape-Neumann 2004):

- Fragebogen zur Einstellung zur Kommunikation (Skala S24; Erickson 1969; übersetzt von Jehle, Kühn und Renner 1989).
- Fragebogen zur Vermeidung kommunikativer Situationen (Vermeidungsskala aus dem Perception of Stuttering Inventory von Woolf 1967; übersetzt von Frischmuth 1978; in: Renner 1995).
- Fragebogen zu Kontrollüberzeugungen (mit Hilfe der Locus of Control-Skala von Craig, Franklin und Andrews [1984; übersetzt von Jehle 1994] wird ermittelt, in welchem Ausmaß ein Stotternder glaubt, sein Verhalten kontrollieren zu können).
- Fragebogen zur Selbsteinschätzung des Stotterns in sozialen Situationen (Brutten 1973; übersetzt und modifiziert von Fiedler u. Standop 1992).
- Fragebogen zu den Auswirkungen des Stotterns auf Alltagssituationen (Cooper u. Cooper 1998; übersetzt und überarbeitet vom Evaluationsprojekt PEVOS, s. u.).

Strukturierte Leitfäden für die Befragung und Selbstauskunft

In der Therapiepraxis existiert eine Vielzahl an Leitfäden zur Durchführung diagnostischer Gespräche mit stotternden Erwachsenen bzw. zur schriftlichen Selbstauskunft der Betroffenen, mit deren Hilfe Krankheitsgeschichte und Lebenssituation des Stotternden ermittelt (Anamnese und Exploration) und Daten zur Entstehungsgeschichte des Stotterns und zu seiner Aufrechterhaltung (Ätiologie) gesammelt werden können. Die Befragungsinstrumente unterscheiden sich in Abhängigkeit von der theoretischen Orientierung und dem jeweiligen Behandlungsansatz des Therapeuten, sollten in der Regel allerdings die in Tab. **2** aufgeführten Themenbereiche berücksichtigen.

Werden die Erstgespräche vom behandelnden Stottertherapeuten durchgeführt, sollte dieser darauf achten, dass Erstgespräche der Herstellung einer tragfähigen Beziehung zwischen Stottertherapeut und Klient dienen (Kap. 5.1, S. 90ff) und die Datenerhebung diesem Ziel unterzuordnen ist. (Geballtes Abfragen verhindert nicht selten eine flexible Beziehungsgestaltung!)

Überprüfung der Wirksamkeit im Sinne einer therapieintegrierten Diagnostik

Die beschriebenen diagnostischen Instrumente dienen nicht nur zur Ermittlung der Ausgangslage, sie ermöglichen auch eine systematische Erfassung der Veränderungen, die sich durch die Therapiemaßnahmen ergeben. Die Wirksamkeit der Interventionen wird damit überprüft; zur Unterstützung wird eine kontinuierliche Verhaltensbeobachtungen angestellt, die der Klient und der Therapeut in unterschiedlichen Kommunikationssituationen (nicht nur im Behandlungsraum!) gezielt sammeln und dokumentieren (Kap. 3.2, S. 49ff, und Kap. 5.4, S. 113ff). Ebenso ist eine Ergänzung durch „objektive" Verfahren notwendig, beispielsweise durch

Tab. 2 Befragung und Selbstauskunft.

Thematische Schwerpunkte für die Befragung des Stotternden (und seiner Bezugspersonen) bzw. für seine Selbstauskunft
• aktueller Anlass für die Therapie • aktuelle Lebenssituation • aktuelle Belastungsfaktoren und aktuelle Hilfen/Unterstützer
• Entstehung des Stotterns: Auslöser, Verlauf, Entwicklung • Vorkommen des Stotterns bei anderen Familienmitgliedern • vermutete Ursachen des eigenen Stotterns • aufrechterhaltende Bedingungen des Stotterns
• Selbstwahrnehmung und Wissen bzgl. des eigenen Stotterns: – Einsicht in die Körperlichkeit der sprechmotorischen Symptomatik – Einsicht in die Begleitsymptomatik • Störungsbewusstsein und Leidensdruck • Sprecherrolle und Selbstbild
• aktueller Umgang mit dem Stottern, eigenes Bewältigungsrepertoire • bisherige Therapien und deren Verarbeitung/Nutzung • Erfahrungen mit Selbsthilfe • Erwartungen an eine zukünftige Therapie
• andere Störungen, Krankheiten, Problemlagen • familiäre Situation: Herkunftsfamilie und ggf. eigene Familie bzw. Partnerschaft • soziale Beziehungen, Kontakte • Ausbildung, Arbeit, finanzielle Situation
• Hobbys, Stärken, allgemeine Bewältigungsstrategien, Ressourcen • bevorstehende Herausforderungen und ihre Bedeutung • gesellschaftliche Teilhabe (Partizipation) • Lebensqualität: Lebenssinn und Lebensziele

Ton- und Bildaufzeichnungen. Eine wichtige zusätzliche Informationsquelle bieten Befragungen von Bezugspersonen, die über Therapieeffekte Auskunft erteilen (Kap. 8.1, S. 189).

Bei einer therapieintegrierten Diagnostik geht es nicht nur um das achtsame Erfassen von Veränderungen bzw. Stagnationen im symptomatischen Geschehen, sondern immer auch um eine sorgsame Ermittlung von Schwierigkeiten und Problemen im therapeutischen Ablauf und in der Therapeut-Klient-Beziehung. Die Wichtigkeit dieses Aspekts wird beispielsweise in den Kapiteln „Bilanzsitzungen" (Kap. 5.5, S. 116f), „Mitarbeitsbereitschaft und Therapiemotivation" (Kap. 5.7, S. 121ff), „Behandlungsende" (Kap. 5.8, S. 129ff) und „Widerstände" (Kap. 6.4, S. 150ff) dargelegt. Eine „diagnostische Fixierung" nur auf das Stottern ist also wenig sinnvoll.

Komplexe Erfassungsinstrumente für die Evaluation unterschiedlicher Therapieansätze des Stotterns

Um die Effektivität von Stottertherapien miteinander vergleichen zu können, ist es erforderlich, dass ein einheitliches Messinstrument für die Evaluation unterschiedlicher Therapieansätze entwickelt und angewendet wird. Einen vielversprechenden Schritt in diese Richtung ist das PEVOS-Projekt gegangen (vgl. Oertle et al. 2001; Pape-Neumann 2004), das von der Bundesvereinigung Stotterer-Selbsthilfe e. V. (BVSS) initiiert und von der Interdisziplinären Vereinigung für Stottertherapie e. V. (ivs) unterstützt wurde: Messinstrumente wurden evaluiert und zur Evaluation von Stottertherapien unterschiedlicher Therapeuten (mit unterschiedlichen Therapieansätzen) eingesetzt und hinsichtlich der Kurz- und Langzeiteffekte ausgewertet, Rückmeldungen an die Therapeuten zur Verbesserung ihres Therapiekonzepts gegeben und erste Informationen über die Langzeitergebnisse für Betroffene zur Verfügung gestellt.

ICF (International Classification of Functioning, Disability and Health)

Rapp (2006, 2007) stellt einen Rahmen für die Diagnostik, Therapie und Evaluation des Stotterns vor, der an der ICF orientiert ist, der Internationalen Klassifizierung der Funktionsfähigkeit, Behinderung und Gesundheit. Dieses von der Weltgesundheitsorganisation entwickelte Erfassungsinstrument vereinigt biologische, psychische und soziale Fragestellungen und liefert aus einer Vielzahl unterschiedlicher Daten ein umfassendes Bild vom Klienten. (Die ICF wurde vom Deutschen Institut für medizinische Dokumentation und Information übersetzt [DIMDI 2004].) Rapp stellt eine Auswahl der für die Stotterdiagnostik relevanten Kategorien der ICF vor (ein sog. Core Set), bei dem erstmals auch die gerade für die Therapie stotternder Erwachsener relevanten Kategorien „Partizipation" und „Lebensqualität im Alltag" in den Mittelpunkt rücken. Die Autorin zeigt auf, wie eine personenzentrierte Therapieplanung mit Hilfe des ICF-Core-Sets möglich wird und der Blick „über therapeutische Belange hinaus auch auf die gesellschaftliche Verantwortung für einen konstruktiven Umgang mit Behinderungen" (Rapp 2007, S.14) geschärft werden kann.

Abschließend sei der Leser auf ergänzende Hinweise für eine gründliche Diagnostik und Evaluation des Stotterns bei Sandrieser und Schneider (2008) verwiesen, ebenfalls auf allgemeine Gesichtspunkte zum diagnostischen Prozess bei Wittchen und Hoyer (2006).

2 Therapie des Stotterns im Erwachsenenalter

Im 2. Buchabschnitt geht es um grundsätzliche Überlegungen zur Therapie des Stotterns: Begriffe werden geklärt, ein Überblick über die verschiedenartigen Behandlungsansätze gegeben und unterschiedliche Formen beschrieben, in denen Stottertherapie durchgeführt wird. Anschließend werden Gesichtspunkte zur Heilung des Stotterns im Erwachsenenalter und zur Bewertung von Therapieerfolg diskutiert.

2.1 Begriffsklärung rund um das Thema „Stottertherapie"

Paul geht nicht mehr in die Mensa. Er befürchtet, beim Essen angesprochen zu werden und sich in seinen Blocks zu verheddern. Peter liebt Partys – er stottert unbefangen drauflos, wenn ihn seine Bekannten ins Gespräch verwickeln. Will er allerdings zu Fremden Kontakt aufnehmen, bekommt er kein Wort heraus, v. a. bei gleichaltrigen Frauen. Katrin wird immer rot beim Stottern. Ihr ist es sehr unangenehm im Mittelpunkt zu stehen. Sie ist auch sonst sehr schüchtern und leidet unter ihrer starken Angst, Fehler zu machen. Stefan kann seine Sprechtechniken aus der letzten Therapie nur zu Hause beim Lesen erfolgreich einsetzen, der Transfer therapeutischer Bewältigungsstrategien in den Alltag ist „stecken" geblieben. Oliver hat noch immer kein Handy, der Schweiß läuft ihm von der Stirn, wenn er telefonieren muss. Seine Telefonangst ist von Herzjagen, Atemnot und Magenschmerzen begleitet. Konstanze ist fest davon überzeugt, dass sich ihre Kolleginnen hinter ihrem Rücken über ihre kaum wahrnehmbaren Silbenwiederholungen lustig machen. Sie erlebt ihre Umwelt als feindlich und reagiert mit depressiven Verstimmungen.

Alle stottern auf eine ganz andere Weise – jedes Stottern sieht anders aus und hört sich anders an. Alle gehen anders mit ihrem Stottern um – jeder hat andere Gefühle, andere Gedanken, wenn er stottert, und verhält sich folglich auch auf eine andere Art und Weise in seinen sozialen Beziehungen. Alle ziehen andere Konsequenzen aus den „verstotterten" Sprechkontakten. Paul und Peter, Katrin und Stefan, Oliver und Konstanze sind sehr unterschiedliche Menschen. Obwohl sie alle stottern, benötigen sie jeweils eine andere therapeutische Vorgehensweise.

Stottertherapie

Prämissen der Stottertherapie:

- „Stottertherapie" ist ein Sammelbegriff, der ein großes Spektrum an unterschiedlichen Behandlungsansätzen umfasst. Die einzelnen Behandlungsansätze stellen eine Kombination unterschiedlicher Therapiemethoden und therapeutischer Vorgehensweisen dar.
- Behandlungsansätze des Stotterns unterscheiden sich hinsichtlich ihrer Behandlungsziele als auch hinsichtlich der Kombination der eingesetzten Therapiebausteine bzw. therapeutischen Vorgehensweisen. Allerdings gibt es eine ganze Reihe an Therapiebausteinen, die – über die verschiedenartigen Ansätze hinweg – identisch sind.
- Als seriös kann eine Stottertherapie nur dann bezeichnet werden, wenn die Veränderungsarbeit auf wissenschaftlich fundierten Erkenntnissen beruht und in professioneller Form durchgeführt wird: Eine stotternde Person wird von einem ausgebildeten Therapeuten auf der Grundlage eines theoretischen Modells behandelt, das die Entstehung, Aufrechterhaltung und Veränderung des Stotterns erklärt. Instrumente der Behandlung sind Methoden, die aufgrund empirischer Erfahrungen entwickelt wurden und eine gute Behandlungsprognose erwarten lassen. Die spezifische Wirksamkeit einer Stottertherapie für den konkreten Einzelfall wird durch therapiebe-

gleitende und nachfolgende Evaluationsmaßnahmen kontrolliert.
- Übergeordnetes Ziel der Behandlung ist die Beseitigung oder der Abbau von Stottersymptomen und ein selbstsicherer Umgang mit ggf. noch weiterbestehenden Restsymptomen. Dabei geht es darum, zu einer flüssigen Kommunikation und einem angstfreien Sprechalltag zu gelangen und einen Beitrag zur Verbesserung der Lebensqualität des Betroffenen zu leisten.
- In der Therapie mit erwachsenen Stotternden werden, anhand einer gemeinsamen Erarbeitung von Behandlungszielen, der Ablauf und die Durchführung des therapeutischen Vorgehens geplant, umgesetzt und ausgewertet. Die Transparenz des Vorgehens und die begleitende gemeinsame Reflexion des therapeutischen Prozesses dienen der Verbesserung der Wirkungsweise der therapeutischen Interventionen.
- Um die Effektivität der Therapie sicherzustellen ist zum einen eine fortlaufende Anpassung der Veränderungsziele erforderlich. Mit neu erworbenen Einsichten und Handlungsmöglichkeiten ergeben sich neue Behandlungsziele. Zum anderen müssen die therapeutischen Interventionen achtsam auf die aktuellen Erfordernisse und Gegebenheiten bezogen werden, beispielsweise auf individuelle Bedürfnisse, Motivationen, Ressourcen, Handlungsbarrieren und Widerstände sowie auf neu erworbene Fähigkeiten des Klienten.
- Effektive Interventionen benötigen günstige Rahmenbedingungen (Kap. 4.1–4.7, S. 71ff). Rahmenbedingungen betreffen die Häufigkeit und Intensität sowie den zeitlichen Abstand der Therapiesitzungen, das Verhältnis von verbindlicher Eigenarbeit des Klienten und therapeutischem Angebot des Therapeuten (und seiner Institution), Therapieform (z. B. Einzel-/Gruppen-/Intervalltherapie) und die Integration von Maßnahmen zur therapeutischen Nachsorge und Rückfallbearbeitung.
- Eine professionelle Bearbeitung des Stotterns verlangt einen engen Bezug zu Fragen der Lebensgestaltung und sozialen Einbettung der behandelten Person und ist an ihrer individuellen Alltagsrealität und ihren Lebensperspektiven zu orientieren (Kap. 3.3, S. 56ff, u. Kap. 8.1, S. 189).
- Zur professionellen Veränderungsarbeit gehört eine tragfähige Therapeut-Klient-Beziehung. Sie stellt die Grundlage für Behandlungserfolge dar. Stottertherapeuten sollten in der Lage sein, die Beziehung zu ihren Klienten (bei Gruppentherapien auch die Beziehungen der Klienten untereinander) differenziert wahrzunehmen und zu gestalten, um eine tragfähige therapeutische Beziehung sicherzustellen und Beziehungsproblemen vorzubeugen (Kap. 6.5, S. 155ff).
- Stottertherapie gehört in die Hand professionell ausgebildeter Stottertherapeuten (s. u.).

Unspezifische Stottertherapie

„Stottertherapie“ soll als Begriff denjenigen Therapiekonzepten vorbehalten sein, die sich auf eine Theorie zur Entstehung und zur Behandlung des Stotterns beziehen. Sie besitzen eine positiv-verändernde, überzufällige Wirkung auf die Symptomatik. Interventionsverfahren, die nachgewiesenermaßen positive Auswirkungen auf das Gesamtbefinden der stotternden Person haben oder besondere Fähigkeiten stärken (was beispielsweise analytische Psychotherapie, Musiktherapie und das Autogene Training leisten), die aber keine nachweisbare Reduzierung der sprechmotorischen Symptomatik sicherstellen (ihre Wirkung bleibt unspezifisch), sollen im Folgenden unter dem Begriff „unspezifische Stottertherapie“ gefasst werden.

Stotternde Erwachsene wählen im Rahmen unseres Gesundheitssystems vielfach seriöse (von den Krankenkassen finanzierte), aber in ihrer Wirkung auf die Sprechsymptomatik unspezifische Therapieansätze, bevor sie (noch einmal) einen Anlauf zur Bewältigung ihrer Sprechunflüssigkeiten bei einem Stottertherapeuten unternehmen.

Im Rahmen der Diagnostik kann sich im Einzelfall erweisen, dass die Nutzung eines psychotherapeutischen Verfahrens durchaus Vorrang vor einer stotterspezifischen Arbeit hat (Kap. 1.5, S. 17ff).

Therapie des Stotterns im engeren Sinne

„Stottertherapie“ hat den Anspruch, der Gesamtheit der Symptomatik, wie sie im Kap. 1.2, S. 7ff, beschrieben wurde, gerecht zu werden und dabei eine personenorientierte Sichtweise einzunehmen. Sie grenzt sich von einer einseitigen, nur auf die sprechmotorischen Unflüssigkeiten bezogenen Therapie ab, die mit „Therapie des Stotterns im engeren Sinne“ bezeichnet werden soll.

Noch immer findet man im deutschen Sprachraum derartige „Therapien des Stotterns im engeren Sinne“, die dem Entwicklungsverlauf der Störung Stottern mit seinen Auswirkungen auf die Person des Betroffenen nicht gerecht werden. Derartige Interventionsansätze werden auch als „Sprechübungsbehandlungen“ bezeichnet. Schwerpunkt ihrer Bemühungen ist es, eine neue Art und Weise des Sprechens zu trainieren, durch die das sprechmotorische Symptom des Stotterns vermieden werden kann. Es geht in einer solchen Therapie also um den Erwerb sog. „Sprechhilfen“ oder „Sprechtechniken“, die Sprechflüssigkeit dann herstellen, wenn sie konsequent zum Einsatz kommen (beispielsweise, wenn mit Pausen oder einer klangvollen Stimme gesprochen wird).

Neuerdings sind auch Trainingskonzepte anzutreffen, die aus dem Bereich der Non-Avoidance-Therapien stammen und eine ähnlich einseitige Reduktion auf ein „sprechmotorisches Korrigieren“ vornehmen: Die Verflüssigung richtet sich nicht direkt auf den Sprechablauf, sondern auf den Stotterablauf – die „Stotterverflüssigung“ wird mit Hilfe übungsorientierter Maßnahmen versucht, beispielsweise mit einem Pull-out-Training oder mit Blocklösetechniken, andere, umfassendere Therapiemaßnahmen fehlen aber in ausreichendem Maße.

Sowohl das Interventionskonzept, das den Sprechablauf betrifft und Sprechtechniken einsetzt, als auch das Interventionskonzept, das den Stotterablauf betrifft und Stotterverflüssigungstechniken nutzt, können den „Therapien des Stotterns im engeren Sinne“ zugerechnet werden. Beide Ansätze basieren auf sinnvollen Bausteinen, die zu einer umfassenden Stottertherapie gehören (Kap. 8.1, S. 189ff). Sie sollten von allen Stottertherapeuten beherrscht werden. Ihnen kommt allerdings immer nur eine begrenzte Rolle im Gesamtkonzept einer „Stottertherapie“ zu.

Im folgenden Buchtext werden beide Begriffe, „Stottertherapie“ und „Therapie des Stotterns im engeren Sinne“ verwendet. Der Leser möge sich dann die hier aufgeführten inhaltlichen Unterschiede vergegenwärtigen.

Stottertherapie im Erwachsenenalter

Zur sprachlichen Vereinfachung – und damit zur besseren Lesbarkeit des Textes – wird im Folgenden der Zusatz „... im Erwachsenenalter“ weggelassen: Der Begriff „Stottertherapie“ soll sich – auch ohne explizite Nennung der Zielgruppe – auf erwachsene Stotternde beziehen.

Die bisherigen Begriffsklärungen dieses Kapitels greifen Überlegungen zur Natur des Stotterns auf, wie sie im vorigen Kapitel dargelegt wurden. Noch ungeklärt ist allerdings die Frage, was genau mit Stottertherapie beim erwachsenen Stotternden verändert werden soll und welche Methoden dabei zum Einsatz kommen. Offen ist auch, wen man als „Stottertherapeuten“ bezeichnen kann. Hinweise hierzu geben die folgenden Punkte.

Veränderungsbereiche im Rahmen von Stottertherapie

Stotternde Menschen haben, wenn sie erwachsen geworden sind, eine Vielzahl an Kenntnissen und Fähigkeiten sammeln können, die ihnen die Bewältigung ihres Alltags ermöglicht. Manche stotternde Erwachsene wünschen sich, in bestimmten Lebensphasen oder für bestimmte Lebensaufgaben die Unterstützung durch eine Therapie. Wenn es ihnen dabei um eine Verbesserung ihrer kommunikativen Kompetenzen geht, beginnen sie mit einer Stottertherapie.

Der Therapeut betrachtet das breite Spektrum an Handlungsmöglichkeiten seines Klienten und überlegt mit ihm, welche Fähigkeiten noch gestärkt, welche Handlungsbarrieren noch abgebaut werden sollten. Dabei werden meist mehrere Arbeitsbereiche festgelegt, die sich beispielsweise auf das sprechmotorische Verhalten, auf den Umgang mit Ängsten, auf die Veränderung negativer Einstellungen, auf die allgemeine körperliche Verspanntheit oder auf die Interaktion mit Bezugspersonen beziehen.

In diesen Arbeitsbereichen, hier auch „Veränderungsbereiche“ genannt, findet die therapeutische Arbeit statt: Dabei dienen die eingesetzten Methoden der Erreichung individueller Ziele. Nicht der Stotternde wird einer spezifischen Methode zugeordnet, sondern umgekehrt: Die Methode wird der Person zugeordnet (Kap. 8.1, S. 189ff). Genauer: Der Therapeut wählt aus einem Repertoire an methodischen Behandlungsbausteinen diejenigen Methoden aus, die die Zielerreichung am ehesten wahrscheinlich machen.

Einzelheiten zu den unterschiedlichen Methoden und Behandlungsbausteinen von Stottertherapien werden in Kap. 2.3 (S. 30ff) und Kap. 2.4 (S. 36ff) abgehandelt (s. auch Kap. 8, S. 189ff).

Stottertherapeut

„Stottertherapeuten" werden, entsprechend der Aussagen in diesem Kapitel, als *Therapeuten* verstanden, die „Stotter-*Therapien*" durchführen und ihre Tätigkeit nicht auf eine „unspezifische Stottertherapie" oder eine „Stottertherapie im engeren Sinne" eingrenzen. Mit *Stottertherapeuten* sollen darüber hinaus Professionelle gemeint sein, die als Heilmittelerbringer zugelassen sind oder einer Berufsgruppe angehören, die die gesetzlichen Voraussetzungen erfüllen, als Heilmittelerbringer tätig sein zu können. Dies sind in der Regel staatlich anerkannte Logopäden, Diplom-Psychologen, (Diplom)Pädagogen, Sonderpädagogen, Atem-, Stimm- und Sprechlehrer (Schlaffhorst-Andersen) sowie akademische Sprachtherapeuten.

Solange es in Deutschland noch keine spezifische Ausbildung zum Stottertherapeuten gibt, sollten Absolventen der oben genannten Berufsgruppen, die Stottertherapien praktizieren, zusätzliche Fort- und Weiterbildungsmaßnahmen speziell im Bereich der Stottertherapie nach Ausbildungsabschluss nachweisen können. Masterstudiengänge zum Schwerpunkt Stottern mit einem ausreichenden Praxisanteil könnten sich hier als ein sinnvoller Ausbildungsweg anbieten. Bis es soweit ist, können Zertifizierungsregelungen einer Non-Profit-Organisation, wie beispielsweise der ivs (Interdisziplinäre Vereinigung für Stottertherapie, www.ivs-online.de), hilfreiche Schritte für eine Vereinheitlichung der Qualifizierung von Stottertherapeuten in Deutschland leisten.

Stottertherapeuten beziehen ihre Identität aus der Rolle des „Therapeut-Seins". Dies bedeutet, dass sie über die Kompetenzen zur „therapeutischen" Bearbeitung des Stotterns verfügen müssen. Hierzu gehört die Beherrschung eines breiten Spektrums an Therapiemethoden, ebenfalls das psychologisch-therapeutische Wissen, unter welchen Bedingungen sich Menschen mit ihren chronischen Symptomatiken verändern lassen. Darüber hinaus benötigen professionelle Stottertherapeuten natürlich selbst die Bereitschaft und jene Fähigkeiten, um Veränderungen im eigenen Verhalten, in den eigenen Einstellungen und Gefühlen möglich zu machen. Diese Offenheit für anstehende eigene Veränderungsschritte lässt sich durch Selbsterfahrung, Eigentherapie und Supervision ausbilden und stärken.

In Deutschland gibt es eine ganze Reihe an Behandlern, die als Autodidakten erwachsene Stotternde behandeln, ohne selbst eine therapeutische Ausbildung absolviert zu haben. Ein Großteil dieser Laienbehandler stammt aus der Stotterszene: Sie geben als „Ehemalig-Stotternde" oder als „Noch-Stotternde" diejenige Behandlungsmethode an Betroffene weiter, die ihnen persönlich geholfen hat. Die eigene Betroffenheit und die positiven Erfahrungen mit der Veränderbarkeit des Stotterns sind Motivation für die Ausübung der „Expertenrolle" und der Durchführung sog. „Therapieseminare", die beispielsweise durch die Bundesvereinigung Stotterer-Selbsthilfe e.V. in einer Seminarbroschüre ausgeschrieben werden. Laientherapeuten in Deutschland favorisieren oft eine einseitige trainingsorientierte Vorgehensweise, die eher nach pädagogischen als nach therapeutischen Prinzipien ausgerichtet ist und die Bedeutung der therapeutischen Beziehung für den Erfolg einer Behandlungsmaßnahme kaum thematisiert.

Die Frage nach der Legitimation, Stottertherapie durchzuführen, ist nicht nur eine Frage nach den formalen Regelungen, die durch gesetzliche Bestimmungen zur Behandlungserlaubnis bestimmt werden. Es muss in erster Linie um die Qualitätssicherung der „Therapie" gehen, auf die die Betroffenen Anspruch haben. Unter Laientherapeuten findet man im deutschen Sprachraum immer wieder Vertreter, die zu einer Überschätzung ihrer eigenen Kompetenzen neigen: Die Wirksamkeit der eigenen Therapiemethode wird überschätzt bzw. ungerechtfertigt verallgemeinert, der notwendige Blick auf Alternativen geht verloren, die Gefahr, in einer Erlöserrolle verhaftet zu bleiben, ist gegeben (vgl. Auseinandersetzungen im „Kieselstein", dem Mitteilungsblatt der deutschen Stotterer-Selbsthilfe).

Wie andere Therapeuten auch, sollten sich Laientherapeuten nicht scheuen, bei anhaltenden Stagnationen im Veränderungsprozess eines erwachsenen Stotternden bzw. bei Stillständen in seiner Lebensentwicklung rechtzeitig andere Interventionen einzuleiten, den fachlichen Rat von professionellen Fachleuten zu suchen oder eine Übergabe an einen anderen Therapeuten sicherzustellen. Hier werden vom Helfer eine professionelle psychosoziale Arbeitshaltung und eine gute Vernetzung mit Einrichtungen der Diagnostik und Therapie verlangt, aber auch mit übergreifenden Hilfeleistungssystemen im Gesundheits- und Sozialwesen.

Noch gibt es keine vergleichenden Untersuchungen über die Effektivität von Therapien, die von stotternden Laien oder von professionellen Stottertherapeuten durchgeführt werden. Aus dem angloamerikanischen Sprachraum kennen wir viele hervorragende Stottertherapeuten, die selbst betroffen waren oder sind und die mit ihren Veröffentlichungen in besonderer Weise zur Weiterentwicklung der Stottertherapie auf der ganzen Welt beigetragen haben (z.B. Wendel Johnson, Joseph Sheehan, Charles Van Riper). In Deutschland gelang der Durchbruch des Non-Avoidance-Konzepts mit Hilfe des Büchleins von 24 stotternden Stottertherapeuten aus den USA (Hood 1978). Ein Teil der Betroffenenexperten bei uns hat eine professionelle therapeutische Ausbildung absolviert. Diese Personen können zusätzlich zu ihrer Kompetenz als Stottertherapeut ihre spezifischen Erfahrungen mit der persönlichen Bewältigung des Stotterns als bereichernde Impulse in den Therapieprozess einbringen.

Ohne Zweifel gehören Professionelle und Betroffenen-Therapeuten, die ihr eigenes Kommunikationsverhalten kennen und an ihrer eigenen Beziehungsfähigkeit arbeiten, zu den erfolgreichen Stottertherapeuten. Die Neugier auf Fachwissen (Literaturstudium, Fortbildungen), der Austausch mit anderen Stottertherapeuten, die selbstverständliche Nutzung von Supervision und der Mut zum Experimentieren auf dem Terrain des Stotterns sind ihnen zu eigen. Sie wissen, dass ein positiver Einfluss auf Klienten nur durch eine wertschätzende Bezugnahme und im Rahmen einer vertrauensvollen Beziehung gelingen kann. Therapeuten stotternder Menschen sind in der Lage, Probleme in der Klient-Therapeuten-Beziehung wahrzunehmen und Lösungen im Sinne des Klienten voranzubringen. Dazu gehört auch, sich ohne Kränkung einzugestehen, dass es andere Orte und Therapeuten gibt, wo Veränderungsmaßnahmen erfolgreicher fortgesetzt werden können.

„Therapie“ und „psychosoziale Behandlung“

Bei den bisherigen Begriffsbestimmungen ist ein wesentlicher Gesichtspunkt noch nicht deutlich genug herausgestellt worden: Therapie ist immer mehr als nur eine Maßnahme zur Veränderung einer Symptomatik. Therapie ist eine Intervention, die den Menschen in seinem Lebensumfeld und mit seiner momentanen Lebensweise behandelt und die dies vor dem Hintergrund seiner Lebensgeschichte und seiner Lebensperspektiven tut.

Nach Pauls (2004) sei es erforderlich, neben der *störungsspezifischen Symptomatik* auch die *Lebenslage* und die individuelle *Lebensweise* des Betroffenen im Blick zu behalten. Dieses breite Interventionsverständnis sei gerade bei chronisch behinderten Menschen angezeigt. Er führt aus: „Durch entlastende, klärende, anregende und fördernde Maßnahmen soll die größere Unabhängigkeit und Integration des Individuums hinsichtlich seiner *Lebenslage* (Person-Umwelt-Bezüge, soziale Unterstützung, Lebens-Situation und Ressourcen) und seiner individuellen *Lebensweise* (Erlebnisverarbeitung, Selbst-Bezug, interpersonale Beziehungen, Belastungs- und Krankheitsbewältigung) gefördert werden.“ (Pauls 2004, S.202)

Der Begriff „Therapie“ wird gleichbedeutend mit „Behandlung“ verwendet. Er meint ein professionelles zielgerichtetes, planmäßiges und methodisches Handeln (engl.: treatment). Dieser Ansatz wird in der wissenschaftlichen Diskussion auch als „Intervention“ bezeichnet. Der Begriff „Therapie“ meint immer auch ein „zielgerichtetes Eingreifen in ein aktuelles Geschehen“ (Stimmer 1996, S.257). Dieses für die soziale Arbeit typische Interventionsverständnis drückt sich in der Begrifflichkeit „psychosoziale Behandlung“ und der Forderung nach „Einmischung“ und Offenheit für eine „Lebensweltorientierung“ im beruflich-therapeutischen Handeln aus (Kap. 3.3, S. 56ff).

Im deutschen Sprachraum ist im Bereich der Stottertherapie statt dieses breiten Interventionsverständnisses vielfach noch immer eine Orientierung am längst überholten medizinischen Krankheitsmodell zu finden: In Fachdiskussionen mit Stottertherapeuten zeigt sich, dass viele Berufsvertreter unter „Stottertherapie“ eine Therapie der Sprechunflüssigkeiten verstehen (s.o. „Stottertherapie im engeren Sinne“). Dabei lassen sich „Lebenslagen“ und „individuelle Lebensweisen“ nicht durch Sprechtechniken oder Techniken zur Sprechverflüssigung verändern. Auch Methoden zum Angstabbau oder zum Training von Entspannungsverfahren können die Folgen einer langjährigen Behinderung nicht überdauernd ausgleichen. Hier sind neben den spezifischen sprachtherapeutischen Verfahren auch allgemeine beratende und unterstützende Maßnahmen bzw. Interventionen erforderlich. Sie sind ureigener Bestandteil eines Arbeitsfeldes, das sich psychosoziale Behandlung nennt (s. „ICF" in Kap. 1.5, S. 20f).

Therapie verlangt Beratungskompetenz

Der „Stotter-Therapeut" ist – wie bereits betont wurde – einerseits Experte für das *Stottern*, andererseits aber auch *Therapeut*, also ein professioneller Helfer, dessen Vorgehen auf seiner Kompetenz beruht, Erleben und Verhalten von Klienten einfühlend zu begreifen sowie das Verstandene und Analysierte verbal so mitzuteilen, dass dadurch die Selbstreflexion des Stotternden verbessert und seine Selbstveränderung gefördert werden.

Als *Therapeut* vermag er den therapeutischen Dialog so zu führen, dass die persönliche Weiterentwicklung des Betroffenen vorankommen kann. Die Gesprächskompetenzen des Stottertherapeuten sind also – in Verbindung mit seinen nonverbalen Ausdrucksmitteln – wichtige Voraussetzungen, um Veränderungsinterventionen in Gang zu setzen und die Interaktionen zwischen ihm und dem Stotternden fruchtbar zu gestalten. In diesem Sinne sind „Beratung" und „Gesprächsführung" unverzichtbare Bestandteile der Berufsrolle von Stottertherapeuten. Kompetenzen in diesem Bereich sind ebenso unverzichtbar wie Kompetenzen im Bereich einer spezifischen Stottertherapie. (Bedeutung und Art der Beratungskompetenzen werden ausführlich im Kap. 6.5, S. 155ff, herausgearbeitet.)

2.2 Begriffsklärung rund um das Thema „Selbsthilfe"

Julia, 32 Jahre, beschreibt die Auswirkungen, die ihre Mitarbeit in einer Selbsthilfegruppe hatte: „Ich habe gelernt, dass der Mensch nicht nur aus Stottern besteht und dass das flüssige Sprechen nicht die einzige Voraussetzung für das glückliche Leben ist. Viele Türen öffneten sich, Dinge, an die ich mich nie getraut hätte, wurden Realität. Ich habe angefangen, zu genießen, was ich tue. Eine neue Lebensqualität! ... Natürlich gab es viele Tiefs und Hochs. Aber die Tiefs waren nie so schmerzhaft und dauerten nie so lange wie davor. Der Erfahrungsaustausch in der Gruppe kann durch keine Therapie ersetzt werden. Die Selbsthilfe bietet zwar nicht direkt viel für die Symptomverringerung, aber es ist viel angenehmer, selbstbewusst, wenn auch manchmal stotternd, durch die Gegend zu laufen als flüssig und mit Angst beladen. ... Ich habe festgestellt, dass sich die eigene Einstellung zu sich selbst auf die Mitmenschen überträgt, ohne dass man etwas dabei erklären muss. Die Angst nahm immer mehr ab und mein Vermeidungsverhalten, das vor einigen Jahren extrem war, war nur noch in ganz wenigen Situationen vorhanden. Mit der Angstabnahme war jede Sprechtechnik leichter und viel einfacher anzuwenden, sei es Pseudostottern, sei es Dehnen oder der weiche Stimmeinsatz. ... Die Selbsthilfe hat mir gezeigt, man darf *nie* passiv sein. Die Aktivität bringt innere Zufriedenheit und trägt viel zur Symptomverringerung bei."

Stottertherapie und Selbsthilfepotenzial

Stottertherapie hat die Aufgabe, Klienten bei der Bewältigung ihres Stotterns zu unterstützen. Stottertherapie setzt da an, wo die bisherigen Selbsthilfemöglichkeiten der Klienten nicht ausreichen, und nutzt gezielt die bereits vorhandenen Fähigkeiten und Stärken der Betroffenen. Für den Stottertherapeuten gilt es, therapeutische Wissens- und Handlungsbausteine anzubieten, die der Klient in das Spektrum seiner Selbsthilfemöglichkeiten integrieren kann.

Klienten, die ihr Selbsthilfepotenzial nicht für Veränderungen nutzen, können durch therapeutische Impulse ermutigt werden, die eigenen Stärken und Handlungsspielräume zu entdecken und damit Zugang zu ihren Veränderungsmöglichkeiten zu finden. Der Fortgang in einer Therapie ist allerdings nur möglich, wenn es den Betroffenen gelingt, einen beträchtlichen Anteil an Eigenaktivität zu mobilisieren. In diesem Sinne sind positive Effekte einer Therapie abhängig von der gelebten Selbsthilfeaktivität des erwachsenen Stotternden (Kap. 7, S. 175ff).

Selbstheilung durch Selbsttherapie

Es gibt eine ganze Reihe an Berichten erwachsener Stotternder, die über ihre „Selbstheilung" informieren. Die Betroffenen haben sich über längere Zeit sehr intensiv mit der eigenen Symptomatik und Lebenssituation auseinandergesetzt und ihr Stottern, meist nach Jahren intensivster „Selbsttherapie", oft auch ohne Unterstützung eines professionellen Helfers erfolgreich abgebaut. Bei Demosthenes, dem berühmten Redner im alten Griechenland (s. S. 209), scheint es nicht nur zu einer völligen Symptomfreiheit gekommen zu sein, sondern auch zu einem enormen Zuwachs an Sprachkompetenz und Lebensqualität (vgl. Wendlandt 1994).

Nicht immer ist bei diesen sog. Selbstheilungen eine völlige Symptomfreiheit klar belegt, trotzdem erleben sich die Betroffenen selbst nicht mehr als Stotternde: Sie fühlen sich in keiner Weise mehr kommunikativ eingeschränkt und gestalten ihr Leben, ohne dass sie auftauchende Probleme oder Erfolge im Alltag mit der Art und Weise ihres Sprechens in Beziehung setzen. Selbst wenn für Außenstehende noch eine wahrnehmbare Restsymptomatik vorliegt, müssen sich die Betroffenen dadurch nicht mehr als „gestört" erleben: Entweder nehmen sie die hier und da noch auftretenden Unflüssigkeiten nicht wahr oder sie empfinden sie nicht mehr als „behindernd", d. h., sie verhalten sich den eigenen Bedürfnissen gemäß „ungehemmt kommunikativ".

!

„Selbstheilungen" von Stotternden, die „einfach so passieren", die stattfinden, ohne intensive Eigenarbeit des Betroffenen, sind nicht bekannt.

Therapeutische Eigenarbeit

Im Rahmen einer Behandlung kommt der therapeutischen Eigenarbeit ein großes Gewicht zu. Sie findet, in Absprache mit dem Therapeuten, in Form von „therapeutischen Hausaufgaben" statt (s. Wendlandt 2002a). Diese werden vom Stotternden in unterschiedlichen kommunikativen Kontexten, ohne Gegenwart des Therapeuten, selbstständig durchgeführt.

Eine wichtige Form therapeutischer Hausaufgaben ist das „In-vivo-Selbsttraining", eine Form des systematischen Experimentierens mit den eigenen kommunikativen Fähigkeiten unter zunehmend belastenden Anforderungen des Alltags (s. Wendlandt 2003). Eine andere Form der Eigenarbeit ist das „Anwendungstraining in der Gruppe" (Kap. 4, S. 78ff), bei dem Klienten gemeinsam (aber ohne Therapeuten) die für sie individuell hilfreichen, in der Therapie gelernten Bewältigungsstrategien erproben.

Der Alltag mit Therapie wird bei Behandlungsende wieder zu einem Alltag ohne Therapie. Jetzt erweist sich, ob die Stottertherapie die Selbstheilungskräfte des Stotternden in ausreichendem Maße gestärkt hat und der Betroffene – was unbedingt erforderlich ist – die therapeutische Eigenarbeit fortsetzt. Sie sichert die Stabilisierung der erzielten Therapiefortschritte und erleichtert den Umgang mit einem Rückfall (Kap. 3.5, S. 63ff). Die Bewältigung eines Rückfalls ohne therapeutische Hilfe ist sicherlich ein besonders gelungener Fall von „Selbsttherapie".

Selbsthilfe

Neben Therapieangeboten für Stotternde gibt es in Deutschland seit 1970 eine Selbsthilfebewegung stotternder Menschen, die sich in ca. 70–80 Selbsthilfegruppen formiert hat und durch die „Bundesvereinigung Stotterer-Selbsthilfe e. V." (www.bvss.de) vertreten wird. Diese Stotterer-Selbsthilfe hat mittlerweile einen hohen Organisationsgrad erreicht (Landesverbände, Beirat, europäische und internationale Vernetzung, jährliche Bundeskongresse) und eine große Akzeptanz von Betroffenen und Fachleuten gefunden. In den Selbsthilfegruppen treffen sich erwachsene Stotternde, um zu einer Verbesserung ihrer Lebenssituation zu gelangen. In den von der Bundesvereinigung Stotterer-Selbsthilfe zusätzlich geförderten Projekten geht es beispielsweise um Eltern stotternder Kinder, um die Situation der stotternden Schüler in den Schulen, um ältere stotternde Menschen in der zweiten Lebenshälfte („Initiative Morgentau") und um eine gezielte Öffentlichkeitsarbeit.

Ein Verlag mit Büchern und Videos (www.demosthenes-verlag.de), die monatliche Zeitschrift „Der Kieselstein" (www.der-kieselstein.de), eine rege Präsenz auf Messen und Fachtagungen, die Unterstützung von stotterbezogenen Forschungsinitiativen und ein buntes Seminarprogramm für Betroffene und Fachleute bereichern die Angebote der Bundesvereinigung Stotterer-Selbsthilfe e. V., die in Deutschland in vieler Hinsicht auch die Funktion einer Verbraucherschutzorganisation übernommen hat und eine engagierte Betroffenenberatung zur Qualitätssicherung von Stottertherapien leistet (vgl. Demosthenes-Institut 1996; Schindler 1998).

„Die Gruppe kann einem das Gefühl vermitteln, dass man nicht allein ist, dass es keinen Grund gibt, sich für das Stottern zu schämen und dass es keinen Grund gibt, sich für das Stottern schuldig zu fühlen.“ Und: „dass man auch dann, wenn man stottert, liebenswert, erfolgreich, interessant, attraktiv sein kann.“ (Starke 1996, S. 62)

Selbsthilfegruppen vermitteln langjährig Stotternden spezifische Erfahrungen, die im Rahmen professioneller Therapie so nicht vermittelt werden können. Durch die Mitarbeit in der Stotterer-Selbsthilfebewegung mit ihren vielfältigen Informationsveranstaltungen, Tagungen, (Internet-) Foren und Gruppenangeboten

- wird ein breites Wissen über das Stottern zur Verfügung gestellt,
- wird der Aufbau und die Gestaltung zahlreicher sozialer Kontakte ermöglicht,
- werden die selbsttherapeutischen Kräfte gestärkt.

Dabei zeigt sich immer wieder, dass ein durch das Stottern bedingter Rückzug ins Schweigen gestoppt werden kann: Viele Betroffene gelangen in der Selbsthilfe auch ohne Therapie zu rasanten Fortschritten, wenn sie in Gruppen Verantwortung übernehmen, öffentliche Veranstaltungen vorbereiten und dort Sprecherfunktionen übernehmen.

Selbsthilfe ist heute zu einem selbstverständlichen Bestandteil der Versorgungssituation stotternder Erwachsener geworden. Die Mitarbeit in einer Selbsthilfegruppe kann von Therapeuten als therapiebegleitende Maßnahme empfohlen werden, um Veränderungsprozesse zu beschleunigen. Aber auch nach Behandlungsende kann, aus Sicht des Stottertherapeuten, die Mitarbeit in einer Selbsthilfegruppe im Sinne einer Stabilisierung der Therapieergebnisse sinnvoll sein. Manche Betroffenen verordnen sich als „Selbsttherapie“ im Laufe ihres Lebens wiederholt den Besuch einer Selbsthilfegruppe, v. a. dann, wenn stärkere Symptomschwankungen auftreten. So nimmt es nicht wunder, wenn Benecken (2001, S. 23) von einer „existenziellen Bedeutung“ spricht, die die Teilnahme an Selbsthilfegruppen für chronisch stotternde Betroffene habe. Die Bedeutung, die der Besuch von Selbsthilfegruppen im Erleben stotternder Erwachsener besitzt, wird durch die Untersuchung von Henkenjohann (1984) untermauert.

Ergänzend soll hier erwähnt werden, dass sich Erfolge beim Betroffenen durch die Selbsthilfegruppenarbeit nur dann einstellen, wenn sich die Betroffenen offen auf die Anregungen der Gruppe und des Selbsthilfeverbands einlassen und sich aktiv und selbstständig mit den dort vermittelten Themen, Anregungen und Übungsmethoden auseinandersetzen. Positive Auswirkungen werden allerdings ausbleiben, wenn die Offenheit und das Vertrauensverhältnis in der Selbsthilfegruppe eingeschränkt sind oder wenn es zu keiner Übereinstimmung der Bedürfnisse in der Gruppe kommt oder die persönlichen Interessenlagen oder die Gestaltungswünsche hinsichtlich der Gruppenarbeit divergieren. Hier kann es helfen, die eigenen Bedürfnisse und Interessenlagen deutlicher in die Gruppe einzubringen und auszuhandeln oder kurzfristig einen „Gruppenunterstützer“ als Coach zu nutzen, um die Entwicklungschancen der Selbsthilfearbeit für den Einzelnen zu erhöhen (s. Wendlandt 1988).

In der deutschen Stotterer-Selbsthilfebewegung ist bereits seit Jahren ein Professionalisierungsschub festzustellen: Im „Kieselstein“ werden – neben Leserzuschriften und Erfahrungsberichten von Betroffenen – auch fachwissenschaftliche Ergebnisse zum Stottern veröffentlicht, neuere Behandlungsmethoden referiert und ein reger Austausch in Internetforen unterstützt. Die Therapiefeindlichkeit aus den Gründerjahren der Stotterer-Selbsthilfe, die zum Teil bis Anfang der 1990er-Jahre zu beobachten war (vgl. Hartmann 1992), ist längst überwunden. Vielmehr hat die deutsche Stotterer-Selbsthilfe, im Vergleich zu anderen Selbsthilfegruppierungen, einen relativ hohen fachwissenschaftlichen Standard erreicht. Der Stotterer-Selbsthilfe kommt damit zweifellos eine Vorreiterrolle zu, beispielsweise im Vergleich zur deutschen Angst-Selbsthilfe, einem Selbsthilfesegment, das mit seinen 800 000 Menschen in Deutschland eine etwa gleich große Betroffenengruppe repräsentiert wie die Stotterer-Selbsthilfe (vgl. Bieschke-Behm et al. 2006).

Menschen mit behandlungsrelevanten Ängsten, unter ihnen beispielsweise die sehr große Gruppe der Menschen mit einer sozialen Phobie (Kap. 1.2, S. 10f), benötigen – ebenso wie ein Teil der erwachsenen Stotternden – gezielte Unterstützung für die Selbsthilfe-Gruppenarbeit (vgl. Borchert

1993; Möller 1996; Braun et al. 1997; Maier 2003). Dafür eignen sich Trainingsseminare, beispielsweise für „Selbsthilfeaktivisten", in denen Kenntnisse und Fertigkeiten aus der sozialpädagogischen Gruppenarbeit vermittelt werden (vgl. Schneider-Schelte u. Liefert 2003).

Dies scheint im Widerspruch zum ursprünglichen Selbsthilfegedanken zu stehen. Aber: „Wichtige Vorraussetzungen für die Initiierung und das Funktionieren einer Selbsthilfegruppe sind zunächst bei den Betroffenen schwach ausgebildet, wie z.B. Kontaktfähigkeit, Belastbarkeit, Initiative, Vertrauen in die vorhandenen Kompetenzen, Problemanalyse und die Entwicklung von Bewältigungsstrategien" (Hartmann et al. 1991, S. 115).

Ohne Eigenarbeit keine Veränderung

Ob mit oder ohne Therapie, ob mit oder ohne Selbsthilfe: überdauernde Veränderungen im kommunikativen Verhalten erwachsener Stotternder stellen sich nur dann ein, wenn sich die stotternde Person selbst als die „treibende Kraft" im Veränderungsprozess erlebt und ihre Wahrnehmungs- und Handlungsbereitschaft auf „Suche" einstellt. Nicht der Experte, nicht die Methode, nicht das Veränderungswissen stehen an erster Stelle, sondern die eigenen inneren (gedanklichen, planenden, auswertenden) und äußeren (handlungsbezogenen) Aktivitäten, die ein Betroffener durchführt, um sich mit einem Experten oder einer Selbsthilfegruppe auseinanderzusetzen, um eine Methode zu erproben oder um das Veränderungswissen zu verarbeiten und auf sich selbst zu beziehen.

Ausführliche Hinweise, welche Voraussetzungen vom stotternden Erwachsenen selbst in die Therapie oder Selbsttherapie einzubringen sind, um Erfolge erwarten zu können, werden in den Kap. 3.2 (S. 49ff) und Kap. 7 (S. 175ff) gegeben.

2.3 Zur Vielfalt von Behandlungsansätzen

> Eine Angewohnheit
> kann man nicht aus dem Fenster werfen.
> Man muss sie die Treppe hinunterboxen,
> Stufe für Stufe.
> (Mark Twain)

Es ist erstaunlich, wie viele Therapien erwachsene Stotternde oft hinter sich haben. Vier bis sieben Therapieversuche sind keine Seltenheit (vgl. Wendlandt 1972). Viele Betroffene haben sich intensiv auf Veränderungsprozesse eingelassen und die Auseinandersetzung mit sich selbst und dem Stottern gesucht. Andere scheinen therapeutischen Angeboten gegenüber eher skeptisch zu sein: Einige halten jahrelang nach der richtigen Methode Ausschau, ohne sich auf ein Angebot einlassen zu können. Andere kosten von Vielem und wechseln, wenn Erfolge nicht unmittelbar eintreten.

Der Kontakt zur Stotterer-Selbsthilfe wird nur von einem Teil der erwachsenen Stotternden gesucht: Auch hier gibt es die Verzagten, die angesichts der geballten Konfrontation mit dem Stottern bald wegbleiben. Wieder andere erfahren die Mitarbeit in einer Selbsthilfegruppe als befreiende Wendung in ihrem Leben, als Hoffungsquelle für eine Zukunft, in der Veränderungen wieder vorstellbar werden (vgl. Hennen 1989; Hildebrand u. Kowalczyk 1999).

Vielfältigkeit der Behandlungsansätze

In der Stottertherapie ist die Vielfältigkeit der Behandlungsansätze sprichwörtlich. Von den Kieseln des Demosthenes (350 vor unserer Zeitrechnung) über mechanische Apparate, die die Öffnung des Mundraumes oder die Stellung der Zunge veränderten, bis hin zur operativen Entfernung von Teilen der Zungenwurzel (durch Dieffenbach 1841) gab es viele hilflose (z.T. auch absurde) Behandlungsversuche, aber auch innovative Ansätze, die sich bis heute, in verfeinerter Form, gehalten haben: So wurden bereits vor dem Jahre 1900 von verschiedenen Stotterexperten Atem- und Stimmübungen empfohlen, ebenfalls Prolongationen der Wortanfänge, weicher Stimmeinsatz, flüsterndes oder monotones Sprechen, Taktsprechen, Rhythmisierungen und gebundenes klangvolles Sprechen (Legato). Auch eine allgemeine

Lebensermutigung, suggestive Verfahren, Ablenkung von Misserfolgserwartungen und die Stärkung der Willenskraft gehörten bereits vor langer Zeit zum Repertoire der Erwachsenentherapie des Stotterns.

Aufschlussreiche und detaillierte Rückblicke auf die historische Entwicklung der Stottertherapie geben Orthmann und Scholz (1975) sowie v.a. Braun (1997). Zusammenfassende Hinweise finden sich bei Grohnfeldt (1992a) und Natke (2005).

Drei unterschiedliche Behandlungszugänge

Aus der Vielzahl an Behandlungsansätze sollen hier zuerst die gegenwärtig wichtigsten 3 Therapieansätze zur Behandlung des Stotterns vorgestellt werden (vgl. Oertle 1998; Ham 2000; Natke 2005). Sie alle beziehen sich auf die Sprechproduktion des Klienten, können also als „Stottertherapien im engeren Sinne" (Kap. 2.1, S. 23f) bezeichnet werden. Alle 3 Therapieansätze wählen einen jeweils anderen Ansatzpunkt für die Veränderung: Der erste bezieht sich auf die individuelle Sprechweise, der zweite auf die Stotterereignisse selbst und der dritte auf die flüssigen Sprechanteile, die bei jedem Stotternden vorhanden sind (Tab. **3**).

Sprechmodifikation

Bei den *Ansätzen zur Sprechmodifikation* geht es um die Modifikation der individuellen Sprechweise des Stotternden: Er lernt, typische Merkmale seines Sprechens anders zu gestalten, z.B. Kraft und Tempo zu reduzieren und mit mehr Betonung und weicherem Stimmeinsatz zu reden. Damit dies gelingen kann, trainiert er „anders als bisher" zu sprechen, also den Sprechablauf, die Stimmgebung und/oder die Artikulation zu verändern.

Diese Form der Sprechmodifikation wurde auch mit den Begriffen „Sprechtraining" oder „Sprechübungsbehandlung" bezeichnet. Sie geht bis auf die Kiesel des Demosthenes zurück (vgl. Wendlandt 1994) und beruht auf der Erfahrung, dass es Stotternden gelingt, zu einer drastischen Reduktion der Symptomhäufigkeit und -stärke zu kommen, wenn sie ein oder mehrere Merkmale ihrer Sprechweise verändern.

Dabei ist es in einer Therapie so gut wie nie erforderlich, die individuelle Sprechweise eines Stotternden gänzlich zu verändern, sondern ihm die Fähigkeit zu vermitteln, ausgewählte Merkmale seiner Sprechweise variieren zu können. Die Ausprägungen der Sprechmerkmale ergeben dann ein mehr oder weniger geringfügig verändertes neues „Sprechmuster". Um diese Tatsache in der Begriffswahl erkennbar zu machen, können wir auch von *Ansätzen zur Sprechmustervariation* reden (Kap. 8.1, S. 189).

Zu den Ansätzen der Sprechmodifikation zählen im deutschen Sprachraum unter anderem:

- Der Therapieansatz von Frau Helene Fernau-Horn (1969): Mit Hilfe ihres „Ruhe- und Ablauftrainings" wird ein ruhiger und rhythmisierter Atemablauf hergestellt, der den Sprechfluss sichert und zu mehr Gelassenheit und Zuversicht führt; ein begleitendes „Ermutigungs- und Ertüchtigungstraining" wirkt mit Hilfe suggestiver Vorsatzformeln den Misserfolgserwartungen und erlittenen Versagenserlebnissen entgegen.
- Das Tönen nach Oscar Hausdörfer (1994), bei dem es v.a. um die Stärkung der stimmhaften Anteile des Sprechens geht (vgl. auch die Weiterführungen von Wauligmann 1996, 2009).

Sprechmotorische Einflussnahme auf	Bezeichnung des entsprechenden Therapieansatzes
→ **Individuelle Sprechweise**	**SPRECHMODIFIKATION** (Sprechübungsbehandlung, Sprechtraining, Sprechmustervariation)
→ **Stotterereignisse**	**STOTTERMODIFIKATION** (Non-avoidance-Ansätze; Blocklösetechniken)
→ **Flüssiges Sprechen**	**FLUENCY SHAPING** (Systematische Verstärkung flüssiger Sprechanteile)

Tab. **3** Stottertherapie im engeren Sinne.

- Die *Naturmethode* nach Muirden (2003), die ein Sprechen voller Klang und den richtigen Gebrauch der Sprechwerkzeuge fördert.
- Die Therapie nach *Erwin Richter*, bei der sowohl Elemente der Naturmethode als auch der Hausdörfertherapie zur Anwendung kommen (vgl. Richter 2003; Richter u. Wertenbroch 1986).
- Die *Koordinierte Stotterkontrolle* (Jacobsen 1992), bei der es in einem systematisch aufgebauten Therapieprogramm um eine bewusste Kontrolle der Artikulationsbewegungen mit besonders sanfter Bildung der Anfangslaute geht.
- Die *Kassler Stottertherapie*, ein computergestütztes Therapie- und Selbsttrainingsprogramm, bei dem zur Kontrolle des weichen Stimmeinsatzes und der Atmung Biofeedbackverfahren eingesetzt werden (von Gudenberg 2006).

Im deutschen Sprachraum hat man unter „Stottertherapie" bis in die 1980-Jahre hinein v.a. Ansätze zur „Sprechmodifikation" verstanden (vgl. Orthmann u. Scholz 1975). Eine gezielte Einflussnahme unmittelbar auf die Stotterereignisse selbst gab es bis dato nicht.

Stottermodifikation

Bei den *Ansätzen zur Stottermodifikation* geht es um einen veränderten Umgang mit unmittelbar bevorstehenden oder stattfindenden Stotterereignissen: Der Stotternde lernt, seine sprechmotorischen Kernsymptome weicher und flüssiger zu gestalten sowie Begleitsymptome der Flucht und des Vermeidens zu unterlassen. Ansätze zur Stottermodifikation gehen auf Sheehan (1970) und Van Riper (1973) zurück und sind unter dem Begriff „Non-Avoidance-Therapien" in Deutschland bekannt geworden (vgl. Hood 1978; Wendlandt 1984a). Sie werden heute manchmal verkürzt auch als *Blocklösetechniken* bezeichnet. Ziel ist der Erwerb einer Selbststeuerungsfähigkeit, die es dem Stotternden erlaubt, seine Stottersymptomatik insgesamt unauffälliger und flüssiger zu gestalten und dabei angstfrei und unbefangen Kommunikation in seinem Lebensalltag zu wagen (Wendlandt 1987a, b; Koch 1998; Zückner 2008).

Neben meinem eigenen Therapiekonzept zur Stottermodifikation (Wendlandt 1987a, b) werden heute für stotternde Erwachsene in Deutschland v.a. die folgenden Behandlungsprogramme genutzt:

- das *Successful Stuttering Management Program* (Breitenfeld u. Rustad Lorenz 1999, deutsche Übersetzung: Stotterer-Selbst-Management-Programm 2002; vgl. auch Engelken 2008),
- die *Intensiv-Modifikation Stottern* von Zückner (2008), bei dem die erwachsenen Stotternden besonders intensiv geschult werden, Blocklösetechniken variabel einzusetzen,
- die Anwendung der *Van-Riper-Therapie* (z.B. als Intensiv-Intervall-Behandlung durch Andreas Starke [1995]; s. Kap. 4.5, S. 80ff),
- der *Konfrontationsansatz*, eine vereinfachte Anwendung der Van-Riper-Therapie (Rauschan u. Welsch 2008).

Fluency shaping

Fluency-shaping-Ansätze kommen aus den USA und wurden dort seit den 1970er- und 1980er-Jahren in wissenschaftlich kontrollierter Form v.a. bei der Therapie stotternder Kinder, sowohl im Vorschulalter als auch im Schulalter (vgl. z.B. Heinze u. Johnson 1987), eingesetzt.

Ursprünglich bezogen sich Fluencyprogramme auf die flüssigen Sprechanteile, die im Sprechrepertoire eines jeden Kindes vorhanden sind. Es wurden weder gezielte Interventionen zur Modifikation der Sprechweise noch der Stotterweise vermittelt. Vielmehr ging es darum, den flüssigen Sprechanteil in der Rede der Kinder systematisch zu erhöhen, ihr Sprechverhalten auszuformen (engl.: shaping = formen). Dies wird dadurch erreicht, dass der Therapeut in der Behandlungsstunde nur solche Sprechanforderungen stellt, die das Kind flüssig bewältigen kann. Die Kommunikation verläuft also nach einem streng kontrollierten Verfahren, z.B. nach dem Muster „Vorsprechen – Nachsprechen" oder „Gegenstände benennen", später „Dialog in Zweiwortsätzen".

Der Therapeut kontrolliert den Sprechkontext mit seinen Sprechanlässen und den damit verbundenen Emotionen. Er setzt systematisch Lob und andere Arten der Verstärkung ein, die nur bei flüssigem Sprechen erfolgen – hierauf beruht der Haupteffekt der Fluencyprogramme. Schrittweise wird der Schwierigkeitsgrad der Sprechleistung erhöht, bis auch komplexere Kommunikationsaufgaben vom Kind ohne Stottern bewältigt werden. Wenn bei einem Teilschritt Stottern auftritt, muss zur vorherigen Sprechleistungsstufe zurückgegangen werden. Das Konzept eines solchen Trainingsablaufs schließt Stottern aus: Es wird zu einer nicht erwünschten Verhaltensweise deklariert – auch wenn dies so nicht ausdrücklich formuliert wird.

Das Prinzip der Eigenregulation, das auf der Fähigkeit eines jeden Menschen (auch von Vorschulkindern) zur Selbstwahrnehmung und Selbststeuerung basiert, lässt sich prinzipiell auch bei erwachsenen Stotternden nutzen: Einer Reihe von Stotternden gelingt es – zumindest unter den Bedingungen des Therapieraums – ohne die Verwendung von Sprechtechniken oder Stotterlösetechniken, von ihrer spontanen Sprechweise mit Stottern auf eine stotterfreie Sprechweise umzuschalten. Auch das *Monterey Fluency Program* von Ryan u. van Kirk, das 1971 in den USA entwickelt wurde (Ryan 1974), basiert auf der Überzeugung, dass jeder Stotternde die Möglichkeit in sich trägt, seine eigene Technik zur Symptombewältigung zu entdecken und auszubauen. Erwachsene lernen durch dieses Verfahren, sehr genau die eigenen Sprechbewegungen zu beobachten, sie exakt zu spüren und ihr Sprechen blitzschnell zu stoppen, wenn Symptome sich ankündigen oder auftreten. So kann sich spannungsfreies Sprechen etablieren.

Veränderte Begrifflichkeit

In der gegenwärtigen Fachliteratur findet man die von mir vorgenommene Dreiteilung der Therapieansätze – die im Übrigen bereits von Schulze (1989) verwendet wurde – nicht. Heute werden im Allgemeinen lediglich 2 Arten von Therapieansätzen unterschieden: *Stottermodifikation* und *Fluency shaping*.

Der Begriff *Fluency shaping* ist zu einem Oberbegriff für alle Arten von Interventionsmaßnahmen geworden, die eine Veränderung der Sprechweise des Stotternden bezwecken, egal ob es sich dabei um Maßnahmen handelt, die durch therapeutisch vermittelte Sprechtechniken bewirkt werden oder das Ergebnis von Selbstkontrollbemühungen des Klienten darstellen. Da die Zweiteilung mittlerweile zum Standard der internationalen Terminologie geworden ist – Gregory (1979) spricht beispielsweise von *„stutter more fluently approaches"* und *„speak more fluently approaches"* – soll im Folgenden der von mir in diesem Buch verwendete Begriff *Fluency shaping* immer auch die Ansätze zur *Sprechmodifikation* umfassen.

Es ist zu hoffen, dass mit der Reduzierung auf diese 2 Arten von Therapieansätzen nicht der 3. Zugangsweg zur Veränderung des Stotterns aus dem Blick von Betroffenen und Therapeuten rückt. Denn gerade der 3. Zugangsweg besitzt einen meines Erachtens nicht zu unterschätzenden Wert: Er erlaubt dem Betroffenen eine eigenverantwortliche und selbstständige Suche nach den für ihn individuell wirksamen Bewältigungstechniken für unflüssiges Sprechen und kommt weitgehend ohne vorgegebene Techniken aus dem Repertoire des Stottertherapeuten aus.

Kombinierte Behandlungsverfahren

Stottermodifikation und Fluency shaping

Im Rahmen einer professionellen Stotterbehandlung gilt es, sowohl das Repertoire der Fluency-shaping- als auch der Stottermodifikationsansätze bereitzustellen (vgl. Guitar 1998). Das ergibt sich aus zweierlei Gründen:

- „Es liegen", wie Natke (2005, S. 90) schreibt, „keine Untersuchungen vor, die eine generelle Überlegenheit einer der beiden beschriebenen Therapieansätze gegenüber dem anderen belegen."
- Noch ist unbekannt, welche Teilgruppe der Stotternden auf welche Interventionsmaßnahme anspricht. Wir können also vor Behandlungsbeginn nicht voraussagen, wie ein Klient mit den jeweiligen Therapietechniken umzugehen vermag.

Die Kombination beider Verfahren ist im Therapiealltag gut zu leisten und widerspricht auch nicht deren „Grundphilosophie". Die pure und ausschließliche Anwendung von Fluency-shaping-Techniken ist ebenso inadäquat wie die alleinige Anwendung von Blocklösetechniken. Meine Erfahrungen zeigen, dass auch beim Fluency shaping Desensibilisierungsmaßnahmen unkompliziert vorzuschalten sind – das gilt auch für den Einsatz aller Arten des Pseudostotterns.

Selbstverständlich erfordert ein integratives Vorgehen – wie jede andere therapeutische Maßnahme auch – individuelle Schwerpunktsetzungen (Kap. 8.2, S. 194ff), die in Abhängigkeit von der jeweiligen Person des Klienten, seiner Lebens- und Stottergeschichte sowie seiner aktuellen Motivation, die ihn zur Therapie veranlasst hat, vorzunehmen sind.

Kombination der sprech- und stotterspezifischen Maßnahmen mit anderen Interventionsansätzen

Fiedler (1986, S.236f) betont: „Stottern lässt sich nicht durch einfach strukturierte, sondern nur durch vielschichtige biologische, psychologische, sozial-gesellschaftliche und (im Verlauf der Behandlung hinzukommend) institutionelle Faktoren definieren; und diese sind – wenn überhaupt – vollständig erst im Verlaufe einer Behandlung nach und nach angemessen erkennbar und dann ebenfalls erst nach und nach im Kontext eben dafür offener Therapieprogramme angemessen einbeziehbar. Ob die gegenwärtig empfohlenen mehrdimensionalen Behandlungsprogramme dafür ausreichend Raum gewähren, ist letztendlich auch eine Anfrage an die Bereitschaft zur konzeptuellen Kreativität."

Chronisches Stottern bei Erwachsenen verlangt in der Regel nicht nur die Kombination von Maßnahmen zum Fluency shaping und zur Stottermodifikation. Aufgrund der umfangreichen Begleitsymptomatik (Kap.1.2, S.8ff) müssen darüber hinaus psychotherapeutisch orientierte Methoden zum Einsatz kommen. Aus meiner Sicht sind insgesamt 9 Therapiebereiche zu berücksichtigen (s. S.189ff):

- Körperarbeit,
- Abbau von Ängsten und Vermeidungsverhalten,
- Einflussnahme auf das Stotterverhalten bzw. auf die individuelle Art des Umgangs mit Stottern,
- Einflussnahme auf die Sprechweise bzw. das Sprechmuster des Betroffenen,
- Aufbau kommunikativer Fähigkeiten und sozialer Kompetenzen,
- Stärkung der Selbstsicherheit und des Selbstvertrauens,
- Veränderung der Einstellungen zu sich selbst und zur Umwelt,
- Klärung der aktuellen Lebenssituation und übergreifender Lebensfragen,
- Arbeit mit Bezugspersonen.

Stottertherapeuten haben zu entscheiden, welche dieser für die Gesamtgruppe der Stotternden bereitzuhaltenden Maßnahmen im konkreten Einzelfall anzuwenden sind und mit welcher Intensität die Veränderungsarbeit in den 9 Bereichen zu erfolgen hat. An anderer Stelle werden die hier aufgeführten 9 Veränderungsbereiche ausführlich dargestellt (Wendlandt in Vorb.).

Die Beispiele aus dem Behandlungsalltag (Kap.8.3 u. 8.4, S.198ff u. 202ff) verdeutlichen die Durchführbarkeit eines integrativen Vorgehens von Stottermodifikation, Fluency shaping und psychotherapeutisch orientierter logopädischer Arbeit. Hilfreich für ein derartig komplexes Therapievorgehen sind Kompetenzen im Bereich der Gesprächsführung und Beratung (Kap.6.5, S.155ff), über die Stottertherapeuten verfügen sollten.

Im deutschen Sprachraum finden sich kombinierte Behandlungsmethoden für erwachsene Stotternde in stationären Therapieeinrichtungen, beispielsweise von Prüß (2000) und Herziger (2007), die zum Teil mit ganzheitlichen Konzepten und kreativen Verfahren durchgeführt werden, ebenso in der ambulanten therapeutischen Versorgung (vgl. Wendlandt 1984a; Kuhr 1991).

Historische Pionierarbeit

Die therapeutische Haltung, methodenkombiniert vorzugehen und sprachtherapeutische und psychotherapeutische Elemente zu integrieren, ist nicht das Verdienst einer gegenwärtigen Aufgeklärtheit in unserem Fachgebiet, sondern geht – wie Grohnfeldt (1992a) zeigt – auf frühere Stotterexperten zurück (vgl. beispielsweise Schultheis 1830; Nadoleczny 1926; Seeman 1965; Heese 1967).

Bereits 1898 hebt Liebmann hervor, eine Behandlung habe nicht nur das Sprechen, sondern auch „die psychischen Momente (besonders die Angst vor dem Sprechen und vor ‚schwierigen' Lauten)" zu berücksichtigen (Liebmann 1898, S.41). Diese Forderung wird in der „komplexen Behandlung" von Seeman (1965) und der „Integrierte[n] Psycho- und Übungstherapie des Stotterns" von Heese (1967, S.30) aufgegriffen: „Mit Hilfe der Psychotherapie muß die Sprechangst beseitigt werden, die zur krankhaften Selbstbeobachtung und zu den Minderwertigkeitsgefühlen führt" (Seeman, S.333).

Selbst die negativen Umwelteinflüsse, denen Stotternde ausgesetzt sind (vgl. Benecken 2005), sind schon vor über 110 Jahren benannt worden: Liebmann (1898, S.14) stellt fest, es bestehe ein „Circulus vitiosus [...] der das Übel immer noch vermehrt und zwar um so eher, als die Umgebung [...] durch ihr falsches Verhalten wesentlich dazu beiträgt." Die methodischen Schritte, die sich aus dieser Erkenntnis ergeben, muten bei Liebmann sehr modern an – sie haben heute in Form von „In-vivo-Arbeit" (Kap. 5.3, S. 104ff) und „Bezugspersonenarbeit" Eingang in die wissenschaftlich fundierte Stottertherapie gefunden:

> „So muss sich die Therapie nicht nur auf die Behandlung des Patienten selbst erstrecken, sondern man muss auch seine gesamte Umgebung (Eltern, Lehrer, Geschwister, Kameraden, Berufsgenossen), soweit es nötig ist, zu einem richtigen Verhalten dem Patienten gegenüber bewegen. Der strenge Ton der Eltern und Lehrer muss wohlwollendem Lobe Platz machen. An die Stelle düsterer Verzweiflung müssen die Eltern frohe Zuversicht zur Schau tragen. Spottende Kameraden und Berufgenossen müssen darauf aufmerksam gemacht werden, dass das Stottern eine Krankheit sei und dass sie gut thun, dem Patienten mit freundschaftlicher Rücksicht zu begegnen. Dieser Teil der Therapie ist oft besonders schwierig. Aber er muss sofort beginnen." (Liebmann 1898, S. 47f)

Auch staunt man, dass die Forderung nach einer Individualisierung von Therapiemaßnahmen ein alter Hut ist: „Wie im einzelnen Falle die Details ausgeführt werden müssen, entscheidet die Individualität und das Alter der Patienten. Hierfür lassen sich keine Regeln aufstellen" (Liebmann 1898, S. 42). Dieser Gedanke wird 1916 von Emil Fröschels, einem der Urväter der Stottertherapie in Deutschland, aufgegriffen, wobei er auf die Vielfältigkeit von Methoden und die Variabilität ihres Einsatzes hinweist: „Ich selbst besitze weder eine eigene Methode, noch auch wende ich auf alle Fälle ein und dieselbe an. Ich greife vielmehr je nach meinem Empfinden zu dieser oder jener und könnte auch nicht sagen, dass eine vor der anderen einen Vorzug hätte, rascher zum Ziel zu führen". (Liebmann, S. 350; in: Grohnfeldt 1992a, S. 17)

Andere Therapieansätze

Zur Vollständigkeit soll hier nicht unerwähnt bleiben, dass es eine Reihe weiterer Therapieansätze gibt, beispielsweise die *Medikamentöse Behandlung* und die *Therapie mit Hilfe apparativer Verfahren* (s. dazu: Oertle 1998; Natke 2005). Beide Ansätze stellen einen besonderen Anreiz für langjährig Stotternde dar, nähren sie doch die Hoffnung auf eine schnelle und effektive Beseitigung der Kommunikationsstörung. Die Erfolge sind allerdings eingeschränkt, haben oft keinen über die Dauer der Nutzung hinausgehenden verändernden Effekt und zeigen Nebenwirkungen, die nicht unbeträchtlich sind (vgl. beispielsweise die mehrmonatige Verwendung des Speech-Easy-Geräts: Bahlmann 2006).

Natürlich gibt es neben dem, was man typischerweise als „Stottertherapie" bezeichnet, auch andere Behandlungsansätze, die nicht spezifisch auf die Störung Stottern ausgerichtet sind und von Erwachsenen genutzt werden: z. B. die Psychoanalyse, die Gesprächspsychotherapie, die gestalttherapeutische Gruppenarbeit, das Psychodrama und Ansätze der systemischen Therapie, der Kunst- und Musiktherapie sowie körperbezogene Verfahren wie das Autogene Training oder die Atemtherapie. Es handelt sich um bekannte und seriöse Verfahren, die im Rahmen des Gesundheitswesens und der therapeutischen Versorgung einen wichtigen Stellenwert besitzen, die aber über keine stotterspezifische Theorie oder Methodik verfügen und von denen man in der Regel auch keine stotterspezifischen Effekte erwarten kann.

Unseriöse Therapien

Erwachsene Stotternde können nicht deutlich genug vor unseriösen Therapieangeboten gewarnt werden (vgl. das Beispiel des singenden Stotternden in einer Fernsehshow mit „Wunderheiler"; Kap. 1.1, S. 5f). Hierauf weisen einschlägige Therapieratgeber detailliert hin (Schindler 1998; Oertle 1998). Vor allem, wenn es um die Suche eines geeigneten Therapieplatzes geht, sollten stotternde Erwachsene gründlich nachfragen (Hilfestellungen hierzu gibt der Arbeitsbogen 14, vgl. auch Kap. 7.1, S. 175f). Vertiefende Informationen findet der stotternde Erwachsene über die Bundesvereinigung Stotterer-Selbsthilfe e. V. (www.bvss.de), die neben der Internetpräsenz auch persönliche Beratungen und schriftliche Materialien bereithält.

> „Therapien, denen man das Etikett ‚unseriös' oder ‚unethisch' zuweisen kann [...] treten im allgemeinen dadurch hervor, dass sie entweder versprechen, durch ihre Methode oder Behandlung eine Heilung des Stotterns zu erreichen, oder sie geben vor, dass jeder oder jede Stotternde durch ihre Behandlung flüssiges Sprechen erreichen kann, ihre Methode sozusagen unfehlbar ist (für den Fall, dass die versprochene Sprechflüssigkeit nicht eintritt, trägt dann der Patient die Schuld: die Methode oder die Qualität der Therapiedurchführung werden absolut nicht in Zweifel gezogen)." (Zückner 2001, S. 42)

2.4 Therapieformen

> *Barbara:* „Das Schlimmste am Stottern ist die Angst! Die Angst, wieder nichts rauszubekommen! Die Angst, überhaupt sprechen zu müssen! Die Angst, im Mittelpunkt zu stehen und mich zu blamieren! Dreimal Angst – und das ständig!"

Im Folgenden werden diejenigen Behandlungsformen vorgestellt und bewertet, die im Rahmen der Erwachsenentherapie des Stotterns üblicherweise Anwendung finden. Für den Bereich der ambulanten Stottertherapie erfolgt dann im 4. Buchabschnitt (Rahmenbedingungen) eine vertiefende Diskussion über Sinn und Nutzen einzelner Therapieformen.

Einzeltherapie

Stottertherapie findet in regelmäßigen Abständen in der Interaktion zwischen einem Therapeuten und einem Stotternden statt. Die Einzeltherapie dürfte die am häufigsten durchgeführte Behandlungsform im deutschen Sprachraum sein. Sie findet in der Regel in freier Praxis statt, der in unserem Gesundheitssystem am weitesten verbreiteten ambulanten Versorgungseinrichtung.

Einzeltherapie erlaubt eine sehr personenbezogene Behandlung, die die Individualität des Klienten mit seinen lebensgeschichtlichen Besonderheiten in den Blick nehmen kann und seine Identitätsentwicklung fördert. Dabei lassen sich die persönlichen Umgehensweisen mit dem Stottern analysieren und passende Bewältigungsmöglichkeiten herausarbeiten, die dem eigenen Lebenskonzept des stotternden Erwachsenen entsprechen. Leider wird diese Chance, die eine Einzeltherapie des Stotterns im Erwachsenenalter in jedem Einzelfall prinzipiell bietet, vielfach nicht eingelöst: Viele der gängigen Therapiekonzepte beziehen sich auf Standardprogramme.

Diese für die Gesamtgruppe stotternder Klienten entwickelten Konzepte beinhalten einen festgelegten Therapieablauf mit einem festgelegten Repertoire an Methoden und Techniken. Hier sind die Spielräume für ein individuelles Vorgehen deutlich eingeschränkt.

Gruppentherapie

Bei der ambulanten Gruppentherapie findet die Behandlung im Kreis mehrerer Betroffener statt: Ein Therapeut behandelt zwischen 2–8 Klienten. Bei größeren Klientengruppen wird in der Regel mit 2 Therapeuten gearbeitet. Die Krankenkassen in Deutschland schreiben bei der ambulanten Stottertherapie eine maximale Gruppengröße von 8 Personen vor; in der Regel wird kein 2. Gruppentherapeut finanziert (Abweichungen s. unter „Stationäre Therapie", S. 38).

Es liegt eine Vielzahl an Publikationen vor, die Grundlagen und Methoden gruppentherapeutischen Arbeitens vermitteln und die spezifischen Wirkfaktoren der therapeutischen Gruppe vorstellen (z.B. Yalom 2003; Tschuschke 2001; Fiedler 1996, 2005). Die allgemeine, für die Psychotherapie geltende Aussage „Gruppentherapie ist gleich wirksam wie Einzelpsychotherapie" (Tschuschke 2001, S. 8), kann so noch nicht für die Stottertherapie übernommen werden. Es fehlen vergleichende empirische Untersuchungen, die eine verlässliche Bewertung zulassen. Allerdings weisen die Erfahrungen aus der therapeutischen Praxis und die für das Stottern typischen Entwicklungsbedingungen darauf hin, dass Gruppenbehandlungen einen besonders hohen Stellenwert für das Ausmaß des Therapieerfolgs besitzen (vgl. Katz-Bernstein u. Subellok 2002). Anregungen für die Planung und Durchführung von gruppentherapeutischen Maßnahmen, speziell bei Stotternden, finden sich bei Stewart und Turnbull (1997).

Aus meiner Sicht kann für die Kommunikationsstörung Stottern, in Anlehnung an Tschuschke (2001), postuliert werden, dass die Arbeit in der Gruppe nicht nur unter dem Gesichtspunkt „Setting" betrachtet werden darf. Gruppenarbeit ist vielmehr als „Konzept" zu verstehen, als *eigenständige therapeutische Grundorientierung*, die von einer „interpersonellen Genese der menschlichen Persönlichkeit ausgeht, d.h., dass die menschliche Persönlichkeit im Austausch mit anderen Menschen, durch das Aufwachsen in Verbindung mit anderen und das Eingebettet sein in eine soziale Umgebung geformt und geprägt wird" (Tschuschke 2001, S. 11). Dementsprechend sind vielfach therapeutische Interventionen erforderlich, die spezifisch auf den Menschen als Gruppenwesen einwirken können. Dies betrifft die Kommunikationsstörung Stottern umso mehr,

- da für die Krankheitsgeschichte des Stotterns (Entwicklung und Aufrechterhaltung) die interpersonalen Beziehungen des Stotternden mit seinen Bezugspersonen von zentraler Bedeutung sind,
- da im aktuellen Leben des Betroffenen Stottern in der Regel nur in der Interaktion mit den Mitmenschen auftritt (wenn Kommunikationsverantwortlichkeit oder Kommunikationsdruck erlebt werden),
- da sich Stottern in seiner schwersten Ausprägung v. a. in Gruppensituationen zeigt (und nach Therapieabschluss dort immer wieder bewältigt sein will),
- da sich eine Akzeptanz des eigenen Stotterns viel leichter in der Auseinandersetzung mit anderen Stotternden vollziehen kann,
- da eine erfolgreiche Therapie des Stotterns nur in Verbindung mit einer Weiterentwicklung der Person vonstatten geht: Soziale und emotionale Fähigkeiten, kommunikatives Verhalten und Selbstsicherheit lassen sich bevorzugt in einem Gruppensetting herausbilden.

Für Therapeuten, die mit gruppentherapeutischen Konzepten zu arbeiten beginnen, eröffnen sich eine Vielzahl ungeahnter Veränderungschancen: Ich kenne keinen Kollegen, den ich zur Gruppentherapie ermutigen konnte, der sich nicht von der Begeisterung für Gruppentherapie anstecken ließ, einer Therapieform, die – wie Bartkowiak-Brühl, Stachowski u. Menkhaus (2006) formulieren – „ein lohnenswertes, erfolgsversprechendes, spannendes, herausforderndes, prägendes, wenn auch zeitintensives Erlebnis darstellt". (Weitere Diskussion zur Eignung von Gruppenmaßnahmen bei Stotternden in Kap. 4.3, S. 73ff)

Intensivtherapie

Eine einmal wöchentliche Therapie des Stotterns ist in den seltensten Fällen ausreichend (Kap. 4.1–4.6, S. 80ff). Daher wurden Therapiekonzepte entwickelt, bei denen die therapeutischen Maßnahmen in komprimierter Form durchgeführt werden, über mehrere Tage oder gar Wochen hinweg, mit täglich mehreren Therapiestunden (einzeln oder in der Gruppe).

Therapiereisen oder Therapieseminare, die vielfach 3–7 Tage dauern und beispielsweise von der Bundesvereinigung Stotterer-Selbsthilfe e. V. oder privaten Anbietern durchgeführt werden, stellen keinen Therapieersatz dar. Sie ermöglichen allerdings, meist in einem landschaftlich attraktiven Ambiente, positive Gruppenerfahrungen mit anderen erwachsenen Stotternden und erlauben eine komprimierte Einführung in Methoden oder Themen der Stottertherapie.

Intervalltherapie

Als „Intervalltherapie" wird eine Einzel- oder Gruppentherapie bezeichnet, bei der die Therapiesitzungen durch Phasen therapiefreier Zeit (Therapiepausen) unterbrochen sind. Die therapiefreien Intervalle können von mehrwöchiger Dauer sein und dienen der Überprüfung, ob der Klient die in der Behandlung bisher erworbenen Kenntnisse und Fähigkeiten in Eigenregie anwendet, welche Probleme es dabei gibt und wie der Klient in der Lage ist, mit den auftauchenden Problemen ohne Unterstützung des Therapeuten fertig zu werden. Die Intervallform bietet die Chance, die in Stottertherapien typischen Transferprobleme, die im normalen Therapiesetting erst nach Behandlungsabschluss auftauchen, bereits im Rahmen der Therapiesitzungen, die der Therapiepause folgen, zu analysieren und zu bearbeiten.

Intensiv-Intervall-Therapie

Therapien, die therapiefreie Intervalle zur besseren Kontrolle der Eigenarbeit und der Transfereffekte einsetzen und dabei auch den Umgang mit möglichen Rückfällen thematisieren (Kap. 4.5, S. 80ff), sind meist auch Intensivtherapien: Phasen intensiver Veränderungsarbeit mit dem Therapeuten (mehrere Tage über bis zu 8 h Therapie) wechseln mit Phasen, in denen sich die Stotternden wieder in ihrem normalen Lebensumfeld befinden und ihre Selbststeuerungsmöglichkeiten unter Beweis stellen (vgl. Bundesvereinigung Stotterer-Selbsthilfe e. V. 2003).

Zehn-Tages-Kuren, die das unseriöse Versprechen geben, Stottern innerhalb kürzester Zeit heilen zu können, und die die verlockende Zusicherung machen, bei Rückfall erneut eine kostenlose Kur absolvieren zu dürfen, lassen sich nicht als Intensiv-Intervall-Therapie bezeichnet.

Ambulante Therapie

Der im deutschen Gesundheitswesen am stärksten ausgebaute Versorgungsbereich, in dem Stottertherapie stattfindet, ist die ambulante Versorgung, d.h., die Behandlung findet in freier Praxis statt. Alle für den logopädischen und psychotherapeutischen Tätigkeitsbereich zugelassenen Berufsgruppen, die über eine Krankenkassenanerkennung verfügen, können Stottertherapien durchführen. Für diese ambulante Therapie des Stotterns müssen bisher keine störungsspezifischen, auf die Kommunikationsstörung Stottern bezogenen Kenntnisse und Fertigkeiten nachgewiesen werden.

Die Schwierigkeiten einer Stottertherapie im Erwachsenenalter (Kap. 6.1 u. 6.2, S. 137ff) haben allerdings dazu geführt, dass bei den Behandlern eine deutliche Fortbildungsbereitschaft im Bereich des Stotterns besteht. Nicht jede Praxis, die ambulante Stottertherapie für Kinder anbietet, verfügt über gleichwertige Qualifikationen für die Erwachsenentherapie. Klienten sollten bei der Suche nach geeigneten Behandlungsplätzen hierauf achten (Kap. 7.1, S. 175f).

Stationäre Therapie

Die Stottertherapie findet ein- oder mehrmalig als mehrwöchige oder mehrmonatige Gruppentherapie im Rahmen eines stationären Aufenthalts in einer Klinik (z.B. Rehaklinik für Stimm- und Sprachstörungen) oder einem Sprachheilheim bzw. einer gleichartigen Einrichtung statt. Wiederholte Aufenthalte sind also von vorne herein eingeplant. Die Stotternden leben in dieser Zeit in der stationären Einrichtung und werden von einem fachkundigen Expertenteam betreut (berufsgruppenübergreifende Zusammenarbeit, kombinierte Therapieansätze). Erwachsene Stotternde können während der Therapiezeit am Wochenende Besuch von Familienmitgliedern erhalten bzw. nach Hause fahren (vgl. Bundesvereinigung Stotterer-Selbsthilfe e.V. 2003).

2.5 Heilung und Erfolg

> Vor ein paar Jahren schrieb mir ein Stotternder: „Aus verschiedenen Gründen beschäftigt mich zurzeit die Frage: Ist Stottern bei Erwachsenen zu 100 % heilbar? Ich würde mich sehr freuen, wenn Sie mir eine einfache Antwort geben könnten. Ja oder Nein?" Nachdem ich Literaturhinweise zum Thema empfohlen hatte, konnte ich tatsächlich eine einfache Antwort geben: „Es gibt keine einfachen Antworten auf komplizierte Sachverhalte in unserem Leben."

Bittere Erfahrungen

Von der großen Variabilität des Stotterns ist bereits die Rede gewesen. Wenn erwachsene Stotternde auf ihre lange Stottergeschichte zurückblicken, berichten eine Reihe von ihnen immer auch von Phasen größerer Sprechflüssigkeit, in denen sie die Hoffnung hatten, das Stottern nun vielleicht doch ganz überwinden zu können. Das Stottern war deutlich zurückgegangen, die Stimmung hatte sich aufgehellt, Zuversicht und Aktivitätsdrang hatten zugenommen, Schritte in neue Richtungen standen bevor. Derartige positive Phasen scheinen typisch für den Stotterverlauf.

Angesichts der verbesserten Befindlichkeit unterbleibt dann oft eine intensive Auseinandersetzung mit dem Stottern. Therapiewünsche, die bis vor Kurzem noch anstanden, werden zurückgestellt, die Kontaktaufnahme zu einer Selbsthilfegruppe erscheint nicht mehr erforderlich. So führen Hoffnungen zu einer Abkehr von gezielten Selbstveränderungsaktivitäten: Der Gedanke, „alleine mit dem Stottern fertig werden zu können", steht dann im Vordergrund – bis das Stottern wieder in alter Stärke auftaucht. Eine bittere Erfahrung, die weh tut.

Falsche Versprechungen

Das Auf und Ab der Symptomatik im Rahmen größerer Zeiträume zermürbt. Die Wechselhaftigkeit des Stotterns, in Verbindung mit dem Gefühl der Unberechenbarkeit und des Ausgeliefertseins, führt bei vielen Betroffenen zum Wunsch nach schnellen und endgültigen Lösungen: Akupunktur, Hypnose, eine Trainingswoche in den USA, eine Schlafkur in Osteuropa, eine Woche Amsterdam, 10 Tage Paderborn. Es wird nach Erfolgsmethoden

Ausschau gehalten, kurzen Interventionen mit Veränderungsgarantie. Experten werden gesucht, die eindeutige Versprechungen machen und den Glauben an die Heilungsmöglichkeit des Stotterns mitliefern. Und tatsächlich: die „Experten" liefern „Erfolgsbeweise" frei Haus, in Broschüren und Videos, in denen sich dankbare Betroffene äußern und von dem „Wunder" berichten, dass die Symptomatik nach Jahren des Leidens endlich verschwunden sei.

Genau das ist aber das Typische für Stottersymptome, ihre leichte Ansprechbarkeit auf Veränderungsimpulse: Die sprechmotorischen Stotterereignisse sind durch gezielte „Hilfestellungen" relativ leicht auszuschalten oder stark zu reduzieren, wie dies anhand des Beispiels eines „Heilers" im Rahmen einer Fernsehshow (Kap. 1.1, S. 5f) beschrieben wurde. Zum Wesen des Stotterns gehört seine große Plastizität und Kontextabhängigkeit, die es jedem ausgebildeten Stottertherapeuten in kurzer Zeit ermöglicht, Klienten im Behandlungsraum – unter Zuhilfenahme bestimmter Sprechtechniken – stotterfrei sprechen zu lassen. Die Kunst ist nicht die schnelle Veränderbarkeit, sondern die Etablierung einer lang anhaltenden „Eigenfürsorge" des Betroffenen, durch die erst überdauernde Erfolge erzielbar sind.

Realistische Hoffnungen

Erwachsene Stotternde haben eine leidvolle Geschichte mit dem eigenen Stottern hinter sich. Da ist es nur verständlich, dass eine vollständige Heilung vom Stottern erhofft wird. „Wenn ich morgen ohne Stottern aufwachen würde, wäre alles anders!" Doch dieser Traum wird nur im Schlaf geträumt. Im Morgengrauen ist er verschwunden. Vergeblich tastet die Hand auf dem Nachttisch nach der Pille, die das Stottern aus der Welt schafft. Es gibt auf dieser Welt auch noch keine Experten, die mit wenigen Interventionen das Stottern heilen. Ein Schritt in Richtung „Heilung" kann nur durch intensive und lang anhaltende Veränderungsaktivitäten des Betroffenen selbst gelingen. Er muss mit einer intensiven Fürsorge für sich selbst beginnen.

Immer wieder gibt es Menschen, die als ehemalige Stotternde von ihrer Heilung berichten. Sie beschreiben sie meist als Ergebnis eines jahrelangen Prozesses intensiver Eigenarbeit. Wenn sie dies ohne Experten geschafft haben, sprechen wir von „Selbstheilung" (Kap. 2.2, S. 28). Wenn sie Stottertherapeuten zur Unterstützung hatten, wird dazu meist „Therapieerfolg" gesagt. „Selbstheilungen" und „Therapieerfolge" basieren auf gemeinsamen Wirkfaktoren:

- *Achtsamer Umgang mit dem Stottern:* Stottern wird nicht passiv erduldet, wird nicht „ausgeblendet". Statt Reaktionen des Vermeidens, des Rückzuges, statt depressiver Gefühle, reagiert der Betroffene v. a. handlungsaktiv: Er wendet sich dem Stottern zu, versucht, die Bedingungen des Stotterauftretens zu analysieren, und plant gezielt Maßnahmen, die sein Sprechverhalten positiv beeinflussen.
- *Konsequentes Selbsttraining:* Der Betroffene setzt regelmäßig und über lange Zeiträume hinweg Übungen ein, die ihm als hilfreich zur Erlangung einer größeren Sprechflüssigkeit erscheinen. Die Übungen können individuell sehr unterschiedlich sein, bei dem einen ist es das regelmäßige Rezitieren von Gedichten, bei dem anderen das Singen nach dem Aufstehen, für den Dritten sind es Pullout-Übungen im Auto auf der morgendlichen Fahrt zur Arbeit, für den Vierten schweißtreibende Erkundigungen am Telefon mit fremden Menschen.
- *Erfolgsgewissheit:* Es ist nicht wichtig, wie Außenstehende den Nutzen der Übungen einschätzen, sondern wie die Person selbst die Wirksamkeit der durchgeführten Maßnahmen erlebt. Wenn der Betroffene überzeugt ist, durch sein selbst gestaltetes Training das Stottern bewältigen zu können, und wenn er an die eigenen Veränderungskräfte glaubt, können sich die Veränderungen einstellen (s. u.: „Selbstwirksamkeitserwartung", Kap. 5, S. 95 u. S. 125). Meist geht dies mit einer definitiven Entscheidung einher, „nämlich: nicht mehr zu stottern – bzw. ab sofort etwas grundsätzlich anderes als bisher gegen das Stottern zu tun!" (Fiedler 1986, S. 252).
- *Neugestaltung des eigenen sozialen Lebens:* Der Stotternde geht gezielt neue Wege in seinem Leben, setzt sich mit neuen Themen und Fragestellungen auseinander, lernt neue Ort und Menschen kennen, probiert bisher vermiedene Handlungsweisen und Lebensformen aus. Neue Erfahrungen führen zu neuen Erkenntnissen. Kommunikative Sicherheit kann sich einstellen und die positive Entwicklung stabilisieren (s. die „Veränderungsbereiche" in Kap. 8.1, S. 189ff).

- *Umbrüche in der eigenen Lebensgeschichte:* Veränderungen gelingen um so eher, je unterstützender die aktuellen Lebensbedingungen wirken. Hierzu zählen beispielsweise der Auszug des jungen Erwachsenen aus dem Elternhaus, der Umzug in eine andere Stadt, der Beginn einer Partnerschaftsbeziehung, der Wechsel an eine neue Arbeitsstelle, der Eintritt in eine neue soziale Bezugsgruppe mit Zunahme von Verantwortung und Anerkennung. Aber auch große Herausforderungen (Krankheiten, die bewältigt werden, Schicksalsschläge, die zu einem Neuanfang führen, Übernahme einer beruflichen Rolle mit Führungsaufgaben) können ungeahnte Kräfte mobilisieren und die Selbstheilungsprozesse beschleunigen.

Die benannten äußeren und inneren Bedingungen, die zu dauerhaften Veränderungen führen können und „Erfolg" und „Heilung" mit sich bringen, sind deswegen „veränderungswirksam", weil sie die stotternde Person insgesamt betreffen, weil sie unmittelbar im Lebensalltag der Betroffenen verankert sind und nicht Halt machen vor den täglichen Lebensaufgaben. Angesichts dieser Überlegungen erscheinen die „Tricks", die in der künstlichen Lebenswelt eines 10-tägigen Trainingsaufenthalts fernab der Heimat vermittelt werden, als bodenloser Drahtseilakt unseriöser „Therapie"-Institute.

Neben den hier aufgeführten Wirkfaktoren gibt es eine ganze Reihe zusätzlicher Bedingungen, die erfüllt sein müssen, damit es zu einem dauerhaften Abbau des Stotterns in Selbsttherapie und Therapie kommen kann. Sie werden in den nachfolgenden Kapiteln des 2. Buchteils dargelegt.

Gute Behandelbarkeit des Stotterns

Prinzipiell kann man von einer „guten Behandelbarkeit" des Stotterns sprechen. Damit sollen zweierlei Sachverhalte gemeint sein:

- Das Leiden am Stottern lässt sich durch eine Therapie abbauen. Dies bedeutet: Die Unbefangenheit beim Sprechen kann wiederhergestellt werden, Ängste vor einer Vielzahl von Kommunikationssituationen lassen sich systematisch reduzieren, Vermeidungen im sozialen Verhalten können abgebaut, negative Sichtweisen über die eigene Identität als sprechendes Wesen verändert werden. Aber nicht nur auf der Ebene der Gefühle und Einstellungen können Stottertherapien rasante Veränderungen bewirken. Vor allem auf der Ebene der sprechmotorischen Symptome sind die Auswirkungen von Stottertherapie beträchtlich: Häufigkeit und Intensität der Ausgangssymptomatik lassen sich drastisch mindern. Dabei zeigen sich im Einzelfall unterschiedliche Ausprägungsgrade von Veränderungen. Oft wird ein ausreichender Behandlungserfolg selbst dann erlebt, wenn noch eine „Restsymptomatik" vorliegt. Trotz dieser verbleibenden Symptomatik beenden erwachsene Stotternde vielfach die Behandlung, weil noch auftretende Stottersymptome nicht mehr die alltäglichen Lebensaufgaben behindern: Die Kommunikation kann flüssig gestaltet werden, die eigenen Sprechabsichten lassen sich angstfrei und den eigenen Bedürfnissen gemäß umsetzen.
- Es liegen vielfältige, ausreichend erprobte und hinreichend effektive Behandlungsansätze für die Therapie des Stotterns bei Erwachsenen vor (Kap. 2.3, S. 30ff u. S. 36ff).

Therapie und Selbsttherapie sind also in der Lage, deutliche Veränderungen hin zu einem flüssigen und unbeschwerten Kommunizieren zu bewirken. Dies ist nicht nur im frühen, sondern auch im späten Erwachsenenalter möglich. Dabei muss allerdings damit gerechnet werden, dass nicht jeder Veränderungsanlauf gleich zu dem vom Betroffenen gewünschten Ergebnis führt: Dauerhafter Erfolg ist meist das Ergebnis eines längeren Veränderungsprozesses bzw. mehrerer Behandlungsversuche.

Erfolg in der Stottertherapie zeigt sich auf unterschiedlichen Ebenen

In wissenschaftlichen Untersuchungen zur Effektivität von Stottertherapien müssen unterschiedliche Erfolgskriterien herangezogen werden:

- Akzeptanz des Stotterns, offener und unbefangener Umgang mit den Stotterereignissen,
- Verbesserung der Sprechflüssigkeit,
- deutliche Abnahme stotterspezifischer Ängste,
- Verringerung des kommunikativen und sozialen Vermeidungsverhaltens,
- Erweiterung der kommunikativen und sozialen Kompetenz,
- Zunahme der sozialen Integration in soziale und gesellschaftliche Netze,

- Veränderung der Einstellung gegenüber den eigenen Problemen und der eigenen Person,
- Veränderung der Einstellung gegenüber den Mitmenschen und der eigenen Lebensperspektive,
- neuer Umgang mit psychosozialen Anforderungen aus der Lebensumwelt,
- Veränderungen der Lebensweise, zufriedenere Lebenshaltung.

Erfolgsmessungen stützen sind v. a. auf Verhaltensbeobachtungen und Auswertungen von Ton- bzw. Bild-/Filmaufnahmen, auf Selbsteinschätzungen (Tests, Fragebögen oder freie Schilderungen) und auf die Befragungen von Bezugspersonen der Stotternden (s. „Diagnostik", Kap. 1.5, S. 17ff).

Angesichts der Variabilität des Stotterns müssen unterschiedliche situative Kommunikationskontexte als Messsituationen (Verhaltensstichproben) gewählt werden: Neben den üblichen Sprechtestsituationen im Behandlungsraum (Ermittlung der Anzahl und des Schweregrads der Symptome z. B. beim Lesen, Bildbeschreiben, Erzählen, im Rollenspiel und beim Telefonieren) gilt es, das Ausmaß der Transfereffekte in belastenden Alltagssituationen zu erfassen: Wie flüssig spricht und wie offen kommuniziert und verhält sich der Betroffene angesichts unterschiedlicher Kommunikationsanforderungen im öffentlichen Raum (im vollbesetzten Fahrstuhl, an der Wursttheke beim Einkaufen etc.). Vor allem ist dabei der Blick auf alltägliche Belastungssituationen zu richten, die der Einzelne vor Behandlungsbeginn nicht in der Lage war zu bewältigen. Hier kann sich nun erweisen, ob der Betroffene zu einer neuen Haltung seiner Symptomatik gegenüber gelangt ist und unbefangen und ohne Leidensdruck kommuniziert; und ob er seine sprechmotorischen Symptome zufrieden stellend unter Kontrolle bekommt, sie ausschalten oder sie verflüssigen kann bzw. ob er in der Lage ist, sie in ihrer Stärke oder Häufigkeit zu reduzieren.

Um Wirksamkeitsaussagen machen zu können, müssen vergleichbare Sprechtestsituationen vor, während und nach der Therapie hergestellt werden (vgl. Wendlandt 1972; Andrews et al. 1983; Renner 1995). Dabei ist zu berücksichtigen, dass Kontrollmessungen nach Behandlungsende (katamnestische Untersuchungen) über die Dauer von etwa 2 Jahren stattfinden sollten (vgl. Bloodstein 1975; Fiedler 1986), da erst dann die zu erwartenden Rückfälle miterfasst werden können.

!

Die Anforderungen, die an die Wirksamkeit von Stottertherapien zu stellen sind, lassen sich nach Renner (1995, S. 43f) wie folgt zusammenfassen:
- messbare Verbesserung in der Sprechflüssigkeit,
- Verbesserung der Selbsteinschätzung der eigenen Sprechflüssigkeit und der Stotterhäufigkeit,
- Änderungen in den Bereichen Einstellung und Bewertung, die für kommunikative Kompetenzen maßgeblich verantwortlich sind.
  (Hierzu zählt er: Einstellung zum eigenen Sprechen, Einstellung zum eigenen Vermeidungsverhalten, Einstellung zum Leben und die allgemeine Problembelastung.)

Effektivitätsergebnisse zum Behandlungsende oder 3 Monate danach bleiben also ohne Aussagekraft (vgl. die Hinweise im Kap. 3.5, S. 63ff, zur Bearbeitung von Rückfällen).

Die bisherigen Ausführungen machen deutlich, dass die Bewertung, was als Therapieerfolg in einer Behandlung anzusehen ist, eng mit den Zielsetzungen verknüpft ist, die Therapeuten und Klienten aushandeln und im Behandlungsprozess realisieren. Dabei gilt es, Therapieziele miteinander zu verknüpfen, die früher als unvereinbar galten: beispielsweise „Akzeptanz des Stotterns/flüssiges Stottern" und „beliebige Verfügbarkeit flüssigen Sprechens". Diese integrative Sichtweise muss seine Entsprechung in der Therapiepraxis haben: Hier sind Behandlungsmethoden als Angebote für erwachsene Stotternde miteinander zu kombinieren (s. Veränderungsbereich 3 und 4 in Kap. 8.1, S. 191), die heute oftmals noch als „Entweder-oder-Angebote" gelten. Prüß (1992) weist sehr eindrücklich auf diese Forderung hin.

> „Für einige mag es vielleicht als die therapeutische Quadratur des Kreises erscheinen, wenn ich als eine ganz wesentliche Zielsetzung in der Therapie Stotternder die harmonische Verknüpfung beider Inhalte sehe – die Verfügbarkeit eines flüssigen Sprechens einerseits sowie die wirkliche Akzeptanz des Stottern andererseits. Und doch zeigen meine therapeutischen Erfahrungen deutlich, dass die Aufhebung dieses scheinbaren Antagonismus möglich ist." (Prüß 1992, S. 230f)

„Heilung" – ein falsches Ziel

> „Wer Heilung verspricht, enttäuscht oft so tief, dass die betroffenen Patienten den grundsätzlichen Glauben an Therapie verlieren und sich damit eine Möglichkeit nehmen, ihr Sprechen und ihre Lebensqualität zu verbessern. Dies zu erreichen ist in seriösen Therapien durchaus und individuell auch mit großem Erfolg möglich." (Zückner 2001, S. 43)

Sprechmotorische Auffälligkeiten können durch eine intensive therapeutische Einflussnahme – wie oben bereits ausgeführt – nicht nur deutlich reduziert, sondern bei einem Teil der Stotternden so unauffällig werden, dass ein Laie sie nicht mehr als Stottern identifiziert. Die „Restsymptomatik" geht dann im Spektrum „üblicher" Sprechunflüssigkeiten unter.

Erfolg zeigt sich v. a. aber auch darin, dass das Leiden am Stottern verschwunden ist: Für den behandelten Klienten besitzt Stottern keine Bedeutung mehr im Rahmen seiner Lebensgestaltung – der Betroffene fühlt sich durch das Stottern nicht mehr behindert. Er vermag sein kommunikatives Alltagshandeln entsprechend seiner eigenen Bedürfnisse und Vorstellungen zu gestalten. Diese Fähigkeit tritt bei manchen Betroffenen selbst dann auf, wenn die Häufigkeit und Stärke ihrer Symptome noch deutlich erkennbar sind. Mit dieser Tatsache wird deutlich, dass sich der Erfolg in der Stottertherapie nicht nur an den Messergebnissen des Therapeuten, sondern immer auch an der persönlichen Perspektive des Betroffenen zu orientieren hat.

Unangemessenen Versprechungen in Bezug auf Heilungserfolge sind Einhalt zu gebieten. Das heißt aber nicht, dass man – wie dies im deutschen Sprachraum manchmal der Fall ist – gleich ins Gegenteil verfällt und stotternde Erwachsene (aber auch Kinder, Jugendliche und ihre Eltern) mit der These von der Nichtheilbarkeit des Stotterns mutlos macht. Diese Behauptung geht von einem sehr verengten Konzept der Kommunikationsstörung Stottern aus, die sich nur an den sprechmotorischen Unflüssigkeiten orientiert.

Die Mitteilung solcher verkürzter Sichtweisen in seriösen Veröffentlichungen ist aus meiner Sicht unverantwortlich: Denn hilfesuchende Stotternde müssen das Postulat der Nichtheilbarkeit, angesichts ihres Ringens um die Veränderung des eigenen Stotterns, als demoralisierende Botschaft erleben. Sie können sie nicht relativierend betrachten als eine wissenschaftliche These, die lediglich auf das Vorhandensein sprechmotorischen Auffälligkeiten abhebt. „Entmutigungen in Bezug auf den Heilungserfolg" dürfen – wie beispielsweise die Berufsordnung für Psychologische Psychotherapeuten ausdrücklich im § 6, Absatz 5 vorschreibt – nicht gemacht werden. Für den Stottertherapeuten erscheint es mir unerlässlich, vom *Konzept der Veränderbarkeit der Kommunikationsstörung Stottern* auszugehen! Ein solches Konzept ist realistisch und macht Mut – im Gegensatz zum Konzept der Nichtheilung, das beim Laien „Unveränderbarkeit" suggeriert und in die Hilflosigkeit und den Stillstand führen kann.

Sprechflüssigkeit: keine Gewähr für eine ungestörte Kommunikation

Zur Erinnerung sei noch einmal auf die Komplexität der Stottersymptomatik verwiesen. Die sprechmotorischen Symptome („Stottern im engeren Sinne"), lassen sich relativ leicht ausschalten bzw. verflüssigen und unauffällig gestalten. Das muss beim Gesprächspartner allerdings noch lange nicht zu dem Eindruck führen, er habe einen Menschen ohne Kommunikationsstörung vor sich. Stottern im Erwachsenenalter geht nicht selten auch mit ungünstigen kommunikativen Verhaltensweisen einher, die bestehen bleiben, auch wenn die sprechmotorischen Unflüssigkeiten weitgehend behoben sind.

> **!** Kommunikation gelingt erst dann flüssig und ungestört, wenn der Betroffene über diejenigen kommunikativen Fähigkeiten verfügt, die für einen lebendigen Austausch in zwischenmenschlichen Beziehungen verantwortlich sind, z. B.: körpersprachliche Zugewandtheit, Spontaneität der Mitteilung, Expressivität im Ausdruck sowie Sprechfreude.

Das Kriterium „Flüssigkeit" lässt sich also auch in einem übertragenen Sinne verwenden, beispielsweise hinsichtlich der Aufnahme und Gestaltung neuer Kontakte zu fremden Menschen oder hinsichtlich der Bezugnahme zu verschiedenen Mitgliedern einer bekannten Gruppe. „Flüssigkeit" zeigt sich in diesem Sinne als allgemeines Charakteristikum des individuellen kommunikativen Handelns (Kap. 8.1, S. 189f).

Therapieforschung – Evaluation

Es gibt viele offene Fragen, die im Rahmen von Erfolgs- bzw. Effektivitätsuntersuchungen zur Stottertherapie im Erwachsenenalter anstehen (vgl. Renner 1995; Natke 2005). Dies ist eine kooperative Aufgabenstellung für alle Fachdisziplinen, die mit dem Thema Stottern befasst sind.

Noch immer ist unklar, wann genau wir von einer ausreichenden Effektivität einer Behandlung sprechen können, beispielsweise wie groß die gemessenen Unterschiede, im Vergleich zur Ausgangslage in den jeweils erfassten Veränderungsbereichen sein müssen. Oder: Ob subjektive Bewertungen des Klienten höher zu gewichten sind als zahlenmäßige Daten zu seinem konkreten Sprechverhalten. Oder: Wie viele der festgelegten Therapieziele gleichzeitig erreicht sein müssen.

Bei diesen Überlegungen spielt immer auch die Frage der Effizienz eine wichtige Rolle: Welcher Aufwand muss betrieben werden, um Erfolge zu erzielen? Wie weit kann das Spektrum an Therapiezielen und Interventionsmaßnahmen eingegrenzt werden, ohne Verluste an Wirksamkeit der Gesamtmaßnahme zu riskieren? Gibt es Teilgruppen in der Gesamtgruppe der Stotternden, für die ein Therapieansatz effektiver ist als für andere Teilgruppen (Indikationsfrage)?

Alle diese Fragestellungen beziehen sich auf die Anwendung jeweils eines bestimmten Therapieansatzes. Therapieforschung geht aber auch von einer vergleichenden Perspektive aus und zielt dann auf die Untersuchung unterschiedlicher Behandlungsansätze des Stotterns. Hier stehen wir noch ganz am Anfang: In ersten Schritten geht es darum, einheitliche Beurteilungskriterien zu erarbeiten und weitere Grundlagen zu vergleichenden Effektivitätsaussagen zu legen. Die von Bloodstein (1995) aufgestellten 12 Kriterien für Behandlungserfolg bilden hierfür eine gute Grundlage (in: Natke 2005, S. 103). Weiterführende Überlegungen zur Konzipierung empirischer Erfolgsstudien wurden im Rahmen des Forschungsprojektes PEVOS vorgelegt (vgl. Oertle et al. 2001; Pape-Neumann 2004).

!

Heilung und Erfolg sind Themen, zu denen sehr unterschiedliche Perspektiven bestehen. Therapie und Selbsttherapie basieren auf den Selbstheilungskräften der Betroffenen. Erfolg kann durch professionelle Interventionen in die Wege geleitet werden, dabei können Betroffene und Therapeuten auf die Veränderbarkeit des Stotterns und seiner Begleitsymptomatik zählen. Der Fortbestand erzielter Therapieerfolge wird umso wahrscheinlicher, je besser es gelingt, die Gesamtentwicklung der stotternden Person in der Stotterbehandlung zu fördern und ihre Ressourcen für die Bewältigung belastender Lebensereignisse zu stärken.

II Voraussetzungen für eine erfolgreiche Behandlung erwachsener Stotternder

Im 2. Buchteil wird der Frage nachgegangen, welche Voraussetzungen erfüllt sein müssen, damit sich Behandlungserfolge in der Erwachsenentherapie des Stotterns einstellen können. Es hat sich mittlerweile eine Vielzahl unterschiedlicher Behandlungsansätze etabliert (Kap. 2, S. 30ff), die auf hinreichend gute Behandlungserfolge verweisen kann. Das legt die Schlussfolgerung nahe, dass es nicht nur die spezifische Therapiemethode oder das spezifische Therapiekonzept alleine sind, die Erfolg bedingen. Verantwortlich für Behandlungserfolg müssen ebenso Faktoren sein, die beispielsweise das konkrete therapeutische Vorgehen betreffen oder die Therapeut-Klient-Beziehung.
Für die Weiterentwicklung der Theorie und Praxis der Stottertherapie erscheint es wichtig, das Augenmerk auf diese unterschiedlichen Voraussetzungen für Behandlungserfolge zu richten. Noch gibt es keine abschließenden Erkenntnisse zu diesem Thema, vergleichende wissenschaftliche Untersuchungen stecken noch in den Anfängen (Kap. 2.5, S. 43). Im Folgenden sollen daher Überlegungen zu diesem Thema angestellt werden, die auf meinen Praxiserfahrungen und auf Erkenntnissen und Berichten aus der Fachliteratur beruhen.
Die Voraussetzungen für eine erfolgreiche Behandlung erwachsener Stotternder werden in 5 Buchabschnitten diskutiert:

- Anforderungen an das Konzept einer Stottertherapie im Erwachsenenalter,
- Anforderungen an die Rahmenbedingungen einer Stottertherapie im Erwachsenenalter,
- Erfordernisse bezüglich des therapeutischen Vorgehens,
- Anforderungen an den Stottertherapeuten,
- therapieförderliche Einstellungen und Handlungsweisen des erwachsenen Stotternden.

3 Anforderungen an das Konzept einer Stottertherapie

Im 1. Kapitel des 3. Buchabschnitts wird dargelegt, dass theoretische Konzepte von Stottertherapien auf die Person des Betroffenen ausgerichtet sein müssen und nicht nur Maßnahmen zur Veränderung des Stotterverhaltens umfassen dürfen. Anschließend wird aufgezeigt, dass Stottertherapien als Interventionen verstanden werden sollten, mit denen die Selbststeuerungskompetenzen der Betroffenen systematisch ausgebildet werden. Es folgt ein Kapitel zur Lebensweltorientierung von Stottertherapie, in dem die Notwendigkeit eines umfassenden Alltagsbezugs der Therapieinhalte und -methoden erläutert wird. Das vorletzte Kapitel zeigt auf, dass Stottertherapien von ihrem wissenschaftlichen Selbstverständnis her immer alternative Behandlungswege einräumen müssen und nicht in einem festgeschriebenen Programmablauf erstarren dürfen, der für alle Klienten gelten soll. Im abschließenden Kapitel wird aufgezeigt, wie sich eine angemessene Rückfallbearbeitung als Bestandteil der Therapie etablieren lässt.

Konzept. Ein „Konzept" ist ein gedanklicher Entwurf, der Inhalte, Vorgehensweisen und Handlungsabläufe in strukturierter Form vorgibt und die Arbeitsweise von Klient und Therapeut nachvollziehbar und geordnet beschreibt. Wesentliche Annahmen über die Wirkung einzelner Therapieschritte sind klar umrissen, wobei die anstehenden Aufgabenstellungen sowohl für den Klienten als auch den Therapeuten transparent werden. Als „Leitprogramme" beinhalten Konzepte Zukunftsentwürfe: Sie geben Zielvorstellungen vor und beziehen Mittel und Wege zu ihrer Erreichung ein. Die Anwendung eines Konzepts auf den individuellen Einzelfall verlangt immer eine Ausdifferenzierung: Hierbei geht es zum einen um eine Konkretisierung der Ziele und zum anderen um die Konkretisierung der Schritte für die Zielerreichung.
Ein Konzept hat nicht den Anspruch, eine „endgültige Fassung" darzustellen. Vielmehr liegt es in der Natur eines Konzepts, offen für eine fortlaufende Weiterentwicklung zu sein und damit aktuelle Wissensbestände zu integrieren. In diesem Sinne lassen sich Therapieansätze des Stotterns nicht als starre Systeme, sondern als offene Systeme mit Variationsspielräumen verstehen. Dieser Konzeptcharakter wird bei der Verwendung der Fachbegriffe „Therapiemethode", „Therapieansatz" oder „Therapieschule" oft übersehen.

3.1 Personenorientierung vor Symptomorientierung

Stottertherapie, wie sie in unserem Lande praktiziert wird, kommt mir manchmal wie ein Brettspiel vor: Der Therapeut sitzt an einem kleinen Tisch, der ganz von einem Spielbrett bedeckt wird. Er weist seinen Klienten in die Rolle des Spielpartners ein und erklärt den Spielablauf. Der Klient bewegt sich auf dem eingezeichneten Parcours. Es ist immer dasselbe Spiel, das der Therapeut spielt. Er holt es prompt dann hervor, wenn der neue Klient ein Stotternder ist. Die Regeln des Spiels stehen fest. Der Spielablauf steht fest. Es bestehen keine Zweifel, was erlaubt und was nicht erlaubt ist. Es geht darum, den vorgezeichneten Weg zu absolvieren. Unter bestimmten Umständen geht es 5 Schritte zurück. Oder man wird herausgeworfen. Oder muss neu am Ausgangspunkt beginnen. Nicht immer entsteht Spielfreude. Wenn es zu mühsam wird, zieht der Stottertherapeut ein neues Spiel hervor. Er kennt auch dieses Spiel. Es hat ebenfalls Regeln. Einen bestimmten Ablauf. Einen Anfang und ein Ende. Die Bretter bedecken den Tisch – sonst hat nichts Platz, nur die Spielsteine, die richtig angeordnet sein müssen. Die Züge sind voraussehbar. Das Spiel ist das Spiel des Therapeuten. Er ist der Experte. Er weiß, wo es lang geht. Er deckt den Tisch. Der Klient spielt mit – so gut er kann. Sonst hat er verspielt.

In diesem Kapitel wird aufgezeigt, dass Stottertherapie mehr zu sein hat als ein vorgezeichnetes „Brettspiel". Therapie muss als ein Interaktionsgeschehen zwischen Therapeut und Klient begriffen werden, bei dem Entscheidungen, welches methodische Vorgehen angebracht ist, als Ergebnis direkter oder indirekter Aushandlungsprozessen zustande kommen. Der Ablauf und die Inhalte der Therapie werden durch die Art und Weise, wie der Stotternde und der Therapeut miteinander ins Gespräch kommen, bestimmt, ob es ihnen gelingt, die anstehenden Aufgaben kooperativ zu klären und Veränderungsschritte einvernehmlich in Gang zu setzen. Ihre Beziehung zueinander und ihre kontinuierliche Arbeit an dieser Beziehung bestimmen den Fortgang des therapeutischen Geschehens.

Sich der Gefahr einer Zentrierung auf sprechmotorische Übungen bewusst sein

Das Leiden am Stottern hat bei vielen Betroffenen dazu geführt, dass sie ihr Wohlbefinden von der aktuellen Stotterstärke abhängig machen. Sie sind auf ihr Stottern fixiert: Die Stotterausprägung bestimmt zu einem großen Teil die Art ihrer psychischen Befindlichkeit. Und sie neigen dazu, ihr konkretes Verhalten in sozialen Situationen, beispielsweise auftauchende Ängste, depressive Verstimmungen und Kontaktvermeidungen mit der Existenz ihres Stotterns zu erklären. „Wenn das Stottern nicht wäre, dann könnte ich …"

Mit diesem Erleben kommen sie in die Behandlung und tragen ihre Erwartungen bezüglich eines schnellen Symptomabbaus an den Therapeuten heran. Therapeuten sind in der Gefahr, die Ansprüche ihrer Klienten selbst zu übernehmen und mit Hilfe ihres methodischen Repertoires und all ihrem therapeutischen Geschick gegen das Stottern anzukämpfen. Das zeigt sich manchmal in einer Flut von Übungen zur Kontrolle der sprechmotorischen Symptome. Dieses Therapeutenverhalten wird unter dem Gesichtspunkt nachvollziehbar, dass der Kommunikationsprozess in der Therapie real durch Stottersymptome erschwert wird und die körperliche und psychische Befindlichkeit des Therapeuten durch das Stottern mitgeprägt werden (Kap. 1.1, S. 3). Da kann es für den Therapeuten „verführerisch" sein, sich mit aller therapeutischen Kompetenz auf das sprechmotorische Symptom zu „stürzen" und es „minimieren" zu wollen.

Dieser Gefahr kann dadurch begegnet werden, dass Stottertherapeuten ihren Blick immer wieder auf die Individualität ihres Klienten richten, auf seine persönliche Entwicklung, auf seine aktuellen Lebensbezüge, seine soziale Einbettung in die Familie und in soziale Systeme, auf seine Ausbildung, sein berufliches Handeln, auf seine Einstellungen zur Kommunikation, zu sozialen Kontakten sowie auf die Gestaltungswünsche für seine zukünftige Lebenssituation.

Mit dem Blick auf die Person verliert sich eine unprofessionelle Fixierung auf die Sprechunflüssigkeiten und eine einseitige Ausrichtung der Behandlungsmaßnahmen auf das sprechmotorische Stotterverhalten. Zum Glück können wir feststellen, dass im Laufe eines intensiven Veränderungsprozesses sowohl Klienten als auch Therapeuten entdecken, dass „neben" und „hinter" dem Stottern immer wieder neue Themen und Fragestellungen auftauchen, die die gesamte Person und ihre Kommunikation im Lebensalltag betreffen.

Es ist durchaus vertretbar, sich zu Beginn der Veränderungsarbeit gezielt mit dem sprechmotorischen Verhalten und seiner Veränderung zu beschäftigen (Kap. 5.1, S. 94). Es ist aber notwendig, die auftauchenden anderen Veränderungsperspektiven in das Behandlungs- bzw. Selbsthilfekonzept mit einzubinden.

Die Person steht im Mittelpunkt, nicht die Symptomatik

„Stottertherapie" bedeutet „Therapie der stotternden Person", nicht Therapie eines Symptoms oder eines „Störverhaltens" (Kap. 2.1, S. 22f). Alle professionellen Maßnahmen haben sich auf die am Stottern leidende Person zu richten – diese muss in ihrer Einzigartigkeit wahrgenommen und zum Ausgang der Behandlungsmaßnahmen gemacht werden. Eine „ideografische Sichtweise" des Stotterns, wie sie von Motsch (1983) vorgestellt wird, ist erforderlich.

Jede Person kommt mit anderen individuellen Fähigkeiten, Bedürfnissen und Motivationslagen in die Therapie, mit anderen Vorerfahrungen bezüglich Therapie und Selbsttherapie. Jede geht anders mit dem Stottern und den es begleitenden Auffälligkeiten um, lebt mit anderen Menschen zusammen und unter anderen sozialen, finanziellen, räumlichen und kulturellen Lebensbedingungen und ist von anderen Lebensperspektiven beseelt. Auch der Kontakt zum Therapeuten und die Art und Weise, Therapie zu nutzen, erfolgen nach einem persönlichen Muster, das von besonderen Begabungen und Eigenheiten bestimmt ist. Das zeigt, wie wichtig es ist, dass Stottertherapeuten die Person ins Blickfeld nehmen und nicht die vordergründig sich aufdrängende Sprechunflüssigkeit. „Therapie" ist also immer als „Therapie eines spezifischen Einzelfalls" zu begreifen und muss „personenzentriert" gestaltet werden (vgl. Grawe 1998; Kriz 2007).

Orientierung an den individuellen Besonderheiten des Stotternden

Was macht die Einzigartigkeit des jeweiligen Klienten aus?

Bezogen auf die Symptomatik hieße das: Was waren im konkreten Einzelfall die individuellen Entstehungsbedingungen des Stotterns, was sein Entwicklungsverlauf? Was sind die aktuellen aufrechterhaltenden Bedingungen der Symptomatik und wie und in welchem Ausmaß kann sie der Betroffene beeinflussen?

Mit dem Blick auf die Person ginge es darum, die jeweils individuellen Fähigkeiten, Bedürfnisse und Motivationslagen des stotternden Erwachsenen zu erfassen, seine – auf eine ganz persönliche Weise verarbeiteten – Vorerfahrungen bezüglich Therapie und Selbsttherapie kennenzulernen und auch seine aktuellen Lebensaufgaben und Zukunftsentwürfe herauszuarbeiten.

! Stotternde Menschen reisen an sehr unterschiedliche Stellen dieser Welt und genießen sehr unterschiedliche Arten von Lieblingsmusik. Sie haben sehr unterschiedliche Vorlieben, Geschmäcker und Eigenarten. Das bedeutet: Man kann Stottertherapie nicht als ein und dasselbe Behandlungsprogramm für alle Stotternden anzubieten!

Auch bei stotterspezifischen Maßnahmen muss es einen individuellen Zuschnitt geben

Nicht nur die Personen sind individuell sehr unterschiedlich, auch ihre sprechmotorischen Unflüssigkeiten zeigen verschiedenartige Ausprägungsformen und Entwicklungsverläufe und die Symptomatik hat sehr unterschiedliche aufrechterhaltende Bedingungen (Kap. 1.2, S. 7ff). Eine große Unterschiedlichkeit zeigt sich auch bei der Handhabung der angebotenen Therapiehilfen zur Veränderung des Stotterns oder der Sprechängste – was dem einen leicht von der Hand geht, will dem anderen partout nicht gelingen.

Zum blitzschnellen Lösen des übermäßigen Krafteinsatzes, der beim automatisierten Durchdrücken einer Blockade auftritt, verwendet Lutz beispielsweise Techniken aus dem Entspannungstraining zum Hineinspüren und Lockern der Lippen (s. Veränderungsbereich 1, S. 190). Klaus setzt einen Zeitlupen-Pullout zur Stottermodifikation ein, Günni die Technik des „Stoppens" (beides Techniken aus dem Veränderungsbereich 3, S. 191). Barbara nutzt die Absenkung der Tonhöhe als eine Variationsmöglichkeit ihres Sprechmusters (s. Veränderungsbereich 4, S. 191), um die Verflüssigung ihrer Sprechweise zu erreichen (Kap. 8.1).

Stottertherapeuten müssen sowohl die Veränderungsmethoden als auch die Hilfestellungen, die sie in den Therapiesitzungen geben, „individualisiert" anbieten. Nur so kann eine ausreichende Wirksamkeit der Therapie sichergestellt werden, damit das behandelte Individuum seine kommunikativen Möglichkeiten entfalten kann (Kap. 5, S. 90–136).

Kritisch mit Standardprogrammen und allgemeingültigen Konzepten umgehen

Mit der Forderung nach einer personenzentrierten und individualisierten Orientierung in der Stottertherapie ergibt sich für den Therapeuten die Notwendigkeit, gegenüber allgemeinen Behandlungsstandards und „einschlägigen" Therapieprogrammen auf kritische Distanz zu gehen. Es bedeutet anzuerkennen, dass es keinen „Königsweg" in der Stottertherapie gibt. Und dass stotternde Erwachsene mit sehr unterschiedlichen Behandlungsmotivationen eine Behandlung beginnen. Statt ein gleichbleibendes, für alle Klienten festgeschriebenes Trainingsprogramm anzubieten (was wegen der Vereinfachung der Arbeitsprozesse sehr verführerisch sein kann), gilt es, immer wieder zu überprüfen, auch bei kleineren therapeutischen Arbeitsschritten und Übungen, wie sich die individuellen Fähigkeiten, Begabungen und Ressourcen, die aktuellen Bedürfnisse und lebensgeschichtlichen Prägungen für die aktuell anstehenden Lernvorgänge nutzen lassen. Der Lernforschritt beim Einzelnen ist relevant, nicht das Voranschreiten im Trainingsprogramm.

> „Im Kern sollte die Therapie spontan und nicht auf ausgetretenen Pfaden verlaufen; sie wird ins Groteske verzerrt, wenn man sie in eine Form zwängt, die es unerfahrenen, unzureichend ausgebildeten Therapeuten (oder Computern) ermöglicht, einen immer gleichen Therapieverlauf anzubieten. Eine der wahren Abscheulichkeiten der Krankenversicherungs-Bürokratie ist das immer stärkere Setzen auf eine Standardtherapie, die vom Therapeuten verlangt, eine vorgeschriebene Reihenfolge einzuhalten, einem Schema aus Themen und Übungen zu folgen, die jede Woche behandelt werden sollen." (Yalom 2002, S. 48)

Die Beziehung, nicht die Methode ist ausschlaggebend

Veränderungsmethoden bleiben vielfach dann ineffektiv, wenn keine angemessene Arbeitsbeziehung zwischen Stotternden und Therapeuten entsteht. Hier kommt einem guten Behandlungsbeginn eine große Bedeutung zu (Kap. 5, S. 97ff). Offenheit, Vertrauen, Empathie und gegenseitige Wertschätzung müssen vorliegen, um den therapeutischen Prozess fruchtbar werden zu lassen („Rapport", Kap. 6, S. 169ff). In diesem Sinne sind die Behandler „Beziehungsarbeiter" – und nicht Umschulungs- oder Trainingsexperten.

„Die Qualität der Therapeut-Patient-Beziehung ist der Faktor, der nachweislich am meisten zum Therapieerfolg beiträgt, und Patienten sind gut beraten, diesem Aspekt bei der Wahl ihres Therapeuten große Beachtung zu schenken bzw. Beziehungsprobleme zu thematisieren" (Caspar 2004, S. 954). Dass die psychotherapeutische Arbeitsbeziehung tatsächlich als der wesentliche Wirkfaktor im therapeutischen Geschehen betrachtet werden muss, wird durch die internationale Psychotherapieforschung belegt (Orlinsky et al. 2004; Hermer u. Röhrle 2008).

Das Konzept der Pädagogik reicht in der Therapie erwachsener Stotternder nicht aus. Vielmehr muss sich das Selbstverständnis der Berufsvertreter, die Stottertherapie durchführen, an der Identität eines „Therapeuten" orientieren (Kap. 2, S. 24ff). Das schließt automatisch solche schwarzen Schafe unter den Berufsvertretern aus, die stotternde Klienten noch immer vehement ermahnen, ihr Stottern sofort zu unterlassen, da es „wie Mundgeruch" störe.

> **!** Therapie ist immer Veränderungsarbeit in einer therapeutischen Beziehung. Wer den Blick zu eng nur auf den gestörten Sprechablauf richtet, läuft Gefahr, den Bezug zur Persönlichkeit des Betroffenen zu verlieren und die dynamischen Prozesse zu unterschätzen, die im Rahmen einer therapeutischen Beziehung bestimmen, ob der Klient stotterspezifische Methoden annehmen, konstruktiv erproben und eigenmotiviert im Lebensalltag einsetzen kann.

3.2 Selbststeuerung und therapeutische Eigenarbeit

> Nach vielen Jahren eines langen Schlafes wacht Dornröschen eines Tages auf. Doch niemand ist da, um sie zu erlösen. So schläft sie wieder ein. Jahre vergehen. Als Dornröschen wieder aufwacht, schaut sie sich um – aber wieder ist niemand da, weder ein Prinz noch ein Gärtner, der sie retten will. Und so schläft sie wieder ein. Schließlich wacht sie zum dritten Mal auf. Sie öffnet ihre schönen Augen. Abermals kann sie niemanden erblicken. Da sagt sie zu sich selbst: „Jetzt reicht's!", steht auf und ist erlöst (nach Hatzelmann 1997).

In diesem Kapitel wird aufgezeigt, dass Stottertherapie im Dienste der Selbststeuerungskräfte des Betroffenen zu stehen hat. Das Therapiekonzept soll so gestaltet sein, dass es dem Betroffenen Möglichkeiten eröffnet, seine Stottersymptome und die damit in Verbindung stehenden Lebensaufgaben aus eigenem Antrieb und mit Hilfe der eigenen Kräfte zu bewältigen.

> **!** Therapeutisch vermittelte Kenntnisse und Fähigkeiten können nur dann hilfreich sein, wenn der Klient imstande ist, sie anzunehmen, sie zu verarbeiten und sie damit für sich persönlich nutzbar zu machen.

Nur so kann es dem langjährig Stotternden gelingen, sein Alltagshandeln auf eine neue Weise zu gestalten und Bewältigungsexperte für sein eigenes Leben zu werden.

Therapie stellt eine Anleitung zur Eigenveränderung dar

Wie findet Veränderung statt? Wodurch sinkt Angst? Wodurch entsteht Selbstvertrauen? Wann gelingt es, komplexe sprechmotorische Abläufe sicherer zu beherrschen? Wie kann ein Klient Einfluss auf immer wiederkehrende Vermeidungen, auf Gewohnheiten, Körperverspannungen nehmen? Welche Schritte kann ein Stotternder einsetzen, um seine Alltagskommunikation besser zu bewältigen?

In erfolgreichen Stottertherapien geht es darum, den Klienten bei seinen Bemühungen zu unterstützen und aufzuzeigen, wie er selbst Einfluss auf seine Symptomatik, auf seine Gedanken und Gefühle sowie auf seine aktuelle Lebenssituation nehmen kann. Therapeuten sind nicht „Veränderer", sondern „Vermittler": Sie vermitteln Veränderungswissen und bauen Zutrauen in die eigenen Veränderungsmöglichkeiten auf. Die therapeutische Vereinbarung besteht darin, dass stotternde Erwachsene das vermittelte Wissen anwenden und die in der Behandlungsstunde erworbenen Fähigkeiten in ihrem alltäglichen Lebensumfeld einsetzen. Wenn sie das nicht tun, bleibt Therapie ineffektiv, Rückfälle sind vorprogrammiert.

Selbstveränderungskompetenzen müssen gestärkt und aufgebaut werden

In der Regel können wir davon ausgehen, dass Menschen, die eine Stottertherapie in Anspruch nehmen, anstehende Veränderungsvorhaben motiviert und mitarbeitsbereit voranbringen möchten. Doch nicht immer übernehmen Klienten die Eigenverantwortung für den ausgehandelten Veränderungsweg. Und nicht immer verfügen stotternde Erwachsene in ausreichendem Maße über die notwendigen Fähigkeiten zur Selbstveränderung. Das therapeutische Konzept muss dies berücksichtigen und Therapie so gestalten, dass Selbstveränderungskompetenzen erworben und gefestigt werden können. Diese Anforderung an ein Therapiekonzept ist – wie oben bereits betont wurde – zur Sicherung eines anhaltenden Therapieerfolgs notwendig.

> **!** Klienten müssen nach Behandlungsende über ein gut erprobtes Repertoire an Strategien verfügen, das es ihnen erlaubt, ohne therapeutische Unterstützung zurechtzukommen.

Selbstveränderungskompetenzen umfassen unterschiedliche Fähigkeiten. Sie werden im Folgenden nach 7 Bereichen unterschieden: Beobachtung, Wahrnehmungsdifferenzierung, Realitätsprüfung, Zielformulierung, Planung, Handlungserprobung, Ergebnisbewertung. Diese 7 Punkte werden im Folgenden ausgeführt.

Eigenveränderung beginnt mit Verhaltensbeobachtungen

Menschen, die mit der Art und Weise, wie sie sich verhalten, unzufrieden sind und ihr eigenes Verhalten verändern möchten, müssen zuerst eine genaue Bestandsaufnahme ihres eigenen Verhaltens vornehmen (vgl. Hautzinger 1996b). Das ist allerdings nicht einfach, denn Handlungsweisen laufen oft unbewusst ab oder sind automatisiert. Sie müssen der Selbstwahrnehmung gezielt zugänglich gemacht werden. Das geschieht beispielsweise durch Beobachtungsaufgaben, die zu einer genauen Analyse des eigenen Verhaltens anleiten.

Erst wenn für einen Stotternden beispielsweise erkennbar wird, dass sein Blickkontakt beim Begrüßen nur sehr flüchtig ist und er sich Passanten immer frontal nähert, statt sich ihnen aus der Schräge zu nähern, wird er verstehen, warum fremde Personen weitergehen, wenn er versucht, sie auf der Straße anzusprechen. Erst jetzt wird sich der Stotternde überlegen, was er beim Kontaktaufnehmen anders machen könnte, und sich nicht mehr weiter mit irrationalen Gedanken herumquälen, auf andere Menschen vielleicht abstoßend zu wirken.

Menschen, die beobachten, die hinschauen und registrieren, neugierig nachprüfen, noch einmal die Eindrücke Revue passieren lassen, die nachsinnen über das, was sie gesehen und gehört haben, was sie selber tun und was andere machen, die neue Standorte einnehmen und unvoreingenommen Schlussfolgerungen ziehen, haben die besten Voraussetzungen, Veränderungsvorhaben auch zu erreichen.

Der erste Schritt auf dem Weg zu therapeutischen Veränderungen ist daher immer das Beobachten. Es bezieht sich nicht nur auf die Sprechunflüssigkeiten, sondern auf alle Arten des Symptomverhaltens, auch auf die inneren, nicht sichtbaren Begleitsymptome (Kap. 1.2, S. 8ff). Aber auch das Handeln anderer Menschen dient als Beobachtungsgegenstand: Ihr Verhalten umfasst Handlungsmöglichkeiten, die modellhaft Anregungen vermitteln und von den Klienten übernommen werden können. Der Arbeitsbogen AB 1 (Anhang, S. 214f) führt in die Prinzipien der Verhaltensbeobachtung ein.

Wahrnehmungsdifferenzierung schafft neue Bewusstheit

Systematische Beobachtung verbessert die eigene Wahrnehmungsfähigkeit. Stottersymptome beispielsweise, die bisher nicht registriert wurden, weil sie unterhalb der Wahrnehmungsschwelle lagen, werden nun erkannt, andere Körperverspannungen, die bisher nicht wahrgenommen wurden, werden nun gespürt: Stotternde registrieren, dass ihre Stirn schon wieder in Falten liegt, ohne dass diese Daueranspannung ins Bewusstsein drang. Stotternde spüren, was die Zunge beim Sprechen oder Stottern tut, wie die Bauchdecke fest wird oder in welcher Körperpartie der Ton vibriert, wenn flüssiges Reden stattfindet. Klienten erfassen am Klang ihrer Stimme, ob sie mit zu viel Kraft sprechen; sie registrieren die Anspannungen der Schultern, die Sitzhaltung im Stuhl, hören heraus, was andere mitteilen wollen, empfinden plötzlich nach, was sich hinter deren Worten verbirgt bzw. welche Gefühle durch die Art ihres Sprechens mitvermittelt werden. Auch die eigenen Gedanken und Gefühle, die ständig vorhanden, aber oft nur diffus erlebbar sind, können nun besser wahrgenommen und benannt werden.

Es ist wie bei Kindern, die mit der musikalischen Frühförderung Unterschiede der Tonhöhe registrieren, die vorher nicht registriert werden konnten, die Rhythmen blitzschnell erfassen und nachklatschen können, die vorher alle gleich schienen.

Mit zunehmender Beobachtungserfahrung erkennen Klienten, dass sie bisher nur einen Bruchteil ihrer Wahrnehmungskapazitäten ausgeschöpft haben. Sie spüren deutlich, wie sich ihre Eindrücke differenzieren, wie Zwischentöne entstehen. Was früher nur als hell oder dunkel erschien, weist nun auch ein Spektrum an Grautönen auf. Stotternde lernen sich in einem ganz neuen Licht kennen, entdecken mit ihren unterschiedlichen Sinnesbereichen den eigenen Körper, das eigene Denken und Fühlen und die vielfältigen Reize und Eindrücke aus der Umgebung auf eine neue Weise. Die fortlaufenden Selbst- und Fremdbeobachtungen führen Stotternde zu der spannenden Erkenntnis, dass deutlich mehr Handlungsmöglichkeiten existieren, als sie bisher genutzt haben. Das macht Lust auf Neues: Die Bereitschaft wächst, sich im Rahmen der Therapie auch schwierigen Vorhaben zuzuwenden und sie zielstrebig und mit Ausdauer im Selbsttraining zu bearbeiten.

Dass das Beobachten erst einmal wichtiger ist als das Üben und Ausprobieren neuer Handlungsmöglichkeiten, beschreiben auch Dryden u. Feldtham (1994, S. 95): „Helfen Sie Ihren Klienten, sich als aktive Forscher zu betrachten, die ihre Kognitionen und Emotionen, ihr Verhalten und ihre intrapsychische Welt nicht nur im Beratungszimmer, sondern auch zu hause und im Büro genauer unter die Lupe nehmen."

Konfrontation mit schwierigen Situationen ermöglicht Realitätsprüfung

Erwachsene mit chronischem Stottern, insbesondere, wenn sie unter sozialen Ängsten und einem ausgeprägten Vermeidungsverhalten leiden, sind oft fest davon überzeugt, dass sie in Belastungssituationen versagen werden: „Das schaffe ich nie – die anderen werden mich auslachen – ich blamiere mich bis auf die Knochen!" Sie gehen Kommunikationssituationen aus dem Weg, weil sie sicher sind, den Anforderungen nicht genügen zu können, oder weil sie fest damit rechnen, von Ängsten überschwemmt oder von Sprechblockaden behindert zu werden. Sie meinen, dass andere Menschen schlecht über sie denken – dabei sind es oft sie selbst, die sich nicht leiden können.

Gedanken und Befürchtungen, die vor schwierigen Kommunikationssituationen auftreten, d. h. Vor-Einstellungen, erweisen sich oft als Fehl-Einstellungen, als falsche Annahmen. Derartige negative Überzeugungen sind schwer korrigierbar (nicht nur bei Klienten, auch bei „Otto Normalverbraucher"), weil unangenehme Situationen vermieden werden und keine positiven Erfahrungen in diesen Situationen gesammelt werden können.

Hier kommt den „Beobachtungsaufgaben" und „Erprobungsexperimenten" eine wichtige Rolle zu: Sie konfrontieren Betroffene mit den tatsächlichen Gegebenheiten schwieriger Kommunikationssituationen, nicht mit den vermuteten. Eine differenzierte Realitätsprüfung kann vorgenommen werden. Bei einem Gespräch mit einem Passanten bedeutet das beispielsweise, auseinanderzuhalten, was die *erwarteten* Ereignisse waren und was die *tatsächlichen* Ereignisse gewesen sind. Genau beobachten, offen sein für alternative Erklärungen, warum sich Menschen so und nicht anders verhalten, warum bestimmte Ängste auftreten, ob sie aus einer aktuellen, tatsächlichen Bedrohung stammen oder ob sie das Produkt früherer Misserfolgssituationen sind, die jetzt nur ausgelöst werden bzw. aus der Erinnerung aufsteigen.

Vielfach bewirkt die Realitätsprüfung, dass Stotternde festgefügte Einschätzungen über sich und ihre Beziehungen zu ihrer Umwelt revidieren und neue Erkenntnisse über ihre Mitmenschen gewinnen. Realitätsprüfung hat aber auch zur Folge, dass sich die Betroffenen von den eigenen Fähigkeiten überzeugen, die sie bereits zur Bewältigung von Kommunikationsaufgaben besitzen, und dass sie auf diese Weise lernen, die eigenen Stärken wahrzunehmen und zu schätzen.

Realistische Ziele sind die Seele der Veränderung

Auf der Grundlage der Beobachtungsaktivitäten ergibt sich ein umfassenderes Bild von der eigenen Person und ihren Handlungsmöglichkeiten. Es entstehen Wünsche und Ziele für die eigene Lebenssituation, für die Gestaltung zwischenmenschlicher Beziehungen und den Umgang mit den alltäglichen Kommunikationssituationen. In der Auseinandersetzung mit den Anregungen des Therapeuten gilt es nun, konkrete Ideen für die Selbstveränderung zu erarbeiten:

- Was könnte ich anders machen?
- Was will ich verändern?
- Über welche Fähigkeiten möchte ich verfügen?

Klienten werden angeleitet, ihre gedanklichen Aktivitäten nicht durch Unzufriedenheiten und Selbstzweifel zu blockieren, sondern sich auf konkrete Vorhaben zur Bewältigung alltäglicher Herausforderungen einzulassen. Anhand konkret anstehender Kommunikationssituationen wird das Formulieren von Lernzielen erprobt und deren Wichtigkeit für jede Art von Veränderungsarbeit besprochen.

Ziele formulieren. Ziele, wie sie hier verstanden werden sollen, sind nicht mit allgemeinen „Bedürfnissen" (z.B. „Ich will mehr Kontakt zu anderen Menschen haben!") zu verwechseln, nicht mit lang gehegten „Wünschen" (z.B. „endliche eine Partnerin finden!"). Bedürfnisse und Wünsche geben nur die Richtung vor. Zielformulierungen müssen hingegen ganz konkrete Handlungsmöglichkeiten benennen (z.B. „Ein persönliches Gespräch mit einer Tanzpartnerin beginnen").

Ziele konkretisieren – Operationalisierung von Verhaltenszielen. Nun gilt es, die konkreten Handlungsmöglichkeiten genauer zu fassen, sie auf der Verhaltensebene zu konkretisieren: Wie will ich das persönliche Gespräch beginnen? Wie will ich es führen? Welche Verhaltensweisen benötige ich dazu?

Dieser Konkretisierungsschritt macht Ziele zu „Verhaltenszielen". Sie stellen eine Beschreibung von konkret sichtbaren oder hörbaren Verhaltensweisen dar, die man selbst ausführen möchte („Ich nehme Blickkontakt auf", „ich begrüße sie laut und deutlich", „ich lächele sie an").

Zielsituation benennen. Ein Verhaltensziel sollte immer ein „Verhalten in einer Situation" sein: Die Situation ist mitzubenennen, in der das konkrete Verhaltensziel realisiert werden soll (z.B. „In der Diestbesprechung, am großen runden Tisch des Abteilungsleiters, nicke ich Petra, meiner Arbeitskollegin aus der Personalabteilung zu und halte kurz Blickkontakt.", „In der Poststelle begrüße ich Petra laut und deutlich.", „Ich lächle Petra zu, wenn ich in der Cafeteria an ihrem Tisch vorbeigehe.").

Ziele prüfen. Ziele sollten *relevant* sein, wichtig und bedeutsam: Sie sollten die Bewältigung von Alltagssituationen begünstigen, die typisch sind und immer wieder vorkommen. Es geht erst einmal nicht um ganz einzigartige Zielsetzungen, die nur für exklusive, ganz spezifische Kommunikationssituation nützlich sind, um z.B. am Mikrofon vor 300 Zuhörern reden zu können.

Ziele sollten darüber hinaus *erreichbar* sein: Sie müssen am aktuellen Fähigkeitsstand orientiert sein, müssen auf Handlungskompetenzen basieren, die bereits im Verhaltensrepertoire des Stotternden vorhanden sind. Wer bisher keinen Blickkontakt halten konnte, darf nicht erwarten, das Ziel „charmant mit Petra flirten“ in der Gegenwart neugieriger Kollegen gleich umsetzen zu können.

Alternativziele festlegen. Meist gibt es für eine bestimmte Kommunikationssituation nicht nur ein einziges angemessenes Verhaltensziel. „Anlächeln“, „zunicken“, „Hallo sagen“, „sich nach dem Befinden erkundigen“, „etwas von sich erzählen“ – das und Vieles mehr lässt sich in einer beiläufigen kleinen Kontaktsituation mit Petra erproben. Es ist immer gut, mehrere Ziele im Feuer zu haben, sich nicht auf ein bestimmtes Verhaltensziel zu versteifen, sonst geht die Lockerheit verloren und man kann nicht mehr flexibel reagieren, wenn einem ein bestimmtes Verhaltensziel (z. B. das Zulächeln) gerade nicht gelingen will. Stotternde, die lernen, mehrere Verhaltensziele im Auge zu behalten, erfahren einen Zugewinn an Handlungsfreiheit: Sie erkennen, dass sie in noch so bedrängten Belastungssituationen immer zwischen unterschiedlichen Handlungsalternativen wählen können.

Ziele untergliedern in Teilziele. Veränderungsziele erweisen sich nicht selten als zu komplex und als nur schwer umsetzbar. Um Überforderungen zu vermeiden und Misserfolgserfahrungen gar nicht erst auftreten zu lassen, bietet es sich an, ein Zielverhalten in eine Reihe leichterer Teilhandlungen zu untergliedern (Sequentierung) und sie getrennt in mehreren Übungsdurchgängen zu bearbeiten (s. folgendes Beispiel; nach: Wendlandt 2003a, S. 118 f).

Eine junge stotternde Frau hat ein komplexes Verhaltensziel formuliert: „Einen etwa gleichaltrigen attraktiven Passanten in ein persönliches Gespräch verwickeln.“ Hierzu werden eine Reihe leichterer Teilhandlungen gebildet, die jede für sich gesondert in mehreren Übungsdurchgängen auf einer belebten Einkaufsstraße durchgespielt werden, immer mit einem „attraktiven“ und „etwa gleichaltrigen“ Passanten:

- dem Passanten zunicken,
- dem Passanten zunicken und lächeln,
- dem Passanten zunicken, lächeln und grüßen: „Hallo, guten Tag!“,
- dem Passanten zunicken, lächeln, grüßen („Hallo, guten Tag!“) und in seiner Laufrichtung (schräg vor ihm) stehen bleiben,
- (wie oben) ... und Gesprächsabsicht signalisieren: „Entschuldigung“, „Verzeihung“,
- (wie oben) ... und nach einem netten Lokal fragen: „Kennen Sie hier in der Nähe ein freundliches Speiselokal?“

Da es der jungen, stotternden Frau darum ging, nicht nur ein irgendwie geartetes Gespräch zu führen, sondern dieses Gespräch „persönlich“ gestalten zu wollen, lassen sich zusätzliche Handlungsschritte erproben:

- von sich sprechen, d. h. dem Passanten Informationen über sich selbst mitteilen („ich bin fremd hier“, „ich bin auf der Durchreise“, „ich bin richtig hungrig“),
- das Gespräch auf das Gegenüber lenken, Interesse an ihm signalisieren: „Wohnen Sie hier in der Gegend?“, „Haben Sie schon zu Mittag gegessen?“,
- Anknüpfungspunkte für ein Gespräch benennen: „Ich komme aus München – waren Sie schon mal da?“, „Gibt es eine Veranstaltung, heute Abend, die Sie mir empfehlen können?“

Planungskompetenzen erleichtern die Auseinandersetzung mit Neuland

„Wie kann ich flexibel über mein gewünschtes Zielverhalten verfügen?“ Dieser Frage wird in der Therapie immer wieder nachgegangen. Überlegungen zur Realisierung der Ziele werden angestellt, unrealistische Erwartungen verworfen, eigene Leistungsansprüche geprüft, Misserfolgsängste besprochen sowie Handlungsweisen ausfantasiert, wie mit dem befürchteten eigenen Versagen umzugehen ist. All das schult die Fähigkeit des Klienten, sich realistisch seinen gewünschten Handlungsweisen zu nähern.

! Viele Alltagshandlungen laufen automatisiert ab, wir brauchen sie nicht zu planen. In einer kurzen Werbepause, bei einem spannenden Fernsehfilm, rennen wir schnell an den Kühlschrank und nehmen uns eine Leckerei heraus. Noch bevor die 3. Reklameszene zu Ende ist, ruhen wir wieder im Sessel. Der Kühlschrank ist längst wieder zu. Wir mussten weder den Weg zwischen Möbel und Türen bis zur Küche planen, noch das Öffnen des Kühlschranks und das Herausbalancieren der Obstschale vorher gedanklich durchspielen. Alles läuft wie von selbst, alles ist automatisiert. Zum Glück ist das so.

Wenn wir vor schwierigen Kommunikationssituationen stehen und einen großen Bogen um sie machen wollen, wenn uns die Unsicherheit schon längst in den Griff genommen hat, dann kann es sinnvoll sein, sich nicht Hals über Kopf ins Getümmel zu werfen, nicht auf die eigenen Gewohnheiten zu bauen. Denn zu den Gewohnheiten gehört auch die ganze Palette von Vermeidungsverhalten (z. B. das Sichdurchkämpfen bei Blockaden oder das Leisewerden der Stimme). Stattdessen ist es meist hilfreich, das Vorhaben, das ansteht, genauer anzuschauen. Was will ich wann tun? Gibt es günstige und weniger günstige Augenblicke dafür? Was tue ich, wenn ich nicht gleich mit meinem Zielverhalten „lande“? Wie viele Anläufe will ich nehmen? Habe ich mir alternative Handlungsweisen bereitgelegt? Gibt es Unterstützung für mein Vorhaben? Kann ich mir Verstärkung holen?

Beim Planen und Abwägen kommt es zu einer gedanklichen Vorwegnahme der bevorstehenden Situationen – so könnten wir uns vorstellen, wie wir im Frisörstuhl sitzen und endlich einmal auch von uns aus ein paar Geschichtchen zum Besten geben. Gedanklich realisieren wir dann bereits das Zielverhalten, wir sind in der Vorstellung schon ein anderer, haben die Hemmung, sich einzubringen, bereits bewältigt. Diese gedankliche Bewältigung begünstigt die Ausführung des gewünschten Verhaltens in der tatsächlichen Situation (s. hierzu: „Bewältigungstraining in der Vorstellung“, Wendlandt 2005a, S. 116–127).

Das Konzept von Stottertherapie muss so gestaltet sein, dass ein Teil der therapeutischen Aufgabenstellungen, die dem Klienten abverlangt werden, Planungskompetenzen entwickeln und festigen hilft. Und dass der Therapeut immer wieder selbst die notwendigen Planungskompetenzen als Modell demonstriert.

Ham (2000, S. 71) betont, wie wichtig es ist, dass Therapeuten ihrem „Patienten Möglichkeiten geben, das Planen von Veränderungen zu üben. Viele Patienten haben das Gefühl, dass ein wesentlicher Teil des Problems darin liegt, dass sie nicht wissen, was zu tun ist bzw. wie sie vorgehen sollen. Übungen, die richtiges Planen, stufenweises Vorgehen, Alternativmöglichkeiten usw. vermitteln, machen aus dem Patienten eine Art Hilfstherapeut, der besser darauf vorbereitet ist, mit der Vielzahl an Problemen umzugehen, die ihn nach der Entlassung aus der Therapie erwarten.“

Wiederholte Handlungsausführungen lassen Sicherheit und Flexibilität entstehen

Wenn die Klienten die Handlungsweisen realisieren, die sie sich vorgenommen haben, wenn z. B. sprachliche oder soziale Verhaltensweisen im Alltag erprobt werden, die im Behandlungsraum schon im Rollenspiel verfügbar waren, dann findet beim Handelnden blitzschnell ein Abgleich zwischen dem aktuell gezeigten und dem als Vorstellung gedanklich gespeicherten Soll-Verhalten statt. Meist kommt es anders als geplant (s. „Die Kunst des Scheiterns“, Kap. 6.6, S. 166ff), es kommt zu Verunsicherungen durch unerwartete situative Bedingungen oder eigene negative Gedanken. Jetzt gilt es, „Kurskorrekturen“ im eigenen Handeln vornehmen zu können oder sich selbst während der Durchführung der Übungsaufgaben in eine gute Handlungsposition zu begeben (z. B. sich körpersprachlich expressiver in Bezug zum Gegenüber zu setzen; oder sich in einem Gespräch willkürlich zu entspannen durch die Selbstinstruktion „Hände locker! Fußsohlen am Boden spüren!“; oder sich selbst während einer schwierigen Phase zu ermutigen). Diese Kurskorrekturen gilt es, gleich einzusetzen, nicht die Situation „laufen zu lassen“ und auf einen späteren Anlauf zu hoffen, der gelingen möge.

Klienten, die ihre Experimentierfreude bewahren, lernen sich zunehmend sicherer bei der Handlungsausführung zu bewegen. Sie kommen handelnd (nicht abwartend) zu größerer Ruhe, und zwar auch in Situationen, in denen zuvor Vermeidung oder Unsicherheiten bzw. Ängste vorherrschten.

Bert: „Ich habe alles bestens geplant, war perfekt vorbereitet. Aber die anfängliche Frage des Dozenten, warum ich mir das Thema ausgewählt habe, hat mich völlig umgehauen. Ich bin nicht mehr aus meinen Blocks rausgekommen. Das Referat war eine einzige Qual.“

Die Gewissheit, auch in schwierigen Kommunikationssituationen nicht die Steuerungsfähigkeiten zu verlieren, entwickelt sich erst durch eine immer wieder neue Umsetzung des geplanten Vorhabens. Wenn der Betroffene „ins Schleudern“ gerät und dann doch noch erfährt, wie er sich „aus dem Schlamassel“ selbst befreien kann, festigen sich zunehmend die eigenen Steuerungsfähigkeiten.

Dies gelingt beispielsweise, wenn das eigene Sprechen auf einen geringeren Spannungslevel heruntergepegelt, zögerliches Verhalten aufgegeben, der Kontakt expressiver gestaltet und Vermeidungs- und Fluchtwünsche rechtzeitig registriert und gestoppt werden können. Also: Steuerungsfähigkeiten für Kommunikationssituationen wachsen nur im realen Alltagsgeschehen – sie bedürfen des wiederholten Tuns!

Positive Selbstbewertungen festigen neue Handlungsmöglichkeiten

Beispiel: Nach der Planung und Durchführung einer kleinen Übungsaufgabe bespricht der Therapeut mit seinem stotternden Klienten das Handlungsergebnis:
Therapeut: Ist es Ihnen gelungen, einen fremden Passanten anzusprechen?
Klient: Ja ... aber erst beim dritten Anlauf.
Th.: Sie haben es geschafft, einen fremden Passanten tatsächlich anzusprechen, so wie das geplant war?
Kl.: Ja. Aber ich habe gestottert.
Th.: Ist die Person stehen geblieben, ohne gleich die Flucht zu ergreifen?
Kl.: Ja, das hat geklappt. Ich habe, glaube ich, freundlich gelächelt.
Th.: Das hat gut ausgesehen!
Kl.: Wir haben ein kleines Gespräch geführt. Aber der Block war ganz schön heftig.
Th.: Haben Sie so, wie Sie es wollten, nach der Guthmannstraße gefragt? Anfänglich hatten Sie ja gar nicht vor, das schwierige „G" zu wählen.
Kl.: Das war nicht das Problem. Bei „Verzeihung", da bin ich richtig doll hängengeblieben. Hat sich bescheuert angehört!
Th.: Und doch: Sie haben Ihr Vorhaben erfolgreich umgesetzt. Erstens: Sie haben jemanden angesprochen. Zweitens: Die Person ist stehen geblieben. Drittens: Sie haben trotz der Blockade weitergemacht, sind nicht davongelaufen. Viertens: Sie haben sogar ein kleines Gespräch geführt. Fünftens: Sie haben Blickkontakt halten können, haben sogar gelächelt. Und, sechstens, Sie haben erfahren, wo die Guthmannstraße liegt. Sie waren erfolgreich, durchweg erfolgreich!

Klienten brauchen ein wenig Zeit, bis sie die Schritte, die sie im Rahmen ihrer therapeutischen Eigenarbeit leisten, selbst angemessen auswerten können. Sie lernen ihre Handlungsimpulse, die sie gewagt haben, ohne ins Vermeiden zu gehen, allmählich zu schätzen, sie positiv zu bewerten, selbst dann, wenn Symptome aufgetreten sind.

Das bedeutet für kommunikationsängstliche Menschen beispielsweise, dass es in einer schwierigen Sprechsituation anfänglich wichtig ist, überhaupt zu sprechen, unabhängig davon, ob oder wie stark gestottert wird, statt am Anspruch festzuhalten, nur symptomfreie Äußerungen von sich geben zu wollen.

Selbstabwertende, negative Gedanken, die mit dem Auftreten von Symptomen über eine lange Lerngeschichte verknüpft sind, erweisen sich als hinderlich für den Prozess der Selbstveränderung. Ein erfolgreiches therapeutisches Voranschreiten verlangt, dass Klienten die Möglichkeiten positiver Selbstbeeinflussung nutzen (vgl. Kanfer et al. 2000) und dabei die Wirkung eines verstärkenden inneren Sprechens kennenlernen (vgl. „positive Selbstverbalisierungen"; Fliegel 1996; Wendlandt 2002a). So ist es beispielsweise für den Betroffenen wichtig, bei der Auswertung einer gerade durchstandenen schwierigen Übungssituation selbst die positiven Elemente zu identifizieren und sie sich selbst noch einmal beschreibend zu vergegenwärtigen.

Bezogen auf das oben geschilderte Beispiel könnte die *positive Selbstbeschreibung* beispielsweise lauten: „Ich habe es geschafft, dem Passanten in die Augen zu schauen. Ich habe gelächelt. Ich bin im Gespräch geblieben!" Abschließend könnte sich der Klient dann mit einer sog. *positiven Selbstbewertung* anerkennend verstärken: „Bisher habe ich noch nie jemand Fremdes angesprochen. Trotz der anfänglichen Blockade habe ich weitergemacht. Das war richtig klasse! Und dann noch das ‚G': Ich habe sogar meinen schwierigsten Laut verwendet! Ich kann stolz auf mich sein!"

Therapeuten sollten sich klar darüber sein, dass Handlungsergebnisse, die sie selbst als eindeutig „positiv" einschätzen (z.B. das Einholen der Auskunft nach der Guthmannstraße), von Klienten häufig als „negativ" bewertet werden. Klienten machen ihre Beurteilung nicht vom Gesamtablauf einer Handlung abhängig, sondern vom Auftreten von Symptomen. Auch wenn der Therapeut Lob und Anerkennung für ein gelungenes Kommunikationsverhalten rückgemeldet („der Passant ist stehen geblieben, hat sich Ihnen freundlich zugewandt", „Sie haben Blickkontakt gehalten"), bleiben Klienten anfänglich auf die Wahrnehmung ihres (vereinzelt auftretenden) Stotterns fixiert.

Der Therapeut sollte diesen Sachverhalt berücksichtigen und immer wieder Anlässe schaffen, bei denen der Klient lernt, die eigenen Selbstbewertungsprozesse zu analysieren und ggf. zu verändern. Nur so können typische Tendenzen der Selbstabwertung gestoppt und einer Weiterentwicklung der individuellen *Kompetenzen zur Handlungsbewertung* erreicht werden.

Gelernt wird dabei, sowohl die gelungenen Anteile des eigenen Verhaltens wahrzunehmen, als auch sie sich positiv zu vergegenwärtigen. Der Vergleich zwischen dem tatsächlich erzielten Handlungsergebnis und dem ursprünglich geplanten Verhaltensziel lehrt Klienten zudem, sich genauer mit der Angemessenheit der Vorhaben zu beschäftigen (Waren meine Ziele zu anspruchsvoll gewählt?) und andererseits den Stand der eigenen Handlungsmöglichkeiten genauer zu analysieren (Stehen mir bestimmte sprechmotorische Fertigkeiten tatsächlich sicher zur Verfügung?).

Realistische Handlungsbewertungen können somit zur Korrektur festgesetzter Ziele führen und Veränderungen bei der Handlungsausführung veranlassen. Diese Lernvorgänge können besonders gut mit der Erledigung therapeutischer Hausaufgaben (Kap. 5.2, S. 97ff) oder gemeinsamer In-vivo-Übungen (Kap. 5.3, S. 104ff) verfestigt werden. Dabei steht immer das Thema „Schlussfolgerungen" an: Was machen wir mit den angestellten Beobachtungen und Erfahrungen? Die Klärung dieser Fragen führt bei den Klienten zu einer Verfeinerung ihrer Zielformulierungskompetenzen, ihrer Planungskompetenzen und ihrer Kompetenzen zur Handlungsausführung.

Die Veränderungsplanung, -durchführung und -auswertung wird dem Klienten und Therapeuten leichter von der Hand gehen, wenn es Aufzeichnungen zu den therapeutischen Schritten gibt, wenn die komplexen therapeutischen Abläufe und Veränderungsprozesse in Wort oder Bild, in Ton oder Tabelle festgehalten und somit immer wieder einsehbar werden (Kap. 5.4, S. 113ff). Die Transparenz des Vorgehens (Kap. 5.1, S. 93ff) kann so sichergestellt und eine kontinuierliche Selbstreflexion zum Ablauf der Therapie gefördert werden.

! Aufgabe einer wissenschaftlich fundierten Stottertherapie ist es, das inhaltliche und methodische Vorgehen der Therapie an den jeweils aktuellen Selbststeuerungskräften des Betroffenen zu orientieren und sie systematisch zu stärken. Dabei sind Kompetenzen zu trainieren, die über eine Behandlung hinaus Hilfestellung für die Bewältigung alltäglicher kommunikativer Herausforderungen geben. Gelingt dies, können Therapiestunden als *Anleitungen zur Eigenveränderung* verstanden werden, als Lektionen zur Ausbildung von *Selbstveränderungskompetenzen*.

3.3 Lebensweltorientierung von Therapie sicherstellen

Therapeut: Eng wird mir manchmal im Behandlungsraum. Mein Klient sieht ständig Dinge, die ich nicht sehe. „Ich sehe was, was du nicht siehst." Aber was soll ich machen? Ich sitze in meinem Sessel, hier gehöre ich hin. Hier herrscht eine ruhige Atmosphäre. Die Orte des Klienten, die Orte seines Schreckens, kenne ich nur vom Hörensagen. Sein ganzes Leben ist für mich ein Hörensagen. Ich sitze hier und versuche doch, an seinen Sichten, an seinen Welt-Sichten teilzunehmen. Hier verweile ich und hoffe – trotz alledem – den Durchblick zu behalten.

Stottertherapie will Klienten befähigen, mit den Stottersymptomen und ihren körperlichen oder psychosozialen Folgen besser umgehen zu können. Diese Fähigkeiten sollen sich in den vielfältigen Kommunikationssituationen des alltäglichen Lebens zeigen. Es kommt also auf das Ausmaß der Sprechflüssigkeit in den alltäglichen Gesprächen an, nicht auf stotterfreie Dialoge mit dem Therapeuten. Was zählt ist, wie selbstständig und aktiv der Stotternde in seinem Lebensumfeld seine Redesituationen gestalten kann, ohne dazu die Hilfe des Therapeuten zu benötigen. Bei der Bewertung der Effektivität von Stottertherapien geht es um die Frage, wie alltagstauglich der jeweilige therapeutische Ansatz ist: Bezieht er sich in ausreichendem Maße auf die individuellen Kommunikationssituationen unserer Klienten? Und: Ist er in ausreichendem Maße in den alltäglichen Lebenssituationen unserer Klienten wirksam?

In der sprachtherapeutischen Praxis gibt es zwei hinlänglich bekannte Methoden, die von ihrem Anspruch her das Ziel „Alltagsbezug" zu erfüllen suchen, das sind „therapeutische Hausaufgaben" und „In-vivo-Arbeit". Eine fachwissenschaftliche Auseinandersetzung über diese Methoden fehlt allerdings in der deutschsprachigen Stotterliteratur noch immer fast völlig, Veröffentlichungen und Vorträge zu diesen Themen sind im deutschen Sprachraum kaum zu finden – abgesehen von zwei Standardwerken zu diesem Thema (Wendlandt 2002, 2003). Über beide Methoden wird unten ausführlich berichtet. Vorher sollen aber grundlegende Überlegungen für eine inhaltliche Ausrichtung der Therapiestunden an den konkreten Lebensbedingungen stotternder Klienten besprochen werden, die mit dem Begriff der „Lebensweltorientierung" zu beschreiben sind.

Lebensweltorientierung

Klient: Was wirklich wichtig ist, wird in der Therapie nicht besprochen. Immer geht es nur um mein Stottern. Wir machen Übungen, trainieren den richtigen Stimmeinsatz, verbessern die Artikulation, erproben den Pullout im Kaufhaus. So mit Partnerschaft und so, dafür ist keine Zeit.

„Partnerschaft und so" meint persönliche Themen, die das aktuelle Lebensgefühl eines Menschen betreffen und seine Lebenssituation charakterisieren. Das Wohlbefinden von uns Menschen hängt davon ab, ob wir ausreichend zu essen und zu trinken haben, ob es warm genug um uns herum ist, ob Menschen da sind, die uns verstehen und die uns ihre Liebe und Anerkennung schenken, ob wir etwas zu arbeiten haben, das uns Geld, Anerkennung oder Befriedigung einbringt (s. „Lebensqualität" als Kategorie der ICF, Kap. 1.5, S. 20f).

Wir wollen unser Dasein als sinnvoll erleben. Wir wollen eine Aufgabe haben, die uns in die Zukunft trägt (Kap. 8.1, S. 189). Stottertherapie ist ein Ort, an dem Klienten alle diese wichtigen Lebensthemen besprechen und klären können. Im Therapieraum wünschen sich Stotternde, mit ihren Fragen und Unklarheiten willkommen geheißen zu sein. Liebe und Partnerschaft, Familie und Beruf, Zukunft und Vergangenheit bewegen die Gemüter oft viel stärker, als einzelne Techniken der Symptombewältigung. Die individuelle Lebenswelt will betrachtet und besprochen sein. Das alltägliche Befinden, die alltäglichen Handlungen, kleine Sprechanlässe ebenso wie bedeutsame Auftritte, misslungene Kontakte, vermiedene Telefonate, Sehnsüchte nach Nähe, Wut auf sich selbst, eigene Unentschlossenheiten. Neid auf andere quält. Heftiger Übermut beflügelt. Sinnliche Lust macht unvernünftig. Ängste erzwingen die Flucht in Anpassung und Bewegungslosigkeit. Die Intensität eines solchen Erlebens zeigt an, wovon therapeutische Gespräche handeln können. Die Lebenswelt des Stotternden spiegelt sich in seinem Erleben. Stottertherapie, die hilfreich sein will, greift dieses Erleben auf (Kap. 6.5, S. 155ff).

In der Therapie von stotternden Jugendlichen wird dieser Punkt besonders augenfällig: In einem Lebensalter, das durch die Suche nach Orientierung gekennzeichnet ist, in dem Bindungswünsche und Abgrenzungskämpfe heftig miteinander streiten, in dem die Zukunft düster und ein sicheres Lebenskonzept unerreichbar scheinen, haben isolierte sprechbezogene Trainingsverfahren kaum Chancen. Hier kann eine symptombezogene Arbeit, die vielfach eine mühselige Trainingsdisziplin verlangt, nur dann gelingen, wenn die Jugendlichen die altersgemäßen Fragen besprechen können, die sie brennend interessieren.

Inhalte einer lebensweltorientierten Stottertherapie

Beispiele für Themenbereiche, die immer wieder in der Therapie erwachsener Stotternder anstehen, werden im Folgenden stichwortartig aufgeführt:

- Meine Wohnung: Bilder und Plakate an den Wänden, individuelle Ausgestaltung, Geschmack und ästhetisches Empfinden. Bedeutung von Telefon und Fernseher. Plätze in der Wohnung, an denen ich mich gerne aufhalte. Ist meine Wohnung ein Ort für Besucher?
- Orte außerhalb der Wohnung, die ich gerne aufsuche: Landschaften und Fußgängerzonen, Park und Kaufhaus, Natur und Reisen. Aktivitäten und Rückzugsmöglichkeiten. Wo will ich noch hin?
- Mein Tagesablauf, mein Wochenablauf: Aufgaben, die ich erledigen muss, Aufgaben, die ich mir selbst stelle. Essgewohnheiten und Freizeit, Spazier- und Kinogänge, persönliche Gespräche am Wochenende, Spontaneität und Regelmäßigkeit, Chaos und Ordnung, Hektik und Ruhe. Muss ich etwas ändern?
- Zeit: Uhren – Bedeutung von Zeit. Wann gehen die Stunden langsam, wann schnell vorbei? Wie und mit welchen Tätigkeiten nutze bzw. „verbrauche" ich Zeit? Wann lasse ich mir Zeit?
- Meine Gewohnheiten: lieb gewonnene und gehasste. Welche will ich aufgeben, welche beibehalten? Marotten, die sich eingeschliffen haben. Der PC (Alkohol) als Suchtmittel und Fluchtpunkt?
- Hobbys, denen ich nachgehe bzw. die zurzeit ruhen. Lieblingstätigkeiten von früher. Welche Hobbys will ich aktivieren? Begabungen, die ich an mir schätze.
- Meine Arbeit, meine beruflichen Tätigkeiten. Stehen Veränderungen an, Konflikte, die geklärt werden sollten? Fortbildungen, neue Jobs? Habe ich erreicht, was ich wollte?
- Woran freue ich mich alltäglich? Meine Energiequellen – wie tanke ich auf?

- Wie ich mein Leben insgesamt gestalten möchte? Meine Wünsche, meine liegengebliebenen Sehnsüchte. Was noch fehlt – was noch sein soll. Pläne für die Zukunft.
- Meine familiären Beziehungen zu Eltern und Geschwistern, zu den Großeltern. Was ich ihnen schon immer gerne gesagt hätte. Ungeklärte Fragen, offene Themen.
- Freundschaften, Bekanntschaften, mein soziales Umfeld. Was empfinde ich für die anderen? Wo gibt es wohltuende Gemeinsamkeiten, wo nervende Spannungen?
- Meine Partnerschaft(en). Liebe, Zärtlichkeit und Sexualität. Körperliche Nähe.
- Wie werde ich von meinen Mitmenschen gesehen? Was (wer) bin ich für die anderen?
- Beziehungen ändern – Beziehungen belassen? Zelte abbrechen – neue Kontakte eingehen?
- Wer bin ich ohne mein Stottern? Meine individuelle Besonderheit, meine Eigenheiten, Stärken und Schwächen.
- Meine inneren Einstellungen zu fremden Menschen, meine Art, mich im zwischenmenschlichen Kontakt zu bewegen. Meine Rolle, die ich einnehme in Gruppen und neuen Sprechsituationen.
- Wie ist mein Kommunikationsverhalten unabhängig vom Stottern? Wie wirke ich als Gesprächspartner?
- Was trägt mich auf dieser Welt? Geborgenheit und Vertrauen. Lebenssinn. Spiritualität und Religion. Wie will ich mein Leben gelebt haben, wenn es zu Ende geht?

Eine Stottertherapie, die an den oben aufgeführten Inhalten orientiert ist, vermag den Anspruch nach Lebensweltorientierung gut zu erfüllen. Sie sorgt dafür, dass sich die Welt des Klienten im Behandlungsraum entfalten kann: im Gespräch, in Rollenspielen, in Kommunikationsübungen, in schriftlichen Berichten und Aufzeichnungen, in Ton- und Bildaufnahmen, die der Klient von seinem Zuhause, seiner Einkaufstraße, seinem Kiez, seinen Alltagskommunikationen mit unterschiedlichen Menschen gemacht hat. Der Stottertherapeut erfindet keine künstlichen Geschichten für seine Rollenspiele, muss sich keine Figuren ausdenken, sondern greift immer wieder auf die realen Situationen und Menschen zurück, die den Lebensalltag des Klienten bestimmen. Im Rahmen der Behandlungssitzungen nutzt er dafür regelmäßig wiederkehrende Therapiesequenzen.

Arbeitsschritte einer lebensweltorientierten Stottertherapie

Es gibt eine ganze Reihe an Arbeitsschritten, die über die Gesamtdauer einer Stottertherapie immer wieder zum Einsatz kommen und den Alltagsbezug in den einzelnen Therapiestunde sichern helfen. Einige Beispiele sind im Folgenden aufgeführt.

Bericht über die vergangenen Tage; Aktuelles aus dem Lebensalltag. Der Therapeut nimmt Bezug auf die vergangene Zeit, einzelne Aussagen werden vertieft besprochen. Diese Therapiesequenz gehört in jede Therapiestunde und kann als Klärungsgespräch mit Beratungsfunktion verstanden werden (Kap. 6.5, S. 155ff).

Vertiefende Nachbereitung belastender Ereignisse. Im Gespräch, im Rollenspiel oder mit Hilfe von Übungen werden Alltagsereignisse besprochen, durchgespielt oder einzelne Sequenzen im Sinne von Probehandeln trainiert. Hierbei geht es um eine bessere Verarbeitung von eingetretenen vermeintlichen oder realen Misserfolgen sowie um eine ermutigende Vorbereitung auf bevorstehende Kommunikationssituationen.

Besprechung von Plus-Erfahrungen. Der Therapeut lenkt die Aufmerksamkeit des Klienten auf seine Ressourcen. Was gelingt mir in meinem alltäglichen Lebenszusammenhang bei welchen Menschen und unter welchen Bedingungen gut? Vorhandene Fähigkeiten werden betrachtet, Fortschritte, die sich bereits eingestellt haben, in den Blick genommen. Der Fokus richtet sich gezielt auf die Stärken. Die Negativbrille wird abgesetzt, gewohnheitsmäßiges Herumnörgeln an sich selbst beiseite gestellt. Hier, bei der Analyse der kleinen alltäglichen Kommunikationssituationen, kann der Therapeut bei seinem Klienten allmählich eine positive Selbstverstärkung etablieren (Kap. 3.2, S. 49ff). Der Anfang für tiefgreifende Einstellungsänderungen ist gemacht (Kap. 7.2 u. 7.3, S. 177–183 sowie „Therapeutische Arbeit an den Kognitionen" im Kap. 8.1, S. 192f).

Besprechung der Eigenarbeit und des Selbsttrainings. Es findet eine Auswertung all jener Aktivitäten des Klienten statt, die unter die Rubrik „therapeutische Hausaufgaben" fallen und die der Klient in unterschiedlichen Alltagskontexten bei seiner In-vivo-Arbeit umsetzt (Kap. 5.2 u. 5.3, S. 97–113). Hier wird die Wirksamkeit der im Behandlungsraum erarbeiteten Strategien und Fähigkeiten für die Lebensgestaltung des Klienten unmittelbar erkennbar.

Bearbeitung von Vermeidungen. Es geht nicht nur um Fragen wie „was fällt mir beim Sprechen noch schwer?“ oder „wo kneife ich?“. Der Therapeut unterstützt den Klienten, sich mit darüber hinausgehenden sozialen Handlungsmöglichkeiten und Lebensthemen auseinanderzusetzen. Dabei gilt es zu klären, ob der Klient Bedürfnisse nach einer stärkeren Teilhabe an gesellschaftlichen Prozessen bzw. Aufgabenstellungen realisieren möchte (s. „Partizipation“, Kap. 1.5, S. 20f). Und es gilt neue Sichtweisen und Handlungsspielräume zu entdecken.

Erprobung bevorstehender Handlungen. Der Alltagsbezug realisiert sich immer wieder durch vertiefende Übungen zur Anwendung neu gelernter Verhaltensweisen oder Handlungsmuster, die spezifisch in Hinblick auf konkrete Alltagssituationen (Auseinandersetzungen mit schwierigen Aufgabenstellungen und verunsichernden Kommunikationspartnern) besprochen und erprobt werden.

Gespräche mit Bezugspersonen. Eine angemessene Lebensweltorientierung von Stottertherapie wird auch dadurch eher gelingen, wenn Partnerinnen und Partner, Eltern, Kinder, Freunde und Arbeitskollegen sowie andere wichtige Bezugspersonen des Klienten an Therapiestunden teilnehmen. Der Therapeut bildet sich selbst einen Eindruck von der Interaktion und Beziehungsgestaltung seines Klienten bei diesen Bezugspersonen – er übernimmt nicht ungeprüft die Sichtweisen seines Klienten.

Hausbesuche. Auch Hausbesuche bringen eine Vielzahl ungeahnter Informationen über den Klienten zutage und erlauben einen vertieften Einblick in seine Lebenswelt: Die Poster an der Wand, die Fotos auf der Kommode, die Gestaltung der Inneneinrichtung, Bücher und Zeitungen, Geschirr und Blumen, Haustiere oder Sportutensilien, Mitbringsel aus dem Urlaub, eine Sammlung kleiner Holzfiguren – in jedem Zimmer begegnet man den sichtbaren Zeugen vergangener Ereignisse oder ungestillter Sehnsüchte. Überall drückt sich die ganz eigene Empfindungswelt des Stotternden aus. „My home is my castle.“ Ist die Wohnung eine Stätte des Rückzugs – oder stehen die Türen für Besucher offen? Es gibt so viele Fragen, die sich vor oder nach Hausbesuchen auftun und die die therapeutischen Gespräche „erden“.

„Spaziergänge“ im Lebensalltag. Der Therapeut sucht mit seinem Klienten Lebensbereiche auf, die außerhalb der Wohnung des Klienten liegen: Er inspiziert die „täglichen Einkaufsgänge“, den „kleinen Bummel um den Block (mit Hund)“, die „gemütliche Parkbank“, schreitet den „Joggingpfad“ ab, fährt Rolltreppen durchs „Lieblingskaufhaus“, besichtigt den „Horrorplatz“ (Arbeitsplatz) von außer oder innen. Es geht darum, einen authentischen Eindruck von der Lebenswelt des Klienten zu gewinnen, ohne sich dabei – wie bei einer übungsorientierten In-vivo-Arbeit – gleich vom Anspruch leiten zu lassen, unterstützend oder intervenierend vorgehen zu müssen (Kap. 5.3, S. 104ff).

Lebensweltorientierung bedeutet nicht „Psychotherapeutisierung“

Sowohl die oben aufgeführten lebensweltorientierten Inhalte als auch die Therapiesequenzen eines lebensweltorientierten Vorgehens verlangen vom Therapeuten eine einfühlsame und professionelle Beratungskompetenz (Kap. 6.5, S. 155ff). Sie lässt sich im Rahmen von Aus- und Weiterbildungsseminaren erwerben. Dies bedeutet aber nicht, dass sich „Lebensweltorientierung“ nur als Ergebnis einer spezifischen psychotherapeutischen Qualifikation herstellen ließe.

Lebensweltorientierung ist in jeder Art von Stottertherapie vonnöten (nicht nur in der Psychotherapie), weil das Stottern in allen Lebensbereichen des Erwachsenen anzutreffen ist und Auswirkungen auf die persönliche Lebensweise genommen hat. Stottern kann nur dann langfristig abgebaut werden, wenn die Verflechtung der Kommunikationsstörung Stottern mit der individuellen Lebenswelt bearbeitet wurde. Bei Stottertherapeuten, die die Alltagssituation, die Wohn-, Arbeits- und Lebensverhältnisse ihrer Klienten ins Blickfeld nehmen, finden wichtige Lernprozesse statt, die ihre Berufsqualifikation verbessern. Dies wird v.a. dann möglich, wenn Erfahrungen mit den eigenen Grenzen (beispielsweise beim Verlassen des sicheren Settings „Behandlungsraum"), bearbeitet werden.

Manchmal sind Stottertherapeuten schreckhafte Leute: Sie erschrecken vor dem Leben, vor den Lebenskrisen, die die Klienten auf ihren Behandlungstisch legen, vor den depressiven Verstimmungen, die deutlich werden, vor schwelenden Partnerschaftskrisen und unüberwindbar scheinenden Zukunftsängsten. Stotternde sind Menschen wie du und ich. Bei ihnen finden sich all die Lebensaufgaben und Lebensprobleme, die Menschen haben können. Da kann sich eine ganze Menge auf einem runden oder eckigen Behandlungstisch ansammeln. Es gilt hinzugucken, anzunehmen, wertzuschätzen. Den Klienten nicht gleich wieder wegzuschicken, an einen Psychotherapeuten weiterzuleiten, weil die Angst im Stottertherapeuten auftaucht, selbst keine angemessenen Lösungen für all die komplexen Belastungen des Lebens parat zu haben. So als müsse ein Therapeut dem Klienten sagen, was er zu tun habe. Dabei reichen oft Zuhören und Ermutigen aus, um die Eigenkräfte des Stotternden zu stärken. Stottertherapeuten können darauf bauen, dass ihre Anteilnahme Klärungsprozesse voranbringt und Veränderungsmotivation beim Klienten schafft (Kap. 6.5, S. 155ff).

Der Schritt zu einem Stotterexperten ist bei Erwachsenen vielfach ein langwieriges Unterfangen, das nicht selten immer wieder verschoben und nach Phasen des Zögerns dann aufs Neue in Angriff genommen wurde. Umwege und Kontaktabbrüche zu Therapeuten gehören zu diesem Prozess. Nun, wenn beide, der Betroffene und der Stottertherapeut, an einem Tisch sitzen, müssen nicht gleich Lösungen vom Experten für alle möglichen Lebensprobleme unterbreitet werden. Vielmehr beginnt jetzt erst einmal die gemeinsame Suche nach den nächsten hilfreichen Schritten.

Trotz der therapeutischen Zuwendung zum Stottern kann der Blick des Therapeuten immer auch auf die gesamte Lebenssituation des Betroffenen gerichtet bleiben. Die Bereitschaft des Klienten, mit einer Stottertherapie beginnen zu wollen, kann genutzt werden, um sich im Laufe der Zeit auch denjenigen Themenbereichen zuzuwenden, die weniger offensichtlich mit dem Stottern zusammenhängen: Die zunehmende Offenheit und das sich entwickelnde Vertrauen in der therapeutischen Beziehung erleichtern es dem Klienten, Veränderungsziele zu formulieren, die über die sprechmotorische Ebene der Stottersymptomatik hinausgehen und ggf. auch zusätzliche Behandlungswege oder andere Therapieformen erfordern.

3.4 Alternative Behandlungswege bereitstellen

Ferngespräch aus Köln, eine Stotternde ruft an:
Stotternde: Machen Sie Pseudostottern?
Therapeut: Sie suchen einen Therapieplatz?
Stotternde: Ja. Arbeiten Sie nach dem Non-Avoidance-Ansatz?
Therapeut: Wollen Sie eine entsprechende Therapie machen?
Stotternde: Nein, ganz und gar nicht!
Therapeut: Sondern?
Stotternde: Muss man bei Ihnen auch Pseudostottern im Alltag üben?
Therapeut: In der Regel werden in einer Therapie diejenigen Übungen gemacht, auf die sich Klient und Therapeut einigen können.
Stotternde: Hier in Köln sagen alle, ich muss Pseudostottern machen. Ich finde das Quatsch. Auch bei meiner neuen Logopädin geht das wieder los. Ich suche einen anderen Therapieansatz.

Dieses reale Telefongespräch (Abschrift nach Erinnerung) verdeutlicht, was mir Klienten auch im Erstgespräch immer wieder erzählen: Sie konnten sich in ihren Vorbehandlungen auf bestimmte Therapiekonzepte nicht einlassen. Sie sind verunsichert, manchmal auch erbost darüber, dass Therapeuten an einzelnen Therapiemaßnahmen festhalten; Maßnahmen, die zu ihrem favorisierten Behandlungsansatz gehören. Die Betroffenen akzeptieren die theoretischen Begründungen ihres Therapeuten nicht oder sperren sich gegen den (mehr oder weniger) deutlich spürbaren Forderungsdruck. Oft haben sie sich bereits von der Therapie innerlich verabschiedet, obwohl sie noch mit dem Therapeuten um ein einvernehmliches Vorgehen ringen.

Stottertherapie als Dienstleistung

Stottertherapie ist eine Dienstleistung für Betroffene. Das methodische Inventar, das ein Stottertherapeut einsetzt, muss der Veränderung der Kommunikationsstörung Stottern dienen. Dies kann nur erfolgreich gelingen, wenn der Klient den Behandlungsweg und die eingesetzten therapeutischen Methoden versteht und akzeptiert. Findet ein vom Therapeuten erarbeiteter Veränderungsweg nicht die Zustimmung des Klienten, muss der Therapeut alternative Wege beschreiten. Tut er dies nicht, fordert er also Behandlungsschritte ein, die der Klient nicht akzeptiert, beispielsweise den Einsatz des „Pseudostotterns" (vgl. Van Riper 1986), kommt er seinem Behandlungsauftrag nicht nach und verstößt gegen berufsethische Gesichtspunkte.

Berufsethische Verpflichtung

Der Therapeut ist nicht einem abstrakten Therapiekonzept verpflichtet, das den Behandlungsweg vorgibt, auch nicht den Postulaten einer bestimmten Therapie-*Schule* bzw. eines bestimmten Therapie-*Ansatzes*. Der Therapeut ist derjenigen Person verpflichtet, die um Hilfe nachsucht. Ihr gilt es gerecht zu werden (Kap. 3.1, S. 46ff). Auf sie muss sich der Therapeut einlassen, er muss die persönlichen Entscheidungen und Bewertungen seines Klienten respektieren, sie wertschätzen und annehmen (vgl. Rogers 2004). Tut er dies nicht, kommt seine Verweigerung dem Tatbestand der unterlassenen Hilfeleistung gleich.

Bei einer medizinisch-medikamentösen Therapie wäre es selbstverständlich, ein neues Medikament auszuprobieren, wenn der Klient mit dem bisher verordneten Medikament nicht zurechtkommt. Dies entspräche den berufsethischen Verpflichtungen, die für den Berufsstand des Arztes verbindlich sind. Diese Überlegungen gelten im Grundsatz natürlich auch für Stottertherapeuten: Auch sie verfügen über typische „Mittel", die ihren Berufsstand auszeichnen – ein breites Spektrum an wissenschaftlich anerkannten therapeutischen Interventionen zum Abbau des Stotterns. Aus diesen sehr unterschiedlichen und vielfältigen Interventionen sind solche auszuwählen und zum Einsatz zu bringen, die im Einzelfall wirksam sind und mit denen der einzelne Klient angemessen zurechtkommen kann. Es darf prinzipiell keine ausschließliche Begrenzung auf Behandlungswege erfolgen, die durch die Vorlieben des behandelnden Therapeuten oder durch ein favorisiertes Therapiekonzept festgeschrieben sind.

Ist der Therapeut nicht in der Lage, die Wünsche eines Klienten zu respektieren, Vorbehalte und Widerstände anzunehmen und verständnisvoll zu bearbeiten oder alternative Behandlungswege selbst einzuschlagen, so hat er den Betroffenen bei der Suche geeigneter Institutionen bzw. Therapeuten zu unterstützen.

In der Berufsordnung der Kammer für Psychologische Psychotherapeuten und Kinder- und Jugendlichenpsychotherapeuten ist beispielsweise unter §6 festgelegt: „Psychotherapeutinnen und Psychotherapeuten haben die Würde, die Integrität und das Selbstbestimmungsrecht der Patientinnen und Patienten zu wahren". Die „Sorgfaltspflicht" (§7) verpflichtet sie dazu, bei weiterhin bestehendem Behandlungsbedarf „ihre Patientinnen und Patienten angemessen zu beraten". Das gilt v. a. bei „Stagnationen des Behandlungsprozesses, bei Wechsel oder Verschlechterung der Symptomatik" (Absatz 2), wenn „Interventionen keine psychotherapeutische Wirkung mehr zeigen" (Absatz 3) oder wenn „das Vertrauensverhältnis im Laufe einer Behandlung verloren" geht (Absatz 4). Und unter §12, der die „Aufklärungspflicht" regelt, wird ausdrücklich der „Hinweis auf Behandlungsalternativen sowie auf weitere Hilfsangebote" gefordert.

Die Realität spiegelt manchmal ein trauriges Bild wider

Berufsbezogene Einstellungen und Verhaltensweisen von Therapeuten repräsentieren immer auch den gegenwärtigen Diskussionsstand, der im eigenen Fachgebiet herrscht. Hier und da präsentiert sich die Stottertherapie in Deutschland noch immer mit heftigen Abgrenzungen und polemischen Attacken: Auf wissenschaftlichen Kongressen, aber auch in Fachzeitschriften und Publikationsorganen erinnern mich manche Darstellungen zum Thema Stotterbehandlung an ideologische Hahnenkämpfe, die nichts mit einem offenen wissenschaftlichen Austausch zu tun haben. Da machen sich Vertreter der „Fluency-shaping-Ansätze" und der „Stotter-Modifikations-Ansätze" gegenseitig die Existenzberechtigung streitig. Da locken Seminardozenten aus der Stotterer-Selbsthilfebewegung wie selbsternannte „Territorialfürsten" mit dem „richtigen" Therapieweg und verunglimpfen – öffentlich oder hinter vorgehaltener Hand – den Therapieansatz oder die Person, die ihn propagiert. Da meinen Vertreter tiefenpsychologisch orientierter Stottertheorien, prominente Stotterexperten als „neurotische" Persönlichkeiten bezeichnen zu dürfen, weil deren Therapiekonzepte sprechmotorische Übungen und neurophysiologische Determinanten des Stotterns umfassen.

Eine solche Engstirnigkeit in der Auseinandersetzung um Therapiekonzepte und Methoden ist nicht an der Zukunftsentwicklung des Fachgebiets Stottern orientiert. Integrative Ansätze, die unterschiedliche Sichtweisen zusammenfügen und die Unterschiedlichkeit des therapeutischen Vorgehens und die Methodenvielfalt als Bereicherung auf dem schwierigen Feld der Stottertherapie betrachten, sind noch immer viel zu rar gesät.

In der Psychotherapie hat es eine ganze Weile gedauert, bis sich integrative Sichtweisen durchgesetzt haben (vgl. Grawe 1998). Blickt man in der Wissenschaftsgeschichte zurück, erkennt man deutlich, dass sich neue Fachdisziplinen meist in Abgrenzung zu den bisher favorisierten Disziplinen profilieren: Schwächen des „Gegners" werden herausgestellt, die eigene Überlegenheit im Detail untermauert, Statistiken als Belege aufgeführt. Sehr deutlich ist dies zu erkennen beispielsweise in der Gründungsphase der Verhaltenstherapie, die sich mit polemischen Schriften gegenüber der Psychoanalyse zu etablieren versucht hat (so beispielsweise Eysenck u. Rachman 1968).

Alternative Strategien – Variationen sind gefragt

Therapeuten, die nur wenige Behandlungsbausteine kennen, können auch nur wenige Behandlungsbausteine in ihrer Therapiepraxis einsetzten. Wer über viele Bausteine verfügt, kann variabler mit seinen Bausteinen umgehen. Unabhängig davon, wie offen oder wie starr ein Therapiekonzept konstruiert wurde – es wird immer maßgeblich mitgeprägt durch die Offenheit des Behandlers.

Bei der konkreten Umsetzung von Therapiemaßnahmen wird deutlich, ob der einzelne Therapeut überhaupt zu einer Variation des Vorgehens in der Lage ist und, ergänzend zum vorgegebenen Konzept, notwendige Individualisierungsschritte einbauen kann. Fehlen hierzu Handwerkszeug, theoretische Flexibilität oder persönliche Bereitschaft, hat der Klient kaum Wahlfreiheit: Er muss das vom Therapeuten vorgegebene Vorgehen akzeptieren oder das Behandlungsangebot ablehnen (s. Kriterien für eine angemessene Therapieauswahl, Kap. 7.1, S. 175ff).

In der Erwachsenentherapie des Stotterns sind also Variationen gefragt: Der Therapeut wird den Bedürfnissen seiner Klienten besser entsprechen können, wenn er bei einem Klienten unterschiedliche Behandlungswege erprobt und deren Eignung für den Symptomabbau prüft. Dabei sind alternative Zielfestlegungen bis zum Behandlungsende sicherzustellen, die dem Stotternden die Freiheit geben, welche unterschiedlichen Stotter-, Sprech- und Kommunikationsweisen er wann und bei wem einsetzt. Auch für die Klienten, die oft mehrere Therapien durchlaufen haben, ist es wichtig, bei Ihrer Entscheidung für eine erneute Behandlung nicht wieder eine gleichartige Therapieform zu wählen, sondern Mut zur Erprobung einer andersartigen Therapie zu haben, die sich hinsichtlich des Konzepts oder der Veränderungsmethoden deutlich unterscheidet (vgl. das Prinzip „Weniger des Selben" bei Watzlawick u. a. 1992).

Lebenslange Fortbildung

Die in den Berufsleitlinien für Logogpäden (§ 3, Abs. 1–3) und der Berufsordnung für Psychotherapeuten (§ 16, Absatz 1) festgelegte Pflicht zum Erhalt und zur Weiterentwicklung der professionellen Kompetenz verpflichtet Stottertherapeuten aus den entsprechenden Berufsgruppen, regelmäßig an fortbildungs- und qualitätssichernden Maßnahmen teilzunehmen. Diese Pflicht wird als berufsbegleitende und als lebenslange Aufgabe verstanden. Sie erlaubt es Stottertherapeuten, sich eine breitere Palette an Behandlungsmethoden anzueignen, die bei dem sehr unterschiedlich ausgeformten Störungsbild des Stotterns und den sehr verschiedenartigen Menschen, die stottern, flexibel eingesetzt werden kann. Bei gut fort- und weitergebildeten Stottertherapeuten erhöht sich damit die Wahrscheinlichkeit, dass zwischen Klient und Therapeut eine gute Bezugnahme hergestellt werden kann (s. Compliance, Kap. 5.7, S. 121ff).

Idealtypische Vorstellungen

Natürlich handelt es sich bei den Ansprüchen nach einer breiten Palette an Handwerkszeug, nach einer integrativen Sichtweise, nach einer lebenslangen Fortbildung, nach einer „geläuterten" Persönlichkeit des Therapeuten um idealtypische Vorstellungen: Es gilt, diese Vorstellungen als Zielorientierungen zu nutzen, denen schrittweise näher gekommen werden kann. Dabei ist selbstverständlich davon auszugehen, dass jeder Stottertherapeut in seiner Aus- und Weiterbildung immer nur einen begrenzten Teil des notwendigen Stottertherapieinventariums erwerben kann. Und dass seine Einstellungen und Erkenntnisse zu einem (Groß-) Teil abhängig sind von den Lehrern, die ihn ausgebildet haben bzw. von den Büchern, die er zu lesen in der Lage war, aber auch von den therapeutischen Modellen, von denen er sich beeinflussen ließ. Es kann auch nicht der Anspruch sein, dass ein Therapeut mit jedem Klienten zurechtkommen muss – auch hier gibt es, selbst bei guter Supervision, Grenzen der Passung.

Diese Sachverhalte müssen nicht beunruhigen und zu Selbstvorwürfen führen. Vielmehr wächst aus diesen Sachverhalten eine Einsicht, die zur Bescheidenheit mahnt: Wir können als einzelner Therapeut immer nur begrenzt helfen. Manchmal stehen andere Lebensaufgaben für den Klienten an oder der Zeitpunkt für unser Therapieangebot ist ungünstig. Manchmal besteht unsere therapeutische Aufgabe nicht im „Therapieren", sondern im „Mit-auf-die-Suche-Gehen", damit unser Klient Unterstützungsformen ausfindig machen kann, die er in seiner gegenwärtigen Lebenssituation benötigt.

! Der Klient hat Anspruch auf ein flexibles Konzept seiner Stottertherapie. Bei Stagnationen im Behandlungsprozess, bei mangelnder Wirksamkeit oder bei der Ablehnung des Therapiekonzepts durch Klienten müssen alternativen Behandlungswege beschritten werden. Professionelle Therapeuten können diesen Suchprozess vorurteilsfrei und ermutigend voranbringen und sich damit von Gefühlen des Versagens und der eigenen Gekränktheit lösen.

3.5 Rückfallbearbeitung

Claudia, Tagebucheintragung vom 8. Januar: „Auf den Boden des Rückfalls gesunken! Gestürzt! Oder geht es noch tiefer? Die unspektakulärsten Sprechanlässe verkrampfen Gaumen und Zungengrund, das Nennen des eigenen Namens verdoppelt die Pulsfrequenz, der Kehlkopf gibt die Luft zum Gruß nicht frei, jeder Brötchenkauf wird zur tonlosen, mundtrockenen Angelegenheit. Die ganz alten, schon besiegt gewähnten Symptome ersticken jede einfache Randbemerkung. Telefonieren mit Freunden als unphysiologischer Kraftakt aller Körperteile? Wieder ganz am Anfang? Wohin? Wohin mit dem Entsetzen? Mit der Fassungslosigkeit? Mit erstarrender Scham? Der Rückfall kam für mich Anfang des Jahres, mitten in der Therapie. Der Rückfall kommt. Ich denke, er kommt auf jeden Fall und immer. Früher oder später. Die Frage darf deshalb nicht heißen ‚Wie beuge ich dem Rückfall vor?', sondern ‚Wie begegne ich ihm?'."

Beim Stottern muss, wie bei anderen Störungsbildern auch (z. B. bei Stimmstörungen und Alkoholerkrankungen) immer mit „Rückfällen" gerechnet werden. Sie können im Laufe der Behandlung oder nach ihrem Abschluss auftreten. Für Betroffene, Angehörige und Therapeuten stellt es „eine Überforderung dar, wenn der therapeutische Umgang mit dem Rückfall erst im Moment der Krise entwickelt werden muss" (Lindenmeyer 2000, S. 581). Vielmehr gebietet es die Vernunft, die Maßnahmen zur Rückfallbearbeitung zu einem wichtigen Bestandteil der therapeutischen Bemühungen werden zu lassen und sie eben nicht, wie das oft üblich ist, als Anhängsel einer Behandlung durchzuführen. Stottertherapien müssen den Sachverhalt Rückfall in ihrem Behandlungskonzept integriert haben und ihn kontinuierlich in ihrem therapeutischen Tagesgeschäft berücksichtigen – so wie das in der Suchttherapie bereits selbstverständlich geworden ist (vgl. Körkel 2006).

Definition von Rückfall

Jeder professionelle therapeutische Ansatz zielt auf einen Abbau der Symptomatik und definiert dies als Fortschritt für eine Behandlung. Rückschritte werden als „Rückfälle" bezeichnet. Sie stellen in der Therapie und Selbsthilfe eine spezifische Form von Misserfolgen dar, die sich nach Jehle (1982, S. 53) von anderen Formen des Misserfolgs abgrenzen lassen, von „z. B.: Abbruch der Therapie, mangelnde Veränderung, Ablehnung bzw. Nichtausführung von Therapiemaßnahmen, Verschlechterung während der Therapie, unerwünschte Nebenwirkungen, mangelnder Transfer und Symptomverschiebung". Bei der Verwendung des Begriffs „Rückfall" bleibt oft unklar, was mit diesem „Fall zurück" gemeint ist. Ist es das Wiederanwachsen der Stotterhäufigkeit oder das erneute Auftreten stärkerer Blockaden? Sind es Sprechscheu und soziales Vermeidungsverhalten, die wieder einsetzen, oder Ängste vor bestimmten Buchstaben bzw. depressive Verstimmungen?

Nach Lauer, Richter und Sohns (1996) lässt sich der Rückfall als lebensgeschichtlich bewährtes, aber inadäquates Bewältigungsverhalten verstehen, das in Überforderungssituationen auftritt. Lindenmeyer und Mitarbeiter (1995, S. 37) beschreiben die Entstehung eines Rückfalls „als Folge von mangelnder Selbstwirksamkeitsüberzeugung und unzureichenden Bewältigungsfähigkeiten der Betroffenen in individuell relevanten Risikosituationen". Bei erwachsenen Stotternden mindert ihr Zweifel an den eigenen Fähigkeiten, mit bevorstehenden schwierigen Kommunikationssituationen angemessen umgehen zu können, ihr tatsächliches Bewältigungsverhalten. In diesem Sinne können ein Anstieg von Selbstzweifeln und Misserfolgsfantasien Indikatoren für einen bevorstehenden Stotterrückfall sein (vgl. unten: mangelnde Selbstwirksamkeitsüberzeugung, Kap. 5.7, S. 125).

Rückfall als Normalität

Rückfälle gehören zur Erwachsenentherapie des Stotterns dazu. In jeder länger dauernden Behandlung sind sie die Regel, nicht die Ausnahme. Eine noch so gute Therapie kann also keinen Rückfall vermeiden, eine Sicherheit gegen Rückfälle gibt es nicht. Dem unvorbereiteten Ausgeliefertsein eines Stotternden beim Auftritt eines Rückfalls lässt sich allerdings entgegenwirken. Rückfall*vorbeugung* kann also immer nur meinen, dass es gilt, den *Umgang mit dem Rückfall* exemplarisch vorwegzunehmen. In diesem Sinne bereitet eine „Prophylaxe" (*Vorbeugung)* auf einen möglichen Rückfall vor und darf nicht die Illusion wecken, Rückfälle ließen sich ausschalten. Tritt ein Rückfall während einer Behandlung tatsächlich auf, sprechen wir von Rückfall*bearbeitung*, nicht von *-vorbeugung*.

Ein Therapiekonzept muss beide Vorgänge, Rückfallvorbeugung und Rückfallbearbeitung möglich machen. Hilfestellungen sind bereitzuhalten, damit Stotternde eine produktive Einstellung zum (ggf. eigenen) Rückfall aufbauen, Wissen über die Rückfallgefährdung erwerben sowie Bewältigungsstrategien erproben können, um einen angemessen Umgang mit dem Rückfall sicherzustellen.

Aufklärung zum Thema Rückfall

Das Thema Rückfall gehört in die ersten Behandlungssitzungen. Bereits am Anfang, wenn über den Ablauf der Therapie gesprochen wird, wenn die Wünsche nach Symptomfreiheit beim Betroffenen laut werden, wenn er erfährt, dass sich mit bestimmten sprechmotorischen Maßnahmen Flüssigkeit im Sprechfluss herstellen lässt, wenn deutlich wird, dass die Stottersymptomatik mit dem eigenen Erleben (Einstellungen, Gedanken und Gefühlen) und mit Anforderungen aus dem sozialen Umfeld in Beziehung stehen, bereits dann sollte der Therapeut auch auf das Phänomen Rückfall zu sprechen kommen. Unrealistische Hoffnungen, langjähriges Stottern mit wenigen Schritten schnell hinter sich lassen zu können, gehören ebenso besprochen wie der Glaube, Veränderungen ließen sich geradlinig erreichen. Es muss deutlich werden, dass Stottertherapie über gewundene Pfade verläuft, die wie bei einer Wanderung in den Bergen Höhen und Tiefen aufweisen, sodass die Symptomatik manchmal unvorhersehbar ansteigt oder abfällt. Nach Phasen des schnellen Vorankommens geht es manchmal partout nicht weiter, das Ziel ist von großen Felsen verstellt, Rückschritte sind unerlässlich, versteckte Nebenwege müssen entdeckt werden, um wieder die richtige Richtung und den Aufstieg zu finden.

In den Gesprächen zum Thema Rückfall sollte es nicht nur darum gehen, den Stotternden mit der Tatsache vertraut zu machen, dass Rückfälle auftreten können. Wichtiger ist es, dass er sensibilisiert wird für die Bedingungen, die Rückfälle auslösen. Derartige Gespräche schaffen, wenn sie wiederholt geführt werden, ein Bewusstsein für mögliche Risikofaktoren (s. u.). Mit der gleichen Selbstverständlichkeit, mit der der Therapeut erzielte Erfolge bespricht, aktuelle Befürchtungen erörtert und Stillstände analysiert, kann er auch die momentane Rückfallgefährdung thematisieren.

Risikofaktoren für eine Rückfallgefährdung

Es ist gut zu wissen, womit ein Rückfall in Verbindung gebracht werden kann. Natürlich können Therapeuten und Stotternde in ihren Klärungsgesprächen nicht alle konkreten Auslöser vorwegnehmen, aber sie können ein paar der typischen Gefährdungsmomente betrachten, die Rückfälle provozieren. Hierzu lassen sich – aus einer jeweils anderen Perspektive – folgende Beispiele benennen:

- Das Stottern ist durch eine große Wechselhaftigkeit der Symptomatik gekennzeichnet. Verlauf und Entwicklung des Stotterns verweisen auf eine große Variabilität der Kommunikationsstörung in Abhängigkeit von den eigenen Befindlichkeiten, den gegenwärtigen Lebenslagen und den aktuellen situativen sprachlichen Anforderungen. In diesem Sinne erscheint ein Rückfall nicht als „böses Unglück", sondern als eine extreme Ausprägung der zur Symptomatik gehörenden Schwankung.
- Ein Rückfall kann mit den eigenen gestiegenen Ansprüchen nach Flüssigkeit in Verbindung stehen: Mit einem zügigen Voranschreiten in der Selbstveränderung wird der behandelte Klient, oft ohne es selbst wahrzunehmen, zunehmend „unerbittlich" gegenüber sich selbst. Er überbewertet die hier und da auftretenden Symptome und orientiert sich dabei an den flüssigen Phasen in der Therapie, nicht an den Phasen der Unflüssigkeit vor der Behandlung. Die eigenen Ansprüche an gutes Funktionieren und fehlerfreies Auftreten sind unrealistisch. Dies betont beispielsweise Fraser (1987, S. 133), der die behandelten Stotternden vor einer allgemeinen Tendenz zu überhöhten Erwartungen warnt.
- Im Leben des Stotternden kommt es gegenwärtig zu spezifische Belastungssituationen, beispielsweise zu Auseinandersetzungen in der Familie oder im Beruf. Die wahrgenommenen Probleme mit dem Sprechen sind nicht durchgängig, sondern sind an diese ausgewählten, für den Betroffenen allerdings äußerst wichtigen Situationen gekoppelt. Gerade jetzt gilt es, die Vielzahl der anderen Kommunikationssituationen, die positiv bewältigt werden können, nicht aus den Augen zu verlieren.
- Ein Rückfall kann auf Vermeidungs- und Fluchtverhalten verweisen, das sich wieder eingeschlichen hat. Dies geht so lange gut, bis eine Situation von besonderer Bedeutsamkeit auftritt, die nicht vermieden werden kann und extreme Ängste auslöst. Schlagartig treten sprechmotorische Verkrampfungen und starke Gefühle des Versagens auf.
- Ein Rückfall kann zutage bringen, dass es Problembereiche und Themen gibt, die im Rahmen der Therapie liegen geblieben sind. Ein derartig motivierter Rückfall ereignet sich nicht selten dann, wenn das Therapieende naht.
- Nicht selten verdeutlicht ein Rückfall, dass die Lebenssituation des Betroffenen insgesamt angespannt ist und er unter erheblichen, allgemeinen Belastungen leidet. Eine erfreuliche Zukunftsperspektive fehlt. Hiermit wird deutlich, dass Veränderungen nicht in erster Linie beim Sprechen, sondern in anderen Bereichen anstehen (Kap. 8.1, Veränderungsbereiche 6–9, S. 192ff).
- Ein Rückfall demonstriert die Überlegenheit alter Gewohnheiten: Van Riper (1986, S. 156) weist auf diese alte lernpsychologische Erkenntnis hin, dass von 2 gleich starken Verhaltensgewohnheiten diejenige die Oberhand gewinnt, die älter ist, früher erworben wurde und damit schon eine längere Zeitspanne besteht. Die alten Stotter-Sprechgewohnheiten überlagern die später erworben Verflüssigungstechniken, wenn diese nicht kontinuierlich verfestigt und überlernt werden.
- Unter dem Gesichtspunkt der therapeutischen Eigenarbeit kann der gleiche Sachverhalt wie folgt benannt werden: Rückfälle weisen darauf hin, dass beim Klienten eine falsche Einstellung zur Therapie und zum Selbsttraining vorliegen – Stotternde hören zu früh mit ihren Veränderungsbemühungen auf. Luper (1989, S. 61) betont, dass es in der Stottertherapie nicht nur um den Erwerb neuer Gewohnheiten, auch nicht nur um die Übertragung der Gewohnheiten auf verschiedenartige Sprechsituationen ginge, sondern v. a. um die Beibehaltung und Verfestigung des neuen Verhaltens. Der Stotternde müsse ständig fortfahren, seinen Sprechhorizont zu erweitern und neuerworbene Grundsätze zu berücksichtigen. Boehmler (1989, S. 101) fordert, „nicht den Fehler halbherziger Anwendung der Therapie und mangelnder Weiterverfolgung" zu begehen.
- Ein Rückfall ist ein Indikator für einen unmittelbar bevorstehenden bedeutsamen Lebensschritt des Stotternden: Der Rückfall tritt ge-

rade dann auf, wenn ein Mensch dabei war, eine neue Rolle einzunehmen bzw. ein neues Handlungskonzept für seine Zukunft zu entwickeln. Der Rückfall hat die Funktion einer „Notbremsung", die das angstvolle Unbewusste vollzieht, um die Beibehaltung des bisherigen Zustands sicherzustellen. Ein Abschied vom Gestern soll verhindert werden. Der positive Aspekt eines derartig motivierten Rückfalls führt zur Erkenntnis, dass beim Stotternden bereits ein neu erlangter Status vorliegt, der realisiert werden will. „Der Rückfall darf kein Grund sein, die neuen Lebensgeister aufzugeben. Stottern ist kein Hinderungsgrund, schon heute das Leben so zu leben, wie Du es leben willst. Das steht Dir zu! Verschiebe nicht alles auf eine ungewisse Zukunft! Der Aufbruch zu neuen Ufern ist jetzt nötiger denn je!" (Wendlandt 1994, S. 66)
- Ein Rückfall kann darauf hindeuten, dass der Therapeut voreilig und aus eigenen Motiven heraus das Behandlungsende vorgeschlagen hat und dabei wenig einfühlsam vorgegangen ist. Dies tritt nicht selten dann auf, wenn bereits Probleme in der Klient-Therapeuten-Beziehung existierten und die Eigenarbeit des Klienten aus Sicht des Therapeuten ungenügend war.

Es gibt sehr unterschiedliche Gründe für Rückfälle – die hier aufgeführten Risikofaktoren sind aus meiner Sicht am häufigsten für das Auftreten von Rückfällen bei erwachsenen Stotternden verantwortlich. Für den Einzelfall ist es von größter Wichtigkeit, die individuell vorliegende momentane Rückfallgefährdung zu ermitteln. Hier muss der Therapeut die aktuellen Lebensbedingungen seiner Klienten im Auge behalten und genauer befragen: Was macht Ihr Leben gerade so schwer? Welche Themen bzw. Problembereiche konnten in unseren Sitzungen bisher nicht ausreichend besprochen werden? Worauf sollten wir noch stärker hinwirken, um für einen möglichen Rückfall gewappnet zu sein? Es gibt eine ganze Reihe an Fragen, die für die Rückfallvorbeugung und -bearbeitung sinnvoll sind.

! Rückfälle weisen auf die in der Therapie übersehen oder unbearbeitet gebliebenen Konfliktfelder und können in diesem Sinne als Indikatoren für Schwachstellen der Behandlung angesehen werden.

Fragen zum Rückfall – Fragen an den Stotternden

Der Arbeitsbogen 2 (Anhang, S. 216) dient als Arbeitsmaterial für die Erwachsenentherapie. Er enthält eine Auswahl an Fragen zum Thema Rückfall und regt den Klienten inhaltlich dazu an, sich Gedanken zu diesem Themenbereich zu machen. Auch finden sich dort 2 Schreibimpulse, zu denen der Klient in Eigenarbeit kleine eigene Texte verfassen kann.

Akzeptanz von Rückfällen durch den Therapeuten

Freund (1989, S. 55) fordert vom Stotternden, für den Rückfall vorbereitet zu sein und ihm mit dem richtigen Bewusstsein gegenüberzutreten. „Die richtige Einstellung, Rückfällen und Rückschlägen zu begegnen, ist eine Haltung der Selbsttolerierung, des Hinnehmens der eigenen Schwächen und Grenzen." Aber nicht nur die Betroffenen müssen lernen, mit dem Rückfall tolerant umzugehen. Auch Stottertherapeuten haben es oft nicht einfach, das Thema Rückfall in den Mittelpunkt der eigenen Aufmerksamkeit zu rücken. Für ihr eigenes Wohlbefinden ist es oft unerlässlich, selbst an den Erfolg ihrer Veränderungsmaßnahmen glauben und stolz auf Veränderungsschritte sein zu können, die sie bei ihren Klienten initiiert haben.

In diesem Zusammenhang klingt es wie ein Widerspruch, den Blick immer auch auf die Vorläufigkeit der erzielten Erfolge lenken zu sollen. Dies kann beim Therapeuten die Sorge auslösen, der Klient könnte ihn als inkompetent einschätzen, wenn er selbst die stetige Kontinuität des Fortschritts in Zweifel zieht. Hier ist Gelassenheit gefragt: Es gehört zu den typischen Aufgaben eines Stottertherapeuten, mit (tatsächlichen oder vermuteten) negative Zuschreibungen von Klienten fertig zu werden, die beispielsweise meinen, der Therapeut habe nicht „das Zeug dafür", Stottern dauerhaft zu beseitigen, weil er wiederholt das Thema Rückfall einbringt.

Beim Thema Rückfall können also auch Therapeuten ins „Fallen" geraten. Der Stolperstein Rückfall lässt sich vom Stottertherapeuten nur dann überwinden, wenn er selbst seine Angst vor dem Rückfall verliert, mögliche Schuldgefühle wegen plötzlich auftretender Rückfälle wahrnehmen und analysieren kann und zu einer Unbefangenheit im

Umgang mit dem Rückfall kommt, so wie er sie auch der Stottersymptomatik gegenüber erreicht hat – beispielsweise beim spielerischen Umgang mit dem Pseudostottern. Es gehört zu den Stärken eines guten Stottertherapeuten, das Motto „Nicht vermeiden!" nicht nur auf das Stottern, sondern auch auf den Rückfall zu beziehen. Therapeuten sollten einen Rückfall, der im Laufe der Therapie auftritt, freudig begrüßen und als Chance nutzen: Statt dass der Klient nach Behandlungsende alleine um ein richtiges Vorgehen zur Rückfallbewältigung ringt, können Therapeut und Klient nun gemeinsam den Rückfall analysieren und Möglichkeiten seiner Bearbeitung entwickeln.

„Rückfälle sind ein Wiederanknüpfen an einem altvertrauten Zustand – wie ein Noch-einmal-Verweilen-im-Gestern. Aber ein Rückfall führt nicht wirklich zurück in die Vergangenheit, führt nie zurück auf die gleiche Stufe wie früher, auch wenn das Stottern in gleicher Stärke wieder auftritt: Niemals können die positiven Erfahrungen verloren gehen, die mit den bereits erzielten Veränderungen einhergegangen sind. Immer bleibt ein Wissen von den bereits erarbeiteten Veränderungsmöglichkeiten gegenwärtig. Und die Gewissheit ist vorhanden, eigene Ängste überwunden, mehr Kommunikation gewagt und Sprechübungen erfolgreich eingesetzt zu haben." (Wendlandt 1994, S. 52)

Arbeitsschritt zur Rückfallbewältigung – eine Checkliste

Im Kap. 3.2 (S. 49ff) sind die wichtigsten Selbststeuerungskompetenzen beschrieben, über die Klienten verfügen sollten, wenn sie Veränderungen initiieren und Verhaltensprobleme bewältigen möchten. Die Ausführungen dort gelten insbesondere auch für die Bearbeitung von Rückfällen, die vom Klienten selbstständig gemeistert werden wollen. Ablauf und Arbeitsschritte einer individuellen Rückfallbewältigung lassen sich dabei wie folgt strukturieren:

Analysieren:

- Herausbekommen, womit der Rückfall zusammenhängt.
- Klären, wie weit Sprechfreude und Unbefangenheit des Sprechens eingeschränkt sind.
- Ausmaß von Ängsten und Vermeidungen ermitteln, Kommunikationsverweigerungen aufspüren.
- Art und Intensität der eigentherapeutischen Arbeit dokumentieren; ermitteln, in welchen Bereichen Übungen durchgeführt werden (Sprechübungen/Verflüssigungstechniken/Entspannungsübungen/Desensibilisierungsübungen/In-vivo-Übungen etc.), in welchen nicht.
- Beeinträchtigung ermitteln, die – durch den Rückfall bedingt – in zwischenmenschlichen Beziehungen auftreten; Reaktionsweisen von Angehörigen, Freunden und Arbeitskollegen klären.
- Prüfen, welche Lebensaufgaben anstehen, deren Realisierung durch den Rückfall gefährdet ist.
- Alle genannten Punkte in einem „Rückfalljournal" festhalten und reflektieren (s. „Therapeutisches Tagebuch", S. 101, oder „In-vivo-Journal", S. 112, 115); ein solches Rückfalljournal ist ausgesprochen hilfreich für die Bearbeitung möglicher späterer Rückfälle.

Aus anderen Arbeitsbereichen ist bekannt, beispielsweise aus der Behandlung von Alkoholkranken, dass Klienten in aller Regel „aufgrund der emotionalen Labilisierung nach einem Rückfall einen besseren Zugang zu den Gefühlen (haben), die diesen auslösten" (vgl. Lauer et al. 1996, S. 384). Das dürfte auch auf Stotternde zutreffen, denen es nach meiner Beobachtung besonders nach einem Rückfall deutlich leichter fällt, ihre Gefühle bestimmten Ereignissen (z. B. Kränkungen, partnerschaftlichen oder häuslichen Konflikten etc.) zuzuordnen. Der Arbeitsschritt „Analysieren" ist deswegen nach einem Rückfall oft ergiebiger als zuvor.

Prioritäten festlegen:

- Klären, welche der ermittelten Sachverhalte und Probleme vorrangig bearbeitet werden sollten.
- Überschaubare Arbeitsbereiche bilden (Beispiel: 1. Erhöhung der Sprechaktivität, 2. Verbesserung der Kontakte zu Kollegen, 3. Umgang mit Blockaden).
- Bei den Entscheidungen berücksichtigen, dass verloren geglaubte Fähigkeiten sich viel schneller aktivieren lassen als der Erwerb neuer Verhaltensweisen.

Ziele bestimmen und Arbeitsplan festlegen: Bezogen auf das o. g. Beispiel würde das bedeuten:

- Ziel für den Arbeitsbereich 1 (= Sprechbeteili-

gung im Familienkreis erhöhen): Mindestens 3 Äußerungen (egal wie lang) während gemeinsamer Mahlzeiten machen.
- Ziel A für den Arbeitsbereich 2 (= Kontakte zu Kollegen verbessern): Täglich mit 2 Kollegen zweimal kurz sprechen; mindestens „Begrüßung" morgens und „Verabschiedung" nachmittags.
- Ziel B für den Arbeitsbereich 2: Kollege Günther in die therapeutischen Aufgabenstellungen einbeziehen, mit ihm über den Rückfall und die Schritte der Bewältigung sprechen.
- Ziel für den Arbeitsbereich 3 (= Umgang mit Blockaden): Dreimal täglich 2 min Blocklösetechniken trainieren und über Tonbandkontrolle das Gelingen der sprechmotorischen Selbststeuerung überprüfen.

Arbeitsschritte durchführen und aufzeichnen:
- Die geplanten Aktivitäten so durchführen, dass sich die Aufgabenstellungen erfüllen lassen und Erfolge möglich werden (Kleinschrittigkeit, Festigen durch Wiederholen! etc.).
- Variationen der Aufgabenstellungen geplant (vorbereitet) und ungeplant (spontan) realisieren.
- Sprechmotorische Sicherheit dadurch erhöhen, dass nicht nur das sprachliche Zielverhalten geübt wird (beispielsweise eine Blocklösetechnik über 10 min), sondern dass ein schneller Wechsel vom Stottern in die Sprechflüssigkeit, aber auch von einer Sprechweise in die andere vorgenommen werden kann (nicht Flüssigkeit muss geübt werden, sondern die Fähigkeit zum Umschalten auf unterschiedliche Sprech- und Stotterweisen!).
- Ab und zu Tonband-, Video- oder schriftliche Protokolle anfertigen, um eine halbwegs objektive Rückmeldung der geleisteten Arbeitsschritte zu erhalten. Dies ist wichtig, da die subjektive Sichtweise das eigene Handeln oft negativ einfärbt und so den Fortschritt behindert (Kap. 5.4, S. 113ff).

Maßnahmen zur Stärkung der Lebensfreude sicherstellen:
- Festlegung von Aktivitäten, die die Lebensgeister beflügeln.
  (In schweren Zeiten, wie sie durch Rückfälle entstehen können, gilt es, Kraft zu tanken, sich gezielt Lebensenergie zuzuführen, sich selbst zu verwöhnen.)
- Pluserfahrungen sammeln: Den Blick auf diejenigen Kommunikationssituationen und sozialen Beziehungen richten, die täglich gelingen; sie neugierig und freudig mit Nachdruck notieren (Kap. 5.4, S. 113ff).

Selbsttraining auswerten:
- Die eigenen Aktivitäten zur Rückfallbewältigung auswerten; die Sichtweisen der zurate gezogenen Verbündeten/Fachleute mit einbeziehen.
- Rückfallverlauf und Arbeitsschritte zur Rückfallbewältigung anhand des Rückfalljournals analysieren, fehlende Eintragungen ergänzen und ggf. Schlussfolgerungen für eine veränderte Rückfallbearbeitung ziehen.
- Festlegen, ob – und wenn ja welche – neuen Arbeitsbereiche und Selbsttrainingsaufgaben zur Rückfallbewältigung in Angriff genommen werden sollen.
- Realistisch in den Ansprüchen bleiben und Geduld für Veränderungsprozesse aufbringen.
- Eine kontinuierliche Weiterarbeit auch dann festlegen, wenn der Rückfall als bewältigt eingeschätzt wird.

Nichterfolg provozieren und Stressbewältigungsstrategien erproben

Rückfälle kommen nicht aus heiterem Himmel, Rückfälle sind erklärbar (s. o.). Sie hängen vielfach mit den Bewertungsprozessen zusammen, die Stotternde vornehmen, wenn sie mit ihren eigenen Sprechunflüssigkeiten konfrontiert sind. In Kommunikationssituationen, denen der Betroffene eine große Bedeutsamkeit beimisst, geht er nicht gelassen und akzeptierend mit dem eigenen Stottern um. Vor allem, wenn es sich um „wichtige Beziehungen" handelt und er negative Auswirkungen wegen seines Stotterns befürchtet, entwickelt sich aus einem ganz normalen alltäglichen Stottern eine „peinliche", „ärgerliche", „fürchterliche" Angelegenheit. Das ganz normale Stottern wird durch die persönlichen Reaktionsweisen des Betroffenen zu einem gravierenden Versagen, das sich, wenn diese Verarbeitungsform wiederholt auftritt, zu einem „dicken Rückfall" hochschaukeln kann.

> **!** Rückfälle entwickeln sich oft aus Normalfällen. Die Bearbeitung und Vorbeugung von Rückfällen muss daher den Umgang mit dem „Versagen" schulen und Hilfestellungen geben, dass „Nicht-Erfolge" nicht immer gleich zu dramatischen „Miss-Erfolgen" umgedeutet werden.

Dieses Behandlungsziel sollte in jeder Therapie langjährig stotternder Erwachsener Berücksichtigung finden. Statt den Erfolg zu trainieren, muss das Therapiekonzept Raum und Zeit zur Verfügung stellen, um Nichterfolge systematisch herzustellen und ihre positive Bearbeitung zu begleiten.

Eine In-vivo-Arbeit, die Prinzipien aus der kognitiven Verhaltenstherapie berücksichtigt, kann dieser Aufgabe gerecht werden (s. Veränderungsbereich 7 im Kap. 8.1, S. 192f). Im Gegensatz zu den Sitzungen im Behandlungsraum bieten In-vivo-Sitzungen den Vorteil, immer wieder in das konkrete Bewältigungsverhalten Einblick nehmen zu können, das dem Klienten aktuell zur Verfügung steht, um mit unvorhergesehenen Problemen und Stresssituationen fertig zu werden. Die Betroffenen können ermutigt werden, sich „Fehler" angstfrei zuzugestehen (ein wichtiges Prinzip des Selbstsicherheitstrainings; Kap. 8.1, S. 192) und „Versagen" als eine Variante möglicher Handlungsergebnisse zu akzeptieren, die zu produktiven neuen Lernschritten führt (Kap. 6.6, S. 166ff).

So können gerade besonders schwierige In-vivo-Situationen genutzt werden, um die individuellen Selbststeuerungsfähigkeiten, die dem Klienten entweder noch fehlen oder die er bereits zu mobilisieren vermag, sichtbar werden zu lassen und Gelassenheit im Umgang mit kommunikativen Belastungen zu erproben, mit Angst und Ärger, Gefühlen von Gekränktheit und Ohnmacht.

Sicherheitsnetz aufbauen

Feuerlöscher hängen gut sichtbar in jedem Haus. Das ist mittlerweile selbstverständlich geworden. Löschschaum oder Pulver wirken schnell, wenn man das Gerät rechtzeitig zur Hand hat und der Brandherd sich noch nicht ausgeweitet hat. So wie der Feuerlöscher in jeden Haushalt gehört, so könnte ein „Rückfall-Löscher" für jeden stotternden Erwachsenen zur Pflicht werden. Er sollte sich an einem gut zugänglichen Platz, im Sichtfeld des Betroffenen befinden. Auffällig rot sehen die Feuerlöscher aus – sie sind leicht zu bedienen. Wie sollte der Rückfall-Löscher aussehen? Und wo soll er platziert werden? Natürlich nicht versteckt in irgendeinem Kellerverschlag!

Der Rückfall-Löscher könnte aus Pappe gebastelt und in bunten Farben angemalt sein. Er könnte im Flur der Wohnung hängen, wo das Kommen und Gehen am stärksten ist. Er könnte Schubfächer enthalten, in denen das Rückfalljournal liegt, ein Briefumschlag mit der Checkliste zur Bewältigung eines Stotterrückfalls (s. o.) und eine Videokassette, auf der ein Potpourri der eigenen erfolgreichen stotterbezogenen Bewältigungsübungen zusammengestellt ist. Vielleicht gibt es auch Fähnchen, die den Rückfall-Löscher zieren, mit Namen und Telefonnummern von Personen, die als Verbündete für eine Rückfallbearbeitung gewonnen werden konnten und die gerne an dem Löschprojekt teilnehmen wollen. Aber es könnten auch die E-Mail-Adressen einer Selbsthilfegruppe und ihrer Ansprechpartner sein oder einer Beratungseinrichtung, die angefragt werden kann.

Vielleicht ist die Metapher vom Feuerlöscher zu dramatisch, vielleicht ist das Bild eines Netzes ansprechender, eines Sicherheitsnetzes, das zur rechten Zeit aufgespannt wird, und das einen trägt, wenn der Absturz befürchtet wird. Oder wir stellen uns unter „Netz" das Sinnbild für Vernetzung vor: Maßnahmen, die Sicherheit bringen, stehen nicht isoliert nebeneinander, sondern sind miteinander verknüpft, in einer bestimmten Ordnung aufeinander bezogen, ergänzen sich gegenseitig. Für Therapeuten und Klienten wäre es gut, ein solches Netz nicht nur gedanklich zu kreieren, sondern ein reales Netz auf den Behandlungstisch zu legen, die Fäden mit den Fingern nachzuzeichnen, die Knoten zu spüren und so – angesichts des mit den Händen begreifbaren Netzes – detailliert zu erarbeiten, was für den einzelnen Klienten zu tun ist, wenn sich ein Rückfall abzeichnet, wie er die Unterstützungsmaßnahmen und die Personen bzw. Institutionen, die unterstützen, nutzen und miteinander in Beziehung bringen kann.

Therapeutische Nachsorge

Therapeutische Nachsorge hat das Ziel, die erarbeiteten Therapieerfolge sichern zu helfen. Dazu vereinbart der Therapeut Behandlungssitzungen nach Therapieabschluss, um die dann aktuell anstehenden Fragen und Probleme des behandelten Klienten therapeutisch zu bearbeiten bzw. den Klienten bei seiner alltäglichen Lebensbewältigung zu unterstützen. Da die Durchführung der therapeutischen Nachsorge nicht im Belieben des Behandlers liegen darf, muss sie als fester Bestandteil im Behandlungskonzept eines Therapieansatzes festgeschrieben sein. Dies betrifft die „Rahmenbedingungen" einer Stottertherapie, die Bereitstellung von Mitteln und Zeit für die therapeutische Arbeit mit einem Klienten (Kap. 4.7, S. 86ff).

Natürlich kann es im Rahmen der therapeutischen Nachsorge auch um die Bearbeitung eines möglicherweise aufgetretenen Rückfalls gehen. Da allerdings, wie wir gesehen haben, Rückfälle als „Ausdruck kurzfristiger Überforderungen in konkreten Risikosituationen" zu betrachten sind, muss nach einem Rückfall „nicht wieder mit einer langwierigen Behandlung von vorn begonnen werden" (Lindemeyer et al. 1995, S. 35). Das bedeutet, dass man bei stotternden Erwachsenen durchaus in der relativ kurzen Zeit der therapeutischen Nachsorge eine Rückfallbehebung erreichen kann, wobei die oben beschriebenen Interventionen einzusetzen sind.

Zum Abschluss soll noch einmal die Klientin zu Wort kommen, deren Tagebucheintragungen zu Beginn dieses Kapitels standen. Sie hat ihren Rückfall bewältigt und gründlich ausgewertet. Mit bewundernswerter Klarheit hat sie sich der Krise gestellt und wesentliche Veränderungsprinzipien für die Rückfallbearbeitung des Stotterns formuliert. Nachdem sie die Wichtigkeit „der bedingungslosen Annahme des ureigenen, schlimmsten, alten Stotterns" darlegt, beschreibt sie 3 Wege aus der Sackgasse: „etwas anderes verändern", „in die körperliche Bewegung gehen" und „mir etwas Gutes tun".

„Wenn es mir unmöglich erscheint, mein Sprechen zu verändern, *dann kann ich etwas anderes verändern*: Die Möbel umstellen, die Sitzplätze am Frühstückstisch tauschen, die Tagesroutine variieren, einen anderen Weg zur Arbeit nehmen, das bevorzugte Verkehrsmittel wechseln, gewohnte Körperhaltungen ersetzen, mir etwas Neues zulegen (z. B. neue Musik, ein neues Hobby, eine neue Frisur) oder etwas Altes ablegen (ein zu lang getragenes Kleidungsstück, eine alte Gewohnheit, einen nervenden Tick). Es zeigt mir: Ich kann etwas verändern. Ich habe Einfluss. Ich bin nicht handlungsunfähig!

Nach Möglichkeit gehe ich in die *körperliche Bewegung*. Ja, wirklich, nur aufstehen, wenn ich vor dem Fernseher versacke, eine Runde an die frische Luft – das bläst den Kopf frei und bringt ihn auf neue Gedanken. Zum Telefon greifen und eine Verabredung treffen, statt früh und frustriert schlafen zu gehen. Laufen, ins Schwitzen kommen, durch die Wohnung tanzen: spüren, dass ich lebendig, beweglich bin.

Ich kann *mir etwas Gutes tun*, statt mit dem Rückfall zu hadern, statt zu zetern und mich selbst zu bestrafen. Treffe mich mit einem guten Freund, koche mir ein besonderes Essen, gehe meiner Lieblingsbeschäftigung nach, tue irgendetwas, was mich glücklich oder stolz macht, etwas, das immer funktioniert und mir so abermals zeigt: Es geht. Ich kann etwas. Ich kann etwas tun."

Immer gelte es, so betont Claudia, das Verharren in Bewegungslosigkeit und Starre zu verhindern und sich selbst seine Handlungsspielräume aufzuzeigen: „Gut, der alte Block hat mich gerade im Griff, aber *ich* bestimme, wohin ich dabei schaue. Gut, die Lippen lassen sich gerade nicht zum ‚b' schließen, aber *ich* bestimme, was meine Hände dabei machen. Ich nehme mir eine Kleinigkeit vor und setze sie um. Eine winzige Kleinigkeit, die zu schaffen ist. Egal, wie flüssig ich spreche – ich werde mir dabei ans Ohrläppchen fassen, auf die Uhr sehen, mit meinem Reißverschluss spielen, die Stirn runzeln, die rechte Schulter hochziehen, auf den Zehenspitzen wippen, die Knöpfe des Gesprächspartners zählen. Weil ich mich entscheiden kann. Weil ich mich instruieren kann. Wenn nicht immer, so doch immer öfter."

! Rückfälle während und nach einer Stottertherapie können als selbstverständliche Bestandteile einer langfristigen Veränderungsarbeit in der Behandlung erwachsener Stotternder betrachtet werden. Das Therapiekonzept muss dieser Tatsache durch entsprechende Behandlungsschritte Rechnung tragen. Für stotternde Klienten stehen eine Vielzahl hilfreicher Strategien und Methoden zur Bearbeitung von Rückfällen zur Verfügung.

4 Anforderungen an die Rahmenbedingungen einer Stottertherapie im Erwachsenenalter

Im 4. Buchabschnitt werden Überlegungen zur zeitlichen Dauer und Intensität der ambulanten Stottertherapie im Erwachsenenalter sowie zur Kombination und Abfolge unterschiedlicher Behandlungsformen angestellt. Das Verhältnis von Einzel- zu Gruppentherapie wird reflektiert und es werden Möglichkeiten einer Intensivierung der eigentherapeutischen Arbeit besprochen. Abschließend geht es um die Notwendigkeit flankierender Maßnahmen und die Etablierung einer therapeutischen Nachsorge.

4.1 Umfang und Frequenz der Therapie

Als Minimalerfordernis, die bis auf wenige Ausnahmen für die meisten erwachsenen Stotternden zu gelten habe, fordert Van Riper für den Beginn einer Behandlung „eine Stunde Einzeltherapie und eine Stunde Gruppentherapie an drei Tagen der Woche und so viel wie möglich tägliche Eigentherapie für einen Zeitraum von drei bis vier Monaten". Wo es möglich ist, schreibt er, „würden wir eine noch intensivere Therapie bevorzugen". (Van Riper 1973, S. 205; Übers. d. Verf.)

Chronisches Stottern im Erwachsenenalter bedarf einer intensiven therapeutischen Einflussnahme. Für die ambulante Stottertherapie, die in freier Praxis stattfindet, bedeutet dies, erst einmal einen Zeitraum von 1½ Jahren einzuplanen, in dem eine kontinuierliche Veränderungsarbeit stattfinden kann. Van Riper betont aufgrund seiner jahrzehntelangen Arbeit mit unterschiedlichsten Therapiesettings, dass das Stottern bei Erwachsenen eine Kombination mehrerer Einzel- und Gruppensitzungen pro Woche notwendig mache.

Im Rahmen einer Einzeltherapie mit nur einer einzigen Sitzung pro Woche – was im Praxisbetrieb in Deutschland üblich ist – muss die Intensität der Behandlung als ungenügend bezeichnet werden, zumal die Behandlungskontinuität durch Ferien und möglichen Krankheitsausfall zusätzlich eingeschränkt wird. Es besteht die Gefahr, dass die investierte Mühe und der Zeiteinsatz von Klienten und Therapeuten „verpuffen". Hier ist ein konzeptionelles Umdenken der Stottertherapeuten, aber auch der Leistungsträger, die Therapie finanzieren, erforderlich. Wer dies nicht tut, kann keinen Erfolg erwarten. Van Riper (1973, S. 205) formuliert das kurz und trocken: „Viele Therapeuten und viele Stotternde meinen, ein solches Programm wäre zu anstrengend und zu zeitraubend. Gerade diese Therapeuten und diese Stotternden sind es, die scheitern." (Übers. d. Verf.)

Auch in Deutschland ist es möglich, Einzel- oder Gruppensitzungen anfangs mindestens zweimal die Woche stattfinden zu lassen. Therapeuten sollten dafür sorgen, dass die Häufigkeit der Behandlungssitzungen gerade zu Therapiebeginn intensiv ist. Wenn sich mehrere Therapietermine werktags nicht arrangieren lassen, muss überlegt werden, ob ein Samstag als Intensivtag oder ein ganzes Wochenende genutzt werden können (Beispiel C, S. 83).

Oft kann erst durch die anfängliche Behandlungsintensität der Aufbau einer guten Arbeitsbeziehung und einer engagierten Mitbeteiligung des Klienten gewährleistet werden. Dann sind die Chancen gut, auch ein sehr verfestigtes, langjähriges Stottern „aufzubrechen". Neue Verhaltensgewohnheiten im sprechmotorischen Bereich, aber auch in der kommunikativen Bezugnahme und im emotionalen Reagieren, müssen ein starkes Gewicht gegenüber den altgewohnten Verhaltensmustern bekommen. Und sie müssen vom Betroffenen willentlich einsetzbar sein und durch Übung und Erfahrung Oberhand erlangen über das automatisierte chronische Stottermuster.

Diese Forderung nach Häufigkeit und Intensität von Behandlungssitzungen sollte einhergehen mit festen Terminvereinbarungen, wobei absolute Regelmäßigkeit der Sitzungen und rechtzeitige Absagen bei Verhinderung unabdingbar sind, ebenfalls eine feste Zuordnung des Therapeuten zu seinem Klienten. (Therapeutenwechsel, die in Ausbildungsinstitutionen nicht selten sind, erschweren den therapeutischen Prozess auf unnötige Weise.)

Wenn eine optimale Behandlungsintensität durch wöchentliche Therapiesitzungen im Einzelfall nicht möglich ist, muss alles getan werden, um trotzdem zu positiven Behandlungsergebnissen kommen zu können. Dies kann durch die Intensivierung der Eigenarbeit der Klienten (Kap. 4.2) oder durch die Behandlungsform „Intensiv-Intervall-Therapie" (S. 80ff) gelingen. Auch lässt sich, unabhängig von der Häufigkeit und Anzahl der Therapiesitzungen ein Netz „flankierender Maßnahmen" aufspannen (S. 84ff), das die beabsichtigten Veränderungen unterstützen hilft.

Grundsätzlich hängt die Zeitdauer einer Stottertherapie natürlich vom Umfang der Veränderungsziele ab, den Klient und Therapeut erreichen möchten. Andererseits spielt die Therapiemotivation (Kap. 5.7, S. 121ff) eine große Rolle. Manchmal sehen Therapeuten noch Veränderungsbedarf, wenn Klienten bereits mit dem Erreichten zufrieden sind und ein Therapieende für sinnvoll halten. Manchmal können sich Klienten schwer aus einer Therapie lösen, während Therapeuten die Ausblendung der Therapie herbeiwünschen (Kap. 5.8, S. 129ff). Oft haben therapiefremde Faktoren einen größeren Einfluss auf die Zeitdauer und Intensität einer Behandlung als inhaltliche Faktoren, so beispielsweise der Grad der Unterstützung, den ein Klient bei seiner Therapie durch Partner und Familie erhält, oder die im Gesundheitssystem vorgegebenen Richtwerte für genehmigungspflichtige Leistungen, die Güte des Kooperationsverhältnisses zum zuweisenden Arzt oder dessen Sachverstand bezüglich einer weiteren Verordnung von Therapiemaßnahmen, der Geldbeutel des Klienten oder die Länge des Anfahrtsweges zum Therapeuten.

4.2 Angeleitetes Selbsttraining in therapiefreien Intervallen

Barbara: „Ich war unterwegs mit meinem Freund, dessen Schwester und ihrem Freund. In einer Gaststätte bestellte ich zu meinem Gericht einen To...to...to...to... to...to... Die Kellnerin unterbrach mich dauernd: Tonic? Tomatensaft? Toast? Ich beendete unbeirrt meinen Wunsch: To...to...to...matensaft. Ich hatte wirklich einen heftigen Block. Der dauerte schon seine Zeit. Plötzlich kam mir diese wahnwitzige Idee, du setzt noch drei to... drauf. Pseudostottern. Kaum gedacht, schon getan. Die Kellnerin war schon lange wieder still, bis ich endlich meinen Tomatensaft beendet hatte. Zur Krönung bestellte ich weiter: aber bitte mit To...to...to...bascosauce. (Dass das Tabascosauce hieß, fiel mir in diesem Moment gar nicht ein.) Alles am Tisch kicherte, aber eher über die Kellnerin als über mich."

Um die Intensität der Behandlungseffekte zu erhöhen und die Herausbildung einer langfristigen Selbsthilfekompetenz bei den Betroffenen zu etablieren, ist die *therapeutische Eigenarbeit* unerlässlich. Hierzu wurde bereits wiederholt Stellung genommen. Eine besonders hilfreiche Form der therapeutischen Eigenarbeit lässt sich konzeptionell dadurch verankern, dass im Rahmen eines ambulanten Therapieablaufs Zeitintervalle festgelegt werden, in denen keine Therapiesitzungen stattfinden und die doch ausdrücklich dazu dienen sollen, die in der Therapie bearbeiteten Inhalte zu vertiefen und Selbsttrainingsaufgaben zu erproben.

Diese „Zeiten ohne Therapiesitzungen" sind also als *Arbeitsphasen* konzipiert, es handelt sich nicht um Therapiepausen oder Auszeiten. Es geht gezielt um ein *angeleitetes Selbsttraining*: Mit dem Therapeuten wird vereinbart, welche therapeutischen Aufgabenstellungen der Klient in dieser Therapiephase ohne Therapeut erledigen soll. Das *angeleitete Selbsttraining* dient als Maßnahme zur Klärung der Eigenmotivation, zur Stärkung der Selbststeuerungskompetenzen (Kap. 3.2, S. 49ff) und damit auch zur Rückfallprophylaxe (Kap. 3.5, S. 63ff): Klienten erfahren, ob sie die Wissens- und Handlungskompetenzen, die sie in den bisherigen Therapiesitzungen erworben haben, selbstständig nutzen können. Sie spüren das Ausmaß ihrer Eigenmotivation und ihre Hemmungen und Widerstände, die bei der Umsetzung der Selbsttrainingsmaßnahmen drohen. Sie müssen mit den typischen Schwankungen der Symptomatik, mit dem Wechsel der Stimmungen und Befindlichkeiten umgehen lernen und Misserfolge verarbeiten. Sie können sich immer wieder vergewissern, ob sie die vorgesehene Veränderungsarbeit leisten wollen und welche Anstrengungen sie unternehmen, um sie aktuell voranzubringen.

Im Rahmen meiner eigenen Stottertherapien stelle ich für das *angeleitete Selbsttraining* einen Zeitraum von 2–6 Wochen zur Verfügung, der sich im Rahmen einer Therapie ggf. mehrfach wiederholt. Meine Klienten erhalten dazu schriftliche Arbeitsmaterialien und haben die Möglichkeit, über ihre Arbeitsergebnisse zu berichten. Dies kann über das Medium Brief oder Tonband (Kap. 5.4, S. 113ff) erfolgen oder über die Versendung von E-Mails. Nur in Notfällen ist auch ein persönlicher Kontakt (Telefon, Therapiesitzung) vorgesehen. Die Zeiten für das angeleitete Selbsttraining vereinbare ich zu Therapiebeginn, manchmal ergibt sich allerdings aus dem Therapieverlauf die Notwendigkeit, die Zeitpunkte bzw. die Länge dieser Arbeitsphasen zu verändern.

Im Rahmen des Selbsttrainings sollen sowohl vorgegebene als auch selbst gewählte Aufgabenstellungen bearbeitet werden, die sich auf die bisherigen Therapieschwerpunkte beziehen. Zu den vorgegebenen Aufgaben zählen beispielsweise Themenstellungen für die schriftliche Selbstreflexion (AB 6, Anhang, S. 221) oder Anweisungen für tägliche Übungen aus dem Bereich Entspannung, Stottermodifikation und Sprechvariation (AB 3, Anhang, S. 217).

Als Übungsaufgaben, die selbst zu erstellen sind, bieten sich Trainingsprotokolle an (Vorlagen anderer Klienten können als Anregung dienen; s. hierzu das Beispiel im Kap. 5.4, S. 114). Oder der Klient wird gebeten, „neue Erfahrungen" zu sammeln, „Handlungen auf eine neue Weise durchzuführen" oder „bisher Unbekanntes zu wagen" – und die entsprechenden Erlebnisse zu dokumentieren.

4.3 Kombination von Einzeltherapie und Gruppentherapie

> *Ingrid*: „Zunächst einmal macht die Gruppe unendlich Mut, sich so freies und lautes Reden zu wagen; oder sich auf den Brunnenrand zu stellen und laut ‚Ich bin Ingrid aus Würzburg' zu rufen oder sich lautes und deutliches Stottern vor anderen Menschen zu erlauben. Bei meiner In-vivo-Arbeit zu Hause merke ich deutlich größere Hemmungen beim ‚starken Stottern'; ab und zu eingefügtes weiches Stottern fällt mir nicht so schwer."

Der Leidensdruck, der mit dem Stottern verknüpft ist, entfaltet sich bei einem Betroffenen in einer langen Geschichte sozialer Beziehungen. Sprechmotorische Unflüssigkeiten an sich würden kein Problem darstellen, gäbe es nicht die Reaktionsweisen der Mitmenschen und die Übernahme ihrer Bewertungen durch den Betroffenen selbst, die erst das Stottern zu einer Bürde werden lassen. Kein Wunder, dass fast alle Auslösebedingungen für die aktuelle Zunahme der Stottersymptomatik beim Erwachsenen an soziale Kontexte geknüpft sind.

In diesem Sinne ist Stottern eine Störung, die sozial stark mitdeterminiert ist und deswegen bevorzugt in einem sozialen Setting behandelt werden sollte, wo diese sozialen Auslösebedingungen des Stotterns bearbeitet werden können. Dies ist im Setting „Gruppe" der Fall. Hier herrschen verbale und nonverbale Kommunikationsanforderungen, die zu einem Großteil dem Lebensalltag eines Stotternden entsprechen. Und der Stotternde produziert im Gruppenkontext die für ihn typischen Verhaltensmuster und Empfindungsweisen, die seine Kommunikationsstörung ausmachen.

Diese Gegebenheiten, die durch das Miteinanderumgehen in einer Gruppe bedingt sind, können in der Zweierbeziehung Therapeut-Klient nur begrenzt hergestellt und bearbeitet werden (s. „Therapieformen", Kap. 2.4, S. 36ff). Andererseits erlaubt die Einzeltherapie in der Regel ein zügigeres Erlernen neuer sprechmotorischer Verhaltensweisen, die zur Modifikation des Stotterns (Verflüssigungstechniken) oder zur Modifikation des Sprechens (Sprechmusterveränderungen) vermittelt werden. Auch bei den Arbeitsschritten „individuelle Zielbestimmung", „Therapieplanung" und „Auswertung der Eigenarbeit" ergeben sich manchmal Vorteile für die Einzeltherapie, da mehr Zeit für vertiefende Reflexionen und Klärungsprozesse bei Problemen zur Verfügung steht. So haben beide Formen, Gruppen- und Einzeltherapie, einen unverzichtbaren Stellenwert in der Therapie des Stotterns erwachsener Menschen und sollten in

Kombination zum Einsatz kommen. Hier sei noch einmal an das Zitat von Van Riper am Beginn von Kap. 4.1, S. 71, erinnert, in dem er 3 wöchentliche Einzel- und 3 wöchentliche Gruppensitzungen empfiehlt.

Im deutschen Sprachraum sind gruppentherapeutische Angebote in der ambulanten Versorgung erwachsener Stotternder noch immer rar gesät. Oft bleibt den Betroffenen keine Wahl – sie begeben sich in Einzeltherapie, obwohl vielfach eine Gruppentherapie von Anfang an besser indiziert wäre. (Dies ist beispielsweise dann der Fall, wenn bereits Techniken zur Modifikation des Stotterns aus früheren Therapien beherrscht werden bzw. sich relativ schnell aktivieren ließen, beträchtliche Unsicherheiten aber in den Bereichen „selbstverantwortliche Anwendung" und „Gestaltung sozialer Beziehungen" vorliegen.) Mit der Zuweisung dieser Betroffenen in eine Einzeltherapie findet de facto ein Ausschluss von der Gruppentherapie statt: Angesichts der momentanen Engpässe im Gesundheitssystem kommt es in der Regel zu keiner Parallelbehandlung von Einzel- und Gruppentherapie. Dies liegt allerdings nicht nur an der restriktiven Bewilligungspraxis der Krankenkassen, sondern auch an der ängstlichen Voreingenommenheit mancher Stotternder gruppentherapeutischen Maßnahmen gegenüber sowie an dem Gefühl mancher Sprachtherapeuten, mit einer Gruppenarbeit überfordert zu sein.

! Die Kombination von Einzel- und Gruppentherapie stellt in der Erwachsenentherapie das Mittel der Wahl dar. Wenn die Entscheidung getroffen wird, mit einer Einzeltherapie/Gruppentherapie zu beginnen, sollte geklärt werden, welche Möglichkeiten existieren, die andere Therapieform zu einem späteren Zeitpunkt zu wählen, und welche Arbeitsschwerpunkte die Therapie dann haben sollte. Mit dem Beginn einer Gruppentherapie ist zu überlegen, ob und wann ggf. ein Kontingent an Einzelsitzungen zur Verfügung gestellt werden sollte.

Von der Einzeltherapie zur kombinierten Einzel- und Gruppentherapie

Für Klienten, die sich bei mir in Einzeltherapie befinden, stelle ich die Möglichkeit zur Verfügung, wahlweise auch an einer Gruppenbehandlung teilzunehmen. Eine solche nachgeordnete Kombination von Einzel- und Gruppentherapie ist aufgrund des Zeitbudgets der Klienten oder der Behandlungskapazität der Praxis nicht immer möglich und wurde bisher auch durch inhaltlich nicht begründete Ablehnungspraktiken der Krankenkassen begrenzt.

Wenn die Therapiemaßnahmen allerdings langfristig geplant werden und der Therapeut über eine Behandlungserlaubnis für Einzel- und Gruppenbehandlung verfügt, lassen sich Einzel- und Gruppensitzungen über den Zeitraum von 1–1½ Jahren gut koordinieren. Ein Beispiel für einen Ablaufplan mit Zeitstruktur für eine solche kombinierte Therapie ist in der folgenden Tab. **4** aufgeführt. Hier beginnt die Gruppentherapie (20 Sitzungen), wenn die Hälfte der Einzeltherapiesitzungen (insgesamt 40 Sitzungen) absolviert ist.

Wird eine Kostenübernahme für die Gruppenbehandlung nicht von der Krankenkasse gewährt, lassen sich ggf. Gruppensitzungen als kostengünstigere Leistungen von den Klienten selbst finanzieren.

Das *Anwendungstraining in der Kleingruppe* (S. 82f) wird in denjenigen Zeiten durchgeführt, in denen Einzel- oder Gruppensitzungen stattfinden, aber auch in den „Therapiezeiten ohne Therapeut" (hier im Umfang von 20 Sitzungen). Für das *angeleitete Selbsttraining* sind im 1. Beispiel 4 Intervalle vorgesehen (Tab. **4**), in denen keine Therapiesitzungen und auch keine Kleingruppenarbeit stattfindet. Das Beispiel verdeutlicht darüber hinaus die Anzahl und Verteilung der Sitzungen zur *therapeutischen Nachsorge* (S. 86ff): Nach ½ Jahr trifft sich die Gruppe zum Erfahrungsaustausch, zum Training und zur Planung der weiteren Eigenarbeit. Danach stehen für die Teilnehmer noch 3 Einzelsitzungen innerhalb der nächsten 6 Monate zur Verfügung.

Die besonders wichtige Maßnahme *„therapeutische Eigenarbeit"* ist in der Aufstellung nicht extra benannt, sie findet in Eigenregie über die Gesamtdauer der kombinierten Gruppen- und Einzeltherapie statt. An 2 Stellen des Übersichtsplans („Ferien") wird allerdings deutlich, dass mit der therapeutischen Eigenarbeit gezielt ausgesetzt wird: Hiermit soll die Stabilität der erzielten Veränderungen überprüft werden (hält sich der momentane Therapieerfolg auch ohne Eigenarbeit?). Aber es soll auch eine Entlastung geschaffen werden, die dazu dient, die Motivation für diesen langfristigen Veränderungsprozess mit ihren beträchtlichen Veränderungsanstrengungen aufrechtzuerhalten.

Tab. **4** **Einzeltherapie mit Gruppentherapie kombiniert:**
40 Einzelsitzungen (ES)/Übernahme der Kosten durch die Krankenkasse, 20 Gruppensitzungen (GS)/nach „Halbzeit" der Einzeltherapie, ggf. selbst finanziert, 20 Anwendungstrainings in der Kleingruppe (AT), ohne Therapeut, Phasen angeleiteten Selbsttrainings (ST).

Monat	Frequenz und Art der Sitzungen	Anzahl	Anzahl insgesamt ES	GS	AT
Mitte Januar bis Mitte März	• wöchentlich 2 ES	16 ES	16		
April: 3. und 4. Woche	• je 1 ES • ST	2 ES	18		
Mai: 1. Woche	• 2 ES	2 ES	20		
Mai: Rest	• wöchentlich 1 ES • wöchentlich 1 GS	3 ES / 3 GS	23	3	
Juni	• 2 ES • 3 GS • 3 AT	2 ES / 3 GS / 3 AT	25	6	3
Juli: 1. Woche	• 1 ES, 1 GS • Doppelsitzung AT am Wochenende	1 ES / 1 GS / 2 AT	26	7	5
Juli: 2. Woche	• 1 GS als Bilanzsitzung	1 GS		8	
Juli: Rest	• Ferien, keine therapeutische Eigenarbeit				
August	• ST				
September	• 14-tägig 1 ES • wöchentlich 1 GS • 14-tägig 1 AT	2 ES / 4 GS / 2 AT	28	12	7
Oktober	• 14-tägig 1 ES • 14-tägig 1 GS • wöchentlich 1 AT	2 ES / 2 GS / 4 AT	30	14	11
November	• 14-tägig 1 GS • 14-tägig 1 AT	2 GS / 2 AT		16	13
Dezember: 1. und 2. Woche	• 1 ES • 1 GS • 1 AT	1 ES / 1 GS / 1 AT	31	17	14
Dezember: Rest; Januar: 1. Woche	• Ferien, keine therapeutische Eigenarbeit				
Januar: 2. Woche	• ST				
Januar: 3. und 4. Woche	• 2 ES • 1 GS • 2 AT	2 ES / 1 GS / 2 AT	33	18	16
Februar	• monatlich 2 ES • 4 AT	2 ES / 4 AT	35		20
März	• Ferien, keine therapeutische Eigenarbeit				
April	• ST				
Mai: 1. und 2. Woche	• 2 ES • 1 GS	2 ES / 1 GS	37	19	
Juni	• 1 GS	1 GS		20	
bis November	• 3 ES	3 ES	40		

Parallelbehandlung von Einzel- und Gruppentherapie

Die optimalere Behandlungsform ist die Parallelschaltung von Einzel- und Gruppentherapie – mit beiden Maßnahmen wird in der gleichen Woche (im gleichen Monat) begonnen. Das „Anwendungstraining in der Kleingruppe“ beginnt in der Regel nach 1 Monat, wenn die Gruppenbeziehungen stabiler geworden sind und eine Einschätzung über die individuelle Arbeitsfähigkeit der Gruppenmitglieder möglich wird. Die Laufzeit der kombinierten Einzel- und Gruppentherapie erstreckt sich über den Zeitraum von etwa 1¼ Jahren, wobei das „angeleitete Selbsttraining“ in den Intervallen ohne therapeutische Sitzungen integriert ist. Die Behandlung wird in der Gruppe abgeschlossen.

Die Sitzungen zur therapeutischen Nachsorge (S. 86ff) umfassen einen zusätzlichen Zeitraum von einem ¾ Jahr. Nicht alle Klienten entscheiden sich für dieses – nach ihrem Empfinden – aufwendige Behandlungsmodell. Aus meiner Sicht stellt es allerdings eine besonders verbindliche und intensive Zusammenarbeit zwischen allen Beteiligten sicher. Obwohl die organisatorischen Vorbereitungen für diese Behandlungskombination beträchtlich sind – zumal, wenn der Therapeut in freier Praxis arbeitet und auf keine Unterstützung für die Berichterstellung und das Beantragungsverfahren zurückgreifen kann – machen die zu erzielenden positiven Therapiewirkungen diesen Aufwand allemal wett.

Der folgende Ablaufplan mit Zeitstruktur umfasst im 2. Beispiel (Tab. **5**) ein Behandlungsmodell, das anfangs mit 3 Sitzungen pro Woche arbeitet: wöchentlich einer Gruppensitzung und einer Einzelsitzung sowie einer Sitzung „Anwendungstraining in der Kleingruppe“. Insgesamt sind 30 Gruppen- und 30 Einzelsitzungen veranschlagt, zusätzlich 20 Sitzungen Anwendungstraining.

Tab. **5** **Kombiniert Einzel- und Gruppentherapie:**
30 Einzelsitzungen (ES), 30 Gruppensitzungen (GS), 20 Anwendungstrainings in der Kleingruppe (AT), ohne Therapeut, Phasen angeleiteten Selbsttrainings (ST).

Monat	Frequenz und Art der Sitzungen	Anzahl	Anzahl insgesamt		
			ES	GS	AT
Januar	• wöchentlich 1 ES • wöchentlich 1 GS	4 ES / 4 GS	4	4	
Februar	• wöchentlich 1 ES • wöchentlich 1 GS • wöchentlich 1 AT	4 ES / 4 GS / 4 AT	8	8	4
März: 1., 2. und 3. Woche	• wöchentlich 1 ES • wöchentlich 1 GS • wöchentlich 1 AT	3 ES / 3 GS / 3 AT	11	11	7
März: 4. Woche und April: 1. und 2. Woche	• ST				
April: 3. und 4. Woche	• wöchentlich 1 ES • wöchentlich 1 GS • wöchentlich 1 AT	2 ES / 2 GS / 2 AT	13	13	9
Mai	• 14-tägig 1 ES • 14-tägig 1 GS • 14-tägig 1 AT	2 ES / 2 GS / 2 AT	15	15	11
Juni	• 14-tägig 1 ES • wöchentlich 1 GS • 14-tägig 1 AT	2 ES / 4 GS / 2 AT	17	19	13
Juli: 1. und 2. Woche	• je 1 ES als Bilanzsitzung • Ferien, keine therapeutische Eigenarbeit	2 ES	19		
August	• ST • 1 AT	1 AT			14

Tab. **5** (Fortsetzung)

Monat	**Frequenz und Art der Sitzungen**	**Anzahl**	**Anzahl insgesamt**		
			ES	**GS**	**AT**
September: 1. Woche	• 1 ES (Bilanz Selbsttraining)	1 ES	20		
September: 2., 3. und 4. Woche	• 3 GS • 2 AT	3 GS / 2 AT		22	16
Oktober	wöchentlich im Wechsel: • 1 ES • 1 GS • monatlich 1 AT	2 ES / 2 GS / 1 AT	22	24	17
November	• 14-tägig 1 ES • monatlich 1 AT	2 ES / 1 AT	24		18
Dezember: 1. und 2. Woche	• 14-tägig 1 ES • 14-tägig 1 GS	1 ES / 1 GS	25	25	
Dezember: Rest und Januar: 1. Woche	• Ferien, keine therapeutische Eigenarbeit				
Januar: Rest	• ST • 1 AT				19
Februar	• 14-tägig 1 ES • 14-tägig 1 GS • 1 AT	2 ES / 2 GS / 1 AT	27	27	20
März bis 3. Woche April	• ST				
April: 4. Woche	• 1 ES • 1 GS (Therapieabschluss)	1 ES / 1 GS	28	28	
Oktober	• 1 ES • 1 GS	1 ES / 1 GS	29	29	
bis Januar	• 1 ES	1 ES	30		
März	• 1 GS	1 GS		30	

Die anfängliche Behandlungsintensität wird schrittweise reduziert. Ferienphasen, in denen eine Pause von allen Therapiemaßnahmen verordnet ist, machen erfahrbar, ob ein selbstständiges Wiederanknüpfen an die eigentherapeutischen Arbeitsschritten möglich ist. Die Einzel- und Gruppentermine in der 1-jährigen therapeutischen Nachsorgephase werden von den Gruppenmitgliedern in der Regel dann wahrgenommen, wenn es während der Therapiezeit gelungen ist, eine vertrauensvolle und offene Gruppenatmosphäre herzustellen. Dann kommt es auch regelmäßig zur Weiterführung der begonnenen Kleingruppenarbeit (Anwendungstraining), ohne dass hierfür weitere Hinweise durch den Therapeuten notwendig wären.

Ausblendung der therapeutischen Maßnahmen

Beide Beispiele zeigen, dass die Intensität der therapeutischen Maßnahmen schrittweise ausgeblendet wird. Dies fordert zu einer stärkeren Eigenbeteiligung in der Therapie heraus: Die Verantwortung für das tatsächliche Eintreten der gewünschten Veränderungen wird zunehmend stärker in die Hand des Betroffenen gelegt. Hierdurch wird schon während der Therapie erkennbar, in Zusammenschau mit den Aktivitäten des Klienten in den Phasen des angeleiteten Selbsttrainings, ob ein Klient die für die Sicherung des Therapieerfolgs notwendige eigentherapeutische Arbeit nach Behandlungsabschluss leisten wird.

Wenn dies eher unwahrscheinlich erscheint, kann der Therapeut schon jetzt klarer gegensteuern.

Während ich bei meiner stottertherapeutischen Arbeit früher alles daran gesetzt habe, dass die Behandlungsdauer 1 Jahr nicht überschreitet, achte ich heute stärker auf eine langfristige Absicherung von Therapieerfolgen. Ich versuche, mit dem angebotenen therapeutischen Konzept sowohl die Intensität und Bündelung von Maßnahmen als auch die Verankerung der erworbenen Kommunikationskompetenzen im Alltag des Klienten sicherzustellen und komme durch die Phase der therapeutischen Nachsorge auf eine Gesamtbehandlungs- und Betreuungszeit von etwa 2 Jahren.

Gruppenbehandlung und stationäre Stottertherapie

Die Wichtigkeit der Gruppentherapie mit ihren spezifischen Wirkfaktoren kann als eigenständige Behandlungsform für die Therapie erwachsener Stotternder nicht deutlich genug hervorgehoben werden.

> Fiedler betont in seinem lesenswerten Buch: „In einer sehr großen Zahl von Gruppenstudien hat sich übrigens die Erkenntnis von Gruppenteilnehmern, dass sie mit ihrem Leiden nicht allein dastehen (*Universalität des Leidens*), als einer der wichtigsten Prädiktoren für spätere Behandlungserfolge erwiesen bzw. sich als jener Faktor herausgestellt, dem von Patienten selbst die höchste persönliche Bedeutung in der Gruppenarbeit zugewiesen wurde.“ (Fiedler 1996, S. 472)

In der stationären Stottertherapie ist die Durchführung der Behandlung in der Gruppe – im Gegensatz zur ambulanten Praxis – bereits fest etabliert. Hier kommen Therapieprogramme mit festgelegten Abläufen, Arbeitsinhalten und Methoden zur Anwendung (vgl. Prüß 2000; Herziger 2007). Durch die institutionellen Rahmenbedingungen wird es möglich, zu einer produktiven Zusammenstellung der Gruppen zu kommen (vgl. Stewart u. Turnbull 1997). Dabei zeigen Engelken und Herl-Peters (Engelken 2008), dass sich Gruppenangebote auch in der ambulanten Praxis etablieren lassen und ihre Effektivität durch die Intensiv-Intervall-Form erhöhen können. Bei stark strukturierten Gruppenleitfäden ist allerdings zu berücksichtigen, wie Albach (2002, S. 6) schreibt, dass ein Programm der Tatsache Rechnung tragen muss, „dass Stotterer verschieden sind, unterschiedliche therapeutische Bedürfnisse haben und auf unterschiedliche Weise stottern. Das Programm sollte so durchgeführt werden, dass möglichst viele dieser individuellen Unterschiede einbezogen werden können.“

> **!** Nicht um den schnellen Erfolg geht es, sondern um einen langfristig abgesicherten Erfolg. Gruppentherapeutische Maßnahmen begünstigen den Transfer von der Therapie in den Alltag.

4.4 Anwendungstraining in Kleingruppen im Rahmen von Gruppentherapien

> *Sabine bespricht eine Kassette und berichtet dabei von ihrem ersten Anwendungstraining, das sie zusammen mit 2 Frauen aus der Therapiegruppe durchgeführt hat. Als Grundlage für das Treffen diente der Arbeitsbogen 6 (Anhang, S. 221). Sabine nutzt die Tonbandsituation, um beim Berichten ihr aktuelles Lernziel zu erproben: Am Satzanfang weich stottern (dehnen, weicher Stimmeinsatz, weiche Silbenwiederholungen). Die Schilderung gibt einen Einblick in die selbstständige Gruppenarbeit und ihre Bedeutung. (Zum besseren Verständnis der Tonbandabschrift wurden vom Autor vereinzelt ergänzende Erklärungen in Klammern hinzugefügt.)*

„AAAAm Sonntag trafen wir uns zum ersten gemeinsamen Anwendungstraining, ddddas waren BaBaBaBarbara, AAAna, KoKoKoKonrad und ich. KoKoKoKonrad ist leider nicht gekommen. ... WWWWir haben uns Bahnhof Friedrichstraße getroffen. ZuZuZuZuerst sind wir ins Café Molla gegangen. DDDDort hatten wir ein schönes Plätzchen. WWWWir konnten die Fußgänger gut beobachten. IIIIm Café Molla haben wir unsern Tagesplan aufgestellt.
AAAAnschließend hat jeder einzelne über seine Befindlichkeit berichtet, wwwwas alles seit unserem letzten Treffen in Berlin passiert ist, wwwwas er schon alles ausprobiert hat. DDDDann hat jeder einzelne erzählt,

wwwworan er arbeitet, wwwwas er alles schon ausprobiert hat uuuund wie seine individuellen Tagespläne aussehen. DDDDas waren zwei ganz interessante, spannende Punkte. HaHaHaHabe viel Anregungen bekommen. IIIIch bin motiviert worden. DDDDanach tat uns die Entspannungsübung ganz gut (jede für sich, im Stillen). BBBBeim nächsten Mal sollten wir die Entspannungsübung nicht in der Öffentlichkeit machen. WWWWir sollten uns ein stilles Plätzchen suchen.
AAAAnschließend sind wir in den Park gegangen. DDDDort haben wir aaaabsichtlich gestottert, mmmmit dem Stottern gespielt. WWWWir haben lustvoll gestottert (miteinander). WWWWir saßen auf einer Bank. VVVVor uns stand das Brecht-Denkmal. BrBrBrBrecht saß so entspannt da. MaMaMaMan sah, dass die Anspannung aus ihm herabfließt, ggggganz locker. BrBrBrBrecht war uns eine Hilfe, zu einem spannungsfreien Reden zu kommen, ddddas richtige Tempo zu finden und nur soviel Energie und Kraft einzusetzen, wie unbedingt nötig ist. WWWWir haben uns in die Ruhe gesprochen. WWWWir haben gemeinsam (unterschiedliche) TTTTexte (laut) gelesen. ZuZuZuZum Schluss hat nur noch einer gelesen.
AAAAls ich alleine las, kam wieder das Gefühl, ddddas Gefühl war mir nur zu vertraut: DDDDas fing im Bauch an; wwwwar es Angst? IIIIch las jetzt ganz allein, bbbbin diesmal ganz ruhig geblieben, hhhhabe ganz ruhig weitergesprochen, nnnnur mit soviel Kraft, die ich wirklich benötige uuuund das Gefühl ging von ganz alleine wieder weg, ddddas war eine tolle Erfahrung, die ich gemacht habe.
AAAAnschließend haben wir unsere Pseudostotterübungen durchgeführt. WWWWir haben auf der Straße ‚Unter den Linden' Passanten angesprochen, nanananach der Uhrzeit gefragt, nanananach dem Weg gefragt, wwwwie wir zum Brandenburger Tor kommen, wiwiwiwie wir zum Bahnhof Friedrichstraße kommen. WWWWir haben die unterschiedlichsten Reaktionen gesehen, wwwwas uns alles so passieren kann, LLLLeute wollten gar nicht mit uns in Kontakt treten, dadada kam gleich der Satz: ‚Wwwwir wissen auch nichts!' AAAAber als sie mitbekommen haben, ddddaß wir nur die Uhrzeit erfragen wollen, wwwaren sie ganz nett. MaMaMaManche fühlten sich auch gestört. SSSSo ein Satz, wwwwir wünschen noch einen schönen Sonntag, hhhheiterte sie wieder auf.
FFFFür so eine In-vivo-Arbeit ist eine gute Sprechvorbereitung (unmittelbar vor den Ernstsituationen) wichtig. WWWWir haben gemeinsam weich gestottert, hhhhaben uns mitten auf den Fußweg gestellt und gemeinsam wwwweich gestottert. Einer sagte einen Satz vor uuuund wir haben ihn gemeinsam wiederholt. WWWWir haben auch den Passaten keinen Platz gemacht. DDDDie Passanten mussten um uns herum. FFFFür mich war das eine gute Erfahrung, ssssich mal viel Raum zu nehmen, nnnnicht immer so auf die anderen Rücksicht zu nehmen. ... ZZZZum Schluss haben wir uns vivivivel Zeit genommen für das AAAAbschlussgespräch. ZZZZuerst haben wir ggggar kein Wort miteinander gesprochen, jjjjeder war so geschafft und jjjjeder musste seine Gedanken ordnen. IIIIch fand diese Situation sehr angenehmen, nnnniemand bedrängte mich, um jetzt gleich etwas zu sagen, wwwwie ich mich fühle, wwwwelche Erfahrungen ich gemacht habe, wwwwelche Erwartungen ich an das nächste Treffen hatte. WWWWir haben gemeinsam gegessen und dann ausgewertet, llllange gesprochen da drüber, üüüüber unsere Erfahrungen, ttttolle Ideen gehabt fürs nächste Treffen, wwwwas wir noch so alles ausprobieren können, wwwwo wir gemeinsame Schwierigkeiten haben, zzzz.B. jemanden etwas zurufen."

Gruppentherapeutische Behandlungskonzepte sollten – zusätzlich zum angeleiteten Selbsttraining – ein sog. *Anwendungstraining in der Kleingruppe* vorsehen: Die Gruppenmitglieder treffen sich ohne den Therapeuten in Kleingruppen und vertiefen Aufgabenstellungen aus den Gruppentherapiesitzungen, besprechen persönliche Themen und trainieren in ausgewählten In-vivo-Situationen. Therapeutisches Arbeitsmaterial, beispielsweise Arbeitsbögen mit Übungsaufgaben, Fragestellungen zur Selbstreflexion und literarische Texte als Schreibimpulse werden vom Therapeuten vorher zur Bearbeitung ausgegeben (s. AB 4, Anhang, S. 218f).

Das Anwendungstraining kann gezielt für therapiefreie Zeiten vorbehalten werden: Zusätzlich zu dem Selbsttraining, das in der Eigenregie jedes einzelnen Klienten liegt, können auf diese Weise auch Anregungen und Motivationshilfen aus der Kleingruppe wirksam werden. Dies ist besonders für Klienten mit einer noch geringen Selbststeuerungsfähigkeit oder „wackligen" Eigenmotivation hilfreich. Aber auch als kontinuierliche Intervention (beispielsweise einmal wöchentlich) erweist sich das Anwendungstraining als ausgesprochen nützlich, v.a. wenn es darum geht, die Behandlungseffektivität bei einer Therapie zu erhöhen, die nur über einen begrenzten Zeitraum laufen kann. Bei einer Kombination von Einzel- und Gruppentherapie (S. 73ff) kann es sich als günstig erweisen, in einem Intervall ohne Therapiesitzungen auch einmal kein Anwendungstraining zu verordnen: Dies bringt – v.a. zum Ende einer längerfristig angesetzten Therapie – Klarheit darüber, inwieweit sich der einzelne Klient bereits verselbstständigt hat und in der Lage ist, ohne Therapeut, aber auch ohne die Hilfe anderer Gruppenmitglieder seinen Alltag erfolgreich zu gestalten.

Die Zusammensetzung der Kleingruppen lege ich im Rahmen meiner eigenen Gruppentherapien anfangs fest (2–3 Personen). Später rege ich zum Wechsel der Gruppenzusammensetzung an, was im Laufe der Therapie mehrfach geschehen kann. Die Arbeitsergebnisse des Anwendungstrainings werden im Rahmen der Gruppentherapiesitzungen so zeitnah wie möglich besprochen. Hier ergeben sich sehr lebendige Diskussionen über die gewonnenen Erfahrungen und Erkenntnisse. Dabei sind die Betroffenen regelmäßig erstaunt, wie unterschiedlich die Lösungswege in den einzelnen Kleingruppen waren und dass sich immer wieder aufs Neue Variationsmöglichkeiten zur Bearbeitung der individuellen Aufgabenstellungen finden. (Der Kreativität sind keine Grenzen gesetzt!) Aber es ist nicht nur die Erkenntnis über die große Vielfältigkeit der Vorgehensweisen, die das In-vivo-Anwendungstraining therapeutisch so wirksam macht, es ist v.a. die Freude an der gemeinsamen Trainingsarbeit, die ansteckt, die die Risikobereitschaft der einzelnen Teilnehmer stärkt und die Lust am Experimentieren fördert.

Da es sich beim Anwendungstraining um eine Veranstaltung nur der Klienten handelt, muss es nicht gesondert finanziert werden. Der für den Therapeuten entstehende Vorbereitungs- und Betreuungsaufwand kann innerhalb der Leistungen der Therapie berechnet werden. Das Anwendungstraining in der Kleingruppe stellt damit eine ausgesprochen kostengünstige Maßnahme dar, die die Gesamtkosten einer Behandlung in Grenzen hält, was v.a. für diejenigen Klienten von großer Bedeutung ist, deren Behandlung nicht durch die Krankenkasse finanziert wird.

Die Erfahrungen zeigen, dass ein vom Therapeuten gut betreutes Anwendungstraining großen Einfluss auf die Selbststeuerungsfähigkeiten der Klienten hat und im Rahmen der therapeutischen Gesamtmaßnahmen von den Betroffenen als sehr bedeutsam eingeschätzt wird. Die Intensität dieser Kleingruppenarbeit führt immer wieder dazu, dass Klienten zu gegenseitigen Unterstützern werden, die sich auch noch lange nach Therapieende verlässlich helfen und über belastende Lebensabschnitte hinweg Kontakt miteinander halten. Briefe und Postkarten von Kleingruppentreffen, auch Jahre nach Behandlungsende, zeugen davon.

!

Anwendungstrainings finden in Kleingruppen ohne Therapeut statt. Fertigkeiten und Handlungsstrategien, die in der Therapie vermittelt wurden, werden in unterschiedlichen Kommunikationssituationen erprobt und ausgewertet. In-vivo-Erprobungen können dann als erfolgreich bezeichnet werden, wenn Klienten die Übungssituationen aufsuchen und ein therapeutisches Zielverhalten einsetzen. Erfolg ist nicht von der Art der Reaktion der Mitmenschen abhängig, da es nicht in der Macht der Klienten liegt, wie andere reagieren. Als Misserfolge können vermiedene Erprobungen und Augen-zu-und-durch-Erprobungen gelten

4.5 Intensiv-Intervall-Therapie

Anna bespricht eine Tonbandkassette mit ihren Erfahrungen aus dem Selbsttraining und sendet die Kassette an ihren Therapeuten. Die wörtliche Abschrift macht deutlich, wie sie die Anregungen aus der Therapiephase in der therapiefreien Zeit umzusetzen versucht:

„IIIlch war nach dem TTTherapiewochenende nnnnoch eine Woche in Dänemark und habe dann mmmmit den Übungen begonnen. IIIch habe mir den TTTTagesplan genommen (vgl. Wendlandt 1984, S. 183f) und schreibe mir täglich meinen Übungsplan selbst zusammen. IIIch schreibe mir zzzzwei oder drei oder auch vier Stichpunkte auf meinen eeeeigenen Übungszettel und trage ihn in der Hosentasche den ganzen Tag mit mir rum. Ich Ich schau dann öööfter auf den Zettel und mmmache danach meine Übungen. Also, ich bin selber mit mir noch nicht so richtig zufrieden. Es hört sich noch nicht so, ja, wie lang genug geübt an, aber gut, ich bin ja auch am Anfang.

Also, ich möchte noch mal ganz kurz erzählen, wie ich jetzt vorgehen will, weil ich am Anfang wirklich, ja, richtige Löcher im Kopf hatte und gar nicht wusste, wie übe ich eigentlich, wie teile ich mir den Tag ein. Und jetzt kam heute Ihr zweiter Brief mit dem gelben Blatt über Körpersensibilisierung, wie man das den Tag über verteilen kann, und genau so habe ich mir das eigentlich auch schon gedacht. Also, dass ich morgens mit einer Form der Entspannung anfange, dass ich im Auto auf dem Weg zur Arbeit versuche, meinen Körper zu spüren, dass ich einfach im Radio teilweise auch Dinge mitspreche, ganz in Ruhe allerdings, um mich wieder mit Vibration in der Stimme in die Ruhe zu sprechen. Also für mich ist es sowieso das Allerwichtigste, Ruhe zu bewahren. Ich werde so leicht panisch in allen möglichen Situationen, dass das so dieser Grundtenor eigentlich ist.

Dann versuche ich im Moment bei Ikea diese verbalen Kurzbeteiligungen einfach einzuwerfen, mich zu äußern, kämpfe aber auch da immer mit der Angst, kann ich

jetzt eigentlich so spontan überhaupt reden? Ist dann sofort die Stimme da? Klappt das alles oder bin ich schon wieder so verspannt? In dem Moment schaffe ich es dann aber auch, meinen Spannungsgrad runterzuschrauben, also dieses Stoppen und die Spannung runterzunehmen funktioniert kurzzeitig schon mal ganz gut, da bin ich auch sehr froh drüber. Obwohl mir die Spannung dann doch wieder ziemlich schnell im Nacken sitzt. Ich versuche dann auch, je nach Situation, artikuliert zu sprechen, je nachdem, was ich mir vorgenommen habe, ob für die Begrüßung oder in einem Gespräch mit den Verkäufern. Und versuche auch immer wieder in meinen Körper zu horchen. Oder wenn ich durch die Möbelausstellung laufe, aufrecht zu gehen, wie eine Königin zu schreiten.
Und, ja, das mache ich dann so bis um drei oder vier, und dann kommt eigentlich der angenehme Teil, weil dann fahre ich zu meinem Pferd, setzte mich darauf und reite durch die Gegend und fange wieder meine für mich sehr angenehmen Sprachübungen an, also was ich jetzt im Prinzip auch schon draufgesprochen hab, dass ich erst mit Vibration spreche, was auch dem Pferd Spaß macht, weil diese teilweise längergezogenen Selbstlaute oder überhaupt das W, wenn's so weich kommt, das macht mein Pferd speziell auch ganz ruhig, ist lustig mit anzugucken. Und, ja, dann spreche ich eben mit dem weichen Stottern, das gelingt mir so einfach rausgesprochen mitten auf dem Feld im Wald noch viel besser als jetzt hier auf Kassette. Und dann versuche ich manchmal bewusst hart zu stottern und das ist wiederum auch interessant, nimmt mein Pferd ganz genau wahr, weil dann drehen sich die Ohren nach hinten, dann merkt er genau, dass da was ganz anderes passiert. Also, ich hab da, glaube ich, 'nen ganz guten Zuhörer. Ja, dann fahre ich nach Hause, werte das aus, was ich so am Tag gemacht habe, horch noch mal in meinen Körper, wie's mir eigentlich so ergangen ist. Mal bin ich dann abends sehr entspannt, mal bin ich total abgespannt und hab dann nicht mehr so die Muße, noch mal weiter zu üben. Und ja, ganz ehrlich gesagt, ans Telefonieren hab ich mich noch nicht so richtig rangewagt."

In den bisherigen Überlegungen zur Effektivität von Stottertherapie ist deutlich geworden, dass es sowohl von der Konzeption eines Behandlungsansatzes als auch von den Rahmenbedingungen abhängt, welchen „Output" eine Stottertherapie erbringen kann. Diese Erkenntnis hat dazu geführt, dass Stottertherapeuten eine neue Arbeitsform für das therapeutische Vorgehen entworfen haben: die Intensiv-Intervall-Therapie. Therapiephasen mit zeitlich intensiver therapeutischer Einflussnahme (mehrere Tage Therapie hintereinander) wechseln mit therapiefreien Zeiten (mehrere Wochen ohne Therapie). „Intensiv" wird die Therapie dadurch, dass die Therapie über mehrere Stunden hintereinander läuft und an aufeinander folgenden Tagen stattfindet.

Dieses Behandlungsmodell ist nicht nur dem Prinzip der Effektivität verpflichtet, sondern auch dem Prinzip der Effizienz. Es fragt also danach: Wie viel therapeutischer Aufwand muss betrieben werden, um Erfolg erzielen zu können? Ist ein unbegrenzter Einsatz von Mitteln und Mühen vertretbar, beispielsweise die Durchführung einer Therapie nach der anderen, um endlich doch zu dem gewünschten Erfolg zu kommen? Aber auch die Frage gehört hierher, welche der therapeutischen Maßnahmen Klienten in Eigenregie realisieren können, ohne dafür Stottertherapeuten zu benötigen. Dies betrifft das Thema „Selbststeuerung" und „Eigenverantwortung", wie es beispielsweise im Kap. 3.2, S. 49ff ausgeführt wird.

Betrachten wir noch einmal die Zielsetzung von Stottertherapie: Sie ist grundsätzlich dazu da, die Fähigkeit des Betroffenen zur Bewältigung seines Stotterns zu stärken und auszubauen und sie so verfügbar zu machen, dass der Stotternde die in der Therapie vermittelten Kenntnisse, Einsichten und Handlungskompetenzen in Eigenregie nutzen kann. Allerdings gibt es angesichts der gängigen Art, Stottertherapie „an einem Stück" durchzuführen – wir wollen sie hier „A-bis-Z-Therapie" nennen, Probleme mit der Erfolgsprognose: Erst nach Ablauf einer solchen Therapie kann festgestellt werden, ob die therapeutisch eingeleiteten Bewältigungsfähigkeiten tatsächlich in ausreichendem Maße vorliegen. Erst jetzt wird erkennbar, ob der Betroffene angesichts der alltäglichen Kommunikationsanforderungen selbstständig und dauerhaft Sprechflüssigkeit herzustellen vermag. Gelingt ihm das nicht, muss „nachgebessert" werden: Maßnahmen zur therapeutischen Nachsorge oder eine erneute Therapie ist vonnöten.

Intensiv-Intervall-Therapie als Einzelbehandlung

Meine ersten Intensiv-Intervall-Therapien haben sich mehr zufällig ergeben: Als Hochschullehrer mit Semesterferien standen immer wieder längere Ferienzeiten an, die ich zumindest teilweise nutzen wollte. So ging es auch denjenigen meiner Klienten, die Lehrer oder Studenten waren.

Um zu sinnvollen Arbeitsergebnissen in der Therapie zu kommen, wurde es notwendig, die wöchentliche Behandlungsintensität vor den therapiefreien Zeiten zu erhöhen: Bei Einzeltherapien habe ich Intensivhalbtage, beispielsweise Samstagvormittage, eingeführt. Zusätzlich habe ich begonnen, Arbeitsmaterialien für die Eigenarbeit der Klienten zu entwickeln und nach ihrem Einsatz immer wieder zu überarbeiten. Auf diese Weise entstanden Anleitungsbögen für therapiefreie Zeiten mit sehr unterschiedlichen Aufgabenstellungen. (Eine Zusammenstellung aller in diesem Buch wiedergegebenen Arbeitsbögen befindet sich im Anhang, S. 213).

Im Rahmen der therapeutischen Eigenarbeit während der therapiefreien Intervalle ging es nun für die Klienten darum, mir einzelne Arbeitsergebnisse schriftlich oder als Tonbandmitteilung (auf Kassette) zuzuschicken. In Ausnahmefällen wurden auch telefonische Zwischenberichte vereinbart. Die „Betreuung aus der Ferne" in den therapiefreien Intervallen sollte möglichen Motivationsproblemen der stotternden Erwachsenen, Rückzugstendenzen oder gar Rückschritten im Therapiefortkommen entgegenwirken. Stagnationen im Therapiefortschritt wurden hingegen bewusst in Kauf genommen, ging es mir doch gerade beim Modell der Intensiv-Intervall-Therapie darum, den Klienten das notwendige Ausmaß und die Wirkung ihrer Eigenarbeit aufzuzeigen.

Was anfangs als Maßnahme erschien, die durch das Eigeninteresse „Ferien" von Therapeut und Klient motiviert war, erwies sich sehr bald als sinnvolle Behandlungsform, die ich für meine Einzel- und Gruppentherapien beibehielt und ausbaute.

Intensiv-Intervall-Therapie als Gruppenbehandlung

Dieses Behandlungsmodell erfordert, dass die Gruppenmitglieder über mehrere Tage hinweg zusammenarbeiten und die Therapie täglich über mehrere Stunden hintereinander stattfindet. Dies bietet die Chance, dass Klienten aus unterschiedlichen Orten anreisen, also nicht am Wohnort des Therapeuten leben müssen. Die Mitglieder der Gruppe sorgen für die Zeit des Therapieintervalls für ihre Unterkunft selbst oder die Therapiemaßnahme findet in einem angemieteten Veranstaltungshaus statt, in dem Unterkunft und Verpflegung bereitgestellt werden.

Das Intensiv-Intervall-Konzept erlaubt sehr unterschiedliche Ausgestaltungen. Dies betrifft beispielsweise den zeitlichen Gesamtrahmen der Maßnahme, die Anzahl der Therapietage und damit den Gesamtumfang der Therapiestunden, die Verteilung der Therapiestunden auf die einzelnen Intensivtage, die Länge der therapiefreien Zeiten zwischen den Therapieintervallen, die Anzahl der Teilnehmer.

In meiner ersten Intensiv-Intervall-Therapie, die ich im Mai 1994 als Gruppenmaßnahme startete, gab es noch relativ lange therapiefreie Zeiten (bis zu 20 Wochen; s. Beispiel A). Und die Anzahl der Therapiestunden war sehr hoch (176).

Beispiel A: 1 Jahr und 5 Monate / 25 Therapietage / 176 Therapiestunden:
- 6 Therapieintervalle: 5 Tage – 5 Tage – 3 Tage – 4 Tage – 4 Tage – 4 Tage
- 5 therapiefreie Intervalle: 12 Wochen – 13 Wochen – 20 Wochen – 13 Wochen – 12 Wochen

Später reduzierte ich den Gesamtstundenumfang der Therapie und führte dafür das Anwendungstraining in der Kleingruppe (S. 78ff) auf freiwilliger Basis ein (s. Beispiel B).

Beispiel B: 1 Jahr und 7 Monate / 21 Therapietage / 120 Therapiestunden:
- 6 Therapieintervalle: 4 Tage – 5 Tage – 3 Tage – 4 Tage – 3 Tage – 2 Tage
- 5 therapiefreie Intervalle: 10 Wochen – 12 Wochen – 20 Wochen – 14 Wochen – 20 Wochen

Seit einiger Zeit konnte die Anzahl der Therapiestunden noch einmal – im Sinne einer größeren Effizienz – gesenkt werden, bei gleichzeitiger Erhöhung des *Anwendungstrainings in der Kleingruppe*, das nun zur Pflicht geworden ist (s. Beispiel C). Auch die Phasen des *angeleiteten Selbsttrainings* haben ein verstärktes Gewicht erhalten. Beide Interventionen können während einer 3–5-tägigen Therapiephase einmal oder mehrfach erprobt werden, beispielsweise an einem Vormittag, an dem die Klienten alleine arbeiten, ohne dass der Therapeut dabei ist. Die gesammelten Erfahrungen dazu, Fragen und Probleme, lassen sich in der darauf folgenden Therapiephase gleich mit dem Therapeuten besprechen, der dann unmittelbar Rückmeldungen, Korrekturhinweise und Ermutigungen geben kann. Dadurch lässt sich die Wirkungsweise von Anwendungstraining und Selbsttraining optimieren.

Beispiel C: 2 Jahre / 20 Therapietage / 100 Therapiestunden / 60–80 h Anwendungstraining:
- 7 Therapieintervalle: 4 Tage – 3 Tage – 3 Tage – 4 Tage – 3 Tage – 2 Tage – 1 Tag
- 5 therapiefreie Intervalle:
  - 8 Wochen mit 2 Anwendungstrainings
  - 10 Wochen mit 3 Anwendungstrainings
  - 20 Wochen mit 4 Anwendungstrainings
  - 15 Wochen mit 3 Anwendungstrainings
  - 20 Wochen mit 4 Anwendungstrainings
  - 30 Wochen mit 2 Anwendungstrainings

Bei einer Gruppengröße von 8 Stotternden ist während der Therapiephase einer Intensiv-Intervall-Therapie ein lebendiger Wechsel von Gesamtgruppenarbeit, Kleingruppenarbeit und Stillarbeit des Einzelnen erforderlich, ebenfalls ein Wechsel von „Indoor-" und „Outdoor-Aktivitäten" (In-vivo-Arbeit). Eine tägliche Therapiezeit von 6–8 h sind dann durchaus sinnvoll. Manchmal bietet es sich an (wenn das die Gruppendynamik erfordert), eine Therapieeinheit auch am Abend durchzuführen oder eine abendliche Selbsttrainings- bzw. Selbstreflexionseinheit als Aufgabe für den Einzelnen festzulegen. Hiermit lässt sich die Intensität der therapeutischen Einflussnahme zusätzlich erhöhen.

Natürlich sollten die Ruhephasen während einer Therapiephase nicht zu kurz kommen, freie Vormittage oder Nachmittage können zur Verfügung gestellt oder auch einmal nur ein „reduziertes" Therapieangebot durchgeführt werden. Ein Beispiel für einen „gemischten" Tagesablauf verdeutlicht der Arbeitsbogen 5 (Anhang, S. 220). Hier wird das Programm für den folgenden Tag angekündigt, das Therapiesitzung, Selbsttraining, Anwendungstraining in Zweiergruppen, angeleitete und selbstständige In-vivo-Arbeit sowie eine Auswertung in der Gesamtgruppe und in Eigenregie umfasst und auch Möglichkeiten für Ruhephasen lässt.

Durch die tägliche Zusammenarbeit der Gruppe kommt es oft rasch zu einer Verbesserung des Arbeitsklimas, Vertrauen und Offenheit wachsen sichtbar, Kleingruppenbildungen können in unterschiedlichen Konstellationen vorgenommen und damit die Kontaktdichte zwischen den Teilnehmern verbessert werden. Der Therapeut kann auch immer wieder, wenn es notwendig wird, Einzelgespräche mit Teilnehmern führen, während sich die restliche Gruppe mit vorgegebenen oder selbst gewählten Aufgabenstellungen beschäftigt.

Die therapeutische Nachsorge lässt sich gut in das Konzept integrieren, v.a. wenn man der Gesamttherapie dann eine Dauer von etwa 2 Jahren zubilligt.

Besondere Chancen eröffnen sich beim Intensiv-Intervall-Ansatz durch die Möglichkeiten der gemeinsamen Unterbringung in einem Tagungshaus oder Therapiezentrum: Als Therapeut erhält man einen umfassenderen Eindruck von den Handlungsspielräumen und persönlichen Eigenheiten der Klienten. Neben dem Kommunikationsverhalten in der Therapiegruppe gibt das Pausenverhalten untereinander, aber auch mit fremden Mitbewohnern, hilfreiche Impulse für die Therapieplanung. Gespräche bei Spaziergängen und abendlichen Gesprächsrunden – in wechselnder Zusammensetzung und in zwangloser Atmosphäre – fördern eine größere Nähe zwischen den Gruppenmitgliedern und lassen Themen zutage treten, die im Therapiesetting nicht auftauchen. Kommunikationsbarrieren einzelner Gruppenmitglieder werden für alle schneller sichtbar und können nicht selten auch zügiger bearbeitet werden, auch wenn dazu manchmal innere Kämpfe und offen ausgetragene Konflikte erforderlich sind. Diese Erfahrungen konnte auch Mönnich (2004) machen, der in seiner bemerkenswerten Intensiv-Intervall-Therapie ein spezifisches Behandlungsangebot für die Gruppe der ansonsten schwer zugänglichen stotternden Jugendlichen entwickelt hat.

Die Idee, ambulante Erwachsenentherapie in der Intensiv-Intervall-Form durchzuführen, wurde im deutschen Sprachraum von Starke (1995) aufgegriffen. Aus den von ihm wiederholt durchgeführten Van-Riper-Gruppentherapien hat sich ein Betroffenennetzwerk gebildet, in dem Klienten auch nach Therapieabschluss Kontakt halten und sich gegenseitig unterstützen sowie Nachsorgemaßnahmen organisieren.

Kritische Einschätzung zur Intensiv-Intervall-Therapieform

Aufgrund meiner Erfahrungen mit Therapiegruppen – sowohl mit wöchentlichen Therapiesitzungen als auch mit Intervalltherapien – empfehle ich Stottertherapeuten, folgende Gesichtspunkte vor der Durchführung einer Intervallmaßnahme abzuwägen.

„Kontra“:

- Klienten mit geringer Behandlungsmotivation sind in einer kontinuierlichen Behandlungsform eher zur Übernahme von Eigenverantwortung zu bewegen. Der regelmäßige Kontakt zum Therapeuten erscheint erforderlich, um therapiedienliche Einstellungen aufzubauen.
- In gleicher Weise ist es schwierig, Klienten, die ein geringes Maß an Trainingsaktivitäten zeigen, über die Ferne zur verstärkten Erledigung ihrer therapeutischen Hausaufgaben zu motivieren. Diese eher „konsumierenden“ Klienten arbeiten zwar in den Therapieintervallen selbst oft intensiv mit, profitieren aber insgesamt zu wenig von der Intervallform der Therapie, die eine starke Eigenbeteiligung in den therapiefreien Zeiten verlangt.
- Einstellungen zu bestimmten Arbeitsformen oder Menschen lassen sich oft nur längerfristig, über kontinuierlich stattfindende Sitzungen ändern. Klienten, die nach einem ersten 4-tägigen Intervall 12 Wochen ohne direkten Kontakt zum Therapeuten sind, haben es schwer, erlebte Widerstände gegen therapeutische Techniken oder Aversionen gegenüber Gruppenmitgliedern oder dem Therapeuten konstruktiv zu verarbeiten. Nicht analysierte und ausgeräumte Vorbehalte blockieren einen Großteil der Therapieeffekte.

„Pro“:

- Der zeitliche Umfang der täglichen Therapiemaßnahmen ermöglicht in der Intervallform einen deutlich schnelleren Erwerb sprechmotorischer Steuerungstechniken. Es gelingt oft schon im ersten Therapieintervall, die wesentlichen Grundlagen für Sprechflüssigkeit zu legen und zu einer deutlichen Verbesserung der Kommunikationsfähigkeiten zu kommen.
- Intensivmaßnahmen erlauben einen nahtlosen Wechsel von Behandlungsraumaktivitäten und In-vivo-Arbeit: Nach 2 h „Sprechtraining“, 1 h „Rollenspiel“ und 1 h „Selbstreflexion und Planung“, können anschließend „Übungen auf der Straße“ durchgeführt und ihre Auswertung in einer abschließenden „Bewertungsrunde“ vorgenommen werden. In-vivo-Arbeit lässt sich immer sicherstellen.
- Unterschiedliche Lernziele und Aufgabenstellungen, die eine individuelle Vorgehensweise in der Gruppe erfordern, lassen sich im Rahmen längerer Therapiephasen besser realisieren: Was sonst in einer üblichen Gruppentherapiesitzung im Laufe von 2 h erfolgen muss, kann nun in viel differenzierterer Weise über einen ganzen Tag verfolgt werden.
- Die intensive tägliche Zusammenarbeit begünstigt ein schnelleres Zusammenwachsen der Gruppe. Offenheit und Vertrauen entwickeln sich schneller. Ein gutes Arbeitsklima und ein freundschaftliches Verhältnis unter den Klienten entwickeln sich eher. Diese Prozesse werden unterstützt, wenn die Gruppe in einer Tagungsstätte zusammenwohnt und sich zusätzliche Freizeitunternehmungen ergeben.

! Eine Stottertherapie, die nicht „am Stück“ durchgeführt wird, sondern in Intervallen stattfindet, erlaubt eine bessere Überprüfbarkeit der Selbstbewältigungskompetenzen: In den therapiefreien Zeiten, in denen die Klienten ohne therapeutische Unterstützung sind, erweist sich, ob das in dem vorausgegangenen Therapieintervall gelernte Wissens- und Handlungspotenzial ausreicht, um den kommunikativen Anforderungen ihres Lebensalltags gerecht zu werden. Die therapiefreien Intervalle sind für den Klienten und den Therapeuten gleichermaßen so etwas wie Kontrollphasen. Sie erlauben Rückschlüsse, die während einer „A-bis-Z-Therapie“ nie zu erlangen sind.

4.6 Flankierende Maßnahmen

Peter, 28 Jahre, berichtet, wie wichtig die Erfahrungen im Sportstudio für seine sprachliche Stabilisierung waren. Er erinnert sich an die Zeit vor der Therapie, als er extrem stark stotterte und die Männer im Sportstudio als „feindselig, arrogant und überheblich" erlebt hat:

„Mein erster Trainingstag war der reinste Horror. Ich hatte das Gefühl, dass alle mich anguckten und sich fragten, was so ein halbes Hemd wie ich dort suche. Ich habe die Übungen so schnell wie möglich hinter mich gebracht, um gar nicht angesprochen zu werden. Wer weiß, was sie gesagt hätten, wenn ich angefangen hätte zu stottern. Irgendwie fand ich alle Leute im Studio total zum Kotzen. Die Wochen vergingen und ich sah überhaupt keine Fortschritte in meiner körperlichen Entwicklung. Mein Selbstvertrauen ging immer mehr den Bach runter. Zumal ich vor jedem Training mit mir kämpfen musste, überhaupt zum Sport zu gehen. Der Grund dafür lag darin, dass die Leute dort fast alle so groß und so breit waren und ich mich einfach nicht akzeptiert fühlte. Ich hatte sogar Angst, den Leuten nur ein einfaches ‚Hallo' entgegenzubringen. Wenn mich jemand fragte, ob ich an diesem Gerät fertig bin, brach mir der Schweiß aus und ich nickte nur freundlich.

Das Schlimme daran war, dass ich noch gar nicht mit meiner Übung fertig war. Aber es war mir egal, Hauptsache keiner merkt, dass ich stottere oder Angst habe. Es gab Phasen von sehr unregelmäßigen Trainingseinheiten, bis hin zum Überhaupt-nicht-mehr-Hingehen. Die Angst war zu diesem Zeitpunkt schon riesig. Die Leute müssen gedacht haben, dass ich der unfreundlichste Mensch auf Erden bin. Selbst wenn ich jemanden auf der Straße gesehen habe, war die Angst so groß, in ein Gespräch verwickelt zu werden, dass ich lieber die Straßenseite gewechselt habe. Oder ich bin einfach vorbeigelaufen und habe so getan, als ob ich niemanden sehe.

Mittlerweile hat sich alles geändert. Ich kenne den größten Teil aus meinem Sportstudio und bin manchmal mehr am Sprechen als am Trainieren. Meine erste Handlung im Sportstudio ist es, alle zu begrüßen. Ein einfaches ‚Hallo' und ein Lächeln auf den Lippen reichen erstmal völlig aus. Der Rest kommt von alleine. Selbst wenn ein Studiomitglied neu ist, habe ich keine Angst mehr davor, den ersten Schritt zu machen. Ich habe durch diese offene Art sehr viele Kontakte geknüpft und trainiere jetzt immer mit jemandem zusammen, vor dem ich vor ein paar Jahren riesige Angst gehabt hätte, überhaupt mit ihm zu reden. In der Vergangenheit habe ich mich immer wieder von Äußerlichkeiten blenden lassen und gedacht, ich hätte nicht das Recht, an Fremde heranzutreten. Ich fühlte mich immer unterlegen und habe in diesem Punkt aufgehört, mich zu entwickeln. Jetzt macht es mir Spaß, ins Sportstudio zu gehen, und wenn ich mal eine Trainingseinheit ausfallen lasse, dann weiß ich, dass ich einfach nur zu faul bin. Einer meiner größten Fortschritte ist es, auf meinem Recht zu bestehen. Heute sage ich, wenn ich an einem Gerät noch nicht fertig bin. Entweder derjenige wechselt sich mit mir ab oder er muss warten."

Wöchentliche Fitnesstermine können verlorenes Selbstvertrauen und körperliche Entspannung stärker aufbauen als ein logopädisches Atemtraining. Ein Tanzkurs kann mehr Impulse für die Selbstsicherheit geben als eine Serie therapeutischer Rollenspiele. Die Entscheidung, sich endlich auf eine Pauschalreise mit fremden Menschen einzulassen, kann tiefgreifendere Auswirkungen auf die sozialen Ängste eines Stotternden haben als ein gutes In-vivo-Training. Endlich einen Englischkurs in der Volkshochschule belegen! Endlich einen Malkurs wagen! Endlich eine Partnerschaftsannonce aufzugeben! Es gilt, derartige Aktivitäten, die als Sehnsüchte meist schon in den Köpfen unserer Klienten existieren, wachzurufen. Und derartige Spaziergänge ins bunte Leben zu unterstützen! Oft haben diese „neuen Schritte in den Alltag" einen nachhaltigen Einfluss auf die Entwicklung eines Klienten und beflügeln die Intensität seiner Mitarbeit im Rahmen der Therapie. Woher wollen wir wissen, dass unsere therapeutischen Interventionen wirkungsvoller sind als die Ereignisse der Alltagswirklichkeit? Wir sollten uns hüten, unsere Behandlungsmethoden und unser „künstliches" Therapie-Setting zu überschätzen.

Flankierende Maßnahmen können als Interventionen begriffen werden, die ein Veränderungsvorhaben unterstützen, ohne dass damit der Anspruch verbunden sein muss, für das Gelingen verantwortlich zu sein. Der Therapeut kann mit seinem Klienten nach geeigneten flankierenden Maßnahmen Ausschau halten und sie dann auch in Form definierter Aufgabenstellungen und Aktivitäten ausformulieren: „Ziehe aus! Stell Dich auf die eigenen Füße!" Oder: „Lass das abendliche Fernsehen! Lerne die alternative Kleinkunstszene in Deiner Stadt kennen!" Oder: „Kümmere Dich nicht um das Naserümpfen Deiner Bekannten, tritt in den Schützenverein ein, der Dich seit Jahren lockt!" Therapeut und Klient können reizvolle Vorhaben vereinbaren. Sie lassen sich auch dann durchführen, wenn der Klient für einige Zeit nicht am Wohnort des Therapeuten lebt bzw. der Therapie fern bleiben muss.

Flankierende Maßnahmen orientieren sich an dem individuellen Lebensrahmen, den Handlungswünschen und konkreten Möglichkeiten des Klienten (Kap. 3.3, S. 56ff). Sie dienen der Erreichung jener Veränderungsziele, die in der Therapie erarbeitet wurden. Im folgenden Kasten sind noch ein paar weitere Beispiele für flankierende Maßnahmen und ihre Zielsetzungen (in Klammern) aufgeführt.

Beispiele für flankierende Maßnahmen:
- Regelmäßiger Besuch einer Stotterer-Selbsthilfegruppe (Desensibilisierung der Angst vor dem Stottern)
- Teilnahme an den zwanglosen Treffen nach dem wöchentlichen Gymnastikkurs (Erhöhung der Sprechaktivität in privaten Gruppen und an öffentlichen Plätzen; beispielsweise in Cafés)
- Belegung eines Englischkurses an der Volkshochschule (Training von Blocklösetechniken)
- Eintritt in einen Gleitschirmclub, der regelmäßig Flugreisen ins europäische Ausland unternimmt (Verwirklichung eigener Träume, Stärkung der sozialen Fähigkeiten und der körperlichen Fitness)
- Mitarbeit bei einer Bürgerbewegung oder Hilfsorganisation (beispielsweise Amnesty International: Training öffentlicher Auftritte, Übernahme von Verantwortung, gesellschaftspolitisches Engagement)
- Mitarbeit im studentischen Rhetorikkurs (Verbesserung der Expressivität, „Verflüssigung" der Körpersprache)
- Teilnahme an theatralen Improvisationskursen (Stärkung der sozialen Kompetenzen, Abbau von Fehlerangst; Kap. 6.6, S. 166ff)
- Besuch eines Tanzkurses (Aufbau gegengeschlechtlicher Beziehungen, Partnersuche)

Eine Verbesserung der Kommunikationsfähigkeit durch flankierende Maßnahmen wird sich beim Stotternden eher einstellen, wenn der Therapeut Zeit und Raum zur Verfügung stellt, um die festgelegten Aufgabenstellungen zu reflektieren und bereits gewonnene Erfahrungen bei der Zielerreichung auszuwerten. Auf diese Weise entsteht Motivation für die Umsetzung der Maßnahmen – und eine größere Verbindlichkeit bei der selbstständigen Veränderungsarbeit des Klienten.

Ein junger Mann muss seine Therapie wegen eines Umzugs beenden. Seine Telefonängste bestehen weiterhin. Der Therapeut schlägt ihm vor, sich doch endlich ein Handy zuzulegen und täglich mindestens 3 Telefonate zu führen. Es ist damit zu rechnen, dass der junge Mann die gut gemeinten Vorschläge liegen lässt. Hilfreicher wäre es, wenn der Therapeut seinem Klienten anbietet, ihn in den nächsten 4 Wochen freitags in seiner Telefonsprechstunde anzurufen und über die täglichen Übungsanrufe kurz zu berichten oder ihm einen monatlichen Lagebericht per E-Mail zu senden.

! Flankierende Maßnahmen müssen in einen therapeutischen Arbeitsprozess eingebunden werden. Sie lassen sich leichter beginnen und aufrechterhalten, wenn der Therapeut die Umsetzung der neuen Handlungen regelmäßig bespricht und Rückmeldungen gibt.

4.7 Therapeutische Nachsorge

Peter: „Mein Fazit: Ich weiß jetzt, dass es wichtig ist, dass man sich nach und nach den Situationen stellen muss, die einem vorher Angst gemacht haben. Für einen Stotterer ist es wichtig, diese Situationen immer wieder aufzusuchen, damit man nicht wieder von vorne anfängt. Ich merke, dass ich dadurch eine ganz andere Sichtweise von meinen Mitmenschen bekommen habe. Wenn Angst bei mir auftritt, versuche ich sofort herauszufinden, welche Situation mir Angst macht. Durch diese Veränderung und Offenheit ist es mir gelungen, mehr Menschen kennenzulernen. In der Vergangenheit habe ich mich immer selber ausgegrenzt von der Gesellschaft. Jetzt spüre ich Akzeptanz. Und dies will ich auch beibehalten. Denn je mehr Kontakt ich aufbaue und pflege, desto weniger wird die Angst vor dem Stottern aufkommen. Stottern ist zum jetzigen Zeitpunkt nicht mehr der Mittelpunkt in meinem Leben. Und ich kann mir auch nicht mehr vorstellen, dass es mich so gefangen hält. Die Reise geht weiter."

„Therapeutische Nachsorge" versteht sich als Maßnahme, die *nach* einer abgeschlossenen Therapie zum Einsatz kommt, um mit *therapeutischen* Mitteln und auf *professionelle* Weise für das Anhalten der erzielten Therapieeffekte zu sorgen. Die Zeit nach Therapieende muss immer als Risikoperiode betrachtet werden – in diesem Sinne lässt sich die Nachsorge als eine Sicherheitsvorkehrung begreifen, die Einfluss auf ungünstige Entwicklungen nehmen möchte, die beim Klienten nach Behandlungsende auftreten können.

Eine institutionalisierte therapeutische Nachsorge hat sich in der ambulanten Stottertherapie in Deutschland bisher noch nicht etabliert. Das erstaunt, ist doch die hohe Rückfallgefährdung gerade bei der Kommunikationsstörung Stottern hinlänglich bekannt (Kap. 3.5, S. 63ff). Im Grunde genommen dürfte keine Stottertherapie begonnen werden, die nicht auch therapeutische Nachsorgesitzungen nach dem Behandlungsende vorsieht. Therapeutische Nachsorge wäre damit ein selbstverständlicher Bestandteil eines Gesamtbehandlungskonzepts.

Mit größter Selbstverständlichkeit fährt jeder stolze Autobesitzer nach dem Neukauf eines Pkw regelmäßig zu den vorgegebenen Inspektionsterminen – hierfür gibt es ein festgelegtes System von Zeitabläufen und Wartungsaufgaben, das der Erhaltung des Autos und der Sicherheit seines Besitzers dient. Diese Erhaltungs- und Sicherheitsvorkehrungen sind konzeptionell verankert und nicht vom Wohlwollen des einzelnen Autohändlers abhängig. Was in der Autoindustrie gang und gäbe ist, fehlt im Bewusstsein der Anbieter und Verbraucher von Stottertherapien. Müsste es nicht auch für den Erhalt der Sprechflüssigkeit „Wartungstermine" geben?

Aufgabenstellungen für die therapeutische Nachsorge

Die therapeutische Nachsorge hat nicht nur die Funktion der Rückfallbearbeitung, wie oben bereits beschrieben. Es gibt eine ganze Reihe an zusätzlichen Aufgabenstellungen, die sich mehr oder weniger gut voneinander abgrenzen lassen und im Folgenden benannt werden.

Verkürzung der Gesamtlaufzeit der Therapie. Eine Behandlung, die sicherstellt, dass nach Behandlungsende weitere Kontakte zur therapeutischen Institution bzw. zum Therapeuten stattfinden, muss nicht den Anspruch haben, den Klienten während der Therapiezeit auf alle Eventualitäten vorzubereiten. Das schafft mehr Ruhe im Therapieablauf und begünstigt einen früheren Abschluss der Behandlung.

Loslösung vom Therapeuten. Das Wissen um die nachtherapeutische Phase erleichtert es Klienten, den Schritt der Verselbstständigung eher zu wagen. Mit einer schrittweisen Ausblendung therapeutischer Maßnahmen und der bevorstehenden therapeutischen Nachsorge sind Trennungsprozesse leichter bewältigbar (s. „Ein gutes Behandlungsende gestalten", Kap. 5.8, S. 129ff).

Stabilisierung der erzielten Erfolge. Die in der Therapie erzielten Veränderungen dauern in der Regel über das Behandlungsende hinaus an. Sie gilt es, weiter zu festigen, indem unterstützende Gespräche über die aktuelle Lebenssituation und deren Bewältigung geführt und Hilfestellungen für die eigentherapeutische Arbeit gegeben werden.

Auffrischung. Manche Fähigkeiten, die in der Therapie erworben wurden, „lassen nach", werden „unschärfer" oder gehen ganz verloren. So kann die Fähigkeit bei langjährig Stotternden, eigene Symptome differenziert wahrzunehmen, sie zu hören und zu spüren, deutlich abnehmen und – damit oft verbunden – auch die feinmotorische Steuerungsfähigkeit für eine Verflüssigung des Sprechens zunehmend schlechter werden. Hier wäre eine Fortsetzung der in der Therapie durchgeführten Übungsprozesse unerlässlich. Die therapeutische Nachsorge hat in diesem Fall die Aufgaben der „Auffrischung": Es geht um das Training kommunikationsförderlicher Verhaltensweisen, bis die Selbststeuerungsfähigkeiten wieder in ausreichendem Maße vorliegen. Und es geht um die Schaffung eines kritischen Bewusstseins, dass die eigentherapeutischen Maßnahmen für den Fortbestand der erzielten Behandlungserfolge notwendig sind.

Rückfallbearbeitung. Prinzipien zur Rückfallvorbeugung sollten in jeder Therapie vermittelt worden sein. In der Phase der therapeutischen Nachsorge kann es dann um die Auffrischung dieses Wissens gehen oder um die Bearbeitung eines Rückfalls, der nach Therapieende aufgetreten ist (Kap. 3.5, S. 63ff). Die Nachsorge sichert in diesem Fall ein zeitnahes Hilfsangebot bei Rückfallauftritt.

„Sicherheitsnetz". Manchmal wird erst nach Abschluss einer Therapie deutlich, dass doch noch etwas an der Stottersymptomatik zu tun bleibt. Entsprechende Maßnahmen können nun beratschlagt werden. Manchmal tauchen aber auch Themen auf, die nichts mit dem Stottern zu tun haben, die in der Behandlung nicht zur Sprache kamen, oder Probleme werden erkennbar, die vom Klienten „vergessen" oder vom Therapeuten „übersehen" wurden. Therapeutische Nachsorge bietet die Chance, aus dem Abstand noch einmal wichtige Inhalte zu klären, Fragestellungen zu bearbeiten, neue diagnostische Untersuchungen vorzunehmen oder eine gezielte Weiterleitung des Klienten an einen anderen Therapeuten zu veranlassen.

Formale Durchführungshinweise für die therapeutische Nachsorge

In den beiden oben aufgeführten kombinierten Einzel- und Gruppentherapien (s. Beispiel 1 und 2 auf S.74ff), ist das Nachsorgekonzept unmittelbar in das Gesamtkonzept der Behandlung integriert. Therapeutische Nachsorge lässt sich allerdings auch ganz anders realisieren. Unterschiedliche konzeptionelle Überlegungen hierzu folgen:

- Der Behandler konzipiert seine Nachsorgemaßnahmen als „Korrespondenzbetreuung" über E-Mail- oder Briefkontakt, wobei standardisierte oder persönliche schriftliche Materialien zum Einsatz kommen.
- Der Behandler führt die therapeutische Nachsorge in Form von Telefongesprächen durch, die weniger aufwendig und kostengünstiger sind: Nach vorher festgelegten Zeitabständen werden die behandelten Stotternden angerufen und beraten.
- Die Nachsorgemaßnahmen werden nicht vom Behandler, sondern von einem anderen Therapeuten durchgeführt, der die Klienten seiner Kollegen „nachversorgt". Er ist spezialisiert auf Nachsorge und kann auf die für ihn noch unbekannten Klienten mit unvoreingenommener Sichtweise reagieren.
- Therapeutische Nachsorge wird als regelmäßiges Nachsorgepaket von beispielsweise 4 Sitzungen etabliert: Sie finden im wöchentlichen Rhythmus an einer Stottertherapie-Einrichtung statt, beispielsweise in einem halbjährigen Turnus.
- Nachsorge findet im Rahmen einer offenen Gruppenmaßnahme statt: Fest etabliert in einer Institution oder großen logopädischen Praxis treffen sich behandelte Klienten unangemeldet zum Erfahrungs- und Meinungsaustausch in einer „offenen Nachsorgegruppe". Diese Gruppe tagt in regelmäßigen Abständen, beispielsweise einmal monatlich, wobei nur behandelte Klienten Zugang haben.
- Das Nachsorge-Gruppenangebot wird als Versorgungsangebot für behandelte Nicht-mehr-Stotternde oder Nochstotternde der Region etabliert. Unter den Mitarbeitern der regionalen Stottertherapie-Einrichtungen wird geklärt, wer in welchem Jahr einen Raum und einen Mitarbeiter für die Durchführung der Nachsorgegruppe bereitstellt. Es wird festgelegt, ob von den Gruppenteilnehmern ein finanzieller Obolus erhoben werden muss.
- In Kooperation mit der örtlichen Stotterer-Selbsthilfegruppe werden 2 Wochenendseminare im Jahr festgelegt, an denen ein Nachsorgeseminar organisiert wird.
- Es wird eine virtuelle therapeutische Nachsorge eingerichtet. Ein Experte auf dem Gebiet des Stotterns steht zu festgelegten Zeiten in einem „Chat-Room" für den Erfahrungsaustausch behandelter Stotternder im Internet zur Verfügung. Diese Nachsorgeform hat sich bei anderen Klientengruppen bereits bewährt (Wangemann u. Golkaramnay 2004).

Inhaltliche Hinweise zur Gestaltung der therapeutischen Nachsorge

Im Rahmen der therapeutischen Nachsorge bestimmt sich die inhaltliche Arbeit – wie sonst auch – zum großen Teil durch die persönlichen Zielsetzungen, die ein Klient erreichen möchte. Dabei sind seine Probleme, die zum Zeitpunkt der Nachsorgephase vorliegen, aufzugreifen und nicht nur ein Rückgriff vorzunehmen auf Arbeitsinhalte und -methoden aus der vorausgegangenen Therapie. Bei aller Verschiedenartigkeit des Vorgehens wird es bei den Nachsorgebemühungen u.a. um folgende Arbeitsschritte gehen:

- *Analyse des Klientenverhaltens*: Was hat der Klient zur Stabilisierung der in der Therapie erzielten Veränderungen getan? Welche eigentherapeutischen Schritte waren erfolgreich, welche nicht? Wie erklärt sich der Klient Stagnationen und Rückschritte? Gab es Widerstände und Hemmnisse beim Selbsttraining?
- *Erarbeitung notwendiger Selbsttrainingsmaßnahmen*: Welche Übungen und Aufgaben unterstützen den Klienten bei seinen aktuellen kommunikativen Lebensaufgaben? Geht es nur um die Auffrischung von Fähigkeiten, die in der Behandlung bereits gezeigt werden konnten?
- *Training von Fertigkeiten und Fähigkeiten*: Wie kann der Übungsablauf in den Nachsorgesitzungen und die von den Klienten zu leistende begleitende Eigenarbeit gestaltet werden, damit sich relativ schnell positive Erfahrungen in unterschiedlichen Trainingsbereichen einstellen (z.B. in den Bereichen „Körperentspannung", „Sprechflüssigkeit", „Stotterkontrolle"

und „Selbstsicherheit“)? Mit welchen Übungen lassen sich verschüttete Fähigkeiten aktualisieren und wieder auf den alten Stand bringen?

- *Erarbeitung flankierender Maßnahmen* (Kap. 4.6, S. 84ff): Welche Aktivitäten im sozialen Kontext sollten aufgenommen bzw. verstärkt durchgeführt werden, die einer Weiterentwicklung des Klienten dienen? Welche Entscheidungen stehen an?
- *Zukunftsplanung* (s. in Kap. 8.1, S. 193): Was sind günstige und ungünstige Lebensumwelten? Liegen ausreichend stabile Lebensorientierungen vor, die eine positive Kraft für die eigene Lebensgestaltung erlauben? Lockt ein Aufbruch zu neuen Ufern?
- *Erinnerung an Strategien zur Rückfallbearbeitung*: Können die Klienten mit möglichen Rückfallgefährdungen unaufgeregt umgehen? Welche Bewältigungsstrategien sind ihnen noch gegenwärtig bzw. sollten aufgefrischt werden? Zur Bearbeitung dieses Themas lasse ich ein „Rückfallplakat“ erstellen, das sich der Klient zu Hause aufhängen kann.

!

Das Konzept einer professionellen Stottertherapie muss so gestaltet sein, dass es eine therapeutische Nachsorge als integrierten Bestandteil des Behandlungsansatzes einschließt. Die Maßnahmen der therapeutischen Nachsorge haben die Aufgabe, Behandlungserfolge zu stabilisieren und Selbststeuerungskompetenzen der Klienten aufzufrischen.

5 Erfordernisse bezüglich des therapeutischen Vorgehens in der Stottertherapie

In den folgenden 8 Kapiteln des 5. Buchabschnitts geht es darum, wie der Therapeut seine Stottertherapien durchführen sollte und worauf er im Behandlungsablauf verstärkt zu achten hat. Die Wichtigkeit eines guten Behandlungsbeginns wird herausgearbeitet, die Gestaltung therapeutischer Hausaufgaben und die kontinuierliche Durchführung von In-vivo-Sitzungen werden diskutiert. Es folgt ein Kapitel über die Notwendigkeit regelmäßiger Therapieaufzeichnungen und über die Chancen kontinuierlicher Bilanzsitzungen. Anschließend werden die Bedeutung der Modellfunktion des Therapeuten erläutert und therapeutische Interventionen zur Stärkung der Mitarbeitsbereitschaft und Therapiemotivation beschrieben. Im abschließenden Kapitel wird das Thema „Behandlungsende" dargestellt.

5.1 Einen guten Beginn für die Veränderungsarbeit schaffen

„Das Vorlesen in der Schule war so frustrierend für mich, meine Mitschüler und den Lehrer, dass ich kaum ein Wort sagte. Fremde, die mich beim Versuch zu sprechen beobachteten, dachten, ich sei entweder Epileptiker oder verrückt. Diese Jahre waren düstere Jahre. Aber das Schlimmste in diesen Jahren war, dass ich mich nicht nur hilflos fühlte, sondern auch hoffnungslos war. Wie würde ich jemals in der Lage sein, Arbeit zu bekommen oder mich selbst zu versorgen? Wie sollte ich heiraten und eine Familie haben? Ich fühlte mich nackt in einer ziemlich dornigen Welt. Ich dachte an Selbstmord, versuchte es einmal, aber versagte auch da." (Diese sehr persönliche Mitteilung stammt von Van Riper 1996, S. 86.)

Erwachsene Stotternde kommen häufig mit ambivalenten Gefühlen in die Therapie. Einerseits setzen sie große Erwartungen in die Therapie, sind von der Hoffnung getragen, sich endlich vom Stottern befreien zu können. Andererseits herrschen Zweifel, ob sich die Symptomatik nach all den Jahren überhaupt noch grundsätzlich verändern lässt. Und sie fragen sich, ob sie die richtige Therapiemethode gewählt haben und beim richtigen Therapeuten gelandet sind.

Auch für den Stottertherapeuten gibt es – selbst bei langjähriger Berufstätigkeit – viele Unwägbarkeiten zu Therapiebeginn: Werde ich Zugang zum Klienten finden und einen tragfähigen Kontakt aufbauen können? Werde ich seinen Erwartungen nach Veränderung gerecht werden? Welche Behandlungsmethoden sollten eingesetzt werden? Welche dieser Methoden wird der Klient aufgreifen können? Und werden sich diese Methoden dann auch als wirkungsvoll erweisen? Wird die Eigenarbeit, die so notwendig in jeder Therapie ist, vom Klienten realisiert? – Hoffnungen und Skepsis sind Gefühlszustände, die auch der Stottertherapeut bei seiner Arbeit gut kennt.

! Therapie will gut begonnen sein. Dies gilt für jede Art von Stottertherapie. Die Art des gemeinsamen Anfangs hat Einfluss auf den Verlauf der gesamten Behandlung, auf die Mitarbeitsbereitschaft des Klienten, auf die Arbeitszufriedenheit des Therapeuten. Ein ungünstiger Start kann vorzeitige Abbrüche oder anhaltende Beziehungsprobleme zwischen Klient und Therapeut bedingen.

Am Anfang steht die Beziehung

Wenn sich 2 fremde Menschen begegnen – der eine ist Therapeut, der andere Klient – und für eine Stunde beieinander sitzen, entscheidet sich in dieser Zeit, ob sie sich wiedersehen werden. Das ist im Behandlungsraum nicht anders als im wirklichen Leben. Im Erstkontakt gilt es, die Grundlage für eine zufriedenstellende Zusammenarbeit zu legen: Vertrauen aufzubauen, eine angenehme Atmosphäre der Offenheit herzustellen, einfühlsam die Belange des Klienten anzunehmen, sie wertzuschätzen und zu respektieren, zu zeigen, dass Unsicherheiten und Ängste thematisiert werden können und ein Beispiel dafür zu geben, dass Therapie eine lebendige und bereichernde Angelegenheit darstellt.

Die Achtsamkeit des Therapeuten richtet sich also auf den Kontakt, der mit dem Klienten entsteht. Der Therapeut stellt Raum und Zeit für die Entfaltung seines Gegenübers zur Verfügung. Er zentriert seine therapeutischen Impulse so, dass sie die Selbstexploration des Klienten befördern und dessen anfängliche Vorsicht oder körperliche Angespanntheit mindern (Kap. 6.5, S. 155ff: Gesprächsführung und Beratung). Formale Aufgaben wie das Ausfüllen von Erhebungsbögen, die Bearbeitung eines Interviewleitfadens oder die Ermittlung der Häufigkeit und Stärke der Symptomatik in spezifischen Sprechproben können vom Therapeuten getrost (und ohne Selbstvorwurf) zurückgestellt werden. Nicht die Datensammlung, sondern die „Verflüssigung" des Kontakts steht im Vordergrund. Vielleicht gelingt es dem Therapeuten auch, selbst unangestrengt und locker aufzutreten – das Stottern ist schon „hart" genug. (Die Wichtigkeit einer guten Zusammenarbeit zwischen Therapeut und Klient stellt einen wesentlichen Faktor für den Erfolg einer Therapie dar; s. u. „Compliance", Kap. 5.7, S. 121f.)

Die Person im Blick behalten, nicht nur die Stottersymptomatik

„Herr Gruber ist ein tonischer Stotterer." „Frau Wagner ist eine Klonikerin." So werden mir manchmal Klienten angekündigt. Der Mensch wird reduziert auf die Art seiner Störung. Dabei wissen wir sehr wohl: Jeder Mensch mit einer Stottersymptomatik ist ein Mensch mit einer ganz einzigartigen Lebensentwicklung, mit einer einzigartigen Persönlichkeit, mit einzigartigen Vorstellungen über sein Leben und seine Zukunftsperspektiven. Und er zeichnet sich durch eine ganz individuelle Umgehensweise mit seiner Symptomatik aus. Der Mensch wird behandelt, nicht eine Symptomatik. Dies gilt es, in der Therapie des stotternden Erwachsenen immer wieder im Blick zu behalten (Kap. 3.1, S. 46ff). Der Klient braucht kein Schubladendenken, sondern das wertschätzende Interesse des Therapeuten an der Individualität seiner Lebensweise.

Stotternde annehmen mit allen Problemen

Manchmal sind Stottertherapeuten schreckhafte Leute: Sie erschrecken vor dem Leben, vor den Lebenskrisen, die Klienten auf ihren Behandlungstisch legen, vor den depressiven Verstimmungen, die deutlich werden, vor schwelenden Partnerschaftskrisen und unüberwindbar erscheinenden Zukunftsängsten.

Stotternde sind Menschen wie du und ich. Bei ihnen finden sich all die Lebensaufgaben und Lebensprobleme, die Menschen haben können. Da kann sich eine ganze Menge auf einem runden oder eckigen Behandlungstisch ansammeln. Es gilt hinzuschauen, anzunehmen, wertzuschätzen. Den Klienten nicht gleich wegschicken, ihm einen „Psychofachmann" ans Herz legen, weil die Angst im Stottertherapeuten auftaucht, selbst keine angemessenen Lösungen für all die komplexen Belastungen des Lebens parat zu haben. Offenheit darf nicht bestraft werden! (vgl. „Beratungskompetenzen", Kap. 6.5, S. 155ff). Der Schritt zu einem Stotterexperten ist meist ein langwieriges Vorhaben, das oft verschoben und immer wieder aufs Neue geplant wurde. Nun, wenn beide, der Betroffene und der Therapeut, an einem Tisch sitzen, müssen nicht gleich Lösungen vom Experten unterbreitet werden. Vielmehr beginnt jetzt die gemeinsame Suche nach den nächsten hilfreichen Schritten. Mit der zunehmenden Offenheit und dem sich entwickelnden Vertrauen in der therapeutischen Beziehung machen wir es dem Klienten möglich, Veränderungsziele zuzulassen, die über das Stottern (im engeren Sinne) hinausgehen und zusätzliche bzw. andere Behandlungswege erfordern.

Manchmal erschrecken nicht nur Therapeuten. Auch Klienten erschrecken – z. B. wenn sie in den ersten Behandlungssitzungen merken, dass der Stottertherapeut kein Zauberer ist, der das Stottern elegant verschwinden lässt, sondern dass sie als Klienten selbst für das Verschwinden des Stotterns verantwortlich sind und den Therapeuten dabei nur als Begleiter nutzen können. Stottertherapeuten sollten diese Enttäuschung annehmen und die Ansprüchlichkeiten nach schneller Beseitigung des Problems nicht ärgerlich zurückzuweisen oder belehrend an die Eigenaktivität appellieren.

Für Stotternde ist es eine schwere Bürde zu erkennen, dass im Grunde nur ihre eigenen Schritte zählen (Kap. 7, S. 175–186).

Bisherige Erfahrungen mit Stotterbehandlungen und Selbsttherapien gründlich auswerten

Die Vergangenheit gibt Auskunft über die Chancen des geplanten Neuanfangs: Wenn Therapeuten zum Beginn einer Therapie die Vorstellungen und Erfahrungen des Betroffenen zu den bisherigen Bewältigungsversuchen seines Stotterns auswerten, erhalten sie kostbare Hinweise für ihre Veränderungsarbeit. Klärende Fragen, die sich der Therapeut bei diesen Auswertungsgesprächen stellt, könnten beispielsweise wie folgt lauten:

- **Warum** hat der Klient so wenig ernsthafte Versuche zur Bewältigung seines Stotterns unternommen? Lag dies daran, dass er über ausreichend stabile Kompetenzen im kommunikativen Bereich verfügt und seine Lebensziele bisher gut erreichen konnte? Oder ist das Unbehagen am eigenen Stottern so übermächtig, dass es bisher nicht betrachtet werden konnte?

Therapeuten tun gut daran, im ersten Fall über die tragfähigen Ressourcen ihres Klienten zu sprechen und ihm seine Stärken und Fähigkeiten rückzumelden, die ihm zur Lebensbewältigung zur Verfügung stehen bzw. die er sich selbst erarbeitet hat. Im zweiten Fall lässt sich die Heftigkeit des Widerstandes erahnen, der oft mit dem Empfinden eigener Minderwertigkeit in Beziehung steht und dem Therapeuten signalisiert, dass möglicherweise der Bearbeitung von Ängsten und Lebensunsicherheit eine besondere Bedeutung in der Behandlung zukommt.

- **Welche** Behandlungsmaßnahmen und Übungsmethoden bisheriger Veränderungsversuche waren (wenn auch nur kurzfristig) erfolgreich? Welche wurden als stimmig, als „passend" erlebt?

Oft ist es sinnvoll, aufzufrischen und nachzubessern! Statt völlig neue Therapiemethoden anzubieten, die der Klient noch nicht kennt, können liegengebliebene Bewältigungsmethoden aus vorangegangenen Therapien aufgegriffen, ggf. modifiziert und vertieft in unterschiedlichen kommunikativen Kontexten angewendet werden.

- **Warum** spricht der Klient trotz wiederholter Therapieversuche abwertend über die bisherigen Therapien? Ist er an schlechte Therapeuten geraten? Ist er bei der Therapieplanung wenig berücksichtigt worden? Konnte er seine eigenen Vorstellungen einbringen? Oder verleugnet er seine eigene Mitverantwortung für das Therapieergebnis?

Therapeuten erhalten Anhaltspunkte, wie sie den Klienten zur Mitgestaltung und Kritik in der laufenden Therapie ermuntern können. Im gemeinsamen Gespräch lassen sich Regelungen finden, wie der Betroffene über die Behandlungsdauer hinweg „seine" Methoden benennen kann, die er aus den Therapieangeboten auswählt und die er in seinem Alltag anwendet (s. „Selbststeuerung", Kap. 3.2, S. 49ff).

- **Wodurch** kommen Veränderungen des Stotterns zustande, die von anhaltender Dauer sind? Sind die Umstände des Lebens dafür verantwortlich? Oder liegt es an der Therapiemethode, dem Therapeuten oder am Betroffenen selbst?

Therapeuten klären im Gespräch die Einstellungen zum Stottern und zu seiner Veränderung, helfen zwischen realistischen oder unrealistischen Erwartungen zu unterscheiden und die Rolle der Verantwortung für Veränderungsprozesse zu besprechen. (Als Arbeitsmaterialien für Klienten können die Kapitel 7.1 bis 7.4 verwendet werden.) Die Gespräche geben dem Therapeuten Hinweise darauf, ob es für die bevorstehende Behandlung notwendig erscheint, gezielte Maßnahmen zur Verbesserung von Therapiemotivation und Mitarbeitsbereitschaft zu treffen (Kap. 5.7, S. 121ff).

- **Warum** konnte die Wirkung erfolgreicher Behandlungen oder Selbsthilfemaßnahmen nicht aufrechterhalten werden? Wurden die angezielten Veränderungen in der Lebensplanung (z. B. Auszug aus dem Elternhaus oder Beginn einer beruflichen Fortbildungsmaßnahme) nicht angepackt? Oder gab es plötzliche Schicksalsschläge oder belastende Herausforderungen? Oder erwiesen sich die therapeutische Nachsorge oder die Weiterführung einer kontinuierlichen Eigenarbeit als unzureichend?

Die Klärung dieser Punkte gibt Hinweise für die Gestaltung des Therapiekonzepts. Gegebenenfalls wird deutlich, dass liegengebliebene Lebensfragen den Fortgang des Heilungsprozesses behindern –

was Therapeuten zu einer veränderten Schwerpunktsetzung bei den Therapiezielen veranlassen könnte. Vielleicht wird dem Klienten auch bewusst, dass er die Wichtigkeit der Eigenarbeit zwar betont, aber seine Motivation für eine konkrete Umsetzung noch nicht ausreicht. (zur Etablierung hilfreicher Veränderungshaltungen beim Klienten s. Kap. 7.3, S. 179ff).

! Therapeuten dürfen nicht übersehen, dass negative Einstellungen zur Therapie im Einzelfall immer auch durch ungünstige Therapieverläufe bedingt sein können, die Betroffene hinter sich haben. Therapien ohne positive Wirkung bleiben nicht einfach nur unwirksam, „sondern ihre Nichtwirksamkeit kann im Einzelfall dazu führen, dass Klienten in ihrem subjektiven Erleben von Hilflosigkeit noch bestärkt werden" (Weikert 1996, S. 144).

Transparenz und Mitbestimmung sicherstellen

Professionelle Stottertherapie zeichnet sich durch eine größtmögliche Transparenz aus: Der Therapeut beschreibt die Bedingungen, unter denen die therapeutischen Maßnahmen durchgeführt werden sollen, und informiert über den Ablauf und die einzelnen Schritte der Behandlung. Der Betroffene sollte jederzeit wissen, was ihn in der Therapie erwartet und nach welchen Standards bzw. Regeln die Zusammenarbeit verläuft. Erst wenn dem Klienten die Hintergründe des Vorgehens nachvollziehbar sind, kann es gelingen, ihn zur Mitgestaltung in der Gesamtbehandlung zu motivieren, seine eigenen Standpunkte einzubringen und eigene Bewältigungsideen mit den Veränderungsansätzen des Therapeuten abzustimmen. Auf diese Weise werden die Selbststeuerungsfähigkeiten des Klienten (Kap. 3.2, S. 49ff) und seine Mitarbeitsbereitschaft und Therapiemotivation (Kap. 5.7, S. 121ff) gestärkt.

Nicht nur das Gesamtkonzept einer Behandlung und die Struktur ihres Ablaufs sollten für den Klienten nachvollziehbar sein. Auch bei der Durchführung jeder einzelnen Therapiemaßnahme sollte der Stotternde wissen, was auf ihn zukommt und dass der Therapeut immer auf seine individuelle Mitgestaltung angewiesen ist. Das betrifft beispielsweise die Erarbeitung von Trainingssituationen und Kommunikationsübungen für die therapeutische Eigenarbeit (Hausaufgaben und In-vivo-Experimente). Aber auch die Beteiligung an Planungsüberlegungen zum Fortgang der Therapie: Wann ist eine Intensivierung der Eigenarbeit erforderlich, wann sind Gruppenmaßnahmen notwendig und in welchem Ausmaß und wann stehen flankierende Maßnahmen an. Mitbestimmung in der Therapie zeigt sich auch daran, ob Klienten Bilanzsitzungen einfordern oder nicht (Kap. 5.5, S. 116f), ob sie an den Fragen, woran sich der Fortschritt der Behandlung erkennen lässt, beteiligt werden, wann an ein Ausblenden der Therapiesitzungen zu denken ist, ob eine Weiterbehandlung noch Sinn macht, auf welchen Zeitpunkt das Behandlungsende festgelegt werden sollte und wann die Treffen zur therapeutischen Nachsorge zu vereinbaren sind.

! Transparenz schafft Klarheit. Klarheit erlaubt dem Klienten eine leichtere Teilhabe an dem komplexen Vorgang Therapie. Teilhabe mündet in eine eigenverantwortliche Mitbestimmung am Veränderungsprozess. Mitbestimmung ermöglicht, die Verantwortung für sich selbst zu übernehmen.

Therapie als offenes System begreifen

„Mitbestimmung" kann nur dann zu einem glaubwürdigen Anliegen werden, wenn Therapeuten von Therapiebeginn an verdeutlichen, dass die bevorstehende Stotterbehandlung ein Prozess ist, in dem es um den Austausch von 2 Akteuren, dem Klienten und dem Therapeuten geht, mit der Absicht, gemeinsam abgesprochene Therapieziele zu erreichen. Beide Personen bringen ihr Know-how und ihr bestmögliches Bemühen ein und stehen in ständigem Rückkoppelungsprozess miteinander.

Neben der Transparenz des Vorgehens ist die Zieloffenheit eine wichtige Arbeitsbedingung: Es gibt keine Beschränkung auf einmal festgelegte Therapieinhalte und Veränderungsziele. Vielmehr werden – einhergehend mit dem voranschreitenden Erkenntnisprozess der Akteure – im Laufe einer Therapie immer wieder neue Ziele zugelassen und aufgegriffen. Auch die Fragestellung, was denn eigentlich vorrangig relevant in der gegenwärtigen Behandlung zu sein hat, verlangt vielfach neue Antworten. Denn Therapie ist ein Prozess, in dem die Beteiligten daran arbeiten, dass vorgefasste Meinungen überprüft werden und neue Sichtweisen auf die Person des Stotternden und seine Lebensweisen entstehen können.

Stottertherapeuten können sich getrost auf den Veränderungsweg machen, auch wenn Klienten anfangs noch an einseitigen Zielformulierungen orientiert sind, beispielsweise an der Vorstellung, es ginge in einer Therapie lediglich um die Beseitigung sprechmotorischer Unflüssigkeiten. Therapeuten können gewiss sein, dass sich beim Klienten mit der Zunahme seiner Selbstexploration (Kap. 6.5, S. 159f), mit der verbesserten Wahrnehmung eigener Gefühle und Befindlichkeiten, mit der Ausdifferenzierung von Einsichten zum Stottern ein neues Verständnis von sich selbst entsteht – und damit ein erweitertes Wissen, welche Veränderungsschritte anstehen und wie sie sich erreichen lassen. Flexibilität kann so zu einem Ergebnis eines zieloffenen Arbeitsprozesses werden.

Zu Therapiebeginn gilt es, die Offenheit des Systems „Therapie“ zu betonen und diese Offenheit im Laufe des Behandlungsprozesses als positive Anpassungsleistung an das sich verändernde Bewusstsein der Akteure und der sich erweiternden Fähigkeiten des Klienten zu pflegen.

Identifikation mit der beginnenden Therapie herstellen

Wenn wir Therapie mit einer Reise vergleichen – wo ginge die Reise hin? (Manch einer denkt an Dschungel, ein anderer an fremde Planeten oder Klettertouren über tiefe Abgründe.) Wenn der Klient ein Fahrzeug wählen sollte, mit dem er die Reise antritt – welches Fahrzeug wäre das? (Ein Fahrrad symbolisiert ein anderes Erleben als ein Traktor oder ein U-Boot; vgl. Liefert 2009). Was bedeutet die bevorstehende Therapie für den Klienten? (Sie könnte als Neubeginn und Befreiung erlebt werden, als Durchleiden alter Schmerzen oder eher mit einer Expedition durchs Packeis verglichen werden.)

Mit Hilfe von Gesprächen und kreativen Verfahren kann der Stotternde angeregt werden, zu einer bildhaften Vorstellung hinsichtlich der bevorstehenden Therapie zu kommen. Oder er wählt aus einer vom Therapeuten vorgelegten Reihe kleiner Büroutensilien einen Gegenstand aus, der für ihn „Therapie“ symbolisiert, und führt diesen Gegenstand nun hautnah im Alltag mit sich herum – in der Hosen- oder Handtasche. Auch lassen sich Bilder zu „Wunschwelten“ oder „Zukunftsvisionen“ malen, Stehgreif-Rollenspiele zu willigen/unwilligen Klienten oder guten/schlechten Therapeuten durchspielen oder kleine Aufsätze oder Gedichte zu unterschiedlichen Aspekten von „Therapie und Eigenarbeit“ schreiben.

! Worum geht es bei alledem? Stotternde sollten in die Lage versetzt werden, Therapie als ein eigenes Veränderungsvorhaben zu erleben, das sich aktiv gestalten und nach den eigenen Wünschen entwickeln lässt. Nur so kann eine Identifikation mit der Therapie zustande kommen und dem Veränderungsvorhaben eine hohe Priorität beigemessen werden.

Wenn Stotternde stolz auf „ihre“ Therapie sind, können sie auch stolz auf sich selbst sein: Sie widmen sich einer intensiven Auseinandersetzung mit dem eigenen verbalen Selbstausdruck – dem Sprechen, das als Brücke zu anderen Menschen und zu neuen Lebensmöglichkeiten dient. Nun erst dürfen Therapeuten erwarten, dass ihre Klienten mit anderen Menschen über ihre Therapie sprechen und sich unbefangen als Klienten „outen“ können.

Bedeutung der Eigenarbeit herausarbeiten und die Fähigkeiten zur Selbststeuerung stärken

Die Übungen bei der Krankengymnastin tun gut. Bert verlässt schmerzfrei die Praxis. Er ist begeistert – ein paar Streck- und Halteübungen, Massage, Wärme, genau das ist die richtige Therapie für ihn. Danach kann er wieder bis 02:00 Uhr nachts am PC sitzen, täglich. Zum Wochenende sind die Schmerzen wieder da. Das Konzert muss ins Wasser fallen. Zum Glück hat er am Montag wieder den Termin bei seiner Krankengymnastin.

Bert hat sich noch immer keinen ergonomischen Stuhl besorgt. Bert versäumt es weiter, seine Rückengymnastik auch zu Hause zu machen. Bert wird seine Rückenschmerzen nicht loswerden können. Vielleicht nehmen sie zu. – Wenn Bert stottern würde und zu einem Stottertherapeuten ginge, könnten sich beide die Behandlung sparen – es sei denn, Bert versteht, dass Stottern „sein Bier“ ist und eine Veränderung des Stotterns eine intensive eigene Beschäftigung verlangt.

Marion hat ihr Medizinstudium abgeschlossen, sie beginnt als Stationsärztin in einer kleinen Stadt und muss dazu lange Fahrwege auf sich nehmen. Sie ist klug und ehrgeizig. In Belastungssituationen stottert sie heftig. Es herrscht eine große Hektik auf der Station, in den täglichen Dienstbesprechungen ist es erforderlich, neue Patienten vorzustellen. Sie muss als Frau ihre Position in der von Männern dominierten Abteilung behaupten und als Anfängerin ihre fachliche Kompetenz in den Teamsitzungen unter Beweis stellen – und als Stotternde Vertrauen und positiven Kontakt zu den Patienten aufbauen. Sie macht Überstunden. Am Wochenende schreibt sie Patientenberichte. Sie kämpft an vielen Fronten und hat kaum Ruhe, zu sich selbst zu kommen. Immer am Rande der Überforderung spürt sie, dass sie auch den Anforderungen der Therapie und des Therapeuten kaum zu entsprechen vermag. Sie befindet sich in einer Zwickmühle, die depressiv macht.

Ohne Eigenarbeit kann es keine Erfolge in der Erwachsenentherapie des Stotterns geben. Das ist eine Binsenweisheit, die in jeder seriösen Stottertherapie, egal welcher Schulrichtung, betont wird. Es reicht nicht aus, wenn Stottertherapeuten zu Behandlungsbeginn diese Forderung an ihre Klienten stellen. Marion weiß als Erwachsene selbst, wie wichtig die Eigenbeschäftigung mit der chronischen Kommunikationsstörung ist, sie hat Therapieerfahrungen hinter sich und bereits das eine oder andere Buch zum Stottern gelesen. Marion braucht Umsetzungshilfen des Therapeuten: Es geht um das Lernen von Eigenarbeit! Nicht das Anweisen („Du musst…“) und das Kontrollieren („Du hast ja wieder nicht…“) ist förderlich, sondern das Begleiten und Unterstützen bei dem sehr schwierigen Prozess einer regelmäßigen und kontinuierlichen Beschäftigung mit der eigenen Person und den belastenden Kommunikationsschwierigkeiten. Therapeuten, die gleich mit ihren Veränderungsmethoden starten wollen, ohne vorher die Veränderungsspielräume des Betroffenen in seinem Lebensalltag herauszuarbeiten, überfordern den Klienten und schwächen seine Mitarbeitsbereitschaft.

Wer nicht selbst daran glaubt, dass die eigenen Veränderungsbemühungen von Erfolg gekrönt sein werden, beginnt erst gar nicht, sich „ins Zeug“ zu legen. Dies ist eine wesentliche Erkenntnis, die Bandura und seine Mitarbeiter (Bandura 1997) in ihren Forschungen zur Effektivität sozialer Gruppenprogramme ermittelt haben: Beim Klienten muss eine sog. *Selbstwirksamkeitserwartung* vorliegen, damit er die für ihn schwierigen Aufgaben in Angriff nehmen und Eigenverantwortung für die Therapie entwickeln kann. Er muss die Überzeugung besitzen, durch eigenes Handeln erwünschte Ergebnisse und Ziele erreichen zu können. Fehlt beim Klienten diese Selbstwirksamkeitserwartung, so muss sie zu Therapiebeginn aufgebaut werden, und zwar sowohl im Rahmen der anfänglichen Behandlungssitzungen, als auch im Rahmen der Eigenarbeit des Stotternden (Kap. 3.2, S. 49ff, u. Kap. 5.2, S. 97ff). Der Klient muss immer wieder erleben: „Ich habe Einfluss, ich bin wirksam!“ Und er muss überzeugt sein: „Ich kann die vereinbarten Veränderungsziele selbstständig erreichen!“ Stottertherapeuten stärken die Selbstwirksamkeitserwartungen ihrer Klienten beispielsweise durch folgende Schritte:

- Es werden nur solche kleinen Arbeitsschritte in Angriff genommen, deren Bewältigung durch den Klienten tatsächlich möglich ist.
- Es wird sichergestellt, dass der Klient den erzielten Erfolg registriert, indem er beispielsweise gezielt verbale Rückmeldungen durch den Therapeuten oder über Medien (Tonband- oder Videorückmeldungen) erhält. Der Therapeut achtet darauf, dass der widergespiegelte Erfolg vom Betroffenen eindeutig identifiziert werden kann.
- Die Rückmeldung des positiven Ergebnisses wird zunehmend häufiger vom Klienten selbst verlangt: Er beschreibt verbal das gelungene eigene Zielverhalten und lernt auf diese Weise, eigene Fähigkeiten wahrzunehmen, an sie zu glauben und sie für sich selbst zu verstärken.
- Bei diesem Lernvorgang muss das positive Ergebnis für den Klienten deutlich als das Ergebnis der eigenen Bemühungen zu erkennen sein. Der Klient schreibt es den eigenen Anstrengungen zu und betrachtet es nicht als das Ergebnis des Zufalls oder einer zu leichten Aufgabenstellung, auch nicht als Auswirkung der Unterstützung durch den Therapeuten oder eines anwesenden Helfers (vgl. die Erkenntnisse der Attributionstheorie, die sich mit der Zuschreibung von Ursachen für das Verhalten beschäftigt: Heider 1958, Kelly 1973, Weiner 1986, Försterling 2006; Kap. 5.7, S. 125).

Das Vorhandensein der Fähigkeiten, selbstbestimmt und eigenmotiviert in der Therapie mitzuarbeiten, kann bei einem Klienten nicht vorausgesetzt werden. Diese „Selbststeuerungsfähigkeiten" lassen sich allerdings gezielt stärken und weiterentwickeln. In diesem Sinne sollten symptombezogene Veränderungsmaßnahmen immer Hand in Hand gehen mit der Ausbildung ausreichend stabiler Selbstveränderungskompetenzen (Kap. 3.2, S. 49ff).

Arbeitsbedingungen für die Therapie klären und festlegen

Therapeutische Rahmenbedingungen, die eine intensive therapeutische Einflussnahme erlauben, sind maßgeblich für den Erfolg in Erwachsenenstottertherapien verantwortlich (Kap. 4, S. 71–89). Therapeuten sollten Sorge tragen, dass dies dem Klienten zu Therapiebeginn unmissverständlich deutlich wird. Ein Zeitraum von 1½ Jahren sollte eingeplant werden, in dem sich der Klient kontinuierlich auf die Veränderungsarbeit einlassen kann. Hierzu gehören die Regelmäßigkeit der Therapiesitzungen, die Regelmäßigkeit der Eigenarbeit, die Verbindlichkeit von Absprachen, Regelungen bezüglich der Nichteinhaltung von Terminen (Rechtzeitigkeit der Absagen, Vergabe von Ersatzterminen, ggf. Kostenübernahme bei unentschuldigtem Fehlen) und die Festlegung von Bilanzterminen (Kap. 5.5, S. 116f).

Die Häufigkeit der Behandlungssitzungen ist gerade zu Therapiebeginn intensiver zu gestalten, um den Aufbau einer guten Arbeitsbeziehung und einer engagierten Mitbeteiligung des Klienten zu gewährleisten. Dazu gehört selbstverständlich auch, dass es eine feste Zuordnung des Therapeuten zu seinem Klienten gibt. Therapeutenwechsel, wie sie in Ausbildungsinstitutionen oder größeren Praxen nicht selten sind, erschweren den therapeutischen Prozess auf unnötige Weise. Sie sollten nur dann erfolgen, wenn dies dem Fortgang der Therapie dient und Beziehungsprobleme, die durch den Therapeuten mitbedingt sind, damit aufgehoben werden können.

Wenn zu Therapiebeginn vorhersehbar ist, dass nur wenige Sitzungen zur Verfügung stehen – z. B. weil ein Umzug bevorsteht oder eine weitere ärztliche Verordnung für die Behandlung nicht erteilt werden kann –, wären „flankierende Maßnahmen" einzuplanen, mit deren Hilfe der Veränderungsprozess vorangebracht werden kann (Kap. 4.6, S. 84ff). Beispielsweise ist die Mitarbeit in einer Selbsthilfegruppe oder die Teilnahme an einem Volkshochschulkurs anzuraten. Schritte zur Stabilisierung bzw. zur Neuorientierung der eigenen Lebenssituation können hier oft bedeutsamer sein als schnell noch mit einem stotterspezifischen Vorgehen beginnen zu wollen. Die Reflexion folgender Fragen hilft, auch in einer zeitlich begrenzten Arbeitsbeziehung bedeutsame Therapieinhalte bearbeiten zu können:

- „Was steht in meinem Leben gerade an?"
- „Welche Veränderungen wünsche ich mir?"
- „Was habe ich bisher erreicht?"
- „Womit kann ich zufrieden sein?"
- „Was kann ich tun, um meinen Lebenszielen näher zu kommen?"

Die Therapeut-Klienten-Interaktion optimieren

Das Thema „Therapiebeginn" kann nicht abgeschlossen werden, ohne vorher noch einmal auf das „Beziehungsverhalten" des Therapeuten einzugehen, auf seine Art und Weise, die Interaktion zum Klienten zu gestalten.

Mühling (2005, S. 371f) hat hierzu einige wichtige Aspekte zusammengefasst:

- *„Positives Vertrauensverhältnis:* akzeptierende, wertschätzende und respektvolle Grundhaltung, Ernstnehmen der Patientenprobleme, wertfreier Umgang mit Problemverhalten, keine Wertungen oder Kritik an der Person des Patienten, keine Schuldzuweisungen und Vorwürfe (z. B. wegen Non-Compliance).
- *Partnerschaftliche Arbeitsbeziehung* statt Expertendominanz: gleichberechtigter und transparenter Umgang, professionelle Beziehungsgestaltung mit emotionaler Nähe, aber in sachlich-freundlicher persönlicher Distanz (ohne Grenzüberschreitungen).
- *Therapeutische Interaktion:* emotionale Zuwendung, Freundlichkeit, Empathie und Verständnis, Glaubwürdigkeit und Echtheit, Konsistenz und Kongruenz eigener Äußerungen, Vermittlung therapeutischer Kompetenz und Erfahrung, selbstsicheres (aber nicht arrogantes Auftreten), angemessenes äußeres Erscheinungsbild.
- *Nonverbales Kommunikationsverhalten:* aktive Aufmerksamkeit (echte Interessiertheit, Offenheit, Zugänglichkeit, Dialog statt Vorschriften).
- Klare, verständliche und eindeutige *Erklärungen und Instruktionen:* Alltagssprache, praktische Demonstrationen und Übenlassen, regelmäßige Wiederholung (*„boostern"*).
- *Wiederholte Nachprüfung* der Kenntnisse, Fertigkeiten und Motivation.

- *Kontinuität* in der Betreuung des Patienten.
- *Intermittierende Verstärkung* für aktive Therapiemitarbeit (Anerkennung, Lob, positives Feedback, Eigenleistung des Patienten am Therapieerfolg betonen)."

An anderer Stelle finden sich ergänzende Überlegungen zur Stärkung der Therapiemotivation (Kap. 5.7, S. 121ff), zu notwendigen Therapeutenkompetenzen (Kap. 6.3, S. 144ff) und zur Gestaltung der Therapeut-Klient-Beziehung (Kap. 6.5, S. 155ff).

5.2 Therapeutische Hausaufgaben etablieren

„Jeder kennt sie, keiner mag sie. Keiner macht sie wirklich gerne." – Ist das wirklich so? Haben Hausaufgaben einen so schlechten Ruf? Hat die Schule uns fürs Leben verdorben, zumindest was die Erledigung leistungsbezogener Hausaufgaben betrifft?

Was sind „therapeutische Hausaufgaben"?

Jeder scheint zu wissen, was man unter „therapeutischen Hausaufgaben" versteht. In der Schule gab es Hausaufgaben, die vom Schüler erledigt werden mussten. Als Kinder waren wir mit ihnen bereits von der 1. Klasse an konfrontiert. In der Therapie gibt es ebenfalls Aufgabenstellungen, die der Klient in Eigenregie zu Hause oder an anderen Orten seines Alltags durchführen soll. Es handelt sich dabei in der Regel um Aufgabenstellungen, die bereits in der Therapiestunde erprobt wurden oder deren Ausführung dort (gründlich) besprochen worden ist.

Aufgabenstellungen

In der Erwachsenentherapie des Stotterns orientieren sich die therapeutischen Aufgabenstellungen an den individuellen Therapiezielen: Therapeut und Klient erarbeiten gemeinsam, welche Handlungsweisen (*Zielverhalten*) in bestimmten behandlungsraumexternen Übungs- bzw. Erprobungssituationen (*Zielsituationen*) durchgeführt werden sollen bzw. mit welchen Themenstellungen und Fragen sich der Betreffende befassen soll.

Wenn es um konkrete Handlungserprobungen geht (beispielsweise ein bestimmtes Sprechverhalten), werden mit den Aufgabenstellungen auch die *Durchführungsbedingungen* festgelegt, die bei der Handlungsausführung zu berücksichtigen sind. Hierzu zählen beispielsweise die Zeitdauer der Übung bzw. die Häufigkeit der Ausführung einer bestimmten Handlung, aber auch die Anzahl der Wiederholungen (z.B. die Anzahl der Telefongespräche) und das Erfolgskriterium, das erreicht sein soll (z.B. 5 Pullouts bei einem Telefongespräch).

Therapeutische Eigenarbeit

Führt der Stotternde therapeutische Hausaufgaben durch, so sprechen wir von „therapeutischer Eigenarbeit". Diese betrifft nicht nur konkrete Handlungsausführungen in kommunikativen Zusammenhängen des Alltags, sondern umfasst im weiteren Sinne auch die kognitive Auseinandersetzung mit den Therapieinhalten. Das Nachdenken, das Reflektieren ist hier gemeint, das Beobachten und Notieren, das suchende und verstehende Erfassen der eigenen Innenwelt. Handelt es sich bei der therapeutischen Eigenarbeit v.a. um ein planvolles Üben von Fertigkeiten und Fähigkeiten, die in der Therapie erworben wurden und die sich erst durch ein systematisches und wiederholtes Anwenden in unterschiedlichen sozialen Situationen festigen lassen, so können wir für die Ausführung therapeutischer Hausaufgaben auch den Begriff „Selbsttraining" verwenden.

Therapeutische und schulische Hausaufgaben sind zwei paar Stiefel

In der Stottertherapie sollte das Thema „Hausaufgaben" rechtzeitig eingeführt werden. Dabei sind die Bedeutung der Eigenarbeit aufzuzeigen sowie die vielfältigen Möglichkeiten eines spielerisch-abwechslungsreichen Selbsttrainings vorzustellen. Dies kann nur dann vom stotternden Erwachsenen angenommen werden, wenn der Therapeut Vorbehalte und mögliche Abwehrhaltungen seines Klienten einfühlsam und akzeptierend annimmt und belastende Erfahrungen mit schulischen Hausaufgaben bespricht.

Anschließend sind die Unterschiede zwischen Schule und Therapie zu klären: Die Lern- und Arbeitsweisen sind nicht identisch! Die Rolle des Therapeuten lässt sich nicht mit der des Lehrers vergleichen! Die Lehrer-Schüler-Beziehung unterscheidet sich in wesentlichen Punkten von der Klient-Therapeut-Beziehung! In der Therapie ist der erwachsene Klient maßgeblich mitverantwortlich für Lernfortschritte!

Die folgende Tabelle **6** vermittelt Anregungen zu diesem Klärungsprozess.

„Therapeutische Hausaufgaben" als vernachlässigtes wissenschaftliches Thema

Die Eigenarbeit von Klienten und ihre Bedeutung für den Therapieerfolg sind ein weitgehend unerforschtes Gebiet. Borgart und Kemmler (1989, S. 11) stellten bereits vor über 15 Jahren mit Erstaunen fest, „dass die Beliebtheit der Anwendung von Hausaufgaben im ungekehrten Verhältnis zu ihrer Erforschung steht". Fehm u. Fehm-Wolfsdorf (2001, S. 389) betonen, dass Hausaufgaben „ein sehr häufig eingesetztes Element vieler Therapien" seien, dass es allerdings noch immer unklar ist, wie sich Hausaufgaben optimal vermitteln lassen und wie sich die Wahrscheinlichkeit erhöhen lässt, dass der Klient die Hausaufgaben auch erledigt.

Tab. **6** Unterschiede zwischen schulischen und therapeutischen Hausaufgaben (nach Wendlandt, 2002a, S. 38).

Hausaufgaben in der Schule	Hausaufgaben in der Therapie
vom Lehrer vorgegeben	vom Betroffenen und vom Therapeuten gemeinsam erarbeitet
sind Pflichtaufgaben, müssen erledigt werden	sind Erfahrungs- und Veränderungsangebote; die Erledigung wird als erwünscht betrachtet
der Lehrer fühlt sich nicht verantwortlich für die erbrachte Leistung des Schülers	der Therapeut begreift sich als mitverantwortlich für das erbrachte Leistungsergebnis
ziehen Bewertungen, Bestrafungen, Zensuren nach sich	ziehen keine Bewertungen, Bestrafungen, Zensuren nach sich
dienen in der Regel der Festigung und Erweiterung von Wissensbeständen	dienen in der Regel dem persönlichen Wachstum, der Festigung und Erweiterung persönlicher Fähigkeiten
sind nicht an den individuellen Interessenslagen des Lernenden orientiert	richten sich nach den persönlichen Interessenslagen des Betroffenen
sind in der Regel „Stift-und-Papier-Aktivitäten", die schriftlich auszuführen sind (Schreibtisch-Aufgaben)	umfassen sehr verschiedenartige Aktivitäten an unterschiedlichen Orten und mit unterschiedlichen Menschen
sollen alleine erledigt werden	sollen zum einen alleine durchgeführt werden (Aufgaben zur Selbstwahrnehmung und -reflexion), zum anderen im Kontakt zu anderen Personen und in unterschiedlichen Situationszusammenhängen
bei der Erstellung von Hausaufgaben wird nicht auf die Motivationslage und Mitarbeitsbereitschaft des Lernenden Rücksicht genommen	bei der Festlegung der Aufgabenstellungen werden die Motivationslage und die Mitarbeitsbereitschaft des Betroffenen in zentraler Weise berücksichtigt
das Beziehungsverhältnis, das der Schüler zu seinem Lehrer hat, wird bei der Beurteilung, wie der Schüler mit den Hausaufgaben umgeht, ausgeblendet	die Art des Beziehungsverhältnisses zwischen Betroffenem und Therapeut ist ein wichtiger Faktor im Umgang des Betroffenen mit seinen Hausaufgaben

Obwohl therapeutische Hausaufgaben also zum Standardrepertoire von Therapeuten unterschiedlicher Therapierichtungen gehören, fehlt es an gesicherten Erkenntnissen, welcher Art die Hausaufgaben sein sollten, wie sie am besten einzusetzen sind und wie sie sich mit den jeweils aktuellen Therapieinhalten verknüpfen lassen, um eine Behandlung effektiv zu unterstützen. Auch bleibt unklar, in welcher Weise therapeutische Hausaufgaben Einfluss auf die Klient-Therapeut-Beziehung sowie auf den Gesamtprozess einer Therapie und deren Ergebnisse nehmen. Diese und andere offene Fragen machen deutlich: Es stehen noch beträchtliche wissenschaftliche Mühen aus, um mehr Licht in das Thema „therapeutische Hausaufgaben" zu bringen. Trotz des Fehlens gesicherter wissenschaftlicher Daten können wir, wie die Behandlungspraxis zeigt, therapeutische Hausaufgaben zum Nutzen unserer Klienten einsetzen. 87% der praktisch tätigen Psychotherapeuten in Deutschland geben an, dass sie Hausaufgaben verwenden (s. die Befragung von Kemmler et al. 1992). Dieses Ergebnis wird in der Nachuntersuchung von Fehm u. Fehm-Wolfsdorf (2001) im Großen und Ganzen bestätigt.

Für die Stottertherapie liegt im deutschen Sprachraum noch keine wissenschaftliche Untersuchung zur Verwendung von Hausaufgaben vor. Auf Tagungen und Kongressen der Sprachtherapeuten und in wissenschaftlichen Fachzeitschriften blieb dieses Thema bisher weitgehend unberücksichtigt. Vergeblich sucht man nach einer fachspezifischen Methodik und Didaktik zum Behandlungsbaustein „Hausaufgaben". Dabei kann man mit Gewissheit davon ausgehen, dass Hausaufgaben in der Therapie erwachsener Stotternder regelmäßig eingesetzt werden und dass die therapeutische Eigenarbeit als eine wichtige Voraussetzung für Behandlungserfolg gilt.

Zielsetzungen

Warum sind therapeutische Hausaufgaben so wichtig? Bereits 1978 betonen Shalton u. Ackerman (S. 11), dass Hausaufgaben als Therapie in Abwesenheit des Therapeuten verstanden werden müssen, „die den Klienten wirksame Methoden zur Nutzung der 167 therapiefreien Stunden der Woche an die Hand geben". Dryden und Feltham (1994, S. 95) fordern: „Helfen Sie Ihren Klienten, sich als aktive Forscher zu betrachten, die ihre Kognitionen und Emotionen, ihr Verhalten und ihre intrapsychische Welt nicht nur im Beratungszimmer, sondern auch zu Hause und im Büro genauer unter die Lupe nehmen."

Gelingt dies, kommt den therapeutischen Hausaufgaben eine zentrale Zielsetzung zu, nämlich die Vertiefung und Festigung der Lernprozesse, die durch die Therapiestunden in Gang gesetzt werden. „Der Patient wird ermutigt, Selbstkontrolle und Selbstevaluation auszuüben und daraus Konsequenzen zu ziehen, so dass er lernt, für sich selbst verantwortlich zu werden. Von besonderer Bedeutung ist hierbei die Loslösung aus der Abhängigkeit von der Therapeutin." (Ham 2000, S. 71)

Therapeutische Hausaufgaben stellen Brücken zum Alltag her, sie ermöglichen eine Erweiterung der therapeutischen Einflussnahme auf das Lebensumfeld der Klienten. Sie sorgen dafür, dass Wissen und Kompetenzen *ausprobiert*, gründlich *trainiert* und systematisch *überlernt* werden können, wodurch es gelingen kann, den Erfahrungszuwachs zu *festigen* und unter Alltagsbedingungen flexibel abzurufen. Hausaufgaben lehren also die Klienten, wie sie den therapeutisch bedingten Lernzuwachs in ihrem Lebensalltag anwenden und welchen Nutzen sie daraus ziehen können. Ohne therapeutische Hausaufgaben liefen wir Gefahr, „Trockenschwimmer aus ihnen zu machen, die den Sprung ins kalte Wasser niemals wagen werden" (Dryden u. Feltham 1994, S. 95).

Neben der so wichtigen Transferleistung, die die „Methode Hausaufgaben" zu erfüllen vermag, müssen als weitere Zielsetzungen ökonomische Effekte genannt werden: therapeutische Hausaufgaben unterstützen die Lernprozesse der Behandlungsstunden, Veränderungsprozesse können schneller stattfinden, die Therapie verkürzt sich. Hierdurch werden Ressourcen gespart – die Zeit und Kraft der Therapeuten und Klienten, aber auch die finanziellen Mittel der Institution bzw. der zahlenden Klienten.

Arten therapeutischer Hausaufgaben

Es gibt sehr unterschiedliche Arten therapeutischer Hausaufgaben – Shalton und Ackerman (1978) haben für den Bereich der Psychotherapie eine Zusammenstellung vorgenommen. Für den Bereich der Sprachtherapie gibt es darüber hinaus eine Vielzahl zusätzlicher Aufgabenstellungen, die für sehr unterschiedliche Klientengruppen, Problemlagen bzw. Verhaltensschwierigkeiten hilfreich sind und sich als praxisrelevant erwiesen haben (vgl. Wendlandt 2002a). Für erwachsene Stotternde sollen hier exemplarisch einige Aufgabentypen benannt werden.

Beobachtungsaufgaben

Sie leiten zur Identifizierung und Analyse z. B. eigener Ressourcen, Probleme, Symptome und Veränderungsschritte an und helfen, die Handlungsweisen anderer Menschen und soziale Abläufe zu verstehen: „Was fühle, denke, tue ich bzw. die Mitmenschen? Wie funktioniert Kommunikation?"

Diese Art der Hausaufgaben hat diagnostische Funktion, sie zeigt dem Klienten den Status quo, das eigene automatisierte Verhalten auf. Gleichzeitig verweist sie auf Veränderungsbedarf und stellt Veränderungsmotivation her. Beobachtungsaufgaben führen zur Auseinandersetzung mit neuen Sichtweisen und bisher unbekannten Lösungswegen, sie fördern die Entwicklung von Veränderungszielen und verhelfen zu einer angemessenen Therapieplanung. Mit Hilfe gezielter Beobachtungsaufgaben lässt sich im Laufe einer Stottertherapie immer wieder klären, inwieweit die erworbenen Fähigkeiten bereits im Alltag zur Verfügung stehen und ob sie in ihrer Qualität ausreichend und alltagstauglich ausgebildet sind. – Die Notwendigkeit, eigentherapeutische Veränderungen durch Selbststeuerungsprozesse einzuleiten, wird im Kap. 3.2, S. 49ff, beschrieben, methodische Hilfsmittel zur Bobachtung und Registrierung werden im Kap. 5.4, S. 113ff, ausgeführt.

Verhaltensübungen

Es werden solche Aufgabenstellungen vorgegeben, bei denen Verhaltens- oder Handlungsweisen, die im Beratungszimmer bereits besprochen bzw. trainiert wurden, gefestigt werden können und bei denen der notwendige Transfer in den Alltag sicherzustellen ist. Diese Verhaltensübungen können sich beispielsweise auf neu erworbene sprechmotorische Fertigkeiten beziehen, auf körperbezogene Entspannungstechniken, auf soziale Kompetenzen, selbstsichere Verhaltensweisen oder kognitive Bewältigungsstrategien. Das Eigentraining verlangt vertiefende Übungserfahrungen in unterschiedlichen Alltagssituationen.

Handlungserprobungen

Neben den Verhaltensübungen gibt es Aufgabenstellungen, bei denen der Stotternde mutig neue Erfahrungen sammeln soll, ohne gleich auf ein bestimmtes Handlungsergebnis festgelegt zu sein. Es gilt, sich überhaupt erst einmal auf bisher vermiedene Alltagssituation einzulassen und sie auszuhalten. Dies kann für einen jungen Mann heißen, abends in der Dämmerung, wenn ihn Unsicherheiten und Ängste anfliegen, die Wohnung zu verlassen und sich allein eine Kinokarte zu kaufen. Oder eine Schwesternschülerin riskiert erstmalig, in der Frühstückspause im Schwesternzimmer einen zentralen Platz am Tisch einzunehmen und sich in das laufende Gespräch einzumischen.

Diese Art Eigenarbeit hat „Pioniercharakter", sie kann zwar gedanklich in der Stottertherapie durchgesprochen und im Rollenspiel durchgespielt werden, die realen kommunikativen Anforderungen und ängstigenden situativen Elemente müssen aber in der Alltagssituation angenommen und bewältigt werden. Oft stellen derartige Handlungserprobungen In-vivo-Hausaufgaben dar (s. nächstes Kapitel), deren Ergebnisse neugierig betrachtet werden wollen, geben sie doch vielfältige Hinweise auf die aktuellen Selbststeuerungsfähigkeiten des Stotternden, auf seinen Mut, seine Handlungsbereitschaft und seine kommunikative Flexibilität.

Selbsterfahrungsbezogene Experimente

„Verhaltensübungen" und „Handlungserprobungen" beziehen sich auf Lernziele, die mit der Kommunikationsstörung Stottern unmittelbar in Beziehung stehen. Aber es gibt auch Hausaufgaben, die stärker auf die Person des Stotternden gerichtet sind, auf ihren Lebensstil und ihre persönlichen Einstellungen. Sie wollen die Grenzen der eigenen Persönlichkeit erweitern helfen und allzu feste Gewohnheiten aufweichen. Gezielt etwas Neues tun, neue Erfahrungen wagen, die eigene Risikobereitschaft testen – mal etwas anderes im Restaurant bestellen, mal andere Reiseorte wählen, andere Musik hören, andere kulturelle Veranstaltungen besuchen, auf andere Menschen zugehen. Die Automatismen des Alltagslebens entdecken und sprengen.

Veränderungen im kommunikativen Bereich kommen bei langjährig stotternden Menschen leichter in Gang, wenn eine grundsätzliche Bereitschaft zum Experimentieren wächst, wenn das

Thema „Variation" im Mittelpunkt steht und nicht mehr das ängstliche Festhalten am Bekannten. In diesem Sinne bedeutet Therapie gleichermaßen „Loslassen" und „Variieren". So lassen sich zweckfreie und eher spielerische Verhaltensexperimente als Herausforderungen nutzen – sie bringen Motivationsschübe in Gang und eröffnen neue Richtungen für eine persönliche Identitätsfindung. („Wie wäre es, sich ein ungewöhnliches Verhalten zuzugestehen, z.B. verkleidet über die Straße zu laufen?")

Materialien und Texte

Fachspezifische und literarische Texte werden verteilt, die die Auseinandersetzung rund um die Themen „Stottern", „Veränderung" und „Lebensführung" fördern. Es gibt eine Vielzahl schriftlicher Impulse, die Wissen vermitteln und Lebenseinstellungen prägen, die Mut machen, zur Reflexion anregen und neue Perspektiven aufzeigen. Stottertherapeuten sollten sich eine Textsammlung anlegen, die kurze Textmaterialien für unterschiedliche Themenbereiche umfasst. Diese schriftlichen Impulse können im Laufe einer Stottertherapie gezielt eingesetzt werden, um spannende, informative und besinnliche Anregungen zu liefern und zu einem breiteren Verständnis der Therapieinhalte zu führen.

Zeitungsausschnitte, Interviews, Gedichte und Kurzgeschichten, Selbstaussagen von Stotternden, Therapiebeispiele und anschauliche Fachartikel können ebenso genutzt werden wie Stotterwitze und Internet-Recherchen. Aber auch Cartoons und Postkarten, Tischservietten aus dem Urlaub oder ausgewählte Fotos gehören dazu, Texte oder Bilder, die innere Resonanz auslösen, emotionalisierende Impulse, die berühren, die betroffen machen, die Gegenargumente auslösen, Lebendigkeit in Gang setzen, innere Prozesse in Bewegung bringen – wir müssen uns nicht alle Impulse selbst ausdenken, wir können unsere „sachlichen Aufgabenstellungen" getrost anreichern mit fremden Anleihen. Unsere Hausaufgabenangebote werden auf diese Weise abwechslungsreich und vielfältig.

Freie Eintragungen in ein Therapiejournal

Eine besondere Form zur Intensivierung der therapeutischen Effekte stellt das Therapietagebuch dar (vgl. Wendlandt 2002a). Es ist ein Begleiter, der offen für alle Gedanken und Gefühle ist, mit denen sich der Stotternde im Rahmen seiner Therapie beschäftigt, ein Seismograph für das Eigenerleben, ein Dokument für den Ablauf und die Inhalte des Behandlungsprozesses, ein stiller Freund für gute und für schlechte Stunden.

! Die besondere Bedeutung eines Therapiejournals liegt in der Schärfung des Bewusstseins für die eigene Person und die Gestaltung hilfreicher Veränderungsprozesse.

Aber auch nach Behandlungsende kommt dem Therapiejournal eine wichtige Funktion als „Stabilisierungshilfe" zu: Schwarz auf weiß kann nachgelesen werden, wie Veränderungen in Gang kommen, wie sich Rückfälle bearbeiten lassen und über welche eigenen Stärken die Person verfügt. – Im Kap. 5.4, S. 113ff, wird das Therapietagebuch noch einmal aufgegriffen und ein Anleitungsbogen dafür vorgestellt.

Schriftliche Aufgabenstellungen zu spezifischen Themen

Fragestellungen und Inhalte, die sich aus dem Therapiezusammenhang ergeben, werden schriftlich formuliert und als Themenstellung für einen kleinen Aufsatz mitgegeben: „Wünsche für die Zukunft", „Veränderungen, die sich in den letzten Wochen eingestellt haben". Derartige Schreibimpulse unterstützen die Selbstreflexion des Stotternden und fördern seinen Selbstausdruck. Beispiele für individuell bedeutsame Themenstellungen sind an anderer Stelle aufgeführt (Wendlandt 2002a, Kap. 15; S. 148 ff). Eine spezifische Perspektive auf die eigene Person erlaubt die Aufgabenstellung „Plus-Erfahrungen sammeln", die den Blick für die eigenen positiven Fähigkeiten schärft (Kap. 5.7, S. 126f), ebenfalls die Arbeit mit Sinnsprüchen bzw. Mottos, die hervorragende Gesprächs- und Schreibimpulse abgeben. Auch ein Interviewausschnitt aus einer Tageszeitung kann als Grundlage für einen Arbeitsbogen dienen (s. AB 6, Anhang, S. 221).

Protokollierungssysteme

Das Schreiben von Texten ist nicht jedermanns Sache. Leichter ist es für manche Betroffene, Eintragungen in Diagramme oder Schemata vorzunehmen: Hierbei kann es um die Ermittlung der Häufigkeit (Quantität) oder der Art (Qualität) bestimmter Verhaltensweisen gehen, um selbst herbeigeführte Aktivitäten oder sonstige, in der Therapie als „Ziel" formulierte Ereignisse. Stotternde können beispielsweise eine Strichliste darüber führen, wie oft sie sich in den Sitzungen ihres Volkshochschulkurses gemeldet haben. Oder sie kreuzen auf einem Arbeitsbogen an, welche der dort aufgelisteten Verhaltensziele sie an einem Tag (und wie oft) erprobt haben (weitere Hinweise und Protokollierungsbögen in Kap. 5.4, S. 113ff).

Aufzeichnungen mit Tonaufzeichnungsgeräten und Videokameras

Als therapeutische Hausaufgaben können Aufzeichnungen mit einem Tonaufzeichnungsgerät (Kassettenrekorder, Diktiergerät, Mini-Disc) oder einer Videokamera vorgenommen werden, um Übungen und spontane Erprobungen zu dokumentieren. Durch die Rückmeldung des Mediums ergibt sich eine differenzierte Analyse eigener Verhaltensweisen und typischer Interaktionsmuster. So kann beim Stotternden eine realitätsorientierte Auseinandersetzung mit der eigenen Person und ihren Kommunikationsgewohnheiten im Familiensystem und Freundeskreis eingeleitet werden, die sich durch Gespräche allein, ohne Medienrückmeldung, oft nicht ergibt. Gezielt lässt sich so die Selbstwahrnehmungsfähigkeit des Klienten verbessern und damit die Möglichkeiten seiner Selbststeuerung steigern.

Außerdem werden bereits eingetretene therapiebedingte Veränderungen erkennbar, wodurch die Motivation des Klienten zur Mitarbeit gefestigt wird. Darüber hinaus erlauben kurze Filmsequenzen von konkreten Ereignissen aus dem Tagesablauf des Stotternden ein vertieftes Verständnis von der alltäglichen Lebensumwelt des Klienten.

Malen, Zeichnen, Modellieren, Fotografieren

Als therapeutische Hausaufgaben können auch Themen benannt werden, die mit Hilfe kreativer Medien darzustellen sind: „Lieblingsplätze" können gezeichnet, „typische Gesichter" von Familienmitglieder fotografiert, „Verwirrungen" aufgemalt oder „Fallen zum Fangen des Stotterns" gebaut werden. Das Zeichnen und Malen, das Gestalten und Fotografieren begünstigt den Zugang zu den inneren Ressourcen der Stotternden und fördert deren Spontaneität und Lebendigkeit (vgl. Kruse 1997). Die künstlerischen Medien locken persönliche Themen und unbewusste Anteile der Person hervor, die sich mit Hilfe verbaler Ausdrucksmittel nur schwer erschließen lassen.

Gespräche mit Bezugspersonen

Stottertherapie kommt manchmal nur voran, wenn auch die Bezugspersonen der Betroffenen zu neuen Erkenntnissen und Kommunikationsweisen gelangen. Hierbei können Gespräche mit folgenden Aufgabenstellungen hilfreich sein, die der erwachsene Stotternde mit Eltern, Familienmitgliedern, Freunden, Bekannten und Arbeitskollegen führt:

- Aufgabenstellungen, die dem Aufbau und der Verbesserung einer positiven Beziehung dienen,
- Aufgabenstellungen, die die Sammlung lebensgeschichtlicher Informationen betreffen, beispielsweise die Entstehungsgeschichte des eigenen Stotterns,
- Aufgabenstellungen, bei denen sich der Betroffene Rückmeldungen zu seinem eigenen Verhalten und zu seiner kommunikativen Wirkung einholt,
- Aufgabenstellungen, die es dem Klienten erleichtern sollen, einen vertrauensvollen Austausch über eigene, bisher nicht „besprechbare" Themen einzuleiten,
- Aufgabenstellungen, bei denen der Klient Regelungen mit seinen Eltern und dem Partner trifft, wie diese mit der Stottersymptomatik umgehen sollten,
- Aufgabenstellungen, die gezielt dazu beitragen sollen, störendes Kommunikationsverhalten von Interaktionspartnern „abzustellen" und Spannungen bzw. Unzufriedenheiten mit dem Gegenüber zu thematisieren.

Im Veränderungsbereich 9 im Kap. 8.1, S. 193 wird die Arbeit mit Bezugspersonen als ein eigenständiger und wichtiger Bereich der Stottertherapie dargestellt.

> **!** Bei der Vielzahl konkreter Hausaufgaben, die sich für Stotternde erdenken lassen, ist es wichtig, die einzelne Aufgabenstellung sorgsam auf die Individualität der Klienten abzustimmen: Die aktuellen Veränderungsziele müssen ebenso berücksichtigt werden wie der momentane Fähigkeitsstand unserer Klienten, ihre Motivationslage und die Bedingungen ihres Lebensumfeldes.

In-vivo-Arbeit im Rahmen therapeutischer Hausaufgaben

Im Rahmen therapeutischer Hausaufgaben nimmt die In-vivo-Arbeit (s. nächstes Kapitel) einen zentralen Platz ein: Verhaltensweisen und Fähigkeiten, die in den therapeutischen Sitzungen gelernt werden, sollen vom Stotternden in Eigenarbeit zu Hause und in anderen alltäglichen Kommunikationssituationen eingesetzt werden. In diesem Sinne können die meisten Aufgabenstellungen, bei denen Kontakt zu Mitmenschen hergestellt werden soll, als In-vivo-Übungen gelten. Wenn der stotternde Student am Wochenende von zu Hause einen Mitstudenten anruft, um sich nach Seminarterminen zu erkundigen, handelt es sich dabei um eine In-vivo-Telefonübung. Die stotternde Angestellte, die abends an ihrem Küchentisch in Gegenwart ihres Partners laut Zeitung liest und dabei sprechmotorische und stimmliche Variationen vornimmt, arbeitet ebenfalls „in vivo" – eben im „wirklichen Leben".

Therapeuten sollten berücksichtigen, dass Klienten in der Regel erst dann mit ihrer Eigenarbeit in alltäglichen Belastungssituationen beginnen, wenn sie vorher in ähnlichen Situationen mit dem Therapeuten ausreichend positive Erfahrungen sammeln konnten. Dabei kann es nie schaden, die bereits mit dem Therapeuten bewältigte Aufgabensituation für die Eigenarbeit noch ein wenig leichter zu gestalten: Die Unterstützung des Therapeuten bzw. seine hilfreiche Gegenwart fehlt beim Selbsttraining. Der Stoßseufzer eines Therapeuten, „Wir haben das doch schon 'zig mal bewältigt", wäre unberechtigt.

> **!** Eine Kommunikationssituation sollte zuerst gemeinsam mit dem Therapeuten bewältigt werden, bevor sie der erwachsene Stotternde alleine als In-vivo-Hausaufgabe erprobt!

Probleme beim Einsatz therapeutischer Hausaufgaben

In Supervisionsgruppen und Fortbildungsveranstaltungen berichten Stottertherapeuten vielfach von Problemen, die mit therapeutischen Hausaufgaben verknüpft sind und deren Klärung Zeit und Geduld fordern. Es kommen immer wieder Probleme zur Sprache, die die Einstellungen und die Arbeitsweise der Klienten (Kap. 7, S. 177–183) oder das methodische Vorgehen (Kap. 5, S. 90–136) und die Arbeitshaltungen der Therapeuten (Kap. 6, S. 137–174) betreffen und die nicht selten auch auf Beziehungsprobleme zwischen Klient und Therapeut hinweisen.

Diese Problembereiche gehören zu unserem therapeutischen Tagesgeschäft. Wir sollten sie ernst nehmen, sie rechtzeitig erkennen und angemessen mit ihnen umgehen. Dryden und Feltham (1994, S. 170) haben einen ersten Fragebogen zu „Ursachen von Problemen mit therapeutischen Hausaufgaben" entwickelt. Hilfreich sind auch die Tabellen sowohl über „Ablehnungsgründe" und „Erschwernisse" bei therapeutischen Hausaufgaben als auch die darauf bezogenen Hinweise für Problembewältigungen, die ich an anderer Stelle (Wendlandt 2002a, S. 179ff) vorgestellt habe.

5.3 In-vivo-Arbeit von Anfang an durchführen

Anna: „Es gibt mehrere Möglichkeiten, das Stottern zu lösen, Anspannung zu spüren und sie in den Hintergrund rücken zu lassen. Sich ganz unverbindlich Menschen zu öffnen, nur durch einen Blick, ein Zunicken, ein geflüstertes Grußwort. Der Mix daraus ist die Eigenarbeit, unser Vorgehen gegen das Stottern oder für das Leben mit dem Stottern. ... Ich habe Lust am Ausprobieren gehabt und noch mehr verstanden, was ‚in vivo' heißt. Auch mal nur die linke Hand spüren am Marktstand ist eine Übung."

Was ist In-vivo-Arbeit?

„In-vivo-Arbeit" bezeichnet die Durchführung therapeutischer Interventionen in alltäglichen Lebenssituationen des Klienten. Der Therapeut verlässt den geschützten Behandlungsraum und sucht mit seinem Klienten kommunikative Alltagssituationen auf. Beide arbeiten „in vivo", im Leben, in kommunikativen Kontexten, die für den Klienten von Bedeutung sind. Hier, vor Ort, geht es um die Bewältigung kommunikativer Anforderungen, die dem Klienten bisher in seinem Alltag nicht oder nur unbefriedigend gelungen ist. Verhaltensunsicherheiten, Ängste und Schamgefühle, Flucht- und Vermeidungsverhalten und andere individuell belastende Reaktionsweisen sollen abgebaut und diejenigen Verhaltensweisen systematisch erprobt und gefestigt werden, die im Behandlungsraum als Zielverhalten definiert wurden.

Der Stottertherapeut arbeitet beispielsweise im Kaufhaus, wo therapeutisch angeleitete Erfahrungen mit dem „Einkaufen", dem „Erkundigungen einholen" oder dem „Umtausch eines Pullovers" gemacht werden können. Er spricht mit seinem Klienten fremde Menschen auf der Straße an, erprobt das „Kontakt aufnehmen", „Blickkontakt halten" und „Gespräche ausdehnen". Er führt therapeutische Gespräche angesichts der realen „bedrohlichen" Situationen und angstauslösenden situativen Umstände. Und er leitet immer wieder zu systematischen Beobachtungen über das eigene kommunikative Verhalten an, über die Art und Weise des Stotterns und die Reaktionen der Passanten.

Kritische Handlungsabläufe, wie beispielsweise das telefonische Einholen von Informationen bei Ämtern, können nach Jahren der Vermeidung gemeinsam wieder gewagt werden. Die gesammelten Eindrücke und Reflexionen werden besprochen und ausgewertet. Diese In-vivo-Arbeit ist eine therapeutisch gestaltete Arbeit, nicht nur ein Begleiten oder Mitgehen: Gezielt werden Veränderungstechniken eingesetzt, z. B. die Modellvorgabe, das wiederholte Üben mit schrittweiser Annäherung, die systematische Verstärkung sowie kognitive Verfahren zur Neubewertung eigener Handlungsergebnisse und Kommunikationssituationen (vgl. Wendlandt 2003).

„Früher bekam ich ‚eine rote Birne', wenn ich an der Ladentheke ins Stottern geriet. Heute kann ich nach einem Block kurz lächeln und [...] die Verkäuferin lächelt nett zurück! Fast schon eine angenehme Situation. Hätte ich nicht gestottert, hätte sie doch ‚nur ganz normal geguckt'. Wie schön, dass ich meinem Stottern manchmal auch etwas Positives abgewinnen kann!" (Wauligmann 2003, S. 14)

Bei der therapeutischen Arbeit in sozialen bzw. kommunikativen Alltagssituationen kommt es zu einer Vielzahl unerwarteter Wahrnehmungen; neue Erkenntnisse stellen sich ein, heftige Gefühle treten ins Bewusstsein. Vieles, was der therapeutischen Bearbeitung im geschützten Behandlungsraum nur schwer zugänglich ist, wird „in vivo" erfahrbar und kann besprochen werden. Handlungswünsche entstehen, Entscheidungen für Kommunikationsexperimente werden getroffen, Veränderungsbereitschaft stellt sich ein. In der Folge kann ein Bewältigungstraining in den Stresssituationen beginnen, in denen die Stottersymptomatik besonders stark ausgeprägt ist.

Zum gegenwärtigen Stand der In-vivo-Arbeit beim Stottern im deutschen Sprachraum

In der deutschsprachigen logopädischen Fachliteratur wurde erstmals vor über 2 Jahrzehnten über die besondere Bedeutung der In-vivo-Arbeit für das logopädische Arbeitsfeld berichtet (vgl. Wendlandt 1984b). Die In-vivo-Arbeit hat sich seitdem als Bestandteil der Stottertherapiepraxis allmählich etabliert. In den Ausbildungsstätten für Logopädinnen lernen die Schülerinnen, Passanten mit Pseudostottern anzusprechen. Berufspraktiker, die als Stottertherapeuten arbeiten, berichten im Rahmen von Fortbildungskursen und Supervisionsgruppen über ihre In-vivo-Erfahrungen. Auch in der Stotterer-Selbsthilfebewegung ist „in vivo" zu einem vertrauten Begriff geworden: In-vivo-Übungen werden in der Selbsthilfegruppenarbeit und als Methode der Eigenarbeit durchgeführt. In manchen Selbsthilfegruppen kommt es zur Bildung kleiner Trainingsgruppen, die gezielt an der Bewältigung belastender Alltagssituationen arbeiten (vgl. Piechotka 2001). Berichte im „Kieselstein" zeugen davon:

> „Anfangs waren wir darauf erpicht, den Grad der Sprech-Schwierigkeit für uns zu erhöhen, z.B. von der liebenswürdigen Rentnerin hin zum mehrfach gesichtsgepiercten Rocker oder zu einer Gruppe rauchender, weiblicher Teenies. Vom Pseudostottern über das trickfreie Stottern bis hin zum extrem betont und langsamen Sprechen versuchten wir unsere Facetten des Sprechen auszuloten." (Winkler 2005, S. 6)

Ähnlich wie bei der Methode „therapeutische Hausaufgaben" gibt es allerdings im Bereich der fachwissenschaftlichen Diskussion auf Tagungen und Kongressen noch keine systematische Auseinandersetzung mit der Methode „In-vivo-Arbeit". Auch als Gegenstand der wissenschaftlichen Stotterforschung erscheint sie noch wie ein ungeliebtes Kind, das keine ausreichende Beachtung erfahren hat. Selbst Veröffentlichungen von Praxisvertretern zur In-vivo-Arbeit fehlen fast völlig.

Dies ist v.a. deswegen erstaunlich, weil die In-vivo-Arbeit im Rahmen der Verhaltenstherapie im deutschen Sprachraum bereits zu den Basisbausteinen therapeutischen Handelns gehört. Dort wird sie in den Lehrbüchern und Standardwerken gewürdigt (vgl. Reinecker 1999a; Margraf 2000; Petermann u. Reinecker 2005) und unter den Begriffen „Kontaktdesensibilisierung", „Desensibilisierung in vivo" bzw. „Expositionstraining" als effektives Veränderungsinstrument beschrieben (vgl. Hand 2000). Sie wird heute bei Klienten mit den unterschiedlichsten Störungsbildern eingesetzt und selbst von den Krankenkassen anstandslos – als sog. Expositionssitzung – finanziert.

Noch sind Berufspraktiker bei einer der wichtigsten Probleme in der Stottertherapie weitgehend auf sich selbst gestellt: Sie müssen jeweils im Einzelfall klären, wie der Transfer der in einer Therapie gelernten Maßnahmen auf den Lebensalltag der Klienten optimal gelingen kann. Bedauerlicherweise haben sich bei der Methodenanwendung aus meiner Sicht Fehlentwicklungen eingeschlichen, die es abzubauen gilt: Die Methode „In-vivo-Arbeit" wird bei stotternden Erwachsenen im deutschen Sprachraum vorwiegend als Arbeitsmethode am Ende einer Behandlung genutzt. Sie wird erst dann eingesetzt, wenn die Therapieziele im Behandlungsraum erreicht wurden und die Klienten nun dabei unterstützt werden sollen, die bisher im Behandlungsraum gelernten Fähigkeiten in unterschiedlichen Alltagssituationen anzuwenden. Nun stehen sie unter „Beweisnot": Der Anspruch herrscht – ausgesprochen oder unausgesprochen –, dass das Zielverhalten jetzt in ausgewählten kommunikativen Belastungssituationen gezeigt werden muss. Kann dies nicht sichergestellt werden, so kann auch nicht von einer erfolgreichen Behandlung gesprochen werden.

Diese Art des therapeutischen Vorgehens verursacht Leistungsdruck und Misserfolgsängste sowohl bei Klienten als auch bei Therapeuten. Sie sehen (zittern) den In-vivo-Sitzungen entgegen, sind aufgeregt und unruhig – und wollen doch gelassen und zuversichtlich dort kommunizieren, wo bisher kaum positive Kommunikationserfahrungen vorlagen, sondern Zögerlichkeit oder gar jahrelange Vermeidung. Dies erscheint wie ein unsinniges Unterfangen, das zum Scheitern verurteilt ist (vgl. Wendlandt 2002b).

Therapeuten müssen sich bei einer solchen fehlkonzipierten In-vivo-Arbeit nicht wundern, wenn aufgrund der übermäßigen Bedeutsamkeit, die einige wenige In-vivo-Sitzungen am Ende einer Behandlung besitzen, unerwartet Unlust und Ängste bei Stotternden auftauchen und alte eingeschliffene Schutzmechanismen wie Flucht- und Vermeidungshaltungen plötzlich wieder aktiviert werden.

Konzeptionelle Bedingungen zum Einsatz von In-vivo-Arbeit

Die therapeutische Verwendung von In-vivo-Arbeit sollte, entgegen der oben beschriebenen Praxis, die im Folgenden aufgeführten Prinzipien berücksichtigen.

Einsatz von Anfang an

In-vivo-Arbeit gehört in der Therapie des Stotterns bei Erwachsenen von Anfang an zum Behandlungssetting dazu. Als therapeutische „Outdoor-Aktivität" steht sie gleichberechtigt neben den therapeutischen „Indoor-Aktivitäten" des Behandlungsraumes. Indem unterschiedliche Orte, Menschen und kommunikative Herausforderungen durch In-vivo-Arbeit bereitgestellt werden, kommt es zu einer Bereicherung der im Behandlungszimmer stattfindenden Veränderungsprozesse. Im Laufe der ersten Therapiestunden ergeben sich durch In-vivo-Aktivitäten (beispielsweise an einem Zeitungskiosk) wichtige diagnostische Erkenntnisse, die aussagekräftiger sind als Daten aus einer Rollenspielszene (vgl. das Beispiel einer Gruppen-In-vivo-Arbeit mit 8 Stotternden in der 4. Behandlungssitzung, Kap. 8.4, S. 202ff)

Behandlungsrauminterne Arbeitsschritte extern durchführen

Während der In-vivo-Stunden können viele jener Arbeitsschritte durchgeführt werden, die sonst im Behandlungsraum stattfinden. Statt am Logopädentisch werden die Themen und Übungen an anderen Orten bearbeitet: gesprochen, trainiert, entspannt und gemalt werden kann auch auf der Parkbank oder den Blumenkästen in der Fußgängerzone.

Kommunikationspartner kann vorrangig der Therapeut bleiben. Aber der Kontext wechselt ständig. Damit wird die Übertragbarkeit des Gelernten um vieles leichter, die Generalisierung vollzieht sich ein gutes Stück wie von selbst. In diesen behandlungsraumexternen Sitzungen lernen unsere Klienten, zunehmend unbefangener mit der Tatsache umzugehen, dass fremde Menschen ringsum zuhören könnten, dass die Auffälligkeiten des Sprechens auf offene Ohren treffen könnten – Sprechen in der Öffentlichkeit wird allmählich selbstverständlich. Es ergeben sich zwanglose Gespräche mit Fremden – oft ganz unvorhergesehen –, die keiner Vorbereitung bedürfen. In diesem Sinne findet eine Gewöhnung an kommunikative Anforderungen statt, was einer Desensibilisierung, einem Angstabbau gleich kommt.

Lernprozesse ohne Anwendungsdruck initiieren

In-vivo-Arbeit muss nicht auf eine Arbeitsform reduziert werden, bei der es um die Anwendung eines bereits im Behandlungsraum geübten therapeutischen Zielverhaltens geht. Das therapeutische Arbeiten „in vivo" eröffnet vielmehr reichhaltige Möglichkeiten, Lernprozesse unter dem Einfluss verschiedenartiger Umgebungsbedingungen einzuleiten. „Lernen" findet „in vivo" statt mit all den Umwegen und Fehlern und Sprüngen und Rückschritten, die typisch für Lernprozesse sind. Wie im Behandlungsraum eine ganze Reihe an Übungen erforderlich sind, bis Lernziele korrekt ausgeführt werden können, so sind auch in den unterschiedlichen Kommunikationssituationen des Alltags wiederholte Erprobungen nötig, bis sich neue Handlungsmöglichkeiten aufbauen und festigen lassen. Der Therapeut ist dabei Modell für das gewünschte Verhalten. Er ist in der Lage, es flexibel, auch unter den widrigen Bedingungen des Alltags, einzusetzen. Er leistet das, was vom Klienten später selbst erwartet wird (Kap. 5.6, S. 117ff).

Gezielt Vermeidungssituationen bearbeiten

Bei der In-vivo-Arbeit geht es grundsätzlich um die Aufgabe, Handlungsspielräume zu erweitern und individuelle Grenzen auszudehnen. Dazu gilt es, gezielt diejenigen alltäglichen Kommunikationssituationen bereitzustellen, die unsere Klienten vermeiden oder nur widerwillig aufsuchen. Hier öffnet In-vivo-Arbeit verschlossene Lebensbereiche, organisiert neue Lernerfahrungen, arrangiert systematisch kommunikative Anforderungen, die unsere Klienten ohne therapeutische Hilfe nicht wahrnehmen würden.

Gelingt es, In-vivo-Arbeit nicht auf die Übertragung gelernter Verhaltensweisen einzugrenzen, sondern sie dazu zu nutzen, Lernprozesse in unterschiedlichen Kontexten in Gang zu setzen und dies gleich zu Beginn der Therapie einzuleiten, dann werden erwachsene Stotternde befähigt, sich selbst unbefangener in ihre Lebensumwelt einzumischen und dies entsprechend ihren jeweils momentanen Kommunikationsmöglichkeiten zu tun. Sie müssen damit nicht warten, bis ihre Symptome abgebaut sind oder die Therapie dem Ende zugeht.

Wo kommt In-vivo-Arbeit her?

In der englischsprachigen Fachliteratur ist In-vivo-Arbeit ein „alter Hut“: Walton und Black haben bereits 1958 die Bedeutung der „In-vivo-Desensibilisierung“ als Generalisierungstechnik in der Therapie des Stotterns hervorgehoben und das therapeutische Verfahren beschrieben, bei dem sich der Klient gemeinsam mit dem Therapeuten in die ängstigenden Alltagssituationen – nach Schwierigkeitgrad abgestuft – begibt (vgl. auch Walton u. Mather 1963). Die Bewältigung der Situationen wird dem Klienten ermöglicht „durch die angstreduzierende Gegenwart des Therapeuten, durch den Einsatz von angstantagonistischen Entspannungsreaktionen oder stotterantagonistischen Sprechtechniken, durch Instruktionen, Verstärkungen und Ermutigungen des Therapeuten, durch Gespräche über die aktuellen Gefühle des Klienten und ggf. auch durch das modellhafte Agieren des Therapeuten in den jeweiligen Realsituationen“ (Wendlandt 1980, S.56).

Die In-vivo-Arbeit hat sich als wirksame Methode v.a. im Rahmen der Psychotherapie weiterentwickelt und wurde dort schwerpunktmäßig bei der verhaltenstherapeutischen Behandlung von Phobien und sozialen Ängsten eingesetzt. Richtungsweisende Veröffentlichungen im angloamerikanischen Sprachraum stammen aus den 1960er- und 1970er-Jahren (vgl. z.B. Bandura u.a. 1969; Ritter 1969; Tharp u. Wetzel 1975). Heute ist die In-vivo-Methode bei der Behandlung spezifischer Phobien, bei der Agoraphobie und bei Panikattacken das Mittel der Wahl und aus dem Behandlungsangebot gar nicht mehr wegzudenken.

Methodisches Vorgehen bei der In-vivo-Arbeit

In-vivo-Arbeit kann sehr unterschiedlich gestaltet werden: Sie dient verschiedenartigen Zielen, kann sehr unterschiedliche Trainingssituationen umfassen, lässt sich als Einzelmaßnahme oder in der Gruppe durchführen und kann in unterschiedlicher Intensität zum Einsatz kommen. Bei aller Unterschiedlichkeit im Einzelfall erfordert die therapeutische Arbeit in Kommunikationssituationen des Alltags allerdings immer ein systematisch aufeinander aufbauendes Vorgehen: In-vivo-Arbeit findet nicht einmalig, auch nicht sporadisch statt, sondern wird als kontinuierliches Training durchgeführt, bei dem die Lernziele und die zu bewältigenden therapeutischen Anforderungen zunehmend komplexer werden und Veränderungen systematisch geplant und ausgewertet werden.

Anhand der folgenden Hinweise können Therapeuten und Betroffene ihre eigene Systematik der In-vivo-Arbeit entwickeln und um zusätzliche, für ihre eigene Person stimmige Handlungsschritte erweitern. Die Ausführungen basieren auf einem Arbeitsbogen, der in einer Sammlung von Beratungsmaterialien für Therapeuten, Betroffene, Eltern und Erzieher zu finden ist (s. Wendlandt 2002a, S.94 ff).

Tapetenwechsel

Statt im Behandlungsraum zu sitzen, befinden sich der Stotternde und sein Therapeut in einem angstfreien externen Kontext: Sie laufen die Straße entlang oder sitzen auf einer kleinen Mauer am Rande eines Parks. In diesen Situationen außerhalb des Behandlungsraums geht es um Inhalte und Übungsaufgaben, die identisch mit denen des Therapiezimmers sind. Der Stotternde lernt und übt in vertrauten Situationen seiner alltäglichen Umwelt das, was er bereits im Behandlungsraum gelernt und geübt hat. Sicherheit im Umgang mit den in der Therapie bisher erworbenen Handlungsmöglichkeiten kann sich einstellen.

Spaziergänge in die Fremde

Es werden Wege eingeschlagen, die der Stotternde üblicherweise nicht geht. Beispielsweise werden Boutiquen „besichtigt“, kleine Einzelhandelsgeschäfte besucht, die sonst abseits der Kaufgewohnheiten liegen. Der Stotternde hat keine sprachlichen Aufgaben in Gegenwart fremder Personen zu erfüllen, er lernt nur neues Terrain zu betreten, Beobachtungen anzustellen, darüber mit seinem Therapeuten zu sprechen und Ideen für eigene sprachliche Aktionen zu entwickeln. Hierdurch kommt es beim Stotternden zu einer zunehmenden Bewusstheit über sein alltägliches Vermeidungsverhalten.

Spontane Erprobungen

In ausgewählten Situation „exponiert“ sich der Stotternde: Er riskiert, angeschaut zu werden (wenn er sich beispielsweise in einem Fahrstuhl vernehmlich räuspert), er macht auf sich aufmerksam (wenn er einer vorbeigehenden Person zunickt), er lässt sein stotterndes Sprechen zu (wenn er an einem Obststand mit dem Therapeuten spricht und akzeptiert, dass die Kunden mithören). Es geht um kleine Aktionen und Auftritte im öffentlichen sozialen Raum, bei denen noch keine anspruchsvollen Lernziele, noch keine konkreten Übungsabläufe festgelegt werden. Es sind eher „Nebenbei-Handlungen", die aus dem spontanen Gefühl des Betroffenen „ich traue mich", „das könnte ich mal ausprobieren" erfolgen.

Ein solches spontanes Erproben ist wie ein Austesten der aktuellen Handlungsmöglichkeiten oder der besonderen Bedingungen, die jede Kommunikationssituation bereithält. Bei den anschließenden Reflexionen ist darauf zu achten, dass negative Selbstbewertungen des Klienten nicht überhand nehmen: Er wird ermutigt, mögliche Komplikationen gelassen anzunehmen. Denn erst mit der gewonnenen Erfahrung wissen nun der Stotternde und sein Therapeut genauer, worauf sie sich bei Situationswiederholungen einlassen und wie sie Übungsaufgaben und Lernziele sinnvoll festlegen können.

Systematisches Üben

Bestimmte Verhaltensweisen (beispielsweise körpersprachlicher oder sprechmotorischer Art), die bereits im Behandlungsraum erprobt wurden, sollen nun in der Kommunikation mit anderen Menschen gezielt zum Einsatz kommen, um auch hier sicher abrufbar und gefestigt zu werden. Das Zielverhalten wird vor dem Beginn einer In-vivo-Übung genau benannt: Der Stotternde legt mit seinem Therapeuten fest, was er wann, bei welcher Person und auf welche Weise machen möchte. Den einzelnen Übungen geht also eine Planungsphase voraus, bei der das Zielverhalten und der Handlungsablauf konkretisiert werden. Nach der Absolvierung einer Übung erfolgt jeweils eine Auswertung, bei der geklärt wird, ob der Stotternde das, was er sich vorgenommen hatte, tatsächlich realisieren konnte. Die Selbstbewertungen, die Einschätzungen über „Erfolg", beziehen sich dabei auf die vorher festgelegten Ziele.

Sprechvorbereitung

Die Ausführung eines konkreten Zielverhaltens sollte nicht erst in der gewünschten Übungssituation, beispielsweise beim Ansprechen eines Autofahrers erfolgen, der gerade eingeparkt hat, sondern schon vorher, bei der Vorbereitung oder Annäherung an diese Übungssituation: Während des Laufens auf dem Bürgersteig erfolgt die Entspannung der Gesichtsmuskulatur oder eine zugewandte Körperhaltung mit freundlichem Blickkontakt zu den vorbeilaufenden Passanten. Oder das tönende Anbilden von Lauten mit weichem Stimmeinsatz erfolgt bereits beim leisen planenden Selbstgespräch bzw. im Austausch mit dem Therapeuten. Oder der Einsatz eines lockeren Wiederholungsstotterns wird als Pseudostottern schon erprobt, indem der Stotternde das sich nähernde Auto beschreibt.

Immer geht es darum, das Zielverhalten *unmittelbar vor* der geplanten Anwendungssituation bereits zu produzieren. Der Stotternde kann während dieses Probehandelns sein Zielverhalten bereits beobachten, verändern und optimieren. Er hört bzw. spürt bei dieser Art des *Warmlaufens*, ob die Merkmale des Sprechens und der Stimme oder die körperlichen und kommunikativen Verhaltensweisen tatsächlich vorliegen bzw. in ausreichendem Maße realisiert werden. Der Stotternde kann sein stilles Erproben oder seine Unterhaltung mit dem Begleiter nahtlos heranführen bis zum unmittelbaren Sprechbeginn der Übungsaufgabe. Dies hat den Vorteil, dass nicht „aus dem Stand heraus", gewissermaßen von 0 auf 100, das gewünschte Verhalten schlagartig präsentiert werden muss. Der Stotternde „verlängert" lediglich sein Zielverhalten, er dehnt es gewissermaßen über die vorbereitende Sprechsituation hinaus aus bis in die Ernstsituation hinein. So kann es leichter gelingen, die eigene Ruhe und Kontrollfähigkeit aus der Vorbereitungssituation in die Übungssituation mit hineinzunehmen.

Wiederholung

Übungssituationen sollten mehrmals hintereinander wiederholt werden. „Einmal ist keinmal!" Erst nach mehreren Durchgängen kann erwartet werden, dass das erzielte Übungsergebnis nicht zufällig ist. Der Stotternde erfährt, dass er in der Lage ist, das gewünschte Verhalten gezielt einzusetzen und willentlich zu steuern. Und dass nach mehrmaliger Wiederholung Gefühle von Unbehagen und Anspannung, Nervosität und Angst abnehmen. Er „gewöhnt" sich an die Situation, kann mit auftauchenden unangenehmen Gefühlen leichter umgehen.

Dabei gilt es zu beachten, mit dem Training schwieriger Übungsaufgaben nicht dann aufzuhören, wenn sich die ersten Erfolge einstellen oder wenn die Angst nicht mehr wahrnehmbar ist. Denn neues Verhalten muss „über-lernt" werden und sich durch Wiederholungen festigen können, um zu einem automatisierten Bestandteil des Handlungsrepertoirs zu werden.

Nach Schwierigkeitsgrad staffeln

Wer Erfolg bei der In-vivo-Arbeit haben möchte und den Spaß dabei nicht verlieren will, sollte mit leichten Übungen anfangen: Da ist zuerst ein „Tapetenwechsel" vorzunehmen (s.o.), Sitzungen werden in einem anderen Kontext durchgeführt, in dem Stotternder und Therapeut das tun, was sie sonst im Behandlungsraum machen. Kommunikation mit anderen Menschen findet nicht statt. Dann werden „Spaziergänge" (s.o.) in bekanntes und weniger bekanntes Terrain unternommen, bei dem andere Menschen den Klienten wahrnehmen, er mit seinem Stottern in Erscheinung tritt. Auch bei diesen Spaziergängen finden Gespräche weiterhin nur in der Zweiersituation Klient-Therapeut statt.

Mit dem „systematischen Üben" (s.o.) kommt es zu zunehmend komplexeren Aufgabenstellungen mit unterschiedlichen Menschen und verschiedenartigen Kommunikationsanlässen. Hierbei ist es besonders wichtig, Trainingssituationen und Aufgabenstellungen nach dem subjektiv erlebten Schwierigkeitsgrad zu ordnen: In der Regel ergibt sich der Schwierigkeitsgrad zum einen aus der Art des Lernziels (wie anspruchsvoll ist es für den Betroffenen?), zum anderen aus den situativen Bedingungen (welche kommunikativen Anforderungen und spezifischen Belastungsfaktoren enthält die Situation?).

Dabei muss berücksichtigt werden, dass die subjektive Einschätzung, „das ist schwer" durch negative Erfahrungen, Erwartungsängste und Vermeidungen bedingt ist. Die Subjektivität (und manchmal auch die Irrationalität) der Einschätzungen „schwer" und „leicht" sollte thematisiert werden – sie verändert sich meist drastisch, wenn neue Erfahrungen gewagt und gezielt Beobachtungen angestellt und reflektiert werden. Gleichzeitig gilt es für den Therapeuten, sein methodisches Vorgehen bei der In-vivo-Abeit so zu gestalten, dass sich Erfolge einstellen können und schwierige Situationen erst einmal so abgewandelt werden, dass sie zu leichten, gut zu bewältigenden Übungen werden. Dabei ist das Prinzip „Variation" hilfreich: Zum Beispiel anders an die Aufgabe herangehen, sich auf eine neue Weise körperlich und geistig auf sie einstellen, sich innerlich ermutigen, sich das geplante Handlungsgeschehen positiv vergegenwärtigen, die Aufgabe in Teilaufgaben zergliedern, eine komplexe Situation in mehrere einfach strukturierte Situationen zerlegen, sich eine Begleitperson organisieren, die allgemein unterstützt bzw. bestimmte Aufgaben bei der Situationsbewältigung als Modell übernimmt.

Methodische Prinzipien für ein solches kleinschrittiges Vorgehen finden Therapeuten an anderer Stelle (Wendlandt 2002a; auch Kap. 5, S. 131ff). Als Hilfe für das In-vivo-Selbsttraining von Klienten kann ein Arbeitsbogen zur Erarbeitung von Hierarchien genutzt werden (Wendlandt 2003, S. 120).

Herausforderungen riskieren

Manchmal behindert der Anspruch, In-vivo-Aufgabenstellungen nach dem geplanten Ablauf systematisch abarbeiten zu wollen, den Fluss einer In-vivo-Stunde: Da taucht plötzlich hinter einer Häuserwand ein Straßenmusikant auf oder eine Hundebesitzerin schimpft mit ihrem kläffenden Liebling oder es fällt ein Eis zu Boden oder eine Touristin blickt sich suchend um; kleine Ereignisse, auf die man nicht reagiert, wenn man seinen geplanten Trainingsablauf im Kopf hat.

Dabei wollen gerade diese Ereignisse aufgegriffen sein. Sie stellen keine Knüppel dar, die das Vorwärtskommen behindern! Im Gegenteil, sie sind Geschenke, die einem in den Schoß fallen. Sie gilt es zu nutzen! Dabei können nicht nur unerwartete Ereignisse berücksichtigt, sondern auch ungeplante Verhaltensweisen gewagt werden, die während des In-vivo-Geschehens als Ideen auftauchen oder bereits als konkrete Handlungsimpulse sich im Körper melden: Das Mitsummen der Melodie, das Streichelnwollen des Hündchens mit der Frage nach seinem Namen, das Zücken des Portemonnaies, um dem weinenden Kind ein neues Eis zu spendieren oder das neugierige „Hello! May I help you?", das beim Anblick der Touristin sich schon auf die Zunge gelegt hat.

In-vivo-Arbeit ist in diesem Sinne immer auch Improvisation, weckt Lebendigkeit und Spontaneität und kann gezielt für Erfahrungen mit dem

Unbekannten genutzt werden (vgl. Wendlandt 2004a, 2004b, 2005b). Auf diesen Gesichtspunkt wird noch einmal ausführlicher im Kap. 6.6, S. 166ff, eingegangen.

Das Prinzip „Herausforderungen riskieren“, das Überraschungen als therapeutisch nützliches Element in die In-vivo-Arbeit integriert, führt erwachsene Stotternde zu Erkenntnissen, die für sie oft in ganz überraschender Weise positiv sind: Die Betroffenen erkennen, dass ihre Ängste vielfach nur Erwartungsängste darstellen, die schnell verfliegen, wenn der Sprechanfang gewagt und interaktives Verhalten begonnen wurde. Sie registrieren angesichts ihres spontanen Umgangs mit unvorbereiteten Situationen, dass sie über ein erstaunlich breites Spektrum an Handlungsmöglichkeiten verfügen, das sie so bisher nicht wahrhaben wollten. Die persönlichen Ressourcen eines jeden Stotternden können angesichts der Herausforderungen deutlicher wahrgenommen und von den Akteuren dann auch geschätzt werden.

Begleiter sind Mitarbeiter

Wer immer Sie begleitet, Therapeutin, Therapeut oder Freund, ein anderer Stotternder oder eine Arbeitskollegin: In-vivo-Arbeit ist eine gemeinsame Arbeit. Es soll nicht der eine zuschauen, während der andere ins Schwitzen kommt. Es soll nicht einer gute Ratschläge geben, die der andere dann zu erledigen hat. Der Begleiter macht mit! Er macht so gut mit, wie er eben kann. Oder er macht einzelne Übungen vor, der Betroffene schaut zu und startet dann seinerseits mit der Situationsbewältigung. Mal kann der eine, mal kann der andere beginnen.

Doch aufgepasst: Das Können und die Ansprüche der beiden Menschen, die da In-vivo-Arbeit durchführen, sind jeweils sehr unterschiedlich. Als Zielverhalten sollte daher immer erst nur dasjenige Verhalten gelten, das der Betroffene realisieren möchte (und sich zutraut!) und nicht das Wunschverhalten des Begleiters. Bei der gemeinsamen In-vivo-Zusammenarbeit kann es durchaus sinnvoll sein, dass auch die Betroffenen in die Rolle des Modells schlüpfen und für ihre Begleiter nachahmenswerte Vorgaben demonstrieren – auch die Begleiter können etwas Neues und Wichtiges durch die In-vivo-Arbeit lernen.

Der persönliche Maßstab gilt

Bei all der Aufregung, die mit der In-vivo-Arbeit verbunden sein kann, kommt es nicht selten zu heftigen Gefühlen, zu kritischen Vergleichen mit anderen Menschen („Der macht das viel besser!“), zu Selbstvorwürfen und Unzufriedenheiten wegen noch vorhandener eigener Unsicherheiten. Gerade deswegen ist es besonders wichtig, dass sich Stotternde beim Ablauf einer In-vivo-Sitzung und bei der Festlegung der Aufgabenstellungen an ihren momentan vorhandenen Fähigkeiten orientieren. Der Therapeut sorgt dafür, dass der Maßstab für Veränderungsschritte realistisch bleibt und vom Stotternden selbst gesetzt wird. Er ermutigt den Klienten, sich von den Ansprüchen, die andere formulieren, frei zu machen. Und erst recht von den eigenen Vermutungen, was andere vielleicht erwarten könnten. Es geht um den persönlichen Fortschritt: „Ich tue das, was ich will, was ich brauche, was mir gut tut.“ Ein scheues Lächeln kann schon ein riesiger Schritt für Jan sein, während Petra glücklich und zufrieden ist, dass sie ihr ständig freundliches Lächeln beim Ansprechen eines Verkäufers beiseite legen konnte.

Mit einem Erfolg abschließen

Therapeut und Klient sollten sich immer den Gefallen tun, die In-vivo-Sitzungen mit einer positiven Erfahrung abzuschließen. Wenn einer von beiden am Ende einer Sitzung unzufrieden mit dem gegenwärtigen Arbeitsergebnis ist, sollte getrost eine bereits bewältigte Aufgabenstellung wiederholt werden. Es ist hilfreich, immer ein paar angenehme Übungen parat zu haben, die als Ausklang gewählt werden können. (Sie dürfen ruhig leicht und unernst sein!) Der Therapeut sollte darauf achten, dass eine In-vivo-Sitzung nie dann abgebrochen wird, wenn es zu einer Flucht aus einer belastenden Kommunikationssituation kommt. Unangenehme Gefühle, die durch einen Abbruch entstehen, sollten der Stotternde und sein Therapeut nicht unnötigerweise weiter mit sich herumtragen – sie können zu einer Plage heranwachsen, die den Einstieg in die nächste In-vivo-Sitzung erschwert. Stattdessen gilt es, sich nach einem positiven In-vivo-Abschluss die Fortschritte genussvoll zu vergegenwärtigen, die durch die eigenen Bemühungen bereits erzielt werden konnten.

Zeitdauer und zeitliche Abfolge

In-vivo-Arbeit konfrontiert immer wieder mit den eigenen Grenzen der Unsicherheit und Belastbarkeit, die durch kommunikative Anforderungen gesetzt werden. Deswegen ist es wichtig, den Ablauf der Sitzungen so zu gestalten, dass keine Überforderungen auftreten. Trotz belastender Erfahrungen müssen Klienten nicht müde und erschlagen aus einer Sitzung herauswanken. Die Sitzungsdauer ist so zu bemessen, dass die Stotternden wach und konzentriert bleiben und die Erfahrungen aufmerksam aufnehmen können. Erschöpfung ist die denkbar schlechteste Voraussetzung, um sich freudig und energievoll mit dem Einsammeln neuer Erfahrungen zu beschäftigen. Es gilt also Pausen einzulegen, die Konzentrationsspanne für jeden Einzelnen zu erkunden und ein individuell angemessenes „Schritt-Tempo" vorzulegen. Das stellt sich ein, wenn Achtsamkeit und gegenseitige Rückmeldung stattfinden. Beim Zeitmaß für die einzelnen Übungssituation ist zu bedenken, dass der Stotternde lange genug in einer kommunikativen Belastungssituation verweilt (bzw. dass er die Situation mehrfach wiederholt), damit er das Abklingen des Lampenfiebers, der Ängste und Anspannungen selbst deutlich spüren kann.

Wichtig ist es auch, keine zu großen Pausen zwischen den In-vivo-Sitzungen einzulegen: In-vivo-Arbeit ist eine regelmäßige Arbeit (s.o.). Es sollte nach einer Sitzung nicht zu lange gewartet werden, bis Therapeut und Klient wieder zur nächsten In-vivo-Aktivität aufbrechen. Sie sollten öfter „losziehen"! Erwartungsängste können sich so erst gar nicht aufbauen und „in vivo" wird zu einem selbstverständlichen Bestandteil der Gesamtbehandlung.

In-vivo-Hausaufgaben

Wenn keine Widerstände und Schwierigkeiten bei der In-vivo-Arbeit auftreten und ausreichend positive Erfahrungen mit der In-vivo-Methode im Rahmen gemeinsamer Therapiesitzungen gesammelt werden konnten, geht es darum, solche In-vivo-Hausaufgaben zu erarbeiten, die sich vom Stotternden erfolgreich bewältigen lassen. Es sollte sich immer erst einmal um Aufgabenstellungen handeln, die von den Anforderungen her etwas leichter sind als die entsprechenden Aufgaben in der In-vivo-Therapiestunde. Selbst wenn der Leistungsanspruch auf diese Weise gesenkt wird, darf es keinen verwundern, dass der Betroffene eine leichtere Situation ggf. immer noch als zu schwierig erlebt: Die Unterstützung des Therapeuten bzw. seine hilfreiche Gegenwart fehlen.

Jede In-vivo-Arbeit verlangt vom Betroffenen eine eigenständige Vorbereitung. Claudia beschreibt dies eindrücklich:
„... ich habe über Telefonanlässe nachgedacht, nach denen ich Sie ja auch gefragt hatte. Mir sind ein paar Ideen gekommen, von denen ich Ihnen erzählen möchte. Zum Beispiel höre ich sehr viel Radio, WDR hier in Nordrhein-Westfalen, und der WDR hat so eine Hotline, die außerdem noch kostenlos ist, wo man immer anrufen kann und zu den verschiedenen Sendungen Fragen stellen kann oder Informationsmaterial bestellen kann oder sonstwas. Da gibt's also viele Anlässe auch für mich, da ich immer Radio höre, anzurufen.
Dann habe ich im Branchenbuch ein bisschen nachgeschlagen und bin auf die Idee gekommen, verschiedene Umzugsunternehmen anzurufen und mich zu erkundigen, ja, was zum Beispiel ein Umzug von Detmold nach Hannover kosten würde, ob da auch ein Klaviertransport mit drinnen wäre oder solche Dinge. Oder in verschiedenen Senioren- und Altenheimen anzurufen und zu fragen, ob dort eine Frau Sowieso wohnen würde. Oder man könnte in Fahrradläden, die es hier auch sehr viele gibt, anrufen und fragen, ob sie nicht nur Fahrräder verkaufen, sondern auch verleihen und ob sie auch Tandems haben und was das kostet.
Ich habe mir daraufhin viele Telefonnummern rausgeschrieben und dahinter auch die entsprechenden Anlässe, die Fragen, die ich stellen könnte und dennoch hab' ich's eigentlich noch nicht gemacht, bis auf einen Anruf. Da sind ganz ganz große diffuse Ängste, die gar nicht so viel mit dem Stottern zu tun haben. Das sind so Ängste, vielleicht beim Gesprächspartner auf eine Empörung oder eine Zurechtweisung zu stoßen, dass ich wegen einer so dummen unwichtigen Frage anrufen könnte. Oder aber in dem Gespräch in etwas verwickelt zu werden, aus dem ich nicht mehr rauskomme. Dass mir dann z. B. was weiß ich, wenn ich mich zum Beispiel nach einem Urlaub erkundigen würde, dass ich den dann schon fast buchen müsste oder so. ... Also, ich muss da unbedingt ran, und ich muss da noch viel drüber nachdenken oder vielleicht mehr experimentieren als denken, aber das ist der ganz, ganz, ganz, ganz große Knackpunkt bei mir, das Anrufen irgendwelcher fremder Leute."

Dokumentation und Selbstreflexion

Zur In-vivo-Arbeit gehören eine Dokumentation ihres Ablaufs und eine Reflexion der gewonnenen Erfahrungen (s. Beispiel eines Arbeitsbogens 7, Anhang, S. 221). Unterschiedliche Formen der schriftlichen oder medialen Auswertung sind hilfreich. Wer

Spaß am Zeichnen und Malen findet, kann wichtige Stationen im Bild festhalten. Audio- und Videotagebücher können erstellt oder Protokollbögen ausgefüllt werden. Oder es wird ein In-vivo-Journal (Kap. 5.4, S. 115) angelegt, in das der Stotternde alles notiert: was er sich vornimmt, Übungsideen, konkrete Ziele, aber auch Eindrücke, die gesammelt werden konnten, Aktivitäten, die er unbedingt noch einmal wiederholen möchte, Besinnliches und Banales. Dabei sollte besonderer Wert auf die positiven Erfahrungen gelegt werden, die in der bisherigen In-vivo-Arbeit erzielt werden konnten.

Klienten kommen in ihrer Therapie leichter voran, wenn sie einen zusätzlichen Gestaltungs- und Entfaltungsraum auf dem Papier und im Bewusstsein nutzen. Die Ausführungen im Kap. 5.2 „Therapeutische Hausaufgaben" (S. 97ff) sowie die Kap. 3.2 „Selbststeuerung" (S. 49ff) und Kap. 5.4 „Aufzeichnungen" (S. 113ff) geben hierzu weiterführende Anregungen.

Bilanz ziehen – Probleme rechtzeitig erkennen

Bei der In-vivo-Arbeit sollte das Bilanzieren zu einem positiven Ritual werden. Es erlaubt, die Effektivität des Vorgehens zu überprüfen, Motivationsprobleme rechtzeitig zu erkennen, methodische Schwächen im therapeutischen Vorgehen abzustellen und die Therapieziele des Stotternden an seinen aktuellen Entwicklungsstand anzupassen (vgl. Wendlandt 2003, S. 151f). Drei Bilanzschritte können dabei hilfreich sein, wobei die schriftlichen Aufzeichnungen und Dokumentationen sehr gute Dienste leisten:

- Bilanzschritt 1: Was ist gut gelaufen?
  - Die bereits bewältigten Schritte werden rückblickend gewürdigt, das Ausmaß der Eigenarbeit wertgeschätzt und der geleistete Mut zur Veränderung herausgearbeitet.
- Bilanzschritt 2: Wo gab es Schwierigkeiten?
  - Erschwernisse im Arbeitsablauf der In-vivo-Sitzungen werden besprochen, Unzufriedenheiten mit den Aufgabenstellungen und der Sitzungsgestaltung thematisiert.
  - Der Therapeut sollte darauf achten, dass er unvoreingenommen die Sichtweisen seines Klienten annimmt.
  - Probleme müssen benannt und analysiert werden. Hieraus erwachsen neue Energien für die weitere Zusammenarbeit.
- Bilanzschritt 3: Wie geht es weiter?
  - Nachdem die bisherige In-vivo-Arbeit bewertet wurde, geht es nun darum, Schlussfolgerungen für die Weiterarbeit zu ziehen.
  - Dabei sollte der Blick auf die Arbeitsschritte gelenkt werden, die noch ausstehen, auf Änderungen, die im therapeutischen Vorgehen vorgenommen werden sollten und auf Möglichkeiten, die den Spaß an der In-vivo-Arbeit erhöhen könnten.

! Bilanzen schaffen neue Perspektiven für Stotternde und Therapeuten und ermöglichen es, zu einer Verbesserung der therapeutischen Beziehung zu kommen. Sie sollten wiederholt bei der In-vivo-Arbeit eingesetzt werden und nicht nur das aufgeregte Ergebnis bereits zugespitzter Problemkonstellationen sein.

Wir müssen bei unserer therapeutischen Arbeit, auch bei der In-vivo-Arbeit, immer wieder mit Schwierigkeiten rechnen – sie gehören zu unserem Tagesgeschäft. Wir können sie ernst nehmen und doch gleichzeitig gelassen mit ihnen umgehen. Hierzu gibt es bereits vertiefende Hinweise sowie ein Erhebungsinstrument, das ich in Anlehnung an Dryden und Feltham (1994, S. 170) entwickelt habe: „Fragebogen zur In-vivo-Arbeit. Analyse von Unzufriedenheiten" (s. Wendlandt 2003, S. 157ff). Weitere Ausführungen zum Thema „Bilanzsitzungen" sind in Kap. 5.4 u. 5.8, S. 116f u. 132, zu finden.

Abschließende Gedanken zur besonderen Bedeutung der In-vivo-Arbeit

Die In-vivo-Arbeit ist eine *handlungsaktivierende Methode.* Mit ihren zahlreichen konkreten Handlungsimpulsen führt sie zu einer Verstärkung der Handlungsbereitschaft beim Klienten und zu einer Zunahme seiner Handlungsaktivitäten im kommunikativen Feld. Klienten stellen im Rahmen der In-vivo-Sitzungen immer wieder zwischenmenschliche Kontakte her, wagen die Auseinandersetzung mit unangenehmen Kommunikationssituationen und behaupten sich dabei unter jeweils neuen situativen Bedingungen. Sie beginnen, ihre Verhaltensspielräume auszuschöpfen, aktivieren Fähigkeiten und Kräfte, die bisher nicht erkennbar (oder auch nicht notwendig) waren, und finden einen deutlicheren Zugang zu ihren Stärken.

Die In-vivo-Arbeit ist zugleich auch eine *erlebnisaktivierende Methode*: Die Konfrontation mit kommunikativen Belastungssituationen löst vielfältige Emotionen aus, die sich „Luft machen", die spontan mitgeteilt werden und auf diese Weise klarer erfasst und differenzierter bearbeitet werden können. Die Lebendigkeit des inneren Erlebens wird für den Klienten spürbar. Gefühle treten zutage, die beim Gespräch im angstfreien Behandlungsraum kaum zugänglich schienen. So berichten Klienten am Ende einer In-vivo-Stunde beispielweise von ihren Wünschen und Sehnsüchten, wie sie private Kontakte gestalten möchten, phantasieren ihre Zukunft aus oder lassen konkrete Bedürfnisse laut werden, wie sie gerne ihren Lebensalltag verändern möchten – Selbsteinbringungen von berührender Unmittelbarkeit, die so bisher nicht geäußert werden konnten.

Beim Bummel von Schaufenster zu Schaufenster beginnt der Klient von seinen Kaufgewohnheiten zu berichten, von Großzügigkeit und Geiz. Beim Spazieren durch den Park taucht das Thema Hunde auf, verbunden mit dem über 20 Jahre zurückliegenden Tod eines geliebten Dackels. In der Fußgängerzone tritt die Sehnsucht zutage, die Stadt verlassen und aufs Land ziehen zu wollen. Beim Überqueren von Kreuzungen und Plätzen meldet sich ein Fahrradunfall zu Worte, der noch immer nicht ganz verarbeitet ist. Beim Benutzen der Verkehrsmittel kreisen die Gedanken um attraktive Personen, die der Klient nie anzusprechen wagen würde. Hoch oben auf einer Aussichtsplattform geht es ums Fliegenkönnen, wie ein Vogel in die Weite schwirren, um Absturz und Tod, um fremde unbekannte Orte, Inseln und andere Kulturen. Und um Ängste, die das Losreisen verhindern. Wenn sich Therapeut und Klient durch die Menschentrauben auf Wochenmärkten drängen, tauchen Situationen des Schweigens und der Kränkung auf, in denen sich der Klient nicht durchzusetzen und selbstbehauptend aufzutreten vermag. Oder der Klient erzählt von seinem Widerwillen gegenüber Nelken, von seinen Vorlieben für bestimmte Eissorten oder von wichtigen Lebensfragen, die sich nun melden und die Therapiearbeit bereichern.

! In-vivo-Arbeit lässt sich mit großem Gewinn von Anfang an in alle Behandlungskonzepte und Therapieformen der Stottertherapie bei Erwachsenen integrieren. In-vivo-Arbeit sorgt für den Alltagsbezug und die Alltagstauglichkeit der Therapie. Sie stärkt die Selbststeuerungskräfte der Betroffenen. Therapeuten gewinnen „in vivo" ein breites Wissen über ihre Klienten, das sie befähigt, Therapiemaßnahmen auch innerhalb des Behandlungsraumes ideenreicher und umfassender auf die Individualität des Betroffenen auszurichten. Neben geplanten, in Hierarchien festgelegten Kommunikationsaufgaben gilt es, auch unvorhergesehene Geschehnisse spielerisch in die Trainingsarbeit einzubeziehen.

Ein Beispiel zur In-vivo-Arbeit in der Gruppe

Im 8. Buchkapitel finden Sie ein ausführliches Beispiel der 1. In-vivo-Gruppensitzung mit 8 erwachsenen Stotternden (Kap. 8.4, S. 202ff). Es handelt sich um die insgesamt 4. Behandlungssitzung, bei der unterschiedliche Therapieziele anstanden und verschiedene Behandlungsmethoden miteinander kombiniert wurden. Das Beispiel gibt einen authentischen Einblick in die Aktivitäten einer größeren Gruppe stotternder Klienten außerhalb des Behandlungsraums und enthält anschauliche Selbsteinschätzungen der Klienten zu dieser ersten In-vivo-Arbeit.

5.4 Aufzeichnungen anfertigen lassen

Vater einer Klientin: „Die Hosentasche – ein Ort der Selbstreflexion?"
Erwachsene Tochter: „Na klar! Jedes Mal, wenn ich mich am Gespräch beteilige, wandert ein Centstück von der rechten in die linke Hosentasche. Sollste mal sehen, wie mein Kopf dabei raucht."

Zum therapeutischen Vorgehen gehört es, dass der Stottertherapeut seinen Klienten anleitet, die Aktivitäten im Behandlungsraum, die Erprobungen der Hausaufgaben und die In-vivo-Übungen nachzubereiten. Geplante Vorhaben und tatsächlich erzielte Ergebnisse sollen dokumentiert, Lernziele registriert oder die Kommunikationserfahrungen notiert werden. Manchmal ist es auch notwendig, die genaue Anzahl von Sprechäußerungen, die auf eine spezifische Art und Weise erprobt wurden, festzuhalten. Hierzu nimmt der Klient Eintragungen in Protokollbögen vor, fertigt freie Aufzeichnungen an, schreibt kleine Texte zu vorgegebenen Themen, führt Strichlisten oder lässt Centstücke (Büroklammern tun es auch) von der einen in die andere Hosentasche wandern, wenn er ein gewünschtes Verhalten zeigen konnte. Auch können

Cartoons gezeichnet, Gedichte verfasst oder Kassetten bzw. Diktiergeräte besprochen werden. Es gilt, das richtige Medium für den Selbstausdruck zu finden, denn nicht jeder stotternde Erwachsene hat einen positiven Bezug zum Schreiben.

Das Notieren und Registrieren dient der Intensivierung der Veränderungsprozesse: Die Achtsamkeit bezüglich des eigenen Veränderungsvorhabens wird immer wieder wach gehalten, wenn Phasen der Selbstbesinnung beispielsweise vor einem Blatt Papier stattfinden. Der Reflexionsprozess über aktuelle therapeutische Aufgabenstellungen kommt in Gang, die Auseinandersetzung mit konkreten Veränderungsschritten wird aktiviert. Nicht nur das Schreiben selbst, nicht nur das Strichemachen oder Ankreuzen auf einem Protokollblatt, stellt einen wesentlichen Wirkfaktor dar. Vielmehr sind es die damit verbundenen Vorgänge, die bei den erwachsenen Stotternden ausgelöst werden, wenn sie sich auf die Arbeit mit Papier und Stift oder einem anderen Aufzeichnungssystem einlassen: sich hinsetzen, sich besinnen, sich Ruhe und Zeit für die anstehenden Fragen und Aufgaben zubilligen, die Erfahrung machen, zu Einsichten zu gelangen, die erst beim Prozess des Schreibens oder Berichtens entstehen und als Dialog mit dem geäußerten (selbst geschriebenen oder berichteten) Wort auftauchen. Stotternde lernen auf diese Weise ein neues Instrument der Selbststeuerung kennen, das ihnen über die Zeit der Behandlung hinaus als Hilfestellung zur Bewältigung spätere Krisensituationen zur Verfügung steht.

Vorgegebene Protokollbögen

Die Eigenarbeit lässt sich mithilfe schriftlicher Dokumentationsaufgaben unterstützen (s. Arbeitsbogen 8, Anhang, S.223), wobei eine Reihe der im Kap. 3.2, S. 49ff, aufgeführten Selbststeuerungskompetenzen geschult werden. Dies betrifft die Fähigkeiten, Entscheidungen zu treffen (z.B. welche Kommunikationssituation als Trainingssituation gewählt werden sollte), eigenes Kommunikationsverhalten systematisch zu beobachten, konkrete Verhaltensziele festzulegen und Schlussfolgerungen aus den Übungserfahrungen zu ziehen.

Selbsterstellte Dokumentationssysteme

Zur Verbesserung der Selbststeuerungskompetenzen bietet es sich an, neben dem Einsatz vorbereiteter Registrierungssysteme die Klienten zu schulen, ihre eigenen Protokollblätter und Dokumentationsinstrumente zu entwickeln. Das Therapiekonzept muss hierfür Therapiezeiten bereitstellen, in denen Kenntnisse vermittelt und Übungsmöglichkeiten angeboten werden. Anhand des Arbeitsbogens 9 (Anhang, S. 224) lassen sich beispielsweise Strategien vermitteln, wie sich schwierige Kommunikationssituationen bewältigen lassen.

Angeregt durch die Arbeitsbögen 8 und 9 erstellte ein Klient für seine therapeutische Eigenarbeit den folgenden Tagesplan (s. S. 115), der Eintragungen für konkrete Übungen/Übungssituationen und Übungsauswertungen vorsieht.

Therapiejournal

Eine weniger strukturierte und offene Form schriftlicher Selbstreflexion wird durch ein Therapiejournal möglich (vgl. „Mein therapeutischen Tagebuch", Wendlandt 2002a, S. 79f; „In-vivo-Journal führen", Wendlandt 2003, 147ff). Es erlaubt die Stärkung der Selbststeuerungsfähigkeiten bei erwachsenen Stotternden auf eine sehr individuelle Weise: Klienten werden angeregt, ein Heft, ein Ringbuch, eine Kladde, einen Ordner, eine Datei auf der Festplatte ihres Computers anzulegen. Hier gehört alles hinein, was dem Klienten zum Thema „Stottern und Selbstveränderung" über den Weg läuft, was im Geiste auftaucht, in Träumen erscheint, in Nebeln zu versinken droht. Hier wird das ICH großgeschrieben, Ideen für Problemlösungen, unbeantwortete Fragen, Tagespläne, Ziele für den Monat. Aber auch das DU hat hier Raum: Beobachtungen über Mitmenschen, Dialoge mit Fremden, Begebenheiten beim Warten, Aussprüche von anderen, Wortgefechte, die nie stattgefunden haben, Regieanweisungen für schwierige Interaktionen, die man sich nachts vor dem Einschlafen ausmalt. Alles kann umgeschrieben und neu geschrieben werden, versehen mit Bildern und Witzen, mit Fotos und Erinnerungsschnipseln aus fernen Zeiten und fremden Ländern (vgl. Arbeitsbogen 10, Anhang, S. 225).

Neben den konkreten Aktionen und Handlungen, die in den Therapiesitzungen stattfinden, neben den mehr oder weniger aufregenden Kom-

Datum: ____________

Mein Tagesmotto heute / Leitgedanken: ____________

	Art der Übung bzw. Übungs-Situation:	Auswertung: Gedanken nach der Übung
Vorbereitung morgens zu Hause • Entspannung • Einsprechen		
Übungen (alleine) • weiches Wiederholen • Stoppen • weich-gedehntes Sprechen		
Übungen (in vivo, im Kontakt mit anderen) • Körpersensibilisierung im Gespräch • Pseudostottern • gezielt Angstauslöser aufsuchen • Blickkontakt / Zuwendung beim Sprechen		

Tagesauswertung abends / Sonstiges: ____________

munikationsereignissen des Alltags, öffnet sich mit einem Therapiejournal ein alternativer Raum der Stille, in dem die gelebte Wirklichkeit „zur Ruhe kommt", sich setzt, betrachtet werden kann, ihre Bedeutung entfaltet. Diffuse Eindrücke klären sich, aus vagen Empfindungen werden greifbare Bedürfnisse, Absichten wandeln sich in konkrete Pläne, die Motivation, etwas ganz konkret tun zu wollen, wächst.

! Durch das Schreiben und Gestalten findet der Betroffene Zugang zu inneren Prozessen – das Projekt „Eigenveränderung" bleibt am „Köcheln", gart auf der Flamme der Achtsamkeit vor sich hin. Und immer wieder neu kann sich eine „Spielwiese für Ideen" auftun, eine „geistige Handlungsplattform", von der aus – wie auf einer „inneren Probebühne" – die Aktionen für die Alltagswirklichkeit entworfen werden.

Vertiefende Hinweise und unterschiedliche Beispiele zu Registriersystemen und Beobachtungsbögen (vgl. Hautzinger 1996) sowie Themenvorgaben für das freie Schreiben und das Führen von Journalen finden sich in der Fachliteratur zum kreativen Schreiben (beispielsweise bei von Werder 1990; Selling 1996; Böttcher 2000; Rico 2002).

Kassettenrekorder und Diktiergerät

Kassettenrekorder, Diktiergerät und Mini-Disc sind heute in fast jedem Haushalt zu finden. Klein und handlich, mit Batterie oder Akku versehen, können sie an jedem Ort betätigt werden und der Selbstreflexion dienen: Manchen Klienten fällt diese Art des verbalen Selbstausdrucks leichter als die Arbeit mit Papier und Stift. Erfahrungen können aus dem lebendigen Erleben heraus unmittelbar aufgesprochen werden, Gedanken für die Weiterarbeit formulieren sich wie von selbst im lauten Vor-sich-hin-Sprechen; Merkpunkte, die wichtig erscheinen, werden für später festgehalten. Das Mikro am Hemdkragen (wie bei der Freisprechanlage eines Handys) erlaubt auch bei hohem Geräuschpegel der Umgebung unauffällige Aufnahmen an roten Ampeln und in Warteschlangen, kurze Aufnahmen für zwischendurch, auf dem Weg zur Arbeit, beim Spaziergang im Park, so ganz nebenbei, keine langwierige Aufgabenstellung, die zu Hause erfüllt werden muss und Zeit kostet. Und: Seit es Handys gibt, ist das Vor-sich-hin-Sprechen in der Öffentlichkeit üblich geworden.

Interessanterweise stimulieren die Tonaufnahmen zur Durchführung sprechbezogener Übungen: Beschreibt ein Betroffener auf Band eine „schlechte" Erfahrung, so kommt es anschließend vielfach ganz automatisch dazu, dass er das „richtige" sprachliche Verhalten aufspricht, sich also noch einmal vorsagt, wie das Sprechverhalten in der Ernstsituation hätte klingen sollen. Und er kann sich die Passage anschließend anhören und überprüfen, ob er die Merkmale des Zielverhaltens angemessen realisiert hat. So stimuliert das Abhören zu erneuten Übungserprobungen und sofortigen Rückmeldungen. Übungsmitschnitte können in der Therapiestunde besprochen werden, regen den Planungsprozess für die Veränderungsarbeit an und dokumentieren die Eigenarbeit. Der Lernfortschritt des verbalen kommunikativen Verhaltens wird erkennbar und eindeutig belegt.

Tonaufzeichnungen können auch vom Therapeuten als Interventionsimpulse eingesetzt werden: Er kann Aufgabenstellungen und Modellvorgaben für sprechmotorische Verhaltensweisen aufsprechen, die dem Klienten eine klare Orientierungen für seine Eigenarbeit während und nach der Therapie geben (vgl. Wendlandt 2002a, S. 45ff).

!

Mit Hilfe von Aufzeichnungen unterschiedlicher Art kreiert der Stotternde einen geistigen Ort, an dem er seine Erfahrungen nachvollziehen und wirken lassen kann und neue Ideen für den Veränderungsprozess entwickelt.

5.5 Bilanzsitzungen kontinuierlich durchführen

Therapeut: Können Sie erzählen, woran Sie in der Therapie gearbeitet haben?
Klient: Ja, ich habe am Anfang des Jahres hier angefangen und ich war erstaunt, wie viele Bewegungen ich mache, die ich vorher gar nicht mitbekommen habe (Klient meint körperliche Mitbewegungen beim Stottern).
Therapeut: Sie haben sich das Stottern genau angeguckt?
Klient: Ich habe mir das Stottern eigentlich immer angeguckt, seit dem ich drei Jahre alt war, aber ich habe nun festgestellt, dass ich bestimmte Bewegungen mache, z. B. mit dem Kopf runtergehe, mich im Bauch verkrampfe, mich mit den Armen verkrampfe, mich mit der Hand festhalte, vielleicht damit ich einen gewissen Halt habe.
Therapeut: Sie haben ganz neue Sachen kennengelernt.
Klient: Ja, es sind einige Sachen herausgekommen aus der Therapie, dass ich ein guter Zuhörer bin z. B., ein toller Zuhörer, die anderen erzählen mir das auch. Aber die anderen hören mir überhaupt nicht zu! Die möchten mir auch gar nicht zuhören, die erzählen ganz viel und ich frage immer. Die lassen mir keine Zeit. Die anderen lassen es nicht zu, aber ... (Pause) ... ich lasse es ja selber nicht zu.
Therapeut: Sie erzählen so wenig von sich selbst?
Klient: Ich möchte nicht mehr nur der Zuhörer sein, das bringt mir auch nichts, das reicht mir nicht.
Therapeut: Ja, Sie wollen selbst aktiv werden.
Klient: Ja, ich gebe nicht viel von mir preis. Also ich halte mich stark zurück und erzähle nur das Nötigste.
Therapeut: Sie lassen lieber die anderen kommen.
Klient: Ja, das ist auch ein Trick wahrscheinlich von mir.
Therapeut: Da haben Sie schon eine ganze Menge über sich erfahren.
Klient: Stimmt. Früher habe ich gedacht, das ist so ganz schön, ist okay mit mir, aber nun (er schüttelt den Kopf) ich merke, dass ich nicht vorankomme in meinem Leben, das ist fast eine Einbahnstraße, die ich mir gemacht habe.
(Ausschnitt aus einer Bilanzsitzung/wörtliche Videoabschrift)

Bilanzsitzungen erlauben eine Zusammenschau und Analyse der bisherigen Therapie und Neuplanungen oder Weichenstellungen hinsichtlich der Behandlungsfortführung. Dies gelingt dann, wenn der Klient und der Therapeut ihre persönlichen Sichtweisen zum bisherigen Behandlungsablauf mitteilen, unterschiedliche Einschätzungen diskutieren und anschließend aufeinander abgestimmte Schlussfolgerungen ziehen. Bei einem so verstandenen Bilanzieren können die folgenden Fragen als Klärungshilfen dienen:

- Wie wird die Therapie gegenwärtig erlebt?
- Konnten bereits Erfolge erzielt werden?
- Was wird im Einzelnen als positives Ergebnis angesehen?
- Welche Risiken geht der Klient noch nicht ein?
- Gibt es Probleme in der Behandlung?
- Welche Probleme stehen im Vordergrund?
- Gibt es Themenbereiche oder Inhalte, die bisher nicht in der Behandlung angesprochen bzw. deren Bearbeitung vermieden wurde?
- Welche Behandlungsziele sollten noch erreicht werden?
- Wie gut funktioniert die therapeutische Eigenarbeit?

- Liegen Entscheidungen an, die bald getroffen werden sollten?
- Welche neuen Therapieschritte scheinen ratsam?
- Müssen konzeptionelle Revisionen eingeleitet werden? Stehen grundsätzliche Richtungsänderungen für das therapeutische Vorgehen an?
- Wären Veränderungen im Therapeutenverhalten für das Wohlbefinden des Klienten hilfreich?
- Fehlen relevante Daten, die für die Weiterarbeit notwendig sind und jetzt erhoben werden sollten?
- Welche Wünsche oder Veränderungsschritte lassen sich in der Therapie voraussichtlich nicht mehr realisieren?
- Wann sollte die Behandlung beendet werden?

Zur Klärung dieser oder ähnlicher Fragen stellt der Therapeut ein offenes Gesprächsklima her, das nicht durch Zeitdruck und Erfolgsdenken belastet ist (Kap. 6.5, S. 155ff). Er ist daran interessiert, die subjektiven Sichtweisen seines Klienten zu ermitteln und sie anteilnehmend nachzuvollziehen. Zusätzlich zum Gespräch können beim Bilanzieren folgende Interventionen hilfreich sein:

- Durchsicht und Analyse der Aufzeichnungen des Klienten (Protokolle, Arbeitsbögen, Therapiejournal, bildnerische Produkte etc.),
- Vergleich früherer und gegenwärtiger Ton- bzw. Videoaufzeichnungen,
- Gespräche mit bzw. schriftliche Befragung von Bezugspersonen, die der Klient alleine durchführt oder die gemeinsam mit dem Therapeuten im Behandlungsraum stattfinden,
- Auswertung von Verhaltensexperimenten zur Sprechflüssigkeit und zur kommunikativen Geschicklichkeit in Alltagssituationen,
- therapiebegleitende Diagnostik zur Ermittlung bereits eingetretener Veränderungen (Kap. 1.5, S. 17ff).

Manchmal tauchen beim Bilanzieren Themen auf, die den abgesteckten Rahmen der gegenwärtigen Therapie erweitern, Themen, die für den Stotternden von existenzieller Natur sind und zu einer Bewertung größerer Zeitspannen seines vergangenen Lebens führen oder Sinnfragen aufwerfen, die in die Zukunft weisen (s. : „Lebensentwurf"; Kap. 8.1, S. 193). Welch ein Glück, wenn in Stottertherapien dann auch für diese Themen Zeit zur Bearbeitung eingeräumt wird!

Bilanzziehen will gelernt sein. Manchmal neigen Klienten dazu, ihre bereits tatsächlich gelungenen Veränderungsschritte nicht ausreichend wertzuschätzen. Negative Sichtweisen, Ungeduld und überhöhte Erwartungen stehen einer realistischen Selbstakzeptanz im Wege. Daher ist es hilfreich, die Aufmerksamkeit der Stotternden gezielt auf ausschließlich *positive* Veränderungen zu lenken und dies besonders beim ersten Bilanzziehen zu tun. Hierzu kann der Arbeitsbogen 11 (Anhang, S. 226) dienen, den ich Klienten zum Ausfüllen mit nach Hause gebe. Bilanzsitzungen spielen eine wichtige Rolle für die Gestaltung eines guten Therapieabschlusses. Hierauf wird noch einmal weiter unten eingegangen (Kap. 5.8, S. 129ff).

! Bilanzsitzungen sollten in regelmäßigen Abständen durchgeführt werden. Mit ihrer Hilfe lassen sich die Transparenz im Therapiegeschehen deutlich steigern und die Mitgestaltung des Klienten am therapeutischen Veränderungsprozess stärken, Stagnationen und Probleme im Behandlungsablauf ermitteln und notwendige Kurskorrekturen einleiten.

5.6 Modellfunktion übernehmen

Es fällt mir immer wieder auf, dass Stottertherapeuten in ihren Therapien oft die Intervention „Instruktion" wählen, statt die Intervention „Modellvorgabe": Sie beschreiben mit (abstrakten) Wörtern ein Zielverhalten, das sie besser vormachen sollten. Sie erklären beispielsweise: „Ausatmen, Restluft entweichen lassen, Einatmungsimpuls kommen lassen, einatmen, mit dem Ausatmen dann weich weitersprechen, Spannung im Lippen- und Mundbereich lösen, Lautstärke reduzieren, verlangsamt die ersten Laute ausformen." Stattdessen wäre es sinnvoll, das Zielverhalten sofort zu zeigen, es selbst beim Erklären zu demonstrieren, es als hörbaren oder sichtbaren Sinneseindruck vorzugeben, sodass das Zielverhalten (hier im Beispiel der weiche Stimmeinsatz) vom Stotternden als Klangeindruck und sichtbares Körperbild gespeichert werden kann.

Modellvorgaben sind um vieles effektiver als verbale Handlungsanweisungen. Modellvorgaben haben den Vorteil, dass das Lernen unmittelbar über die Beobachtung stattfindet – es prägt sich ein Handlungsschema ein, über das der Klient verfügt, noch bevor er die Zielhandlung ausführt. Deswegen wird das Modelllernen in der Fachliteratur auch als No-Trial-Learning bezeichnet: Das so stattfindende Lernen bedarf in vielen Fällen keiner gesonderten Erprobung, keines Versuchs (engl.: „trial"), es wird bereits nur aufgrund des Wahrnehmungsprozesses gespeichert und kann dann (wenn die entsprechenden Fertigkeiten dafür vorliegen) ausgeführt werden. Aber auch für Lernvorgänge, die sich erst durch Übung und Erfahrung dauerhaft aneignen lassen, sind angemessene Modellvorgaben unabdingbar.

Bedeutung von Modellvorgaben

„Lernen am Modell" oder „Lernen durch Beobachtung und Imitation" ist eines der effektivsten Lernprinzipien, das überdauernde Veränderungen bewirken und v. a. den Erwerb sprachlicher, kommunikativer und sozialer Fähigkeiten voranbringen kann (vgl. Bandura 1986; Schermer 1999; Edelmann 2005). Gerade in der Stottertherapie geht es um derartige komplexe Verhaltensmuster: Der Therapeut lässt eine Vielzahl feinmotorischer Bewegungsabläufe und Sprechweisen trainieren, beispielsweise Blocklösetechniken und Entspannungsreaktionen. Aber auch soziales Zuwendungsverhalten und dialogische Kompetenzen gehören zu den Zielverhaltensweisen.

Die Ausführung dieser Zielverhaltensweisen muss vom Therapeuten angemessen demonstriert und von ihm immer wieder korrekt vorgegeben werden. Der Stotternde muss sie beobachten und differenziert wahrnehmen (sehen und hören) können. Und er muss die körperlichen Bewegungsabläufe während ihrer Ausführung selbst spüren – nur so kommt er in die Lage, neue sprechmotorische, kommunikative und soziale Verhaltensmuster kontrolliert herzustellen und ihren Automatisierungsprozess zu beschleunigen.

Die Übernahme neuer sprachtherapeutisch sinnvoller Verhaltensweisen und ihre richtige Ausführung ist also sehr maßgeblich von der richtigen Modellvorgabe und den Bedingungen, unter denen der Klient das Modellverhalten lernt, abhängig. Dieser Tatbestand ist seit langem bekannt, im guten und im schlechten Sinne: Wenn wir beispielsweise in Spanien wegen unserer guten Aussprache gelobt werden – so liegt das v. a. am Sprachvorbild unserer Spanischlehrerin in der Volkshochschule, die Spanierin war. Oder: Kinder mit Gewalterfahrungen zeigen in der Schulklasse ein aggressives Durchsetzungsverhalten – im Rahmen ihrer eigenen Familie gilt dieses von den Eltern vermittelte Modellverhalten als „normal", um eigene Interessen durchzusetzen. Auch bei Stotternden, die mit einer leiernden und monotonen Sprechtechnik, beispielsweise der „liegenden Acht", in unsere Therapie kommen, kann nicht ausgeschlossen werden, dass sie dieses Zielverhalten von einem unangemessenen therapeutischen Modell übernommen haben.

Therapeut als korrektes Modell für Therapietechniken

Es ist unerlässlich, dass Therapeuten in der Lage sind, eine Veränderungstechnik, die sie dem Klienten anbieten (beispielsweise eine Verflüssigungstechnik für Stotterblockaden), nicht nur angemessen beschreiben, sondern auch korrekt vormachen können. Um dies sicher und gelassen zu leisten, bedarf es einer intensiven Eigenübung des Therapeuten und einer unermüdlichen Erprobung in sehr unterschiedlichen Kommunikationssituationen. Der Therapeut muss leise und laut, schnell und langsam, kurz und über Stunden, beim Lesen und beim Telefonieren, beim Gespräch mit Fremden und beim Kaffeetrinken in der Großfamilie das gewünschte Zielverhalten zeigen können.

Er muss dies – beispielsweise bei Sprechhilfen (Fluency-shaping-Techniken) – auf eine Art und Weise tun, die nicht künstlich und aufgesetzt, nicht lahm und langweilig, gestelzt oder eigenartig wirkt. Durch geduldige Eigenarbeit gelingt es Therapeuten, sicherzustellen, dass das Zielverhalten für den Klienten attraktiv wirkt, dass er Lust bekommt, es zu übernehmen, dass er deutlich spürt, hier eine Alternative zu seinen auffälligen Blocks zu haben, zu seinen verkrampften Bewegungsabläufen oder seinen unsicheren Kommunikationsversuchen. Klienten merken genau, ob ein Therapeut die empfohlenen Trainingsmethoden selbst in ausreichendem Maße erprobt hat – er wirkt dann nicht nur angstfrei und unbefangen bei seinen Modellvorgaben, er verfügt auch über ausreichende Ideen, wie sich das gewünschte Zielverhalten unter widrigen Alltagsbedingungen variieren und zunehmend automatisieren lässt.

Dieser Anspruch, das Modellverhalten in optimaler Weise anzubieten, umfasst alle Therapiemaßnahmen, die Stottertherapeuten präsentieren und bei denen es um die Ausführung neuer Verhaltensweisen geht: Das betrifft Entspannungsreaktionen ebenso wie stotterspezifische Modifikationstechniken, stotterantagonistische Sprechweisen (Sprechhilfen) ebenso wie körpersprachliches Sozialverhalten, Umgehensweisen mit Unsicherheit und Angst ebenso wie kognitive Bewältigungsstrategien. Das Modellverhalten soll dabei als Orientierungsangebot dienen: Es muss jeweils mit den Bedürfnissen und individuellen Verhaltensspielräumen des stotternden Erwachsenen in Einklang gebracht werden. Das bedeutet, dass Therapeuten nicht nur eine optimale Modellpräsentation anzustreben haben, sondern in der Lage sind, ihre Modellvorgaben an die individuellen Handlungsmöglichkeiten ihrer Klienten anzupassen. Flexibilität und gute Wahrnehmungsfähigkeit sind hier gefragt.

Spontanes Gesprächsverhalten des Therapeuten hat Modellfunktion

Wenn man die Wichtigkeit angemessener Modellvorgaben diskutiert, kommt man zu der Frage, inwieweit ungünstige Sprechweisen von Therapeuten – beispielsweise wenn sie schnell, undeutlich, wenig klangvoll oder mit zu viel Kraft reden – hinderlich für den Lernfortschritt des Klienten sein können. Oder, anders gefragt: Muss der Stottertherapeut seine Spontansprache in der Kommunikation mit seinem Klienten so verändern, dass er den Anforderungen eines „guten Modells“ entspricht? Oder darf er sprechen, wie ihm der Schnabel gewachsen ist? Bei der Klärung dieser Frage lassen sich sicherlich unterschiedliche Standpunkte einnehmen, allerdings sollte Folgendes beachtet werden:

- Stottertherapeuten sollten eine differenzierte Selbstwahrnehmung hinsichtlich ihrer individuellen Sprechweise besitzen.
- Sie sollten in der Lage sein, wichtige Merkmale ihres Sprechens im Klientenkontakt gezielt und über längere Zeit verändern zu können.
- Stottertherapeuten sollten regelmäßig überprüfen, wann das eigene Sprechverhalten gezielt als Modellverhalten einzusetzen ist.
- Sie sollten in der Lage sein, unterschiedliche kommunikative Anforderungen und situative Komplexitätsgrade wahrzunehmen und darauf bezogen ihr Sprechverhalten als Modellverhalten für ihre Klienten auszurichten. Beispielsweise reduzieren achtsame Stottertherapeuten dann bei einem Passantengespräch, das unter Lärmeinwirkung auf der Straße stattfindet, ihre Sprechlautstärke (zu viel Krafteinsatz führt leicht zum Stottern) und kompensieren die Gefahr mangelnder Verständlichkeit durch ein deutlich stärkeres Artikulieren.

In einer In-vivo-Sitzung sollten Stottertherapeuten schon bei der Besprechung einer bevorstehenden schwierigen Sprechaufgabe das Zielverhalten selbst angemessen realisieren. In der konkreten Einkaufssituation in einem Geschäft kann der Therapeut dann seine Modellfunktion natürlich auf sehr unterschiedliche Weise nutzen:

- Funktion Vorbild: Der Therapeut handelt als Modell, der Klient schaut zu.
- Funktion Partner: Therapeut und Klient handeln gemeinsam, der Therapeut mischt sich v. a. immer dann gezielt mit einem deutlichen Modellverhalten ins Verkaufsgespräch ein, wenn der Klient das Zielverhalten nicht korrekt ausführt oder unsicher reagiert.
- Funktion Begleiter: Der Therapeut mischt sich nur selten unterstützend ein oder bleibt ganz im Hintergrund.
- Funktion Provokateur: Der Therapeut reagiert im Verkaufsgespräch mit Verhaltensweisen, die ganz und gar nicht dem Zielverhalten entsprechen: beispielsweise unruhig, mit lauter Stimme, hektisch und fordert damit die Fähigkeit des Klienten heraus, sich „nicht anstecken“ zu lassen und konsequent beim Zielverhalten zu bleiben.

Modellverhalten schafft hilfreiche Atmosphären

Eine kleine Meeresbucht bei Abendlicht, ein gemütlicher Tisch weiß eingedeckt unter einer blütenumrankten Pergola, eine sanfte Stimme bei einem Happyend im Film. Angenehme Bilder, Düfte und Töne verzaubern uns, lösen Gefühle aus. Die äußere Atmosphäre schafft innere Stimmungen, die sich ausbreiten und unser Handeln bestimmen. Nicht nur die Meeresbucht und das Kinobild kreieren Atmosphären, auch Stottertherapeuten sind in der Lage, in der direkten Kommunikation mit ihren Klienten Stimmungen zu beeinflussen, Unruhe und Aufregung zum Abklingen zu bringen, starkes Stottern zu einem geringeren Stottern zu wandeln.

Stottertherapeuten benötigen dazu keine besonderen Techniken, keine stotterspezifischen Trainingsverfahren. Sie schaffen dies durch ihre annehmende wertschätzende Bezugnahme, durch ihre freundliche Gelassenheit und körperbezogene Gelöstheit. Es ist ein Glück, dass in der Interaktion zwischen 2 (und mehreren) Menschen die positive Gestimmtheit und freundliche Gelassenheit des einen Partners sich auf die Befindlichkeit des anderen unmittelbar auswirkt. In diesem Sinne hat das Kommunikationsverhalten des Therapeuten im Kontakt zu seinem Klienten eine wichtige verändernde Funktion. Gleichzeitig stellt die Art der Bezugnahme mit ihren konkreten kommunikativen Verhaltensweisen aber auch ein Modell dar, das Klienten für ihr eigenes Lebensumfeld übernehmen können. Sie erfahren, wie beispielsweise Ruhe und Freundlichkeit, Gelassenheit und Neugier in das Kommunikationsgeschehen einfließen und können sich nun ihrerseits entscheiden: „ich gestalte das Klima" oder „ich übernehme Verantwortung für den Klimawechsel".

Modellvorgaben sind lediglich Handlungsentwürfe

Eines muss klar sein: Modellverhaltensweisen stellen immer nur mögliche Alternativen zum bisherigen Klientenverhalten dar. Jedes Modellverhalten ist in diesem Sinne ein „Annäherungsverhalten", das bei der Suche nach individuell geeigneten Handlungsweisen für jeden Klienten aufs Neue zu ermitteln ist. Der Therapeut muss nicht gleich ein „richtiges" Verhalten präsentieren, das „passt". Vielmehr gibt er spielerisch Handlungsmöglichkeiten vor, die noch nicht zum Verhaltensrepertoire des Klienten gehören und die nun getestet werden – auch unter erschwerten kommunikativen Anforderungen. Jetzt erst lässt sich klären, welches Modellverhalten sich für einen bestimmten Klienten in einer konkreten Kommunikationssituation als hilfreich erweist. Die Chance einer breiten Palette von Modellangeboten bietet sich für den einzelnen Stotternden, wie oben bereits ausgeführt wurde, v.a. im Rahmen gruppentherapeutischer Maßnahmen an (Kap. 2.4, S. 36f, u. Kap. 4.3, S. 73ff).

Modellverhalten ersetzt Kritik

In unserer sprachtherapeutischen Arbeit müssen wir Therapeuten davon ausgehen, dass Klienten nicht immer gleich unser vorgegebenes Zielverhalten angemessen imitieren können. Obwohl wir deutlich in unserer Modellvorgabe und klar in der Erklärung waren, spricht der Klient beispielsweise bei einer Vorsprech-Nachsprech-Übung noch immer zu laut oder zu schnell, bewegt seine Lippen beim Artikulieren nicht ausreichend deutlich, verzögert nur unzureichend den Bewegungsablauf bei einer Blocklösetechnik. Hier fragen Therapeuten oft vorschnell nach, wie das Tempo gewesen sei oder was der Klient gespürt habe. „Weiß nicht" oder „normal" antworten dann vielfach die Klienten, weil ihre Wahrnehmungsdifferenzierung noch nicht ausreichend entwickelt ist, um Unterschiede zwischen der Modellvorgabe und ihrem eigenen Imitationsverhalten zu erkennen.

Vielfach schütteln Therapeuten auch ihren Kopf oder neigen zu verbalen Korrekturen („leiser!", „deutlicher!") bzw. zu negativen Bewertungen („nein, das war noch nicht ausreichend verzögert") – Reaktionsweisen, die wenig hilfreich sind und dem Klienten die Freude an der Übung nehmen. Leider ist dieses Therapeutenverhalten sehr verbreitet – obwohl es sich durch eine veränderte Modellpräsentation leicht vermeiden ließe:

- Das richtige Modellverhalten sollte öfter hintereinander angeboten werden, ohne dass zwischendurch kommentierende Erklärungen abgeben werden. Der Klient muss den optischen, akustischen oder taktilen Reiz immer wieder sehen, hören oder beim Erproben erspüren können, um ein „richtiges" Imitieren leisten zu können.
- Das Modellverhalten muss vom Therapeuten noch deutlicher demonstriert werden, er kann es beispielsweise in der Bewegung übertriebener oder im Ablauf noch verlangsamter bzw. in Zeitlupe präsentieren, sodass es vom Stotternden (angesichts seiner aktuellen Wahrnehmungskapazität) besser erfasst werden kann.
- Das Modellverhalten sollte in kleinere Einheiten untergliedert werden; diese sind erst einmal getrennt voneinander für sich zu üben. Später ist dann das komplexe Verhaltensmuster als Modell anzubieten.

Immer ist es wichtig, dass Therapeuten auch auf unvollkommene Imitationsversuche ihrer Klienten positiv reagieren, zeugen sie doch von einem tatsächlich geleisteten Bemühen auf dem Weg zu einer erfolgreichen Imitation. Statt zu denken „mein Klient ist heute schwer von Begriff" oder „wie stellt er sich bloß wieder an" sollte der Therapeut erkennen: „Ich muss flexibler in meiner Modellpräsentation werden – Frau Y auf dem Stuhl vor mir braucht jetzt gerade andere Impulse!" Statt Kritik am Stotternden zu üben, gilt es, kritisch den eigenen Modellangeboten gegenüber zu bleiben und zu begreifen, dass man selbst mitverantwortlich ist für die Qualität der Imitationen bei Klienten. Ein gutes Motto könnte in diesem Zusammenhang lauten: *Unzureichend ist nicht der Klient, unzureichend sind die Modellvorgaben.*

! Das Modellverhalten des Therapeuten soll angemessenes Klientenverhalten stimulieren. Ungünstiges Kommunikationsverhalten des Therapeuten kann die Ausführung gewünschter Zielverhaltensweisen beim Klienten bremsen. Es ist zu erwarten, dass nur diejenigen Stottertherapeuten ihre Therapieaufgaben gut lösen können, die sich ihrer Modellfunktion bewusst sind und immer wieder flexibel mit Modellvorgaben experimentieren.

5.7 Mitarbeitsbereitschaft und Therapiemotivation stärken

Carla: „Was heißt hier ‚Mitarbeitsbereitschaft'! Ich hätte zu wenig davon, sagt mein Therapeut. Genau genommen meint er doch damit nur, ich soll mich den Rahmenbedingungen unterwerfen und die Arbeitsvorgaben akzeptieren. Auf dieser Grundlage wünscht er sich eine ‚gute Kooperation'. Er hat gut reden. Ich soll das tun, was von mir erwartet wird. Dann wäre ich ausreichend motiviert. So sieht's aus!"

Hat die Klientin recht? Erwarten wir nicht tatsächlich, dass unsere Klienten regelmäßig zur verabredeten Zeit erscheinen, dass sie unser Therapiezimmer nach 45 min wieder verlassen (mitten in einem berührenden Thema), dass sie in der Behandlungsstunde offen die an sie gerichteten Fragen beantworten (wobei wir so gut wie nichts von uns selbst preisgeben), Übungen aufmerksam durchführen und therapeutische Hausaufgaben bis zur nächsten Sitzung selbstständig erledigen? Wir erwarten doch von unseren Klienten, egal mit welchem Therapieansatz wir arbeiten, dass sie sich an die Abfolge der Therapieschritte und inhaltlichen Themen in der von uns festgelegten Ordnung halten und dies im Rahmen unseres Zeitbudgets tun.

Diese Erwartungen existieren in den Köpfen von uns Stottertherapeuten und bestimmen unser Verhalten in der Interaktion mit unseren Klienten (natürlich im Dienste der Erfolgschancen unserer Therapiearbeit). Einige von uns erwarten, dass beispielsweise zuerst die Symptomidentifikation zu erfolgen hat, bevor mit dem Einsatz von Sprechhilfen begonnen werden kann. Andere Kollegen leiten immer Maßnahmen zur Desensibilisierung ein, bevor sie mit der Modifikation des Stotterns beginnen. Wieder andere starten mit Übungen zur Körperwahrnehmung und Entspannung und setzen das Pseudostottern immer erst dann im Rahmen von In-vivo-Übungen ein, wenn es im Behandlungsraum beherrscht wird. Viele Kollegen sind überzeugt, dass komplexe Kommunikationsstrategien erst in einfachen Kommunikationssituationen verfestigt werden müssen, bevor sie in individuell bedeutsamen Stresssituationen des Alltags erprobt werden können.

So gibt es eine Vielzahl an Festlegungen, die zur Stottertherapie gehören und die für Therapeuten zu Selbstverständlichkeiten geworden sind. Auf all diese Selbstverständlichkeiten, die Therapeuten oft gar nicht mehr hinterfragen, haben sich unsere Klienten einzustellen. Ihnen wird gerade in der Anfangsphase einer Behandlung eine große Anpassungsleistung abverlangt. Hier ist eine einfühlsame Begleitung der Klienten durch den Therapeuten erforderlich.

! Es hängt nicht zuletzt von der Sensibilität und Flexibilität des Therapeuten ab, ob Schwierigkeiten, die man oft vorschnell als „mangelnde Mitarbeitsbereitschaft auf Seiten des Klienten" bezeichnet, behoben werden können.

Non-Compliance und Widerstände

Nicht immer ist die Mitarbeitsbereitschaft bei Klienten deutlich erkennbar. Manchmal bleibt unklar, welche Motivation sie veranlasst hat, um Therapie nachzusuchen. Dies kann auch für jene Klienten gelten, die desinteressiert mitarbeiten, zu Therapiebeginn allerdings ein hohes Engagement für die Eigenveränderung beteuert haben. Dann mag der Therapeut denken: „Die Absichten sind löblich – lass ihnen nun Taten folgen!" In der Tat zeigen Klienten in einer Therapie nicht immer ein kooperatives Verhalten. Vielmehr treten – wie in anderen alltäglichen sozialen Kontexten auch – Unentschiedenheit, Zögerlichkeit, Ambivalenzen und Widerstände auf.

Diese Tatsache ist für die Therapiepraxis deswegen von großer Bedeutung, weil sich Erfolge in einer Therapie nur dann einstellen können, wenn vonseiten des Klienten Mitarbeitsbereitschaft und Therapiemotivation vorliegen (vgl. Mühling 2005). In der psychotherapeutischen Fachliteratur wird dieser Sachverhalt unter dem Thema „Compliance" abgehandelt: Es geht um die Fragen, wie Therapeuten eine Übereinstimmung und gute Kooperation mit ihren Klienten fördern können und welche Interventionsverfahren sich speziell für die „Non-Complayer" anbieten, also für diejenigen Klienten, „die eine Therapie zwar aufnehmen, sich dann aber nicht in ausreichendem Maß am therapeutischen Prozess beteiligen" (vgl. Mühling 2005, S. 365).

! Schmidt u. Caspar (2004, S. 173) beschreiben „Patienten-*Compliance*" als einen in der Medizin und Psychotherapie geläufigen „Begriff für die Befolgung ärztlicher Verordungen, Ratschäge und Maßnahmen, also das ‚Mitmachen' des Patienten".

In der Stottertherapie besteht noch ein erheblicher Forschungsbedarf zum Phänomen der „Non-Compliance". Das Phänomen selbst ist allerdings den Berufspraktikern hinreichend bekannt. Es lässt sich nach folgenden Gesichtspunkten (vgl. Mühling 2005, S. 365) einteilen:

- *Therapieverweigerung:* generelle Ablehnung von Stottertherapie oder Entscheidung gegen die Aufnahme einer bestimmten Behandlungsmethode.
- *Ablehnung bestimmter Techniken:* einzelne Verfahren im Rahmen einer Behandlung werden abgelehnt.
- *Nichtbeteiligung bzw. Passivität:* Der Klient zeigt in der Sitzung beispielsweise eine unzureichende Selbstöffnung und mangelnde Selbstexploration, reagiert müde und abgelenkt, Ton- bzw. Videoaufnahmen werden „sabotiert".
- *Nichteinhaltung von Vereinbarungen:* Absprachen bzgl. Terminen und Zeiten, bzgl. Aufgabenstellungen für die Selbstdokumentation, therapeutische Hausaufgaben und In-vivo-Übungen werden im Laufe der Therapie immer wieder nicht eingehalten.
- *Vorzeitiger Therapieabbruch:* Es kommt zu sog. „drop outs", die Klienten erscheinen nicht mehr zu den noch zur Verfügung stehenden Therapiesitzungen.

In der psychotherapeutischen Praxis zeigen sich darüber hinaus vielfach sehr subtile Formen mangelnder Therapiemitarbeit, die nach Mühling (2005, S. 366) als „passiver Widerstand in der Therapeut-Patienten-Interaktion" bezeichnet werden und mit ihren 3 Untergruppen nach meiner Beobachtung auch in der Stottertherapie anzutreffen sind (Kap. 6.4, S. 150ff):

- *Inhaltlicher Widerstand:* Der Klient zeigt ein deutliches Vermeidungsverhalten. Dieses zeigt sich beispielsweise als ständiges Abschweifen, als Ausweichen bei wichtigen und Ablenken auf irrelevante Themen, als Thematisierung wichtiger Sachverhalte beim Hinausgehen, als Kontra-Argumentieren und als Bagatellisieren von Problemen.
- *Interaktioneller Widerstand:* In der Kommunikation zeigen sich Strategien der Ablenkung wie hastiges Sprechen, langes Schweigen, Gähnen und Weinen.
- *Methodischer Widerstand:* Bei bestimmten therapeutischen Interventionstechniken kommt es zu einem passiven Nichteinlassen.

Erklärungshinweise

Für die Ursachen und Bedingungen einer mangelnden therapeutischen Mitarbeit sind zahlreiche und verschiedenartige Faktoren verantwortlich (vgl. Caspar 2000), nicht nur – wie oft vorschnell angenommen wird –, Probleme in der Therapeut-Klient-Beziehung. Speziell in der Therapie erwachsener Stotternder müssen wir vorausgegangene Therapiemisserfolge oder negative Therapieerfahrungen als wichtige Erklärungsgründe berücksichtigen, ebenso eine unzureichende Informiertheit über die spezifischen Eigenheiten des Stotterns oder über die potenziellen Therapieangebote.

Nicht selten trifft man bei chronisch Stotternden auch eine allgemeine Angst vor Veränderungen an, die sich um die Themen „bisheriger Lebensentwurf" und „zukünftige Perspektiven" ranken (Kap. 8.1, S. 189ff). Als labilisierend erweist sich ebenfalls ein Unbehagen wegen hoher „psychischer Kosten", die mit den angestrebten Veränderungen aufzubringen sind und die sich als Ambivalenzen ausdrücken können. Dann wird ein Schwanken erkennbar zwischen den Polen „mein Einsatz lohnt sich" und „meine Anstrengungen, die mir die Therapie abverlangt, sind viel zu groß". Manchmal liegen auch Befürchtungen in Bezug auf spezifische Therapietechniken vor, beispielsweise dem Pseudostottern oder der In-vivo-Arbeit gegenüber.

! Grundsätzlich hat die therapeutische Beziehung zwischen Klient und Stotterndem einen großen Einfluss auf die Klientenmotivation. Störungen des Vertrauensverhältnisses, die mit enttäuschten Erwartungen, mit mangelnder Wahrung von Distanz, mit therapeutischen Übergriffen, mit Dominanz, autoritärem Stil und Ungeduld zusammenhängen, führen zwangsläufig zu einer Behandlungsunzufriedenheit beim Stotternden.

Einflussmöglichkeiten

Im Folgenden werden im Überblick Handlungsstrategien des Stottertherapeuten beschrieben, die den Stotternden motivieren, zu einer Verbesserung seiner therapeutischen Mitarbeit zu gelangen. Dabei werden auch Vorgehensweisen aufgeführt, die bereits in vorausgehenden Kapiteln des Buches vorgestellt wurden.

Therapieanlass ermitteln

Motivationsprobleme im Rahmen von Erwachsenentherapien gibt es häufig dann, wenn die eigentlichen Beweggründe für eine Therapieaufnahme nicht bearbeitet werden. Deshalb lohnt es sich für Stottertherapeuten, die Gründe für die Therapieaufnahme zu Behandlungsbeginn genau zu eruieren. Oft sind die zuerst genannten Angaben, beispielsweise „Beseitigung des Stotterns" und „Abbau von Sprechangst", nicht die wesentlichen Beweggründe. Sie erklären nicht, warum gerade zu diesem und nicht zu einem früheren Zeitpunkt der Schritt in die Therapie gemacht wurde.

Vielfach werden stotternde Klienten durch die zunehmende psychische Angespanntheit, die sich rund um das eigene Kommunizieren verdichtet, zur Veränderung durch Therapie bzw. Selbsthilfe motiviert. Meist gibt es aktuelle Anlässe, beispielsweise kränkende Erfahrungen in Kommunikationssituationen, in denen sich die Betroffenen als Versager erlebten und mit Ängsten und Schamgefühlen konfrontiert waren. Oder ihnen misslang der Zugang zu einem bedeutsamen Ziel, z. B. einer neuen Arbeitsstelle oder Partnerin. Oder sie haben eine lange Phase quälender Unentschiedenheit hinter sich, in der sie expansive Schritte ständig verschoben haben oder öffentliche Beachtung und die Übernahme von Verantwortung im sozialen Raum nicht realisieren konnten, beispielsweise den Aufbau eines neuen Bekanntenkreises, den Besuch eines Tanzkurses, die Ausübung von Führungsaufgaben im Beruf (etwa die Anleitung von Auszubildenden), den Umzug in eine andere Stadt, die Trennung von einem Partner.

! Menschen, die um Therapie nachsuchen, erleben sich nicht mehr im Einklang mit ihrer sozialen Lebenssituation. Sie erhoffen sich mit der Behandlung meist auch eine bessere Befriedigung ihrer allgemeinen Lebensbedürfnisse. Hingegen klopfen stotternde Erwachsene, die sich geachtet und anerkannt fühlen und ein sicheres soziales Netz um sich gespannt haben, eher nicht an die Tür eines Therapiezimmers – selbst wenn sie starke Symptome zeigen. Für sie kann das Leben, so wie es ist, auch mit Stottersymptomen weitergehen.

Stottertherapeuten sollten also zu Behandlungsbeginn die „hintergründigen" Motivationen ihrer Klienten erkennen, ihnen im Beratungsgespräch Raum geben und sie bei der Behandlungsplanung berücksichtigen (s. „Schwerpunktsetzungen", Kap. 8.2, S. 194ff). Gelingt es den Therapeuten, sich mit den persönlich bedeutsamen Themen und Veränderungswünschen der Klienten zu verbünden, wird die Mitarbeitsbereitschaft der Stotternden deutlich zunehmen.

Ziele formulieren

Eng verknüpft mit dem Thema „Veränderungsmotivation" ist das Thema „Therapieziele". Je klarer es dem Therapeuten gelingt, die Veränderungsvorstellungen, die ein Klient zur Therapie mitbringt, zu klären, desto hoffnungsvoller kann sich ein Stotternder auf den Arbeitsprozess einlassen. Diffuse Vorhaben und vage Absichte sind zu konkretisieren, eine Richtung, in die es sich zu laufen lohnt, muss sich herauskristallisieren.

! Um zu konkreten Zielen zu kommen, die für die nächste Zeit anliegen, bietet es sich an, getrost erst einmal Träumen nachzugehen, Träume dann in Wünsche zu verwandeln, dabei getrost unrealistische Vorhaben zuzulassen, um dann den Schritt zu realistischen Zielen zu wagen. Diese Ziele sollten in Form eines operationalisierbaren Verhaltens festgelegt werden, also sichtbar oder hörbar Handlungsweisen umfassen, die der Klient in unterschiedlichen Kommunikationssituationen erproben kann.

Neben dem Anspruch, Handlungsmotivation dadurch zu schaffen, dass die Verhaltensziele den aktuellen Bedürfnissen des Klienten entsprechen und an seinen momentanen Fähigkeiten anknüpfen, gilt es im therapeutischen Gespräch weiterhin Raum für größere Zielperspektiven bereitzustellen und Lebensentwürfe für die Zukunft zu beleuchten.

Es soll nicht unerwähnt bleiben, dass sich mit dem fortschreitenden Therapieprozess selbstverständlich die Behandlungsziele wandeln können und Veränderungen in Angriff genommen werden, die für den Klienten selbst anfangs als undenkbar erschienen.

Transparenz schaffen

Der Therapeut informiert gründlich über das „Krankheitsmodell Stottern", über seine Entstehung und Aufrechterhaltung und die Faktoren, die für seinen Abbau erforderlich sind. Das Konzept und der Ablauf der Therapie werden erklärt, das Vorgehen in den Sitzungen konkretisiert und die einzelnen Behandlungsmaßnahmen begründet (vgl. „Transparenz und Mitbestimmung", Kap. 5.1, S. 93). Der Therapeut verdeutlicht, dass Stottertherapie nicht nach „Schema F" funktioniert, kein Rezeptbuchprogramm darstellt, sondern in Bezug zu individuellen Voraussetzungen und aktuellen Lebensbedingungen des Klienten ausgestaltet werden muss. Dazu werden die Rollen besprochen, die dem Therapeuten und dem Klienten im Rahmen einer kooperativen Zusammenarbeit zukommen und welche Aufgaben jeder zu übernehmen hat.

Erwartungen an die Therapie klären

Ein noch so gründliches Informieren über das Stottern und die bevorstehende Therapie reicht oft nicht aus, um ungünstige Klientenerwartungen zu verändern: Der Stottertherapeut muss unausgesprochene Erwartungen – v. a. unrealistische Einstellungen zur Behandlung – von sich aus thematisieren. Hier stehen verständnisvolle Gespräche an, beispielsweise über irrationale Erwartungen bezüglich Heilung (Kap. 2.5, S. 38ff), über skeptische Sichtweisen zu einer angeblich überfordernden In-vivo-Arbeit oder über vorausgegangene negative Therapieerfahrungen, die den Klienten grundsätzlich an den Veränderungsmöglichkeiten durch eine Stottertherapie zweifeln lassen. Oft bleiben auch Fehleinstellungen zur Dauer und Intensität der Behandlung, zum Umfang der Eigenarbeit oder zur Notwendigkeit einer langfristigen Veränderung sozialer Gewohnheiten unkorrigiert – kein Wunder, dass damit Widerstände vorprogrammiert sind.

Im Kap. 7 (S. 175–186), das speziell für erwachsene Stotternde geschrieben wurde, wird hierzu ausführlich informiert.

Mitbestimmung und Selbststeuerung thematisieren und erproben

Im Rahmen des therapeutischen Arbeitsprozesses stimuliert der Therapeut immer wieder Arbeitsschritte und Diskussionen, bei denen es um eine gemeinsame Entscheidungsfindung für das weitere therapeutische Vorgehen geht.

> „Nach einem modernen Verständnis von Therapiemitarbeit (*„concordance"*) ist ein *kooperatives Vorgehen* gefordert, das eine *konsensuale Entscheidung über die Therapieziele und eine gemeinsame Therapieplanung von Therapeut und Patient* beinhaltet (*shared decision making*). Auf der Basis einer vertrauensvollen Beziehung und eines gleichberechtigten Verhältnisses soll dem Patienten eine *eigenverantwortliche und aktive Teilhabe* an der Planung und Realisierung der Behandlungsmaßnahmen […] ermöglicht werden" (Mühling 2005, S. 369f).

Eine Teilhabe kann dann gelingen, wenn gemeinsam Aufgabenstellungen erarbeitet werden, die der Klient in Eigenregie erproben und dabei seine Selbstveränderungskompetenzen (Kap. 3.2, S. 49ff) erfahren und ausbauen kann. Therapeuten dürfen nicht Mitarbeitsunwilligkeit vermuten, wenn Klienten (in Übereinstimmung mit ihren familiären Kommunikationsmustern) nicht in der Lage sind, zu einer vertieften Selbstreflexion zu kommen oder völlig ungeübt sind, Verantwortung für die eigenen Belange zu übernehmen. Hier liegen Defizite vor, die im Rahmen einer Stottertherapie erst ausgeglichen werden müssen, bevor eine angemessene therapeutische Mitarbeit erwartet werden kann.

Stärkung der Selbstwirksamkeitsüberzeugungen

Die Mitarbeitsbereitschaft ist bei Stotternden vielfach dann gering, wenn sie selbst an die Veränderbarkeit ihrer Symptomatik nicht mehr glauben. Entweder zweifeln sie ganz allgemein, dass es geeignete Methoden zum Abbau des Stotterns gäbe. Oder sie befürchten, die Art ihrer eigenen Störung sei so schwer, dass dagegen „kein angemessenes Kraut gewachsen“ sei. Vielfach liegt auch eine zutiefst resignative Grundüberzeugung allgemeiner Art vor, die nicht mit Misserfolgen vorausgegangener Therapien erklärt werden kann: Der Betroffene meint prinzipiell, nicht die Gabe oder die Kraft zu besitzen, widrige Umstände verändern zu können. Ihm mangelt es, wie Bandura (1997) beschreibt, an der *Erwartung, selbstwirksam sein zu können.* (Hierfür werden die Fachbegriffe *Selbstwirksamkeitserwartung* oder *Selbstwirksamkeitsüberzeugung* verwendet; Kap 5.1, S. 95).

Wer glaubt, mit Problemen im Leben nicht angemessen umgehen zu können, muss sich auch dem eigenen Stottern gegenüber ausgeliefert fühlen und meinen, ihm „mit Haut und Haar“, „auf Gedeih und Verderb“ und zudem „das Leben lang“ ausgeliefert zu bleiben. Aufgabe von Stottertherapeuten ist es, das Zutrauen des Stotternden sowohl in die Wirksamkeit seiner eigenen Handlungen zu stärken, als auch ihn erfahren zu lassen, dass die erzielten Ergebnisse seines Handelns in einem angemessenen Verhältnis zum erbrachten Aufwand stehen, das eigene Handeln also auch effizient ist (in der verhaltenstherapeutischen Fachliteratur spricht man von *Selbsteffizienzerwartung*).

! *Selbsteffizienzerwartung:* Die Verwendung des Begriffs *Effizienz* statt Wirksamkeit soll verdeutlichen, dass es bei der Ausbildung neuer Einstellungen nicht nur darum geht, an die Wirksamkeit der eigenen Handlungsmöglichkeiten zu glauben (im Sinne von: „ich kann Einfluss ausüben“), sondern dass man auch davon überzeugt sein muss, dass der zu erbringende Aufwand und das erzielte Ergebnis in einem angemessenen Verhältnis zueinander stehen. Ein Klient würde dann formulieren: „Es lohnt sich, mich anzustrengen. Es ist gar nicht so schwer, das gewünschte Ergebnis zu erzielen.“

Beides, Vertrauen in das eigene Handeln sowie Selbsteffizienzerwartung, können dadurch erreicht werden, dass der Klient trainiert, Veränderungen selbstbestimmt einzuleiten und durchzuführen und die Mühe, die dies gemacht hat, selbst einzuschätzen. Diese Arbeitsschritte können sich anfangs auf allgemeinere einfache Handlungsweisen beziehen (vgl. Michalak u. Willutzki 2005), beispielsweise auf das Einschalten des Radios statt des Fernsehers beim Nachhausekommen, auf das Einkaufen in einem neuen Bäckerladen, die Wahl eines neuen Joggingpfads oder das Zunicken und Blickkontakthalten bei Begegnungen mit Nachbarn, statt abgewandt vorbeizulaufen. Später können dann sprechbezogene Übungen durchgeführt werden, die die Überzeugung der eigenen Wirksamkeit hinsichtlich einer Veränderung des Stotterns festigen und die Gewissheit vermitteln, auch in Zukunft Einfluss auf den Sprechablauf nehmen zu können. Das sind beispielsweise Sprechen mit vollem Mund oder mit warmen Kartoffeln bzw. Kieselsteinen, Sprechen mit verstellter Stimme, Ersetzen von Blockaden durch weiche Wiederholungen, verstärktes absichtliches Stottern.

Bei diesen Verhaltensexperimenten geht es nicht darum, sofort ein langfristig sinnvolles Verhaltensmuster für den Stotterabbau zu etablieren (s. hierzu die Veränderungsbereiche 1–4 in Kap. 8.1, S. 190f), sondern die Selbstwahrnehmung auf die eigenen bereits vorhandenen Fähigkeiten zu richten, die es erlauben, eigenes Sprechen auf vielfältige Weise verändern zu können.

Bedeutung und Nutzen der therapeutischen Arbeit erfahren lassen

Der Klient fühlt sich in den Therapiesitzungen dann ganz persönlich angesprochen, wenn es um seine tagtäglichen Alltagssituationen geht, die ihn beschäftigen, mit denen er kämpft und die er zu bewältigen trachtet. Erst wenn er spürt, „hier liegen meine Anliegen auf dem Tisch“, und dabei den persönlichen Nutzen der anstehenden Veränderungsmaßnahmen erkennt, kann er das Risiko wagen, Veränderungsanstrengungen zu starten, beispielsweise erste therapeutische Hausaufgaben oder In-vivo-Übungen zu testen.

Die Antizipation des Nutzens macht es leichter, sich auch an beschwerliche Aufgaben heranzutrauen, deren Ausgang nicht vorhersehbar ist. Voraussetzung für derartige Eigenaktivitäten ist allerdings, dass es dem Therapeuten und dem Klienten gelingt, solche Aufgabenstellungen für Alltagserprobungen zu erarbeiten, die vom Stotternden erfolgreich bewältigt werden können, die also seinem momentanen Wissens- und Fähigkeitsstand entsprechen. Aber nicht immer muss Erfolg locken – oft sind neue Erfahrungen oder Erkenntnisse, die als bereichernd erlebt werden, belohnend genug. Der (zeitliche, emotionale und ggf. finanzielle) Aufwand, Therapie zu betreiben, muss sich also gerade für Klienten, die anfangs noch keine ausreichende Mitarbeitsbereitschaft besitzen, lohnen (Kap. 3.3 „Lebensweltorientierung“, S. 56ff; Kap. 5.2 „Therapeutische Hausaufgaben“, S. 97ff; Kap. 5.3 „In-vivo-Arbeit“, S. 104ff).

Demonstration von Therapieeffekten

Unter dem Punkt „Stärkung der Selbstwirksamkeitsüberzeugungen“ (S. 125) wurde oben bereits auf die Bedeutung von Verhaltensexperimenten hingewiesen. Hierauf soll noch einmal kurz eingegangen werden: Schon in der ersten Sitzung, wenn sich Stottertherapeut und Klient kennenlernen, wenn es um diagnostische Abklärungen und die Indikationsstellung therapeutischer Maßnahmen geht, sollte der Stottertherapeut genügend Zeit erübrigen, um die Veränderbarkeit des Stotterns zu demonstrieren. Der Klient sollte sehen und hören, sollte körperlich spüren, dass sich die Art und Weise des Stotterns verflüssigen lässt, dass mit Veränderungen der Sprechweise auch die Symptomstärke und -häufigkeit reduziert werden kann, dass mit Hilfe kognitiver Vorstellungen die Unsicherheiten in der Kommunikation gemindert werden können, dass körperliche Entspannung nicht nur Angst mindert, sondern auch Einfluss auf die Sprechflüssigkeit besitzt.

Klienten, die diese Effekte „am eigenen Leib“ erfahren haben, können Entscheidungen für oder gegen Stottertherapie bewusster treffen. Aber auch während einer laufenden Behandlung führt die deutliche Demonstration der Veränderbarkeit von Kommunikationssituationen, eigenen Befindlichkeiten und eingeschliffenen sprechmotorischen Gewohnheiten dazu, dass langjährig Stotternde ihre Ambivalenzen bezüglich Therapie und Mitarbeit besser überwinden können. Zu den Aufgaben von Stottertherapeuten gehört es deshalb, immer wieder herauszuarbeiten, dass die Stottersymptomatik kein starres, durchgängiges Kommunikationsverhalten darstellt, sondern eine durchaus variable Größe ist (Kap. 1.1, S. 4).

> Ein schwer stotternder Klient, der in der ersten Behandlungsstunde aufgefordert wird, auf einen Stuhl zu steigen und die nächsten Sätze von oben ohne Stottern zu reden, vermag dies, wie aus dem Nichts, umzusetzen. Eine leicht stotternde Klientin redet nach der Anweisung, die nächsten Sätze bitte absichtsvoll mit einem sehr starken Stottern zu sprechen, plötzlich völlig symptomfrei. Bei einem dominant, mit lauter Stimme auftretenden Stotternden, fallen – für ihn gänzlich unerwartet – alle Blockaden weg, weil er nach der therapeutischen Anweisung „leise sprechen!“ nun mit normaler Lautstärke spricht. Eine schüchterne Klientin, die unter der angeblichen Feindseligkeit ihrer Gesprächspartner leidet, wird in Geschäften plötzlich freundlich begrüßt, nachdem sie es schafft, schon von der Tür her Blickkontakt zur Verkäuferin aufzunehmen und zu lächeln.
> Stotternde erleben anhand von Verhaltensexperimenten unmittelbar, dass psychische innere Prozesse, aber auch das Ausmaß von Spannung beim sprechmotorischen Akt (die Dosierung von Kraft beispielsweise), Einfluss auf das eigene Sprechen haben. Und dass mit bestimmten eigenen sozialen Verhaltensweisen das Kommunikationsverhalten von Mitmenschen beeinflussbar wird.

! Verhaltensexperimente lehren Veränderbarkeit. Dies bleibt kein abstraktes Wissen, sondern wird – aufgrund der Eigenerfahrung – zu einer gesicherten Erkenntnis: Deutliche Kontroll- und Veränderungsimpulse führen zu deutlichen Verflüssigungen der Kommunikationshandlungen und zu veränderten Situationsabläufen.

Ressourcen entdecken und Pluserfahrungen sammeln

Hilflosigkeitsgefühle und Unzufriedenheiten führen Klienten in die Therapie, ihr Blick ist auf die eigenen Schwächen fixiert. In der Therapiearbeit gilt es, nicht mehr nur nach den eigenen Defiziten im kommunikativen Verhalten zu fahnden, sondern neugierig nach positiven Fähigkeiten Ausschau zu halten und eigene Stärken zu entdecken. Dazu thematisiert der Therapeut gezielt die Ressourcen seines Klienten (vgl. Willutzki 2003) und leitet ihn beispielsweise an, seine alltäglichen sozialen und kommunikativen Situationen unter dem Gesichtspunkt „Pluserfahrungen" auszuwerten: Was ist mir gelungen? Womit kann ich zufrieden sein? Was war ein Schritt in die richtige Richtung? Ein Arbeitsbogen, der stotternde Klienten motiviert, ihre Pluserfahrungen zu notieren, findet sich an anderer Stelle (Wendlandt 2002a, S. 147). Darüber hinaus sollten Stottertherapeuten selbstbewusst auf die zwischenmenschlichen Befähigungen verweisen, die sich die Klienten im Laufe der Behandlung aneignen: Ein breites Wissen über Kommunikation und ein sensibles Geschick für kommunikatives Handeln, das für ihren Lebensalltag von besonderer Nützlichkeit ist. Hierauf können die Betroffenen stolz sein (s. Arbeitsbogen 12, Anhang, S. 227).

Erfolge rückmelden und positive Veränderungen herausarbeiten

Positive Erfahrungen machen Mut und erhöhen die Mitarbeitsbereitschaft in der Therapie. Deswegen ist es wichtig, all die vielen kleinen Lernergebnisse und Fortschritte, die sich in den Sitzungen abzeichnen, herauszustellen, sodass sie deutlicher ins Bewusstsein des Betroffenen treten können („Bilanzsitzungen", Kap. 5.5, S. 116f).

> **!** Erzielte Veränderungen sind Ausdruck einer gelungenen Mitarbeit.

Besonders eindrucksvoll lässt sich dies mithilfe vergleichender Tonband- und Videoaufnahmen realisieren. Wenn dem Klienten bewusst wird, dass er nach den Zielen A und B auch die Ziele C und D bewältigt hat, fällt es ihm leichter, eine Phase von Mitarbeitsunlust und Skepsis zu überwinden und an die Bewältigung auch der in der Ferne liegenden schwierigen Zielsetzungen N, O und P zu glauben. In diesem Zusammenhang sei erinnert: Therapeuten müssen loben können und dies auf eine wahrhaftige und differenzierte Weise tun, ohne in Floskeln zu erstarren! Und sie müssen sich überflüssig machen, indem sie zur Selbstverstärkung anleiten (vgl. „basistherapeutische Handlungskompetenzen", Kap. 6.3, S. 144ff, und „Selbstverstärkung", Kap. 3.2, S. 49ff).

Anleitungsmaterialien und praktische Hilfen zur Verfügung stellen

Motivationsprobleme von Stotternden, die durch Informationsdefizite und Desorientierungen bedingt sind, lassen sich dadurch reduzieren, dass Stottertherapeuten im Laufe der Behandlung immer wieder schriftliche Arbeitsmaterialen für Klienten zur Verfügung stellen, die gezielte Hinweise für unterschiedliche Anlässe und Therapiephasen enthalten: Dies können Themenstellungen für die Selbstreflexion sein, Beschreibungen einzelner Methoden und therapeutischer Arbeitsprinzipien, Anleitungsbögen für die In-vivo-Arbeit, Ablaufpläne für selbstständige Erprobungen, Übungsvorschläge für die Kleingruppenarbeit, Protokollbögen oder Tabellen zum Notieren von Beobachtungen oder Übungserfahrungen, Aufsätze oder Tagebucheintragungen anderer Stotternder (anonymisiert und von den Verfassern freigegeben), literarische Texte, Metaphern oder Gedichte zu Thematiken, die „in der Luft liegen".

Auch für längere Therapiepausen und in therapiefreien Phasen im Rahmen von Intervalltherapien haben sich Texte, Arbeitsbögen, Briefe, aber auch Mitteilungen auf Tonkassetten, die der Therapeut zusendet, als äußerst unterstützend für die Aufrechterhaltung der Therapiemotivation erwiesen und hilfreiche Dienste bei der eigentherapeutischen Arbeit geleistet (Kap. 5.2, S. 97ff; vgl. auch die Auflistung der Arbeitsbögen auf S. 213).

Therapeutische Nachsorge etablieren

Erfolgsgarantien kann es in keiner Stottertherapie geben. Aber die Motivation langjährig stotternder Menschen für einen Veränderungsweg, der manches Mal durchaus beschwerlich sein kann, wird dann tragfähiger sein, wenn das Behandlungsende gut vorbereitet wird (s. nächstes Kap.) und v. a. auch eine Zeit der weiteren Betreuung bzw. Unterstützung vereinbart worden ist, die therapeutische Nachsorge, in der es um eine langfristige Festigung der erzielten Veränderungen geht (Kap. 4.7, S. 86ff).

Rückfallprophylaxe sicherstellen

„Therapiemüde" und „absprungbereite" Klienten, denen es schwer fällt, den langen Atem zu bewahren, plagen sich nicht selten mit dem Thema „Kosten – Nutzen" herum: Welche Anstrengungen muss ich zurzeit für die Therapie aufbringen, was habe ich davon? In diesem Zustand von Unsicherheit und Ambivalenz ist es vielfach sinnvoll, das Thema „Zeitperspektive" und „Zukunft" ins Spiel zu bringen: Der Therapeut lenkt den Blick auf die längerfristigen Verhaltenskonsequenzen von Therapie und Therapieabbruch, er verdeutlicht, dass professionelle Stotterbehandlung nicht nur das aktuelle Stottern abbauen will, sondern vorrangig den Anspruch hat, dass das Stottern im zukünftigen Leben des Betroffenen weitgehend minimiert bleibt.

Die Hoffnung besteht, dass Stottern in dem großen Lebensabschnitt, der noch vor dem Betroffenen liegt, keinen negativen Einfluss mehr besitzen wird. Diese Zuversicht kann für Non-Complayer (s. S. 122f) eine wichtige Hilfestellung sein. Der Therapeut bereitet den Stotternden auf das Phänomen Rückfall vor und vermittelt ihm angemessene Strategien und Bewältigungsschritte zur Rückfallprävention und -bearbeitung (Kap. 3.5, S. 63ff). Wichtig dabei ist: Diese therapeutischen Aufgaben dürfen nicht als abschließende Arbeitseinheit für das Therapieende aufgespart bleiben, sondern müssen in die laufende Behandlung integriert werden.

Identifikationsmöglichkeiten mit Gleich-Betroffenen ermöglichen

In all den Jahren meiner therapeutischen Arbeit mit Stotternden gab es immer wieder „Quantensprünge" im Fortschreiten der Therapie und der Qualität des therapeutischen Arbeitsbündnisses, die mich selbst immer wieder überrascht haben. Dies war dann der Fall, wenn es mir gelang, Klienten aus der Einzeltherapie, die sich in einer Phase reduzierter therapeutischer Mitarbeit befanden, in Kontakt mit anderen stotternden Erwachsenen zu bringen.

Allerdings gestaltete sich dieses Vorhaben nicht immer leicht. Es tauchten bei manchen Klienten Widerstände auf, wenn die „Gefahr" bestand, allzu deutlich einen Spiegel vor Augen geführt zu bekommen: Die Begegnung mit anderen Stotternden konfrontiert mit den noch nicht bewältigten eigenen schmerzlichen Empfindungen und lebensgeschichtlichen Erfahrungen, die an das Stottern und das eigene öffentliche Auftreten geknüpft sind. Dies drückt sich beispielsweise in einer Zunahme an Stottersymptomen aus – ein Sachverhalt, der mir als Therapeut allerdings ausgesprochen dienlich erschien („Hier gibt es noch einiges zu bearbeiten!"), der bei meinen Klienten aber die Kontaktunwilligkeit verstärkte („Ich will mich doch nicht wieder anstecken lassen!").

Heute gehört das Vermitteln von Kontakten zu anderen Betroffenen als motivationsfördernde Maßnahme zum Standardrepertoire meiner Einzeltherapien:

- gemeinsame Sitzungen mit anderen Klienten, die in Einzeltherapie bei mir sind,
- exemplarische Teilnahme an einer meiner Gruppentherapien,
- Besuch regionaler Stotterer-Selbsthilfegruppen,
- Teilnahme an öffentlichen Vorträgen und Veranstaltungen zum Thema Stottern und Stottertherapie,
- Einladung zu ausgewählten Fortbildungsseminaren,
- Auftritte in Gruppentrainings mit Eltern stotternder Kinder,
- Besuch des jährlich stattfindenden Bundeskongresses der Stotterer-Selbsthilfe.

Manchmal sind Filme, die wesentliche Themen und Aspekte aus dem Leben stotternder Erwachsener dokumentieren (vgl. die DVD-Reihe der Bundesvereinigung Stotterer-Selbsthilfe e. V.), gute Wegbereiter für eine positive Identifikation mit gleichfalls Betroffenen. Manchmal sind es die Bücher von Betroffenen und ihre Lebensgeschichten, die Kraft für die Veränderungsarbeit wecken und neue Anregungen für eine selbstbestimmtere Lebensgestaltung vermitteln (vgl. Hennen 1989; Hildebrand u. Kowalczyk 1999; Weber 1991; Jezer 2007).

Neben den Vorstellungen und Sichtweisen, die der behandelnde Therapeut und sein Klient haben, tauchen bei der Begegnung mit anderen Betroffenen alternative Erkenntnisse und spannende Lebensentwürfe auf, die eine bereichernde Vielfalt an Perspektiven eröffnen. „Wie sind andere Stotternde mit ihrer Kommunikationsstörung umgegangen, mit ihren Misserfolgen, mit der Partnersuche, der Ausbildung, den Belastungen im Beruf?" „Woran liegt es, dass einige Stotternde ihre Krisen und Rückschläge überwunden haben?" „Welche Lösungen kann ich übernehmen?"

Beziehungskonflikte klären

Letzter aber wichtiger Punkt: Motivationsprobleme des Klienten in der Therapie können durch eine gestörte Arbeitsbeziehung zwischen Klient und Therapeut bedingt sein. Der Therapeut sollte das unaufgeregt akzeptieren, kommt dies doch „in den besten Familien vor". Er sollte aber auch von Anfang an dafür sorgen, dass Klärungsgespräche im

Ablauf der Behandlung regelmäßig stattfinden („Bilanzsitzungen“, Kap. 5.5, S. 116f) und dabei immer auch der Gesichtspunkt der Behandlungszufriedenheit besprochen wird: Zu ihr gehört nicht nur die Zufriedenheit mit den Therapiemethoden und dem Therapiefortschritt, sondern immer auch die Zufriedenheit mit der Arbeitsmethodik des Therapeuten, seinem Behandlungsstil und seiner persönlichen Umgehensweise mit dem Klienten.

Stotternde rücken durchaus mit der Sprache heraus, wenn man nicht direkt Kritik abfragt, sondern sie zu überlegen bittet, was sich noch verbessern ließe und was sie sich für den zwischenmenschlichen Kontakt noch verändert wünschen. Statt direkter Kritik stehen nun Wünsche im Mittelpunkt. Werden solche Klärungsgespräche regelmäßig geführt, bekommen sie den Charakter eines Rituals, das „Gedankenfreiheit“ zu genau diesem Zeitpunkt zulässt, auch wenn die Scheu, zu kritisieren, in anderen Kommunikationssituationen noch nicht überwunden werden konnte. Die Auseinandersetzung mit möglichen Beziehungsproblemen kann auch mithilfe schriftlicher Hausaufgaben erfolgen: Klienten, die Konflikte mit ihrem Therapeuten haben, notieren dies bei einer schriftlichen Themenbearbeitung manchmal leichter (s. Kasten).

Wie wir in diesem Kapitel gesehen haben, gibt es eine Reihe an Interventionsmöglichkeiten, die den Umgang mit unzureichender Therapiemotivation und geringer therapeutischer Mitarbeit erleichtern. Vertiefende Ausführungen zu methodischen Schritten, die speziell den Bereich der Widerstände betreffen, sind in einem gesonderten Kapitel dargestellt (Kap. 6.4, S. 150ff). Abschließend soll mit Michalak u. Willutzki (2005, S. 378) betont werden: „Interventionen, die Zwang, Überredung oder Konfrontation mit der ‚Problemverleugnung‘ des Patienten verwenden sind ungünstig, da ein zu forciertes Insistieren auf der ‚Veränderungsseite‘ der Ambivalenz in der Regel zu Widerstand führt und die Wahrscheinlichkeit einer Verhaltensänderung mindert.“

Fragen zur Beziehungsklärung

- Wie bin ich in der letzten Zeit mit unserer Therapiearbeit klar gekommen?
- Welche heiklen Themen spreche ich noch nicht an?
- Womit bin ich unzufrieden? Was hätte ich mir anders gewünscht?
- Lässt sich die Zusammenarbeit verbessern?
- Was ist in unserer Beziehung bisher ungünstig gelaufen?
- Gibt es einen liegen gebliebenen Konflikt zwischen mir und meinem Therapeuten, den ich ansprechen sollte?
- Vielleicht ist es gut für mich, mit jemandem anderen zusammenzuarbeiten.
- Was mir zu äußern peinlich ist.

(Vgl. Arbeitsbogen „Problem-Check“, Wendlandt 2003, S. 152–154. Die Fragen dort gelten nicht nur für Klienten, sondern auch für den Stottertherapeuten und können Grundlage für seine Supervision sein.)

Stattdessen sind Interventionen zu favorisieren, die die Selbsterkenntnis des Stotternden verbessern, seine Wahrnehmungen schärfen, ihn Ressourcen entdecken lassen und seine Zuversicht in das eigene Veränderungspotenzial stärken. Der Stottertherapeut wird mit dem Phänomen der Non-Compliance leichter umgehen können, wenn seine Gesprächsführung grundlegenden Prinzipien einer klientenzentrierten Vorgehensweise verpflichtet ist (Kap. 6.5, S. 155ff).

! *Therapeuten* sind Personen, die von der Veränderbarkeit des Erlebens und Verhaltens der ihnen anvertrauten Menschen überzeugt sind. *Stotter*therapeuten sind Menschen, die von der Veränderbarkeit des Stotterns und der mit dem Stottern zusammenhängenden Einstellungen, Handlungsweisen und Problemen überzeugt sind. Indem *Stotter-Therapeuten* ihre therapeutische Arbeit auf der Grundlage dieser Gewissheiten verrichten, lassen sie zweifelnde und therapiemüde Klienten nicht alleine!

5.8 Ein gutes Behandlungsende gestalten

11. Juli, Peter, knapp 3 Monate nach Therapiebeginn:
„Ich lasse mich nicht mehr so leicht aus der Ruhe bringen, was mir die letzten Jahre nicht gelungen ist, trotz großer Mühe. Ich merke langsam, dass ein Leben ohne Hektik schöner ist, als immer auf der Flucht zu sein. Früher hatte ich immer gedacht, dass andere mich hetzen und mich unter Druck setzen, nur die letzten Wochen haben gezeigt, dass ich derjenige bin, der sich selber durch das Leben jagt. Seitdem ich diesen Gedankengang verfolge, sind mir Dinge gelungen, die mir vor Wochen unerreichbar schienen. Ich gehe jetzt entspannter mit meinem Stottern um. Ich sehe meine Mitmenschen nicht mehr als schlecht und böse an. Ich achte nicht

mehr so darauf, wie ich etwas sagen will, sondern was ich sagen will. Ich habe in den letzten Wochen Riesenschritte nach vorn gemacht bezüglich Kommunikation mit fremden Personen. Trotz einiger Unflüssigkeiten im Gespräch habe ich keine Selbstzweifel aufkommen lassen und schon gar keinen Selbsthass. [...] Und wenn doch mal ein negativer Gedanke aufkommt, versuche ich mich daran zu erinnern, was mir eigentlich schon alles gelungen ist."

Nicht selten sind Therapeuten unsicher, wann der richtige Zeitpunkt für den Abschluss einer Behandlung gekommen ist; sie leiden unter dem Fortbestand von Symptomen, die bei ihren Klienten nicht weggehen wollen. Sie hadern mit der Motivation der Betroffenen, deren Mitarbeitsintensität sich – selbst mit Blick auf das Behandlungsende – nicht erhöht. Oder sie zweifeln an der eigenen Kompetenz, wenn Klienten vorzeitig die Behandlung beenden. Lassen sich derartige Belastungen reduzieren? Wie kann das Ende einer Stottertherapie vorbereitet werden?

In der Stottertherapie ist das Behandlungsende dann in Sicht, wenn der erwachsene Klient selbst die „Führung" im therapeutischen Prozess übernommen hat, wenn er auf die Stabilisierung der neu gewonnenen Fähigkeiten achtet, mit ihnen experimentiert und sie auf neue Situationszusammenhänge überträgt, wenn er neue Erfahrungen von sich aus sucht, Lernschritte selbst initiiert, und dabei auch Herausforderungen nicht ausspart. Klienten in diesem Stadium befinden sich in der Phase der Stabilisierung – die wichtigsten Lernziele für die Behandlung sind erreicht. Nun geht es um die Sicherung der neu gewonnenen Handlungsmöglichkeiten und um das unbefangene „Spazierengehen" in neuen Lebensräumen. Jetzt brauchen die Klienten nur noch wenig Unterstützung vom Therapeuten, allerdings gerade jetzt Ermutigung und Anteilnahme von ihren Partnern und Freunden.

Hinweise auf die Begrenztheit der Zeit

Mit dem Beginn einer jeden Behandlung ist bereits auch die Unausweichlichkeit des Therapieendes gegeben. Dryden und Feltham (1994, S. 136) schreiben: „Man hat nicht alle Zeit der Welt." Nicht nur die Sitzungsanzahl ist begrenzt, auch die Therapieinhalte können sich nicht auf Alles und Jedes beziehen, immer besteht die Notwendigkeit, auf bestimmte Inhalte zu fokussieren, und dabei im Blick zu behalten, dass es gelingen muss, die Motivation von Klient und Therapeut für den Gesamtablauf der Therapie aufrechtzuerhalten. So stellt sich Therapie als „Ausnahmezeit" dar, die wieder auf den „Normalzustand", die Zeit ohne Therapie, vorbereiten will. So begleitet eigentlich das Thema „Beendigung" den gesamten Ablauf einer Behandlung, auch wenn dies dem Therapeuten und Klienten so nicht immer bewusst ist.

In Phasen der Unsicherheit, des Selbstzweifels und der Stagnation ist der Hinweis auf das Therapieende nicht besonders hilfreich. Er sollte vielmehr dann erfolgen, wenn die Therapie gut angelaufen ist und ein vertrauensvolles Arbeitsbündnis zwischen Klient und Therapeut etabliert werden konnte, wenn die ersten Behandlungsziele bereits bearbeitet sind und sich erste Behandlungserfolge zeigen. Mit Bezug auf die zunehmende kommunikative Sicherheit und die gewachsene Sprechflüssigkeit kann nun der Blick in die Zukunft ohne Therapie gewagt werden. Selbstsichere Klienten und solche mit hoher Eigenmotivation und aktiver Mitbeteiligung in der Therapie, tun dies sowie so von sich aus.

Mit folgenden Fragen kann der Stottertherapeut auf das Behandlungsende hinweisen:

- Welche Ziele haben Sie schon im Rahmen unserer Behandlung erreicht? Welche Ziele, welche Arbeitsschritte sollten wir noch bis zum Abschluss der Behandlung in Angriff nehmen?
- Der Zuwachs an Selbstsicherheit ist nicht zu übersehen! Sie haben bereits enorme Forschritte erzielt. Bei welchen Kommunikationsaufgaben würde Ihnen die Behandlung weiterhelfen, die Sie alleine noch nicht bewältigen könnten?
- Wie wird es aussehen, wenn Sie Ihre Probleme in die eigenen Hände nehmen und die Therapie alleine weiterführen?
- Ihre weitere Entwicklung erscheint mir vielversprechend! Was meinen Sie, auf welche potenziellen Hindernisse könnten Sie nach unserem Behandlungsabschluss stoßen?
- Wie würden Sie sich entscheiden, wenn Sie eine Stelle in einer anderen Stadt angeboten bekommen?
- Was würde passieren, wenn Ihr Therapeut wegzieht?
- Wenn Sie die Möglichkeit bekämen, unsere restlichen Therapiestunden in größeren Abständen durchzuführen, wären die regelmäßigen Sitzungen dann überhaupt noch notwendig?

Behandlungsende als kritische Phase

In einer Stottertherapie, die dem Sachverhalt „Rückfall" genügend Aufmerksamkeit schenkt (Kap. 3.5, S. 63ff) und in der zusätzliche Arbeitsschritte zur therapeutischen Nachsorge (Kap. 4.7, S. 86ff) konzeptionell verankert sind, wird das Bewusstsein aller Beteiligten auf ein unausweichliches Ende der Behandlung wachgehalten. Besonders die Rahmenbedingungen von Therapie, wie sie beispielsweise bei der Intensiv-Intervall-Therapie gegeben sind, fokussieren immer wieder auf den Abschluss der Behandlung: Jedes Mal, wenn ein Therapieintervall abschließt, stellt dies eine kleine Generalprobe für den späteren Schlusspunkt der Behandlung dar.

Trotz dieser deutlichen Gegenwärtigkeit eines unausweichlichen Behandlungsendes gelingt es in manchen Therapien den Beteiligten nicht, sich auf diesen Sachverhalt angemessen einzustellen: Das Behandlungsende stellt dann eine ausgesprochen kritische Phase dar, die im Praxisalltag ganz und gar nicht idealtypisch verläuft. Nicht selten wird die Behandlung vorzeitig beendet oder der festgesetzte Endpunkt wird deutlich überschritten. Auch kann es gerade in der Phase des Behandlungsendes zu Beziehungsproblemen zwischen Klient und Therapeut kommen, die besonders belastend sind.

Vorzeitiger Abbruch einer Therapie

Obwohl die Notwendigkeit zur Weiterbehandlung gegeben ist und Behandlungssitzungen dafür zur Verfügung stehen bzw. noch beantragt werden könnten, kommt es in Stottertherapien immer wieder zu einer vorzeitigen Beendigung der Behandlung. Folgende Faktoren können beispielsweise hierfür verantwortlich sein:

- Die Motivation des Klienten sinkt zunehmend. Er versäumt Sitzungen, kommt zu spät, „vergisst" die Eigenarbeit und bleibt letztendlich weg.
- Es kommt zu einer Ressourcenknappheit beim Klienten: Er kann den Aufwand an Zeit, an investierter Mühe oder Geld nicht mehr leisten oder der Einsatz dieser Ressourcen lohnt sich für den Betroffenen nicht mehr.
- Die Erwartungen von Klient und Therapeut, die den Therapieverlauf und die noch anstehenden Arbeitsschritte betreffen, sind nicht mehr deckungsgleich.
- Beziehungsprobleme zwischen Klient und Therapeut konnten nicht thematisiert werden oder bleiben ungelöst.
- Veränderte Lebensumstände, wie beispielsweise Arbeitsplatzwechsel mit veränderten Arbeitszeiten, Umzug an einen anderen Wohnort oder plötzliche familiäre Belastungen, verhindern die Weiterführung der Therapie.

Manchmal wollen Klienten „aussteigen", obwohl ihre Therapeuten eine Weiterbehandlung für unabdingbar halten. Therapeuten glauben zuweilen sehr genau zu wissen, an welchem Entwicklungspunkt ein Klient steht und welche Therapieschritte er noch zu gehen habe, obwohl sich diese Wahrnehmung nicht mit der des Klienten deckt. Wenn sich ein Therapeut dabei ertappt, einem Klienten den Abbruch ausreden zu wollen, sollte er überprüfen, inwieweit er sich auf seinen eigenen Bezugsrahmen und nicht auf den des Klienten bezieht und ob die Arbeit mit diesem Klienten für ihn eine besondere Bedeutung erlangt hat.

Es wäre wichtig, dem Klienten für seine Entscheidung Verständnis entgegenzubringen und Bereitschaft zu signalisieren, die Sitzungen zu einem spätern Zeitpunkt fortzusetzen. Verurteilungen und Interpretationen gehören nicht hierher, vielmehr sollten Therapeuten die Gründe ermitteln, warum Klienten den Drang zum Abbruch verspüren. Supervision kann helfen, der Frage nach möglichen eigenen Fehlern nachzugehen und aus den aufgetauchten Problemen zu lernen. Selbstreflexion eröffnet neue Handlungsperspektiven für die Zukunft. Selbstvorwürfe sind meist unproduktiv. Manchmal stimmt die Passung zwischen einem beispielsweise dynamisch-handlungsorientierten Therapeuten und einem empfindsamen, auf das innere Erleben zentrierten Klient nicht – eine Überweisung an einen anderen Therapeut wäre optimaler.

Wenn Klienten von heute auf morgen wegbleiben, ohne dies anzukündigen, kann es sinnvoll sein, sie schriftlich wissen zu lassen, dass eine Weiterbehandlung möglich ist oder eine Vermittlung zu einem anderen Stottertherapeuten in Frage käme. Auch wenn Therapeuten enttäuscht sind, über die viele Mühe, die sie in eine Behandlung gesteckt haben und die nun wie „verpufft" erscheint, sollten sie auf pädagogische Appelle und „gute" Ratschläge für die Zukunft verzichten. Stattdessen sollte das Bemühen um Eigenveränderung, das beim Klienten erkennbar war, hervorgehoben und seine Stärken und seine Erfolge, die sich bereits in der Behandlung abgezeichnet haben, benannt werden. So lässt sich auch bei einem schwierigen Abschluss ein Signal der Veränderbarkeit des Stotterns mit auf den Weg geben.

Herausschieben des Behandlungsendes

Das absehbare Ende einer Behandlung kann durch eine ganze Reihe an Faktoren „behindert" werden (vgl. Dryden u. Feltham 1994, S. 137):

- Der Klient verlangt nach einer vertieften und weiterführenden Behandlung.
- Der Therapeut hält den ursprünglich vereinbarten Behandlungsrahmen für nicht ausreichend. Er signalisiert unterschwellig, dass die Schwierigkeiten des Klienten tiefer gehen als anfangs von ihm angenommen.
- Die Häufigkeit oder Stärke der Stottersymptomatik nimmt plötzlich zu, ohne dass erkennbare Gründe dafür gefunden werden können.
- Der Therapeut ist auf das Behandlungsende fixiert: Unabhängig von aktuellen Gegebenheiten will er nicht über den vorher festgelegten Zeitrahmen hinaus therapieren und löst durch diese unflexible Haltung Widerstände beim Klienten aus, die sich beispielsweise in einem „Anklammern" oder in einer „Symptomzunahme" ausdrücken.
- Dem Therapeuten liegt der Klient besonders am Herzen oder er ist von dessen komplizierter innerpsychischen Welt immer stärker fasziniert und kann ihn nur schwer loslassen.
- Es ist eine Zuneigung zwischen Therapeut und Klient entstanden, die nicht nur einen wertvollen Bestandteil der Therapie darstellt, sondern auch zu einer Einschränkung der Unabhängigkeit geführt hat.
- Der Klient hat sich in einen Zustand der Abhängigkeit begeben, um eigene Schritte auf dem steinigen Weg der Veränderung hinauszuzögern.
- Es tauchen neue Themen oder neue Symptombereiche auf, die der Klient nun seinem Therapeuten unerwartet präsentiert.
- Der Therapeut ist immer noch der einzige Mensch, mit dem der Klient über seine Probleme sprechen kann.

Dryden u. Feltham (1994, S. 145) berichten, dass Erwachsene mit unverarbeiteten kindlichen Trennungserfahrungen manchmal massiv auf das bevorstehende Therapieende reagieren (Übertragungsprozesse). Die Klienten benötigen dann ausreichend Raum und Zeit, diesen Punkt gesondert zu bearbeiten. Auch ein unvorhergesehener Unfall oder der Verlust eines nahe stehenden Menschen kurz vor Ende der Behandlung kann ein Grund zur Behandlungsverlängerung sein. Ansonsten sei es wichtig, dass Therapeuten klar und unmissverständlich das Thema „Behandlungsende" besprechen und auf der Hut sind, selbst die Angst des Klienten vor dem bevorstehenden Abschied zu übernehmen (Gegenübertragung).

Arbeitsschritte zur Vorbereitung eines guten Behandlungsendes

Bei der Vorbereitung des Behandlungsabschlusses können Stottertherapeuten folgende Arbeitsschritte einleiten. Die anstehenden Themen verlangen einen achtsamen Umgang im therapeutischen Gespräch (s. „Beratungskompetenzen", Kap. 6.5, S. 155ff).

Bezug zu Bilanzsitzungen herstellen. Nach etwa zwei Dritteln der Behandlungszeit sollte der Bezug zu den bisherigen Bilanzsitzungen (Kap. 5, S. 125ff) hergestellt und das bereits Geschaffene zusammenfassend gewürdigt werden. Die noch gewünschten Veränderungsziele sind zu konkretisieren und Termine für die restlichen Bilanzsitzungen zu vereinbaren. Welche Arbeitsschritte stehen noch bis zum Therapieende an? Um eine realistische Klärungsgrundlage zu schaffen, kann es sinnvoll sein, Klienten an ihre ursprünglichen Ziele zu erinnern, damit sie abschätzen können, was im Laufe der Behandlung bereits erreicht wurde. Denn nicht selten blenden sie sowohl die Schwere der Anfangssymptomatik als auch einen Großteil der tatsächlich erzielten Veränderungen aus.

Ein Unterstützernetz aufbauen. Bereits während der Behandlung sollte ein Netz von Unterstützern aufgebaut werden. Dazu können gezielt Familienmitglieder, Freunde, Bekannte oder Arbeitskollegen, aber auch Fachleute ausgewählt werden, mit denen der Klient über sein Stottern spricht und sie über die aktuelle Therapie und die Notwendigkeiten einer weiterführenden Eigenarbeit informiert. Zusätzlich kann der Therapeut die Unterstützer zu Therapiesitzungen einladen und sie zum Ende einer Behandlung hin auch verstärkt als Übungspartner für die therapiebegleitende Eigenarbeit (Hausaufgaben) vorsehen. So stehen mit Behandlungsende Personen aus dem Lebensumfeld des Stotternden zur Verfügung, die als Gesprächspartner des Klienten fungieren und Behandlungserfolge stabilisieren helfen.

Notfallkoffer packen. Der Klient trägt diejenigen Arbeitsmethoden und Bewältigungsverfahren zusammen, mit denen er zu einer Verbesserung seiner Kommunikation gelangen, Unsicherheiten und Ängste abbauen und andere selbstgesetzte Ziele erreichen kann. Es wird ein Koffer für den Notfall gepackt, kein theoretisches Regelwerk, sondern eine praktische Gebrauchsweisung. Hier gehören nur die selbsterprobten, die gut handhabbaren und erfolgreichen Methoden hinein, Verflüssigungstechniken beispielsweise, die auf einem Video demonstriert oder einer eigenen Tonbandaufzeichnung dargestellt sind. Unter dem Stichwort „Sicherheitsnetz“ finden sich hierzu bereits oben Hinweise (Kap. 4.7, S. 87).

Rückfallprophylaxe sicherstellen. Ein „rundes“ Behandlungsende verlangt klare Direktiven auch für die Rückfallbearbeitung. Die Metapher vom „Rückfall-(Feuer)Löscher“, der nach Behandlungsende gut gewartet bereitsteht, wurde bereits oben im Kap. 3, S. 68ff, verwendet, das detailliert therapeutische Arbeitsschritte sowohl für eine Prävention als auch für eine Bearbeitung aufgetretener Rückfälle vorstellt.

Behandlungssitzungen schrittweise ausblenden. Die Behandlungsintensität lässt sich schrittweise reduzieren, indem der Abstand zwischen den Therapiesitzungen vergrößert wird. So kann sich der Klient allmählich auf das Behandlungsende einstellen und zudem lernen, unabhängiger von seinem Therapeuten zu werden. Die unterschiedlichen Möglichkeiten des „Ausblendens“ sind im Abschnitt „Rahmenbedingungen“ dargelegt (Kap. 4.2–4.5, S. 72–84).

Nachsorgemaßnahmen vorbereiten. In der Therapie stotternder Erwachsener wird die therapeutische Nachsorge als ein wichtiges Instrument zur Aufrechterhaltung von Therapieerfolg und damit als Maßnahme der Effektivitätssteigerung von Therapien eingesetzt (Kap. 4.7, S. 86ff). Für Klienten bedeutet eine Nachsorgephase nach dem offiziellen Therapieende aber immer auch, mit mehr Gelassenheit dem Behandlungsabschluss entgegensehen zu können, wissen sie doch um den zusätzlichen Zeitraum, in dem sie – gewissermaßen an der langen Leine – ohne Therapeut (aber noch in Verbindung mit ihm) ihren Alltag meistern.

Wiedervorstellungen zusichern. Ähnlich verhält es sich mit der Vereinbarung, die jeder Therapeut zu Behandlungsabschluss mit seinen Klienten treffen sollte: Bei erneuter Behandlungsnotwendigkeit ist eine Wiedervorstellung möglich, nach dem Motto: „Sie können mich anrufen oder mir schreiben, wenn sie noch einmal ein klärendes Gespräch wünschen oder eine erneute Therapie erwägen.“

Methodische Hinweise für die Thematisierung des Behandlungsendes

Analyse von Ursachen für Stagnationen und Rückschritte. Therapeut und Klient klären in gemeinsamen Gesprächen, welche Hindernisse den Klienten nach Behandlungsende veranlassen könnten, nicht mehr in seiner Entwicklung voranzuschreiten. Möglicher Faktoren, die für Stillstände und Rückschritte verantwortlich sein können, werden analysiert. Dabei geht es auch um eine differenzierte Erfassung kleinerer Anzeichen, die als Vorwarnung für einen bevorstehenden Rückfall dienen können (Kap. 3.5, S. 63ff).

„Katastrophen“ antizipieren. Der Therapeut fördert die Auseinandersetzung mit den Angstfantasien des Klienten, die sich auf „Abstürze“, „Horrorsituationen“ und „Katastrophen“ nach Behandlungsende beziehen. Er wiegelt nicht ab, sondern ermutigt seinen Klienten, alle Befürchtungen auszudrücken. Dazu nutzt er imaginative Verfahren oder kreative Ausdrucksmittel (Malen, plastisches Gestalten, Schreiben). Erst durch dieses Ausdrücken und Mitteilen werden die Misserfolgsphantasien und negativen Erwartungen fassbar, dem Bewusstsein zugänglich und können so einer klärenden Bearbeitung unterzogen werden. Irrationale Zweifel an den eigenen Fähigkeiten können aufgespürt und mit Methoden der Einstellungsänderung (s. Veränderungsbereich 7 im Kap. 8.1, S. 192f) bearbeitet werden.

Bewältigungsszenario vergegenwärtigen. Das Katastrophenszenario wird in ein Bewältigungsszenario übergeführt: „Was könnten Sie tun, wenn …?“

Therapeut und Klient arbeiten die notwendigen Bewältigungsschritte heraus, die dem Klienten zur Verfügung stehen, um mit Sprechunflüssigkeiten, Ängsten, Sprechvermeidungen und anderen kommunikativen Herausforderungen umzugehen. Es findet ein „Bewältigungstraining in der Vorstellung" statt (vgl. Wendlandt 2005a), das den selbstständigen Umgang mit erwarteten Risiken unterstützt.

Dazu wird der Notfallkoffer (s. o.) inspiziert, die dort geparkten Lösungsstrategien ausgepackt. Angesichts der befürchteten negativen kommunikativen Handlungsabläufe vergegenwärtigt sich der Klient positive Handlungsabläufe. Diese „Bewältigung in der Vorstellung" wird begleitet durch szenische Erprobungen: Im Rollenspiel werden – im Vorhinein und für den Fall der Fälle – konkrete Handlungsabläufe für kommunikative Problemsituationen durchgespielt. Das kann beispielsweise ein Telefonat mit einer Freundin sein, bei dem der Klient seine Scheu überwinden muss, sie nach der erfolgreichen Therapie nun doch noch einmal um ihre Hilfe für gemeinsame Sprechübungen in Alltagssituationen zu bitten.

Visualisierung eines „inneren" Therapeuten. Der Klient wird angeleitet, sich in Momenten starker Verunsicherung, wenn er beginnt, voller Selbstzweifel an den eigenen Fähigkeiten herumzunörgeln, den Therapeuten „herbeizuzaubern". Der Klient lernt sich vorzustellen, wie der Therapeut ihm über die Schulter schaut: Vielleicht flüstert er ihm etwas ins Ohr, vielleicht blickt er freundlich und aufmunternd drein. Die Visualisierung der Person des Therapeuten soll den Klienten nach Behandlungsabschluss – wie Dryden und Feltham (1994, S. 139) anregen – an die Therapie und daran erinnern, „wie mit ähnlichen Situationen umgegangen wurde. Gleich Aladin verfügt unser Klient über seine ‚innere Wunderlampe', die er in schwierigen Situationen nur zu putzen braucht, um den Geist (Berater) zu beschwören und um Rat zu fragen".

Klient als Trennungsberater. Klienten verfügen über ein latentes Wissen, mit der befürchteten Trennung umzugehen, auch wenn sie im therapeutischen Gespräch manchmal das Gegenteil behaupten. Indem der Therapeut einen Rollentausch veranlasst, also selbst den Klienten spielt und sich vom Stotternden, der nun den Therapeuten darstellt, beraten lässt, wie am besten mit dem bevorstehenden Therapieabschluss umgegangen werden kann, kommt es beim Betroffenen zu einer Stimulierung seiner Lösungsideen – die vorhandenen Selbstheilungskräfte werden aktiviert.

Abschließendes Feedback. Die erzielten Veränderungen, die sich beim Klienten seit Behandlungsbeginn eingestellt haben, sollten einer kritischen Würdigung unterzogen werden. Was gelingt heute, was vor Therapie nicht denkbar schien? Haben sich die allgemeine Befindlichkeit und das Lebensgefühl geändert? Welche Handlungsaktivitäten werden gewagt, welche Vermeidungen sind überwunden? Welche Kommunikationssituationen werden heute flüssig bewältigt? In welchem Ausmaß sind Häufigkeit und Stärke der Stottersymptome abgebaut worden? Klienten neigen manchmal dazu, ihre Fortschritte herunterzuspielen. Machen Sie ihnen Mut, vergleichen Sie alte und neue Tonband- bzw. Videoaufnahmen miteinander. Und v. a.: Machen Sie deutlich, dass die Veränderungen als Ergebnis der eigenen Bemühungen zustande gekommen sind und folgerichtig sich Veränderungen grundsätzlich immer – und auch zu einem späteren Zeitpunkt wieder – erzielen lassen.

Sicherstellung einer positiven Einstellung zu Stottertherapien

Unterstützen Sie ihre Klienten in der Einstellung, dass sich weitere Fortschritte und positive Lernerfahrungen auch nach beendeter Therapie erzielen lassen. Selbst wenn Klienten zum Zeitpunkt des Therapieendes unzufrieden mit dem Ausmaß der erzielten Therapiefortschritte sind, verdeutlichen Sie nüchtern die tatsächlich erarbeiteten Veränderungen und klären Sie geduldig, dass es manchmal anderer Therapieverfahren, günstigerer Behandlungszeitpunkte, eines anderen Therapeuten oder einer intensiveren Zusammenarbeit bzw. Eigenarbeit bedarf, damit sich weiterführende Behandlungserfolge einstellen können (s. „Heilung und Erfolg", Kap. 2.5, S. 38ff).

Nehmen Sie Unzufriedenheiten über die Behandlung freundlich an und arbeiten Sie differenziert heraus, welche konkreten Dinge zu Enttäuschungen geführt haben. Vielleicht erfahren Sie etwas über ein liegengebliebenes Thema, das nicht bearbeitet werden konnte. Vielleicht zeichnet der Klient ein pessimistisches Bild von einer Welt, die immer noch voller Probleme sei und der er sich ausgeliefert fühle. Machen Sie ihm deutlich, dass er sein Leben in die Hand nehmen kann und verantwortlich für weitere Schritte ist. Manchmal ergibt sich aus einer solchen Problemerörterung die Notwendigkeit einer psychotherapeutischen Weiterbehandlung.

In der Schlussphase einer Behandlung ist es wichtig, gerade auch Frustrationen besprechbar zu machen, Kritik des Klienten anzunehmen, die sich auf die Person des Therapeuten und seine Gestaltung der Therapie bezieht. Es hilft nicht, „eingeschnappt“ oder störrisch zu sein („Ich habe doch mein Bestes gegeben!“) oder auf negative Kommentare des Klienten abwertend zu reagieren („Ihre Mitarbeit ließ ja auch zu wünschen übrig!“). Wichtiger als das persönliche Interesse des Therapeuten, sein Gesicht wahren zu wollen oder zu beteuern, was alles an Bemühungen seinerseits geleistet wurde, ist es, dem Klienten durch die Auswertung der Therapie und dem abschließenden Feedback den Zugang zu einer erneuten Nutzung von Therapie nicht zu verbauen: Der Klient sollte bei allen positiven und negativen Erfahrungen, die hinter ihm liegen, zu der Haltung kommen, dass Therapie auch späterhin als ein attraktives Instrument für Veränderungen zur Verfügung steht.

Stotterspezifische Hinweise zum sogenannten Reststottern

Klienten und Therapeuten können sich im Rahmen einer Behandlung immer wieder klar machen, dass die Lernprozesse, die in einer spezifischen Situation begonnen haben (beispielsweise beim Autofahren in der Fahrschule), sich verfestigen und voranschreiten, wenn wir alleine weiterüben (beispielsweise uns ein eigenes Auto zulegen). Veränderungen aus der Therapie wirken ins Leben hinein und nehmen nach Behandlungsabschluss zu. Dies belegen eine Vielzahl wissenschaftlicher Effektivitätsuntersuchungen. Lernen geht weiter – eine sehr beruhigende Angelegenheit.

Und trotzdem: Gerade bei der Symptomatik Stottern kann es angesichts des Erlebens von „Erfolg“ mit dem Therapieende zu Gefährdungsmomenten kommen, die als Risikofaktoren bekannt sein und vor Behandlungsende besprochen werden müssen: Wenn Klienten gelernt haben, mit dem eigenen Stottern unbefangener umzugehen, Sprechsituationen nicht mehr zu vermeiden und Kommunikation selbstbewusst nach den eigenen Bedürfnissen zu gestalten, und wenn darüber hinaus die Stotterintensität und Häufigkeit deutlich reduziert sind (im Vergleich zum Behandlungsbeginn), leiden sie nicht mehr unter den noch auftretenden Stottersymptomen.

Das zu Therapieende noch bestehende Reststottern ist für viele Klienten kein Grund mehr, die Behandlung fortzusetzen. Hier müssen Stottertherapeuten aufklären: Die erlangte Sprechflüssigkeit verführt dazu, die Maßnahmen zur Sprech- und Stottermodifikation einzustellen, die ja immer auch ein beträchtliches Ausmaß an Mühe und Konsequenz verlangen. Die Folge kann die Wiederzunahme alter Stottermechanismen sein, v. a. deswegen, weil eine differenzierte Selbstwahrnehmung für motorische Verspannungen verloren geht. So stellt sich nicht selten ein schleichender Prozess ein, bei dem der Einfluss langjähriger Verhaltensgewohnheiten gegenüber den neu erworbenen Selbststeuerungsmöglichkeiten wieder Überhand gewinnt. Dem kann nur dadurch entgegengewirkt werden, dass Klienten weiterhin an ihrem Reststottern arbeiten und die therapeutischen Techniken zur Stärkung ihrer Unbefangenheit in der Kommunikation nutzen. Im Kapitel „Rückfallbearbeitung“ (Kap. 3.5, S. 63ff) und „Therapeutische Nachsorge“ (Kap. 4.7, S. 86ff) finden sich hierzu weitere Hinweise.

Verabschiedung

Ein endgültiger Abschied braucht Zeit und Ruhe. Er passt nicht zwischen Tür und Angel. Er will angekündigt und gezielt gestaltet werden. Klient und Therapeut sollen sich auf die bevorstehende Trennung in der letzten Sitzung einstellen können:

- Was will ich noch sagen?
- Möchte ich etwas mitbringen?
- Was benötige ich für einen guten Abschied?
- Wie kann ich meinen Dank ausdrücken?

Es fällt vielen Menschen schwer, Abschied zu nehmen und Dank unbefangen auszudrücken. In einer Therapie, die die Kommunikation betrifft, steht es uns Therapeuten gut an, dem Klienten für diesen spezifischen Bereich des sozialen Umgangs positive Erfahrungen zu vermitteln: Ein Ritual, eine kleine Zeremonie, eine Zeichnung „vorher – nachher“ (s. Abb. **3**), ein Abschiedsbrief (s. das folgende Beispiel) wirken sehr wohltuend. In der therapeu-

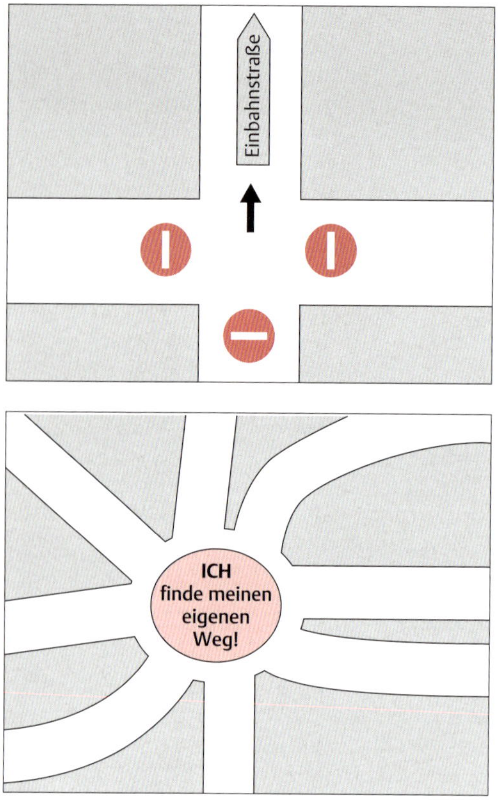

Abb. **3** Zeichnung aus der letzen Therapiestunde: Sabine / vorher – nachher.

tischen Fachliteratur finden sich hierzu viele kreative Gestaltungsmöglichkeiten: beispielsweise der Einsatz von Briefen des Therapeuten an seine Klienten (White u. Epston 1990) oder die wertschätzende Rückbesinnung auf gemeinsame Erfahrungen in der Gruppe (Geissler 2004).

Bärbel, 52 Jahre, hat von sich aus einen Abschiedsbrief verfasst: „Ich danke Ihnen, dass Sie mir den Weg von der Ohnmacht zum Handeln gezeigt haben! Mich angeregt haben (was sehr wichtig für mich war), *mir selbst* Wege zu erarbeiten, *mich selbst* auf den Weg zu machen. Wege aus der Depression in die Zuversicht, Wege vom Stottern in die Flüssigkeit zu kommen, aber auch vor dem Stottern nicht wegzulaufen, sondern es anzunehmen! Wege, der Angst zu begegnen, nicht so lange in der Zögerlichkeit zu bleiben, Entscheidungen zu treffen! Durch Ihre Ermutigung lernte ich es immer besser, mir selbst zu begegnen, mich selbst anzunehmen, es mir zu gestatten, gut zu mir selbst zu sein! Sehr, sehr wichtig ist für mich auch, insgesamt meinen Körper besser in den Blick bekommen zu haben: aufrecht zu gehen, stolz auf mich selbst zu sein und mir Raum zu nehmen! Es macht mir Freude, offen und zugewandt zu sein und meinen Humor wiederzuentdecken. Was mich auch freut, ist, dass ich während der Therapie das „Schreiben" und das Aufsprechen auf Kassette für mich als einen Weg entdeckt habe, zu mir selbst zu kommen! Ich habe mich verändert, ich bin weitergekommen! Was auch hoch einzuschätzen ist: Ich habe in meinen Therapieordnern, Therapietagebüchern und den von Ihnen, aber auch von mir besprochenen Kassetten einen Riesenfundus, der mir bleibt. Ich möchte mich ganz, ganz herzlich für diesen ganzen Reichtum bedanken!"

Kritische Anmerkungen

Trotz der vielfältigen Möglichkeiten, einen guten Behandlungsabschluss in enger Zusammenarbeit zwischen Klient und Therapeut herzustellen, bleibt folgende Tatsache bestehen: Im Behandlungsalltag sind es häufig die formalen Festlegungen, die das Ende einer Behandlung bestimmen und nicht die inhaltlich abgewogene Sachentscheidung. Das Ende wird durch die Sitzungszahl bestimmt, die zu Therapiebeginn festgelegt wurde – einem Zeitpunkt, an dem sich Problemlagen immer nur ansatzweise erfassen lassen. Die Behandlung hört auf, weil alle genehmigten Stunden „verbraucht" sind oder weil die Krankenkasse bzw. der Kostenträger keine Verlängerung genehmigt. Oder die Behandlung wird als „abgeschlossen" bezeichnet, weil dem Klienten eine private Eigenfinanzierung nicht möglich ist. Nicht selten kommt es auch vor, dass eine Behandlung, die eigentlich abgeschlossen werden sollte, nur deswegen weitergeführt wird, weil noch einige Sitzungen „zur Verfügung stehen". In allen diesen Fällen wird deutlich, dass der aktuelle Bedarf und die tatsächliche Behandlungsbedürftigkeit nicht die alleinigen Kriterien sind, die über das Ende oder den Fortgang einer Behandlung bestimmen.

! Das Behandlungsende lässt sich als eine Übergangphase verstehen. Einerseits leitet es im Leben des Klienten einen neuen Abschnitt ein: Der Stotternde lernt mit Zuversicht auf die bevorstehenden Lebensaufgaben, die nach Therapieende anstehen, zu blicken und sie – auf der Basis der therapeutischen Anregungen – bereits jetzt mutig in Angriff zu nehmen. Andererseits beginnt spätestens jetzt die Phase, in der sich der Therapeut zunehmend überflüssig macht.

6 Anforderungen an den Stottertherapeuten

Welche Kompetenzen sollte ein Behandler mitbringen, um Erfolge in der Stottertherapie erzielen zu können? Dieser Frage wird in den folgenden 6 Kapiteln nachgegangen, wobei persönliche Fähigkeiten des Therapeuten und professionelles Handwerkszeug betrachtet werden. Zuerst wird untersucht, warum Stottern noch immer als „heißes Eisen" gilt. Dann werden typische methodische Unsicherheiten von Stottertherapeuten in den Blick genommen. Anschließend geht es um diejenigen Anforderungen, die Behandler, egal nach welchem Therapieansatz sie arbeiten, in jeder Art von Stottertherapie erfüllen sollten. Ein gesondertes Kapitel widmet sich dem Umgang mit Widerständen, ein weiteres den Beratungskompetenzen des Stottertherapeuten. Abschließend werden kreative Potenziale vorgestellt, die zusätzlich zu den systematischen und planvollen Veränderungsstrategien in jeder Stottertherapie erworben werden sollten: Fähigkeiten der Improvisation.

6.1 Stottertherapie – ein „heißes Eisen"?

Therapeutin: „Manchmal schlafe ich schlecht. Der bewilligte Stundenumfang für die Patientenarbeit reicht hinten und vorne nicht aus. Frau Petersen beispielsweise, der werde ich zurzeit überhaupt nicht gerecht. Das Stottern hat sich bei ihr richtig eingenistet. Und dann die neue Gruppe – jeder blickt nur auf sich und wartet voller Ungeduld. Worauf? Dass ein Wunder geschieht? Keiner übt wirklich intensiv während der Woche. Und dann die Videoanlage, ich hätte schon längst eine neue Digitalkamera anschaffen müssen. Und Fachartikel, die liegen schon seit Wochen auf einem Stapel – ungelesen. Und die vielen schlauen Bücher? Überall nur Anforderungen und gute Ratschläge: Machen Sie am besten dies, machen Sie das. Vergessen Sie nicht. ... Meine Supervisorin hat recht – so kann es nicht weitergehen. Wie soll ich das alles auf die Reihe bekommen? Stottern ist wirklich ein heißes Eisen."

Berufserfahrene Therapeuten sprechen vom Stottern als einer *schwer therapierbaren Störung*, an die sich viele Kollegen nicht heranwagen. Diese Meinung ist im deutschen Sprachraum weit verbreitet, nicht nur bei Berufsanfängern, egal ob dies Logopäden, Sprachheilpädagogen oder Psychologen sind. Diese Einschätzung gilt aber auch in anderen Ländern: Benecken (2005) zitiert eine „Cross-cultural-Untersuchung" von über 700 Sprachtherapeuten in den USA sowie in Großbritannien: 90% der Befragten verneinten, dass es angenehmer sei mit Stotternden zu arbeiten als mit Menschen mit anderen Artikulationsstörungen.

„Diese Ablehnungstendenzen mögen unterschiedliche Motive haben (u. a. kommunikativen Stress in der Kommunikation mit einer stotternden Person; der Stotternde frustriert die Gesprächsabsichten des Anderen), m. E. können diese Tendenzen aber auch unbewusste Impulse gegenüber einem Kommunikationsverhalten sein, dass auf der Selbstoffenbarungsebene Angst, Ambivalenz und Unsicherheit signalisiert." (Benecken 2005, S. 46)

Welche Gründe führen außerdem dazu, die die Behandlung des Stotterns zu einem so schwierigen Unterfangen machen? Aus meiner Sicht lassen sich hierfür v. a. die folgenden Erklärungen aufführen:

- Noch fehlt es an einer wissenschaftlich anerkannten, umfassenden Theorie des Stotterns.
- Die Ursachen für das Stottern sind weitgehend ungeklärt.
- Beide Sachverhalte sind dafür verantwortlich, dass es noch keine kausale Therapie für stotternde Erwachsene gibt, an der sich die Therapeuten orientieren könnten.

- Logopäden fühlen sich den psychischen Begleiterscheinungen eines chronischen Stotterns oft nicht gewachsen und erleben sich wegen ihrer mangelnden psychotherapeutischen Kompetenz oft als nicht zuständig.
- Psychologen fühlen sich wegen ihrer mangelnden logopädischen Kompetenzen oft überfordert, stotternde Menschen zu therapieren.
- Das Erscheinungsbild des Stotterns ist vielfältig: Unterschiedliche Phänomene bei sehr unterschiedlichen Persönlichkeiten werden alle unter dem gleichen Begriff „Stottern“ subsumiert. (Es gibt kein Stottern, das mit dem Stottern eines anderen Betroffenen identisch wäre.)
- Die psychische Verarbeitung des Stotterns, der Umgang mit den Symptomen und ihren Folgen erfolgt bei erwachsenen Stotternden auf eine sehr verschiedene Art und Weise.
- Es gibt eine verwirrende Fülle an Standardprogrammen zur Behandlung stotternder Erwachsener, deren Wirksamkeit allerdings für den Einzelfall nicht voraussagbar ist.
- Es fehlen Kriterien für die Auswahl von Therapieansätzen: Eine gesicherte Indikation, welcher Therapieansatz für welchen Klienten geeignet ist, steht noch aus. (Ein Therapieansatz, der beim Stotternden A erfolgreich wirkt, muss noch lange nicht beim Stotternden B wirksam sein.)
- Bei Erwachsenen ist das Stottern mit seinem sprechmotorischen Anteil zu einem „habit“ geworden, zu einer verfestigten Verhaltensgewohnheit, die durch automatisierte Abläufe gekennzeichnet ist und die dem bewussten Zugriff des Betroffenen erst einmal nur zum Teil zugänglich ist.
- Meist sind die aktuellen Auslösebedingungen von Stotterereignissen für den Betroffenen (und oft auch für den Therapeuten) nicht unmittelbar erkennbar.
- Auch wenn entspannende Lösetechniken vermittelt werden, die die Verspannungen der mundmotorischen Muskulatur bewirken sollen, gelingt eine spannungsfreie Rede bei erwachsenen Stotternden oft deswegen nicht, weil gesamtkörperliche Anspannungsreaktionen vorhanden sind, die unterhalb der Wahrnehmungsschwelle liegen und dem Betroffenen nicht bewusst sind.
- Die kognitiven und emotionalen Begleiterscheinungen des Stotterns sind vielfach „abgespalten“, d.h. dem bewussten Erleben nicht (oder nur schwer) zugänglich. Sie müssen bewusst gemacht und therapeutisch bearbeitet werden, um eine störungsfreie Kommunikation sicherzustellen.
- Der willentliche Zugriff auf die sprechmotorischen Stottersymptome gelingt dem unbehandelten Stotternden meist nicht: Wer seine Symptome kontrollieren oder unterdrücken will (ohne dafür eine hilfreiche therapeutische Strategie erworben zu haben), verstärkt damit in der Regel die Intensität und Häufigkeit der Symptomatik bzw. zieht sich auf sein kommunikatives Flucht- oder Vermeidungsverhalten zurück.
- Chronisches Stottern hat zu einer komplexen Kommunikationsstörung geführt – zusätzlich zu den sprechmotorischen Symptomen haben sich bei vielen Erwachsenen spezifische Einstellungen und Lebenshaltungen ausgebildet, die das gesamte kommunikative Handeln der Person bestimmen.
- Die zeitweilige Abwesenheit von Symptomen (beispielsweise am Ende von Therapien) garantiert noch keinen Behandlungserfolg: Das *Rückfallrisiko* ist beim Stottern unter Fachleuten sprichwörtlich bekannt.
- Einmal ausgebildete Wahrnehmungskompetenzen bezüglich der eigenen Stottersymptomatik gehen beim Stotternden verloren, wenn sie nicht kontinuierlich aufgefrischt werden.
- Mit der Zunahme an Selbstsicherheit beim Kommunizieren nimmt die Achtsamkeit bezüglich der körperlichen Abläufe beim Stottern ab: Stotternde, die ihr Alltagshandeln angst- und vermeidungsfrei gestalten, achten zunehmend weniger auf ihren sprechmotorischen und gesamtkörperlichen Zustand – sie verlieren die erworbene Sensibilität für die das Stottern ankündigenden körperlichen (propriozeptiven = feinmotorisch spürbaren) und stimmlichen (beispielsweise durch Lautstärke und Tonhöhe erkennbaren) Warnsignale. Mit dem Verlust an Sensibilität verringern sich die Steuerungsmöglichkeiten – die Fähigkeit, Einfluss auf das Stottern zu nehmen, sinkt, das Stottern kann wieder zunehmen.

Die hier aufgeführten Sachverhalte mögen dazu beigetragen haben, dass eine Reihe an Sprachtherapeuten das Stottern als ein „heißes Eisen" erlebt, das dem Behandler Probleme im Therapiealltag bereitet und ihn befürchten lässt, er könne sich an ihm „die Zähne ausbeißen". Sicherlich rührt daher auch die unsägliche Ansicht, Stottern im Erwachsenenalter sei „therapieresistent". Diese Meinung wird in Teilen der Stotterer-Selbsthilfeszene und in Fachdiskussionen unter Stottertherapeuten manchmal zu undifferenziert weitergetragen und gipfelt in der Behauptung von der Nichtheilbarkeit des Stotterns im Erwachsenenalter (Kap. 2.5, S. 38ff).

Derartige Diskussionen lassen völlig unberücksichtigt, dass die „Therapierbarkeit" einer Störung immer nur im Zusammenhang mit dem Konzept einer Behandlung, mit den therapeutischen Rahmenbedingungen sowie der Wirksamkeit einzelner Methoden, aber auch mit der Qualität des therapeutischen Vorgehens betrachtet werden kann und darüber hinaus von den professionellen *therapeutischen Kompetenzen* des Behandlers abhängt. Sind beispielsweise die Kompetenzen eines Therapeuten ungenügend, kann es keinen verwundern, wenn sich die Kommunikationsstörung Stottern nicht wandelt. Unter diesem Blickwinkel entpuppt sich für mich in Deutschland das „heiße Eisen" manchmal als „Therapeut" und nicht als die „Störung Stottern".

In den Ausbildungsstätten, die eine gründliche Vorbereitung auf Stottertherapie leisten, werden die Curricula und Studienordnungen regelmäßig überarbeitet und an die aktuellen Praxisanforderungen angepasst. Hierauf verweist Koch (2004) und betont die Wichtigkeiten, dass sich Studierende bereits in ihrer Ausbildung den vielfältigen Herausforderungen dieses Arbeitsfeldes stellen müsse.

> „Das Stottern entzieht sich ‚einfachen' Konzepten, man kann es einfach nicht so ‚wegüben' wie einen Sigmatismus. Stottertherapie erfordert einen ganz anderen Zugang zum Problem und zum Patienten: Geduld und empathische Einfühlung, Zähigkeit und Kreativität, Mut und Ausdauer, Herausforderung und Konfrontation, die Bereitschaft zu sehr persönlichem Engagement, jede Menge Selbstreflexion und dazu die Bereitschaft, eigene Ängste und Grenzen zu überwinden." (Koch 2004, S. 60)

Eine vertiefte Qualifizierung der Stottertherapeuten wird allerdings nur im Rahmen eines praxisintegrierten Aufbau- oder Weiterbildungsstudiums möglich sein (s. „Stottertherapeut", Kap. 2.1, S. 25f). Hier sollten die angehenden Stottertherapeuten nicht nur Theorien und Methoden lernen, sondern auch für die Stolpersteine sensibilisiert werden, die auf dem Terrain der Stottertherapie herumliegen (vgl. Wendlandt 1984a). Probleme, deren Verantwortung bei den Therapeuten liegt, fordern zur Weiterentwicklung beruflicher Fachkompetenzen. Arbeitsmaterialien, die in diese Richtung weisen und als Ausbildungshilfen genutzt werden können, sollten in ausreichendem Maße für Juniortherapeuten entwickelt werden. Ein Beispiel hierzu stellt der Arbeitsbogen I für Stottertherapeuten dar (Anhang, S. 234), der im Rahmen der Ausbildung ausgegeben werden kann.

6.2 Typische methodische Unsicherheiten von Stottertherapeuten

> Im Rückblick auf sein Leben stellt Van Riper (1996, S. 87) fest: „Jeder hat seinen eigenen Dämon, und meiner ist das Stottern. [...] Ich habe festgestellt: Nachdem ich das Stottern als Problem akzeptiert und gelernt hatte, mit ihm umzugehen, indem ich es nicht vermied oder versteckte oder damit kämpfte, verlor der Dämon seinen Einfluss auf mich."

Methodische Unsicherheiten bei Stottertherapeuten

Für den Stottertherapeuten gibt es in den ersten Therapiesitzungen mit neuen Klienten keine Sicherheit – selbst wenn er schon lange Stottertherapien durchführt:

- Werde ich Zugang zum Klienten finden und einen tragfähigen Kontakt aufbauen können?
- Werde ich seine Fragen beantworten, seinen drängenden Erwartungen nach Veränderung gerecht werden können?
- Welche Behandlungsmethoden sollten eingesetzt werden?

- Welche davon wird der Klient aufgreifen können, welche werden sich als wirkungsvoll erweisen?
- Wird die Eigenarbeit, die so notwendig in jeder Therapie ist, vom Klienten realisiert?

! Hoffnungen und Skepsis sind Gefühlszustände, die der Stottertherapeut bei seiner Arbeit gut kennt.

Da Stottertherapie ein sehr anspruchsvolles Arbeitsgebiet darstellt und eine Vielzahl an spezifischen Herausforderungen umfasst (s. das vorausgegangene Kapitel), gilt es für den Behandler, sich bei der Organisation der therapeutischen Arbeit Zeit und Kraft für die Bearbeitung von Problemen freizuhalten, die jederzeit auftauchen können – und auch Bescheid zu wissen, welche typischen Stolpersteine und Sackgassen in der Therapie üblicherweise auftreten können (vgl. Wendlandt 1984a). An dieser Stelle möchte ich v. a. *Unsicherheiten im methodischen Vorgehen* benennen, die mit großer Regelmäßigkeit in der Arbeit von Stottertherapeuten vorkommen, und die im Rahmen meiner Supervisionsgruppen immer wieder thematisiert werden. Das Wissen um die Existenz derartiger methodischer „Knackpunkte" erleichtert die Orientierung in den Therapiesitzungen und fördert die Fortbildungsbereitschaft der Therapeuten.

Aufgabenfestlegung ohne eigene Selbsterfahrung. Stottertherapeuten neigen dazu, sich Aufgaben einfallen zu lassen, die sie nie selbst intensiv durchgespielt und bewältigt haben. Sie unterschätzen die Tücken der Situation, kennen nicht die Vermeidungswünsche und Fluchtgedanken, die angesichts situativer Unwägbarkeiten auftauchen können, und haben demzufolge keine ausreichend realitätsbezogenen Bewältigungsideen parat, die sie weitergeben könnten (s. vertiefende Ausführungen im nächsten Kapitel).

Das Prinzip „Kleinschrittigkeit" wird nicht ernst genug genommen. Die Festlegung von Arbeitsaufträgen wird nicht kleinschrittig genug gestaltet.

> „Die meisten Therapeutinnen gehen zu schnell vor und sind dann frustriert, wenn der Patient ihnen nicht folgen kann. Weder der Patient noch die Methode haben versagt – es ist die Therapeutin, die versagt hat." (Ham 2000, S. 21)

Bei der Vorbereitung der Hausaufgabe „Ansprechen eines Passanten" wird beispielsweise gleich die sprachliche Kontaktaufnahme zu einem Fremden abverlangt, statt erst einmal zwei leichtere Kontaktphasen vorzuschalten: das „Zunicken und Lächeln" (Vorbeigehen und nur nonverbal Kontakt aufnehmen) und dann das „Hallo- oder Guten-Tag-Sagen" (Vorbeigehen mit zusätzlicher kurzer verbaler Begrüßungsfloskel). Erst wenn diese Arbeitsschritte wiederholt gelingen, ohne dass „das Herz bis zum Hals schlägt", steht der nächstschwierigere Schritt der Kontaktaufnahme an (vgl. „Prinzip kleine Schritte", in Wendlandt 2002a, S. 57ff).

Vernachlässigung übungstechnischer Durchführungsbedingungen. Nicht selten werden Übungen und Aufgabenstellungen festgelegt, ohne die Häufigkeit der Aufgabenausführung zu bedenken oder sich über die Dauer des Verweilens in einer Übungssituation Gedanken zu machen: Nach einer In-vivo-Sitzung, in der endlich ein Telefongespräch in einer belebten Fußgängerzone durchgeführt werden konnte, stellt sich üblicherweise weder beim Klienten noch beim Therapeuten gleich unbeschwerte Freude ein – beide können noch angespannt oder, wegen des besonderen Verlaufs des Gesprächs, unzufrieden sein.

Anspannung und negative Gefühle aus der Situation wirken also vielfach über die gerade durchgeführte Trainingssituation hinaus. Ein methodisches Vorgehen, bei dem die Telefonübung in der Fußgängerzone mit einem hohen Erregungsniveau endet, verstärkt – ungewollt – die Erwartungsangst vor der nächsten Telefonübung und kann beim Stotternden – wenn jetzt die Trainingsarbeit beendet werden würde – (erneute/zusätzliche) Widerstände gegen nachfolgende In-vivo-Sitzungen auslösen. Bei einer professionellen Trainingsarbeit sollte deshalb darauf geachtet werden, Telefonübungen mehrmals zu wiederholen bzw. in einem Telefongespräch länger zu verweilen. Erst so ergibt sich eine Habituation, eine Gewöhnung an die angstauslösenden Merkmale der Situation: Die erlebte Angst kann abklingen und der Stotternde kommt dazu, seine neuen Möglichkeiten der Handlungssteuerung beim Telefonieren tatsächlich bewusst wahrzunehmen, zu gestalten und ausgiebig zu erproben. Zusätzlich kann die Zeit zwischen den Übungswiederholungen zur Reflexion und weiteren Spannungsreduktion genutzt werden.

Festlegung alternativer Handlungsmöglichkeiten kommt zu kurz. Es gibt nicht nur ein einziges „richtiges" Kommunikationsverhalten für eine konkrete Kommunikationssituation. Immer geht es um die Erarbeitung von Handlungsalternativen. Klienten können lernen, sich flexibel auf eine Situation einzustellen und mit unterschiedlichen Möglichkeiten zu operieren: Wenn A nicht funktioniert, dann wähle ich B. Wenn mir B nicht gelingt, dann probiere ich es mit C. Diese Flexibilität im Verhalten entsteht aus einer Flexibilität im Denken – sie gilt es herzustellen. Stottertherapeuten haben hier die Aufgabe, die Vielfalt an Freiheitsgraden im interaktiven Handeln aufzuzeigen und ggf. zu enge Sichtweisen zu erweitern. Und sie müssen aufpassen, dass sie ihr eigenes A-B-C nicht gleichsetzen mit dem A-B-C, das für die Klienten gelten soll.

Anleitungen zur Selbstinstruktion unterbleiben. Wenn ein Stotternder in seinem Kommunikationsalltag neue sprachliche oder soziale Handlungsweisen erproben will und altvertrauten Vermeidungshaltungen widerstehen möchte, reicht es nicht aus, sich dies am grünen Tisch vorher zu überlegen. Vielmehr sind direkt vor Ort 2 wesentliche kognitive Vorgänge vonnöten:

- Der Betroffene muss in der Sprechsituation selbst eine Entscheidung treffen, welche konkreten Verhaltensweisen er wann und wie lange einsetzen will.
- Und er muss sich durch gezielte Selbstinstruktionen zur Ausführung dieses Verhaltens (ggf. mehrfach) anweisen.

Beide Vorgänge bleiben in Stottertherapien oft unberücksichtigt. Stottertherapeuten wundern sich häufig über die Stärke der Sprechängste und des mit ihnen verbundenen Vermeidungsverhaltens, statt die beiden kognitiven Selbststeuerungsstrategien durch entsprechende Trainingsmaßnahmen in das Handlungsrepertoire ihrer Klienten zu integrieren (Kap. 3.2, S. 49ff, u. Kap. 8.1, S. 189f).

Positive gedankliche Vorwegnahme der Handlungsbewältigung fehlt. Klienten neigen immer wieder dazu, eigenes Versagen auszufantasieren und Misserfolge vorwegzunehmen. Angespanntheit und Verunsicherung, die in der Folge eintreten, führen prompt zum befürchteten Ergebnis. Um dieser Tendenz zur Self-fulfilling-Prophecy beim Klienten entgegenzuwirken, ist es notwendig, ihm beizubringen, wie er sich die bevorstehende Kommunikationssituation positiv vergegenwärtigen und damit gedanklich in eine Bewältigungssituation transformieren kann.

Der „Null-auf-hundert-Fehler" bei Transferübungen. Im Rahmen des Selbsttrainings (Hausaufgaben) oder in der gemeinsamen In-vivo-Arbeit mit dem Stottertherapeuten gelingt es häufig nicht, bestimmte Sprechtechniken, die im Behandlungsraum bereits gut angewendet werden können, in alltäglichen Kommunikationszusammenhängen angemessen einzusetzen. Hier kommt es typischerweise deswegen zu Misserfolgen, weil es unterbleibt, das sprechmotorische Zielverhalten bereits vor der „Ernstsituation" in Gang zu bringen: Aus dem Schweigen heraus wird versucht, beispielsweise ein weiches Wiederholungsstottern zu produzieren. Da die Annäherungsphase aber als Phase ohne Sprechen stattfindet, steigen während dieser Zeit der schweigenden Annäherung Erwartungsängste und Erregung sprunghaft an (was nicht verwunderlich ist). Das Zielverhalten „weiches Wiederholungsstottern" misslingt – es kommt zu einem harten „echten" Stottern.

Hier wäre es nötig, das Zielverhalten bereits in der Annäherungsphase laut, flüsternd oder im Stillen zu produzieren, sodass es direkt bis an das Sprechen in der ängstigenden Erprobungssituation „herangeführt" wird und dann ohne Übergang dort zum Einsatz kommt (Kap. 5.3, S. 108; vgl. auch „Handlungsbeginn vorverlegen: Warmlaufen", Wendlandt 2003, S. 121ff). Später, wenn die sprechmotorische Selbstkontrollfähigkeit zur Verflüssigung des Redens auch unter Stressbedingungen trainiert wird, kann auf diese Art der Sprechvorbereitung allmählich verzichtet werden.

Vergegenwärtigung des Scheiterns unterbleibt. Realität ist nicht berechenbar. Immer besteht das Risiko, dass „es anders kommt als Du denkst". Manche Risiken sind *vorhersehbar*: Bei neuen Erprobungen können Aufregung und starke Gefühle plötzlich ins Spiel kommen, die zu körperlichen Verspannungen führen und damit schlagartig die Wahrscheinlichkeit des Stotterns erhöhen bzw. die Fähigkeiten zur Stotterkontrolle mindern. Auch Vermeidungstendenzen sind langlebig, tauchen als alte Muster oft mit großer Vehemenz und völlig überraschend auf. Sie bringen alle „guten Vorsätze" und sprechmotorischen Techniken „durcheinander". So sollten Therapeut und Stotternder besprechen, dass irrationale Einstellungen, „alles in den Griff" bekommen zu wollen, abgebaut gehören.

Die meisten Risiken sind allerdings *unvorhersehbar* – wir können uns auf sie nur dadurch vorbereiten, dass wir sie ins Kalkül ziehen, sie als Selbstverständlichkeiten betrachten und unaufgeregt und gelassen mit ihnen rechnen, mit unerwarteten Gesprächsinhalten, mit plötzlichen situativen Wendungen, mit Menschen oder Ereignissen, die uns ängstigen bzw. mit anderen schwierigen Anforderungen, die einen Großteil unserer Vorbereitungen ad absurdum führen. Unvorhersehbare Risiken gehören zur Veränderungsarbeit dazu, zum Selbsttraning und zu den In-vivo-Übungen (s. „Herausforderungen riskieren", Kap. 5.3, S. 109f). In diesem Sinne geht es darum, Scheitern neu erfahrbar zu machen, es neu zu bewerten, sodass es als eine notwendige Handlungsvariante auf dem Weg zur Entwicklung größerer kommunikativer Spielräume erlebt werden kann. Erst aus dieser Erfahrung heraus entsteht Gelassenheit – und neue Möglichkeiten eines flexibleren Sicheinstellens und Umgehens mit Unwägbarkeiten werden entdeckt (Kap. 6.6, S. 166ff).

Verstärkungen und Rückmeldungen bleiben oft unkonkret. Verstärkung und Feedback sind wesentliche Instrumente der Verhaltenssteuerung und fördern maßgeblich soziale Lernprozesse im Erwachsenenalter. Es kommt immer wieder vor, dass Therapeuten die Bedeutung konkreter Verhaltensbeschreibungen bei ihren verbalen Verstärkungen nicht nutzen: eine gelungene Aktivität wird zwar positiv bewertet („Das war gut!"), aber es wird versäumt, die positive Bewertung („Gut!") mit dem konkreten Zielverhalten zu verbinden („Du hast bereits beim Hereinkommen Blickkontakt zum Gegenüber hergestellt und ihn laut und deutlich, und doch mit weichem Stimmeinsatz, begrüßt!").

Auch beim Feedback fehlt vielfach die Benennung der gelungenen Verhaltensweisen: Zwar wird die erzielte Wirkung einer kommunikativen Handlung rückgemeldet („Der Passant ist stehen geblieben, du warst toll!"), aber es unterbleibt die so notwendige Bewusstmachung der kommunikativen Verhaltensweisen, die den Passanten zum Stehenbleiben animiert haben („Du bist direkt auf ihn zugegangen, hast ihn freundlich angelächelt und dann ruhig und mit einem weichen Wiederholungsstottern nach der Königsstraße gefragt.").

Kommunikatives Verhalten läuft vielfach unterhalb der Wahrnehmungsschnelle ab, Klienten können nach einer Übungssituation oft gar nicht genau beschreiben, was sie selbst getan haben. (Die Beschreibung äußerer Sachverhalte fällt ihnen da schon leichter.) Sie benötigen also, noch dazu wenn sie neues Terrain betreten, aufgeregt oder abgelenkt sind, nach den Verhaltenserprobungen differenzierte Beschreibungen ihrer tatsächlich gezeigten eigenen Handlungsweisen. Verstärkungen und Rückmeldungen, die sich auf die aktuellen therapeutischen Verhaltensziele beziehen, erleichtern dem Stotternden, sich dieser Verhaltensziele immer wieder gegenwärtig zu sein und sie zunehmend leichter in das eigene spontane Handeln zu integrieren (Kap. 3.2, S. 49ff).

Anleitungen zur Selbstverstärkung kommen zu kurz. Für die eigentherapeutische Arbeit ist es erforderlich – nicht zuletzt für die Zeit nach Therapieende –, dass sich der Stotternde selbst angemessen verstärken kann: Der Therapeut sollte ihn anleiten, die vorhandenen Bewältigungsfähigkeiten wahrzunehmen, sie bei sich anzuerkennen und sie mithilfe positiver Selbstverbalisierungen im Alltag zu aktivieren. Damit wird beim Stotternden die Erkenntnis gestärkt, Einfluss auf seine Umwelt nehmen zu können und sich als Verursacher für geglückte kommunikative Prozesse zu begreifen (Kap. 3.2, S. 55ff). Im fortgeschrittenen Therapieverlauf kann der Therapeut sich von der Regel leiten lassen: „Selbstverstärkung vor Fremdverstärkung": der Therapeut verstärkt erst dann – ergänzend oder zusammenfassend –, wenn der Klient sich vorher selbst verstärkt hat.

Kontrollen bei Nichterledigung der therapeutischen Hausaufgaben unterbleiben. Die Wichtigkeit von therapeutischen Hausaufgaben ist hinreichend beschrieben worden (Kap. 5.2, S. 97ff). Therapeuten, die langfristige Veränderungen bei stotternden Erwachsenen erzielen möchten, können nicht darauf verzichten, mangelnde Selbstveränderungskompetenzen bei einem Stotternden und die wiederholte Nichterledigung von Aufgabenstellungen zu thematisieren. Nur wenn Betroffene ihr Veränderungswissen und ihre Veränderungsmethoden kontinuierlich und flexibel einsetzen, sind überdauernde Therapieerfolge zu erwarten. Klienten sollten mit dieser Tatsache selbstverantwortlich umgehen lernen – Gespräche hierzu können als hilfreiche Anlässe zur Lösung dieses Sachverhalts verstanden werden.

Einseitige Transferorientierung der In-vivo-Arbeit. Ein typischer therapeutischer Kunstfehler ist bereits oben besprochen worden: In Stottertherapien wird In-vivo-Arbeit viel zu oft nur als Generalisierungsmethode eingesetzt, die am Ende einer Behandlung zur Anwendung kommt. Damit werden die Chancen, therapeutische Lernprozesse von vorneherein in unterschiedlichen kommunikativen Kontexten zu etablieren, nicht genutzt. Vielmehr ergeben sich eine ganze Reihe an Problemen, die die therapeutische Arbeit belasten, die im Grunde genommen aber vermeidbar sind (Kap. 5.3, S. 104ff; vgl. auch Wendlandt 2002b).

Widersprüchlicher Umgang mit Pseudostottern. Pseudostottern, eine zentrale Interventionsmaßnahme in der Erwachsenentherapie des Stotterns (vgl. Van Riper 1973; Wendlandt 1984, 1987a, 1987b; Ham 2000; Starke 2002; Breitenfeldt u. Lorenz 2002; Zückner 2008), wird von Stottertherapeuten manchmal auf eine ungünstige Weise eingesetzt, die der beabsichtigten Wirkung der Desensibilisierung entgegenläuft und zu einer negativen Einstellung dem Pseudostottern gegenüber führt (vgl. hierzu das einleitende Beispiel von Kap. 3, S. 64ff). Dies kann unter folgenden Umständen der Fall sein:

- Bei Klienten liegen noch starke Sprechängste und eine hartnäckige Tendenz zur Vermeidung eigener Stottersymptome vor. Die Aufforderung des Therapeuten zum Einsatz von Pseudostottern findet viel zu früh statt, noch bevor der Klient überhaupt wagt, mehr zu sprechen, seine Sprechaktivität zu steigern und damit eigenes Stottern zuzulassen.
- Durch die Rigidität eines Therapiekonzepts, das Pseudostottern vorschreibt, büßen diejenigen Klienten, die den Sinn der Maßnahme nicht einsehen oder sie gefühlsmäßig nicht akzeptieren können, Vertrauen und Kooperationsbereitschaft ein: Das Verhältnis zum Therapeuten wird unnötig belastet.
- Wenn Klienten bei der Ausführung des Pseudostotterns in ihren alten automatisierten Stotterablauf geraten, ohne diesen Vorgang stoppen zu können, koppeln sich all die negativen Gefühlsqualitäten, die seit Jahren mit dem eigenen Stottern verbunden sind, nun auch an das Pseudostottern. Die Fähigkeit, den sprechmotorischen Vorgang der eigenen Symptomproduktion vertieft zu verstehen und gezielt steuern zu können, hätte vorher ausgebildet werden müssen (s. Veränderungsbereich 1 in Kap. 8.1, S. 190).
- Therapeuten, die ihren Klienten ein Pseudostottern in öffentlichen Sprechsituationen abverlangen, ohne diesen Lernprozess durch ausreichend abgestufte Modellvorgaben vorzubereiten und zu unterstützen, bremsen den Therapiefortschritt.

> **!** Pseudostottern, das zu früh oder gezwungenermaßen oder ohne ausreichende sprechmotorische Kontrollfähigkeiten von Klienten durchgeführt oder ohne ausreichende Unterstützung in komplexen Kommunikationssituationen angewendet werden soll oder einfach nur zu geballt (zu häufig in einem Satz) angewendet wird, kann Schamgefühle und Widerstände auslösen und Stotter- und Sprechängste bei stotternden Erwachsenen verstärken.

Vernachlässigung der Arbeit mit Bezugspersonen. In der Erwachsenentherapie kommt nach meiner Einschätzung die Arbeit mit Bezugspersonen vielfach zu kurz. Auch fehlen fachwissenschaftliche Beiträge und Forschungsergebnisse zu diesem Thema. Noch scheint nicht ausreichend geklärt, welchen Stellenwert und welche Bedeutung die Arbeit mit Familienmitgliedern besitzt, mit Partnern, Freunden und Bekannten, aber auch mit Arbeitskollegen und anderen Personen im sozialen Netz des Betroffenen.

Die Vernachlässigung der Arbeit mit Bezugspersonen scheint aber kein Problem mangelnden methodischen Know-hows zu sein: Für die Arbeit mit stotternden Kindern und Jugendlichen liegen eine Vielzahl an Arbeitsmaterialien und Therapiekonzepten vor, die reichhaltige Anregungen auch für die Erwachsenenarbeit liefern. Es sind vielfach die persönlichen Hürden, die Therapeuten überwinden müssen, wenn sie Bezugspersonenarbeit leisten wollen: Nicht nur eine Person im Blick zu behalten, sondern sich bei Partnerschaften auf die wechselseitigen Abhängigkeiten einzulassen oder bei Familien auf komplexe Interaktionssysteme, die ihren Anteil bei der Aufrechterhaltung des Stotterns besitzen (s. Veränderungsbereich 9 in Kap. 8.1, S. 193).

Hier angemessen intervenieren zu können, erfordert nicht nur Handlungswissen, das sich erwerben lässt, sondern auch Mut und persönliche Flexibilität, die beim Therapeuten gewagt werden wollen. Fortbildungsmaßnahmen und Supervision sind hierfür hilfreiche Unterstützungsinstrumente.

Zum Umgang mit methodischen Unsicherheiten

Die kleine Auswahl der oben beschriebenen methodischer Stolpersteine lassen sich typischerweise immer wieder in der Behandlung stotternder Erwachsener identifizieren, einige von ihnen auch in der Veränderungsarbeit mit Klienten anderer Zielgruppen. In den 4 folgenden Unterkapiteln und im Kapitel 8 werden Strategien zur Bewältigung derartiger Stolpersteine beschrieben.

Unabhängig von den methodischen Anforderungen, die sich an eine professionelle Therapie des Stotterns bei Erwachsenen stellen lassen, dürfen die persönlichen Qualifikationen nicht aus dem Blick geraten, die durch die Persönlichkeit des Stottertherapeuten und seine Beziehungsfähigkeit gegeben sind: Oft ist es herzerfrischend, jungen Kolleginnen und Kollegen bei ihrer Therapiearbeit zuschauen zu dürfen. Obwohl manche von ihnen das in Fachbüchern empfohlene Handlungswissen noch nicht beherrschen, zeigen sie in ihrer Bezugsnahme zum Klienten eine bezaubernde Frische und respektvolle Zugewandtheit, gestalten den Kontakt einfühlsam und verständnisvoll und vermögen durch ihre Unbefangenheit und Offenheit, selbst zögerliche Klienten zur therapeutischen Mitarbeit zu motivieren.

Hier wird deutlich, dass die Art der Beziehungsgestaltung von zentraler Bedeutung für den Therapieprozess ist und dass es bei der Beurteilung von Kompetenzen nicht nur um die Beherrschung stotterspezifischer Veränderungstechniken geht (s. ausführliche Hinweise zu Beratungskompetenzen in Kap. 6.5, S. 155ff).

> **!** Professionalität bei Stottertherapeuten zeigt sich nicht nur in einem intensiven Bemühen, das eigene methodisch-therapeutische Handwerkszeug bestmöglich zu beherrschen, sondern auch in einer Offenheit alternativen Vorgehensweisen und neuen Arbeitsmethoden gegenüber. Zum berufsethischen Selbstverständnis von Stottertherapeuten gehört ebenfalls eine selbstkritische Haltung zu den eigenen Arbeitsergebnissen. Zur Realisierung dieser anspruchsvollen Zielsetzungen nutzen Profis Supervision und Fortbildung.

6.3 Anforderungen an den Stottertherapeuten

> Ich erinnere mich noch gut, wie meine Frau entsetzt war, als ich in einer kleinen Berggaststube, wir kannten uns damals gerade erst sieben Wochen, den ganzen Abend ausgelassen stotterte und den Ober immer wieder lautstark, mit auffälligen Blockaden, an den Tisch rief. Alle Gäste schielten herüber.... Obwohl das Raclette köstlich schmeckte und das Feuer im Kamin anheimelnd knisterte, zweifelte meine Frau nach dieser Begebenheit, wie sie mir später verriet, vehement daran, ob sie ihre Beziehung zu mir intensivieren sollte.

Erwachsene Stotternde, die um eine Therapie nachsuchen, erwarten eine erfolgversprechende Behandlung – ihnen sind die Tücken der Stottertherapie in der Regel nicht vertraut.

In den Kapiteln 6.1 und 6.2 wurde aufgezeigt, warum Stottertherapie als schwieriges Arbeitsfeld gilt. In diesem Kapitel sollen einige der besonderen Anforderungen beschrieben werden, die Therapeuten in der Arbeit mit Stotternden zu erfüllen haben. Aus der Gesamtheit der vorausgegangenen Buchkapitel ließe sich ein umfangreicher Anforderungskatalog ableiten. Denken Sie nur an die Maßnahmen zur Rückfallprophylaxe (Kap. 3.5, S. 63ff), zur therapeutischen Nachsorge (Kap. 4.7, S. 86ff), an die Überlegungen zur Gestaltung eines guten Therapiebeginns (Kap. 5.1, S. 90ff) oder zur Stärkung der Therapiemotivation des Klienten (Kap. 5.7, S. 121ff). Ein umfangreicher Anforderungskatalog würde bei Juniortherapeuten eher Lernhemmungen auslösen, als Lernfreude wecken.

Daher erscheint es mir im Folgenden ratsam, einen eher kleinen Wunschkatalog vorzustellen, der wesentliche Richtungen für die Weiterqualifikation der Stottertherapeuten vorgibt. Leider mangelt es noch an empirischen Forschungen, die zu einer differenzierten Klärung beitragen, welche Therapeutenqualifikationen im Einzelnen für die Effektivität von Stottertherapien verantwortlich sind und in welcher Gewichtung sie Bedeutung haben.

Stottertherapie bedarf beziehungsfähiger Therapeuten

Professionelle Stottertherapeuten sollten als Spezialisten für Kommunikation und Kommunikationsstörungen ihr eigenes Kommunikationsverhalten kennen und an ihrer eigenen Beziehungsfähigkeit arbeiten. Denn Therapie ist Kommunikationsarbeit und findet immer als Arbeit in einer Beziehung statt: Durch die persönliche Art und Weise, wie der Therapeut mit seinen eigenen Emotionen umgeht (vgl. emotionale Intelligenz: Goleman 2001), entscheidet sich maßgeblich, wie es ihm gelingt, auf den Klienten einzugehen, ob er Vertrauen wecken, Interesse aufbauen, Vorbehalte ausräumen und Missverständnisse klären kann. Der Stotternde wird sich nur dann auf den therapeutischen Prozess einlassen und positive Entscheidungen für die Mitarbeit treffen können, wenn er eine akzeptierende Grundhaltung beim Stottertherapeuten vorfindet und sich aufrichtig verstanden fühlt (Kap. 6.5, S. 155ff; vgl. Rogers 1973).

Dies wird v. a. durch die körpersprachlichen Ausdrucksmittel des Therapeuten vermittelt – sie sind meist von viel größerer Bedeutung als seine inhaltlichen Aussagen (vgl. Aronson et al. 2004): Stimme und Sprechweise, Sitzhaltung und Körperbewegungen steuern die Interaktion zum Klienten und formen den Eindruck, den der Therapeut beim Klienten hinterlässt. Die persönliche Bezugnahme des Stottertherapeuten zum Gegenüber will offen beobachtet, selbstkritisch analysiert und bewusst gestaltet sein. Das sind selbstreflexive Aufgaben, die Stottertherapeuten leisten müssen. Ham (2000, S. 21) schreibt: „Die Persönlichkeit der Therapeutin, ihr Selbstvertrauen und ihr Können sind das, worauf es wirklich ankommt.“ Supervision hilft diesem Anspruch gerecht zu werden.

Stottertherapie bedarf fachkompetenter Therapeuten

Stottertherapeuten müssen in der Lage sein, ihr Fachwissen zum Stottern und zu seiner Behandlung regelmäßig aufzufrischen, effektive Behandlungsmethoden zu kennen und sie mit professionellem Sachverstand und einer auf das Individuum bezogenen Handlungskompetenz umzusetzen. Sie bedienen sich dafür eines kontinuierlichen Selbststudiums und einer „lebenslangen Fortbildung“ (Kap. 3.4, S. 61). Stottertherapeuten, die dem komplexen Phänomen Stottern gerecht werden wollen, zeichnen sich durch eine Neugier auf Fachwissen, den Austausch mit anderen Stottertherapeuten und durch Mut zum Experimentieren auf dem Terrain des Stotterns aus.

Fachkompetenz umfasst stotterspezifische Bewältigungskompetenzen. Dabei meint Fachkompetenz bei Stottertherapeuten zum einen eine stotterspezifische Kompetenz, die den Besonderheiten des Störungsbildes Stottern gerecht wird. Mit Hilfe seines stotterspezifischen Handlungspotenzials muss es dem Stottertherapeuten beispielsweise gelingen, den Stotternden zur Wahrnehmung seiner bisher unbemerkt ablaufenden sprechmotorischen Verspannungen und zu deren Auflösung zu führen, einen blockfreien Sprechfluss in Gang zu setzen, Mitbewegungen auszuschalten und Blickkontakt und Zugewandtheit beim Sprechen zu verstärken. Damit verbunden gilt es, zunehmende Angstfreiheit, kommunikative Geschicklichkeit und Selbstvertrauen sicherzustellen. Der 8. Buchabschnitt gibt einen Überblick über diese stotterspezifischen Aufgabenfelder, die dort als „9 Veränderungsbereiche“ aufgeführt sind (Kap. 8.1, S. 189ff).

Fachkompetenz umfasst basistherapeutische Handlungskompetenzen. Fachkompetenz meint zum anderen aber auch eine basistherapeutische Kompetenz, die grundlegende Wissensbestände und Handlungsmethoden umfasst: Hier geht es darum, wie sich Veränderungen im menschlichen Erleben und Verhalten bewirken lassen und Therapieprozesse systematisch gestaltet und flexibel auf die aktuellen Verhaltensmöglichkeiten und Bedürfnisse der Klienten abgestimmt werden können. Therapieziele müssen erarbeitet werden, aus ihnen sind konkrete Handlungsweisen abzuleiten (s. o. Operationalisierung, Kap. 3.2, S. 52), die sich systematisch erwerben und durch das Prinzip ausreichender Wiederholung festigen lassen. Arbeitsschritte, die zur Zielerreichung führen, müssen systematisch geplant und mit ihren möglichen Handlungsergebnissen antizipiert werden, alternative Strategien zur Zielerreichung sind zu ermitteln.

Therapeuten stehen dabei für Modellvorgaben und differenzierte Feedbackprozesse zur Verfügung (Kap. 5.6, S. 117ff) und leiten ihre Klienten dazu an, ihr Anspruchsniveau bei Veränderungsplanungen so festzulegen, dass sie die Aufgaben tatsächlich bewältigen können. Therapeuten sorgen dafür, dass sich die Stotternden für bevorstehende Handlungsschritte selber angemessen motivieren (Selbstinstruktionen) und die eigenen Handlungserfolge – auch in Abwesenheit des Therapeuten – positiv bewerten (Kap. 3.2, S. 49ff). Prinzipien des Überlernens und der Generalisierung sind ebenso zu vermitteln (Kap. 5.2, S. 97ff) wie Vorgehensweisen für eigenständige In-vivo-Erprobungen (Kap. 5.3, S. 104ff). Und – last but not least – geht es immer auch darum, dass Stottertherapeuten Einfluss auf die Einstellungen ihrer Klienten gewinnen: Eine Selbstverantwortlichkeit für eine kontinuierliche therapeutische Nachsorge (Kap. 4.7, S. 86ff) und für eine Prävention von Rückfällen (Kap. 3.5, S. 63ff) muss angestoßen werden.

Zu den basistherapeutischen Kompetenzen, über die Therapeuten im Rahmen ihrer Stottertherapien verfügen sollten, gehören außerdem vertiefte Fähigkeiten im Bereich Beratung und Gesprächsführung. Hierauf wird im übernächsten Unterkapitel gesondert eingegangen.

Arbeitsmaterialien für die Ausbildung therapeutischer Kompetenzen. Im Rahmen von Fort- und Weiterbildungsmaßnahmen für Stottertherapeuten gilt es, sowohl die Reflexion und Erprobung basistherapeutischer als auch stotterspezifischer Handlungskompetenzen zu schulen. Hierfür können Aufgabenstellung wie die folgende dienen (s. Arbeitsbogen II für Stottertherapeuten: „Die Qual der Wahl“, S. 235f).

Stottertherapeuten sollten mit den typischen Problemen in der Therapie erwachsener Stotternder flexibel umgehen können

Typische Probleme in der Erwachsenentherapie des Stotterns habe ich anschaulich an anderer Stelle beschrieben und dabei aufgezeigt, welche Bewältigungsmöglichkeiten sich hierfür durch den Therapeuten anbieten (Wendlandt 1984). Auch in diesem Buch werden eine ganze Reihe an Stolpersteinen und Sackgassen beschrieben, die der Therapeut auf eine für den jeweiligen Klienten annehmbare Weise zu bewältigen hat. Hierzu zählen beispielsweise die Anspruchlichkeit bezüglich einer Heilung vom Stottern, das Fehlen ausreichender Selbststeuerungskompetenzen beim Klienten, die Ablehnung effektiver Behandlungsmethoden, das Auftreten von Rückfällen, die Vernachlässigung flankierender Maßnahmen, die Unregelmäßigkeiten bei der Erledigung therapeutischer Hausaufgaben oder In-vivo-Übungen, die mangelnde Therapiemotivation oder das vorzeitige Abbrechenwollen bzw. das Nicht-beenden-Können der Therapie.

Auch Probleme, die sich aus der Wahl ungeeigneter Therapieplätze ergeben, werden behandelt, ebenso die mangelnde Übernahme von Verantwortung für Redeunflüssigkeiten und Kommunikationsverhalten. Nicht zuletzt zeichnen sich erfahrene Stottertherapeuten durch einen flexiblen Umgang mit Beziehungsproblemen aus, die zu jeder therapeutischen Arbeit gehören. Dabei zählen Widerstände, die im therapeutischen Prozess in unterschiedlicher Gestalt auftauchen, ebenfalls zu den typischen Stolpersteinen der Stottertherapie – sie werden im folgenden Kapitel noch einmal ausführlich besprochen.

! Professionelle Stottertherapeuten reagieren unaufgeregt und offen auf Probleme und Störungen im Therapieprozess. Sie fahnden nach den Motiven ihrer Klienten für dieses scheinbar „unangepasste“ Verhalten und setzen sich dabei in gleicher Offenheit mit dem eigenen Therapeutenverhalten auseinander.

Stottertherapeuten sollten mutig Selbsterfahrung wagen

Sicherheit im therapeutischen Vorgehen stellt sich in der Regel nicht ein, wenn Methodenkenntnisse lediglich über ein Literaturstudium oder über Vorlesungen bzw. Vorträge erworben wurden. Sicherheit in der Beherrschung stotterspezifischer Verfahrensweisen und Behandlungstechniken kann sich nur durch Übung und Erfahrung einstellen. Stottertherapeuten müssen also ausreichende Erfahrungen mit den Therapietechniken im Rahmen der Selbstanwendung sammeln (ohne dass Klienten dabei wären) und die Eigenerfahrungen dann mit Hilfe von Ausbildungs- oder Fortbildungspartnern bzw. Dozenten oder Supervisoren auswerten.

Stottertherapeuten erledigen beispielsweise ihre Wochenendeinkäufe stotternd oder reden den gesamten Geburtstagsnachmittag bei Tante Gerda abgehackt und hektisch. Der Elternabend in der Schule oder die Diskussion nach einer Dichterlesung bieten unzählige Möglichkeiten Pullouts einzusetzen. Eine Unterhaltung mit dem Tischnachbarn im Speisewagen kann dazu dienen, den Blick beim Reden immer wieder abzuwenden oder nervös mit dem Auge zu zwinkern. Und sämtliche Telefonate am Dienstag können Anlässe sein, ständig „äh" und „na ja" oder „woll'n wir mal sagen" zu verwenden.

Anfangs geht es darum, die Wahrnehmungsfähigkeiten der Therapeuten zu verbessern, stellen sie doch ein Basisinstrument für jede Art von Stottertherapie dar (s. den Arbeitsbogen III für Stottertherapeuten, Anhang, S. 237f). Es gilt herauszufinden:

- Wie kommuniziere ich selbst, wie tun dies meine Gesprächspartner?
- Welche eigenen Verhaltensgewohnheiten sind mir nicht bewusst?
- Welche Kommunikationsaufgaben fallen mir selbst schwer?
- Welche Belastungsfaktoren (beispielsweise angstauslösende Reize) bestehen in diesen Situationen?
- Welche Stärken, welche Schwächen zeige ich in meiner Alltagskommunikation?
- Mit welchen Methoden kann ich meine Beobachtungen verbessern?
- Welche Hilfsmittel benötige ich für ihre Registrierung und Auswertung?

Was erwachsene Stotternde im Rahmen von Maßnahmen zur „Identifikation" ihres Stotterns zu leisten haben, müssen Stottertherapeuten ebenfalls – in einem Prozess der Bewusstmachung eigener Verhaltensgewohnheiten – durchlaufen. Denn ohne Selbstbeobachtung kann keine therapeutische Veränderung in Gang kommen. Das sollten Stottertherapeuten selbst erfahren haben. Sie können beispielsweise, genauso wie ihre Klienten, mit dem Arbeitsbogen 1 (Anhang, S. 112f) über die Dauer von 2 Wochen experimentieren. Erst dann werden sie die Frage, die viele Stotternde bewegt, beantworten können: Wie kann es funktionieren, sich in einer Kommunikationssituation aktiv zu beteiligen und gleichzeitig Beobachtungsaufgaben anzustellen?

Andere Formen der Selbstbeobachtung, die zur Schärfung der Wahrnehmungsdifferenzierung beitragen, haben sich darauf zu beziehen, ob und in welchem Ausmaß es gelingt, typische Merkmale des eigenen Sprechens zu variieren, ob die geplanten Sprechvariationen im eigenen kommunikativen Verhalten für einen festgesetzten Zeitraum und in unterschiedlichen Dialogsituationen eingesetzt werden können und welche Auswirkungen Sprech- und Stottervariationen sowohl auf die eigene Befindlichkeit als auch auf das Kommunikationsverhalten des Gesprächspartners haben (s. Arbeitsbogen III, Anhang, S. 237f).

! Verhaltensweisen, die Stotternde im Rahmen der Therapie vermittelt bekommen, um ihre Symptomatik besser bewältigen zu können, müssen vom Stottertherapeuten vorab in unterschiedlichen Kontexten und unter erschwerten Kommunikationsbedingungen gewagt und angemessen beherrscht werden. Dies setzt beim Therapeuten intensive Prozesse der Selbsterfahrung voraus.

Stottertherapeuten sollten unbefangen mit dem Stottern umgehen können

Als spezifische Fachkompetenz von Stottertherapeuten kann die Fähigkeit gelten, einerseits unbefangen und körperlich locker auf Stottersymptome von Klienten zu reagieren und andererseits selbst Stottersymptome spielerisch herzustellen und sie in unterschiedlichen Alltagssituationen variantenreich und weitgehend unbefangen einzusetzen. Dies kann nur dann gelingen, wenn Therapeuten ausreichend desensibilisiert sind und eigenes Pseudostottern nicht mehr als Belastung erleben. Voraussetzung hierfür ist in der Regel ein längerer Experimentierprozess, in dem der Therapeut lernt, gezielt stotterndes Sprechen in der Öffentlichkeit auszuprobieren und mit den darauf bezogenen – eigenen und fremden – Reaktionen unaufgeregt umzugehen (s. o. Selbsterfahrung).

Hierzu gehört es, die eigenen Gefühle von peinlichem Berührtsein und Scham zu überwinden, Vermeidungswünsche und Fluchttendenzen zu besiegen, Abwertung und Lachen durch Zuhörer zu riskieren (und ggf. zu kontern) und immer wieder gerade solche Stresssituationen absichtlich aufzusuchen, die Erwartungsängste vor einer Blamage oder einem Versagen auslösen. Hier sind Therapeuten ähnlichen Anforderungen ausgesetzt wie die stotternden Erwachsenen, hier gilt es, mit dem unflüssigen Sprechen in den Mittelpunkt der Beachtung zu treten.

Erst wenn Stottertherapeuten mit einer großen Selbstverständlichkeit Symptome der Redeunflüssigkeit selber produzieren können und verschiedene Stotterarten spielerisch und variantenreich in Kommunikationssituationen des Alltags abrufen können, sind sie imstande, ihre Aufgaben in der Erwachsenenbehandlung zu erfüllen. Die Eigenerfahrungen helfen, mit dem Phänomen Stottern auch in den Therapiestunden unaufgeregt und unbefangen umzugehen. Damit kann die Interaktion zwischen Therapeut und Klient weitgehend frei von jenen Störvariablen bleiben, die für die normale Alltagskommunikation typisch sind (s. „Stottern verändert das Interaktionsverhalten der Gesprächspartner", Kap. 1.1, S. 3f).

! Stottertherapeuten, die unbefangen mit dem Stottern ihrer Klienten umgehen können und selbst unaufgeregt unterschiedliche Varianten des Pseudostotterns in kommunikativen Belastungssituationen des Alltags einsetzen, dürfen erwarten, dass stotternde Erwachsene zu einer guten Selbstwahrnehmung ihrer Symptomatik kommen, mutig mit Bewältigungsstrategien experimentieren und eine neue Haltung zu ihrer Sprecherrolle einnehmen. Das variantenreiche Umgehen des Therapeuten mit Stottern motiviert den Betroffenen, selbst die Veränderbarkeit der eigenen Symptomatik zu erproben.

Stottertherapeuten haben dann mehr Erfolg, wenn sie ihre Modellfunktion ernst nehmen

Das Reden und Erklären ist weniger effektiv als das Vormachen und Demonstrieren. Stottertherapeuten, die das Stottern vorbehaltlos akzeptieren und einen breiten Fächer an Veränderungsmaßnahmen nutzen, steigern die Wirkungsweise ihrer Interventionen um das Vielfache, wenn sie das gewünschte Zielverhalten, das ihre Klienten lernen wollen, selbst immer wieder zeigen und modellhaft ausformen, dies also auf eine deutliche, für ihr Gegenüber gut wahrnehmbare und annehmbare Weise tun (Einzelheiten in Kap. 5.6, S. 117ff).

Dabei sollte eines klar sein: Modellvorgaben verlangen Mut und Selbstvertrauen! Das therapeutische Zielverhalten muss klar demonstriert und für eine längere Zeit beibehalten werden – auch in der Öffentlichkeit. Wichtig ist, dass Kommunikationstherapeuten in ihrer Rolle als Modell förderliches Kommunikationsverhalten spielerisch einsetzen und Sprechtechniken, die die Redeflüssigkeit erhöhen, systematisch praktizieren.

Therapeuten, die wenig Erfahrung in der Stottertherapie sammeln konnten, scheuen sich anfangs, ebenso wie Klienten, das Pseudostottern im Bäckerladen deutlich einzusetzen oder Sprechpausen während des Redens lange genug auszuhalten. Es verlangt Gelassenheit, sich mit dem Modellverhalten „in die erste Reihe" zu stellen. Der Therapeut als Modell ist exponiert, er muss bereit sein, den Ton anzugeben, den Anfang zu machen, schon bei den ersten Worten der Begrüßung, wenn er mit seinem Klienten den Bäckerladen betritt, das Zielverhalten zu zeigen. Es braucht Mut, sich in den Mittelpunkt der Beachtung zu begeben, die Blicke der Kunden auf sich zu ziehen und anschließend mit den Rückmeldungen des Klienten fertig zu werden, der die Modellpräsentation vielleicht als misslungen bezeichnet, weil sie „viel zu kurz" und „gar nicht wirklich auffällig" war.

Stottertherapeuten suchen Herausforderungen, sind Grenzgänger und Sicherheitskräfte

Stottertherapeuten können locken, können Lust auf neue Erfahrungen machen, lassen sich von der kommunikativen Ängstlichkeit und den Unsicherheiten ihrer Klienten nicht in die Vorsicht drängen. Sie sind empathisch und annehmend und doch keine immer freundlichen Jasager, die da Halt machen, wo Stotternde Flucht und Vermeidung wählen wollen. Sie nehmen, ohne Druck zu machen, ihre Klienten mutig mit auf Entdeckungsreisen und zeigen, dass Herausforderungen nicht drohende Gefährlichkeiten darstellen, sondern neue Perspektiven eröffnen. Stottertherapeuten sorgen dafür, dass immer wieder neue Grenzüberschreitungen stattfinden, dass Klienten eigene Begrenzungen überwinden und damit zu einer Erweiterung ihrer Handlungsspielräume und einer Weiterentwicklung ihrer Persönlichkeit kommen können. Stottertherapeuten sind dabei gleichzeitig „Sicherheitskräfte", die Wege über Glatteis sichern und Vorkehrungen treffen, dass Stürze in bodenlose Abgründe verhindert werden.

„Therapie" ist in diesem Sinne ein sicherer und warmer Ort, von dem aus Spaziergänge in die Welt möglich werden, und das auch dann, wenn den Beteiligten ab und zu ein kräftiger Wind um die Nase weht.

Wer hat von meinem Löffelchen gegessen?
Verrückte Einfälle kommen ganz von selbst. Als ich bei einem Therapieseminar vom Mittagstisch zur In-vivo-Arbeit aufbrach, glänzten mir aus einem Besteckkasten die vielen kleinen Löffelchen entgegen. Schwupps steckte ich mir 16 in die Manteltasche und ging mit der Gruppe in die Fußgängerzone. Nach den üblichen Kommunikationsübungen kamen die Löffelchen dran. Nun war Schweigen angesagt. Und Einfrieren, auch die Miene bewegungslos. Jeder der stotternden Teilnehmer hält seinen Löffel am ausgestreckten Arm in Schulterhöhe, den Stiel senkrecht, locker mit Daumen und Zeigefinger gefaßt, das Innere der Löffelmulde zum Gesicht gerichtet. Im glänzenden Metall spiegelt sich der eigene Körper kopfunter. 10 lange Minuten Ruhe inmitten des Einkaufstrubels, ohne Blickkontakt zu den Passanten, die stehen bleiben, *„was soll das?“* fragen, bloß nicht antworten, nur sich selber spüren, das Herzrasen, die Sonnenstrahlen, die Sorge aufzufallen, die vorbeiziehenden Düfte, Kinderhände, die einen am Ärmel zupfen, Lachen, Erinnerungen an den Schulhof, an das Gedichtaufsagen am Weihnachtsbaum, mit Bildern des Untergangs in sich, Qualen vergangener Stotterblockaden, 16 Statuen im Zickzack platziert, jede im Abstand von etwa 7 Metern, den Strom der Menschen teilend. 16 kleine Spiegelbilder, für die anderen unsichtbar.
„Sie wollen wohl ein Mahnmal sein?“, meint jemand, oder *„Zeitzeugen ohne Worte“*. Und: *„Ja, es ist kurz vor 12.“* Kontaktlos inmitten der vielen Menschen, das eigene Bedürfnis nach Anerkennung spüren und die Peinlichkeit, die sonst nur ans Stottern geknüpft scheint, aber auch die Zugehörigkeit zur Gruppe und die Kraft, die aus einer ungeahnten Standfestigkeit erwächst, fest gemauert in der Erde, ich stehe im Mittelpunkt, ich werde angesprochen, ich halte Stand. Alles steht auf einmal auf dem Kopf. Sehe ich mich sonst verkehrt? Will ich meinen Stotterlöffel abgeben?
Wir haben dann die Kurve gekratzt und ausgelöffelt, was wir uns eingebrockt haben, haben eine ausgelassene und besinnliche Auswertung vorgenommen. Die Löffelchen liegen wieder im Kasten. Die Erfahrungen bleiben ewig.

Ein kleines Kind, das noch nie auf einer niedrigen Mauer balanciert ist, benötigt die absolute Sicherheit, sich auf den begleitenden Erwachsenen verlassen zu können, um die ersten Schritte in „schwindelnder Höhe“ zu wagen. Auch Stottertherapeuten sind in der Lage, diese Balance zwischen bewahrender Behutsamkeit und anspornendem Herausfordern herzustellen. Dabei kommt ihnen zugute, dass sie selbst unbeschwert mit der Ungewissheit des Unvorhersehbaren spielen können und keine Scheu vor Risiken haben. (Dieser Anspruch wird im Kap. 6.6, S. 166ff, genauer ausgeführt.)

Freude, Engagement und Selbstgewissheit sind notwendige Beigaben im Therapeutenverhalten

Gute Stottertherapeuten überzeugen, ohne zu überreden oder zu tricksen. Sie sind glaubwürdig, stehen hinter ihren stotterspezifischen Therapieangeboten und vermitteln Zuversicht bezüglich deren Wirkungsweise. Sie glauben selbst an die Erfolgsmöglichkeiten ihrer Interventionen, arbeiten konzentriert und engagiert, bereiten in der Regel ihre Behandlungssitzungen vor und werten sie aus. Leichtigkeit und Spaß sind typische Elemente ihrer Arbeit, sie lachen gerne, finden Distanz zu negativen Stimmungslagen ihrer Klienten, nutzen Phantasie und spielerische Kräfte, um bei ihren Klienten Neugier auf Veränderung und Ausgelassenheit zu wecken und sie in Kontakt zu ihrer eigenen Lebendigkeit zu bringen.

! Anforderungen an den Stottertherapeuten können als Zielvorstellungen verstanden werden, die im Therapiealltag Orientierung und Perspektive zugleich ermöglichen. Eine erfolgversprechende Behandlung beruht nicht nur auf der Wirksamkeit der eingesetzten Behandlungstechniken, sondern auf den Qualifikationen des Therapeuten, seinen stotterspezifischen als auch seinen basistherapeutischen Kompetenzen.

6.4 Widerstände der Klienten erkennen und auflösen

Gedanken im Therapeutenkopf: Ich rede mir den Mund fusselig, aber Evelyn reagiert kaum. – Norbert arbeitet nicht mit. – Karl und Willi aus der Gruppe kommen regelmäßig zu spät. – Wenn es um seine Gefühle geht, beginnt Achim zu grinsen. – Kaum sitzt Kevin, schon beginnt er zu gähnen oder auf die Uhr zu schauen. – Ich kann darauf warten: Wenn ich Vorschläge unterbreite, gibt Albert Widerworte. – Ich kenne meinen Pappenheimer: Schon wieder ist Ralf nicht gekommen und abgesagt hat er auch nicht. – Ute lächelt freundlich und nickt ständig. Aber zu Hause macht sie gar nichts. – Sonja muss immer gleich NEIN sagen, statt erst mal in Ruhe auszuprobieren. – Berts Extrawünsche nerven mich, aber die Rechnung hat er noch immer nicht bezahlt. – Beate fehlt zu häufig, ständig schiebt sie Entschuldigungen vor. Ich fühle mich machtlos.

Sich mit dem Widerstand verbünden

Wenn beim Therapeuten Ärger auf Klienten aufkommt, Ungeduld und Unverständnis, weil diese „uneinsichtig" reagieren, Hausaufgaben wiederholt nicht erledigen, in den Sitzungen passiv bleiben, anhaltend schweigen oder nur unwillig mitarbeiten, lang und breit über Belangloses reden, zu spät kommen, Sitzungen falsch datieren, sich unterwürfig geben oder überangepasst erscheinen, wiederholt gähnen (oder kurz einschlafen), um die Wahrheit herumreden oder sich aggressiv verhalten, wenn Bemerkungen zwischen Tür und Angel zunehmen und die Unlust in hängenden Mundwinkeln erstarrt, dann lassen sich erfahrene Stottertherapeuten nicht provozieren: Statt die eigenen negativen Resonanzen „spontan" auszuleben, nutzen sie diese Resonanzen für die Arbeit an der Kommunikationsfähigkeit ihrer Klienten. Hierbei können die folgenden Hypothesen dienen:

- Die Gefühle und Gedanken, die im Stottertherapeuten entstehen, verdeutlichen ähnliche Reaktionsweisen, die der Betroffene bei seinen alltäglichen Kommunikationspartnern spontan auslöst, die ihm selbst aber oft unklar bleiben.
- Die Verhaltensweisen des Klienten, die „provozierend" erscheinen, stellen eine hilfreiche Schutzfunktion dar, die den Klienten vor Konflikten schützt, für deren Lösung er selbst noch keine alternativen Bewältigungsstrategien besitzt.
- Die Verhaltensweisen des Klienten, die „provozierend" erscheinen, signalisieren eine Störung in der Therapeuten-Klienten-Beziehung.

Störungen und Widerstände, die im Therapiezimmer erkennbar werden, können dem Therapeut als Material dienen, das es zu bearbeiten gilt. Kämpfen Sie als Therapeut nie gegen die Widerstände ihrer Klienten an! Versuchen Sie nie, sie mit Ermahnungen oder Argumenten aus dem Feld zu jagen! Und reden Sie sich nicht ein, sie unter den Teppich kehren zu können. Widerstände sind zäh!

Nutzen Sie Widerstände als Chance, neue Fragestellungen in den Behandlungssitzungen zu besprechen: Was steckt hinter einer Verweigerung? Wo überfordere ich den Klienten? Was läuft schief? Fehlt es an Vertrauen? Liegen unbesprochene Kränkungen vor? Stimmen seine und meine Erwartungen noch überein? Veranschaulicht das Klientenverhalten ein typisches Reaktionsmuster, das nicht nur im Behandlungsraum erscheint, sondern auch sein Alltagsverhalten charakterisiert? Deuten seine Widerstände auf ein Defizit an Bewältigungsfähigkeiten hin? Oder deuten seine Widerstände auf mein zu starres Vorgehen in der Therapiestunde oder meinen wenig flexiblen Einsatz bestimmter Methoden hin?

Bei der Suche nach der Klärung dieser Fragen gelangen Stottertherapeuten und ihre Klienten meist zu neuen Themenstellungen, die eine Weiterentwicklung im therapeutischen Veränderungsprozess einleiten.

Arten von Widerständen

Wenn wir das Thema Widerstand genauer betrachten, können wir unterschiedliche Arten von Widerständen ausmachen:

Widerstände, die sich auf die Selbstklärung beziehen. Zu Behandlungsbeginn, wenn die Therapiesituation für den Klient fremd ist und noch kein Vertrauen zum Therapeuten besteht, ist es für den Klienten ausgesprochen schwierig, über die eigenen Gefühle, Ängste, Nöte und Wünsche zu sprechen. Statt den Klienten mit Engelszungen überreden zu wollen, sich selbst zu erforschen (was die Widerstände verstärken würde), sollten seine Bedenken, Persönliches preiszugeben, ausdrücklich akzeptiert werden. Der Klient ist darin zu bestärken, auf sich selbst aufzupassen und nur das zu tun, wofür er Verantwortung übernehmen kann, selbst wenn dies mit einer abwartenden Rolle einher geht (vgl. Thomann u. Schulz von Thun, 1988, S. 73f).

Widerstände, die sich auf bestimmte Therapietechniken beziehen. Hierzu zählt beispielsweise die Ablehnung des Pseudostotterns oder des Einsatzes tempoverlangsamender Sprechweisen. Obwohl die Stotternden den Sinn der Therapietechnik und ihren Nutzen begreifen und auch die positiven Effekte der Therapietechnik am eigenen Leib erfahren haben, kann es vorkommen, dass sie sich gegen deren Anwendung in der Therapiesitzung sträuben. Hier liegt es nahe, zweierlei zu überprüfen: Besteht beim Klienten noch eine zu große Angst vor Abweichungen bzw. eine Sorge vor dem Auffallen, die vorab desensibilisiert werden müsste? (Wenn dies so wäre, sollten Maßnahmen zum Abbau der „sozialen Besorgtheit" stattfinden.) Oder lässt sich der Auffälligkeitsgrad der angebotenen Technik reduzieren und dem normalen Sprechen stärker anpassen? (Dann müsste der Therapeut beispielsweise sein Modellverhalten differenzierter gestalten.)

Widerstände, die sich auf die Anwendung von Verflüssigungstechniken im Alltag beziehen. Stotternde sprechen flüssig im Behandlungsraum, wenden gekonnt Modifikationstechniken an, setzen diese Fähigkeiten aber nicht in ihrem Lebensalltag ein. Sheehan (1970, S.294) spricht hier davon, dass der Anpassungsprozess an die neue Rolle eines eher Normalsprechenden noch nicht gelungen sei. Das Wagnis der Anwendung wird, nach all den Jahren des Zögerns, noch nicht eingegangen. Statt die Intensität an Hausaufgaben zu erhöhen und ihre Erledigung genauer kontrollieren zu wollen, bietet es sich an, deutlich häufiger In-vivo-Sitzungen durchzuführen und dabei auch im unmittelbaren Lebensumfeld des Klienten zu arbeiten. Dabei sollte es gezielt um den zunehmend selbstständigen Einsatz der gelernten kommunikativen Fähigkeiten gehen.

Widerstände, die durch eine Überforderung durch die neue Sprecherrolle bedingt sind. Klienten weigern sich v.a. dann, den Transfer aktiv vorzunehmen, wenn sie sich den kommunikativen Herausforderungen nicht gewachsen fühlen. Sie mögen zwar Sicherheit bezüglich eines flüssigen Sprechens besitzen, vermögen sich aber beispielsweise noch nicht in laufende Gespräche einzumischen, sich abzugrenzen oder durchzusetzen bzw. sich in einer Gruppendiskussion deutlich zu präsentieren. Symptomfreies Sprechen bedeutet noch lange nicht – und das wissen erfahrene Stottertherapeuten – Sicherheit in der Kommunikation zu besitzen. Bei der Bearbeitung derartiger Widerstände ginge es in der Therapie verstärkt darum, die noch fehlenden kommunikativen Kompetenzen auszubilden (s. Veränderungsbereich 5 und 6 im Kap. 8.1, S. 191f) und dies durch eine Kombination von Rollenspiel- und In-vivo-Arbeit mit Begleitung eines darauf abgestimmten Selbsttrainings zu bewerkstelligen.

Widerstände, die durch eine Überforderung durch neue Lebensperspektiven bedingt sind. Nach einer euphorischen Phase unerwarteter Symptomfreiheit tritt manchmal eine Stagnation oder ein plötzlicher Rückfall auf – scheinbar ohne ersichtlichen Anlass. Stottertherapeuten sollten sich hier genauer die individuellen Belastungen ihrer Klienten vergegenwärtigen: Nicht nur die Sprecherrolle wandelt sich in einer Stottertherapie, vielfach ergeben sich neue Herausforderungen hinsichtlich der Lebensplanung und Zukunftsgestaltung (Trennung vom Elternhaus, neue berufliche Orientierungen, Veränderungswünsche bzgl. Partnerschaft und Freundeskreis). Die Karten des Lebens werden neu gemischt – diese Vorstellung wühlt auf und verunsichert.

> Van Riper (1973, S.350) formuliert: „Wenn sich der Stotternde nicht mehr länger durch seine gestörte Sprache behindert fühlt, nicht mehr irgendwelche Entschuldigungen dafür hat, dass er die Herausforderungen nicht akzeptiert, die das normale Leben immer mit sich bringt, dann wird es Zeiten geben, in denen er sich von den neuen Forderungen überrollt fühlt und sich wünschen wird, wieder ein Stotterer zu sein. [...] Und er wird zu den kleinen Vorzügen schielen, die ihm sein Stottern gebracht hat." (Übers. d. Verf.)

Widerstände, die auf diese Weise motiviert sind, fordern Therapeuten und Klienten gleichermaßen heraus: Es gilt, Vorbereitungen für eine neue Lebensexistenz ohne Stottern zu erarbeiten. Dies lässt sich nicht alleine durch einen übungsorientierten Ansatz erreichen, z.B. durch ein Training zur Stärkung der Selbstsicherheit und des Selbstvertrauens. Darüber hinaus geht es um klärende

Gespräche (Kap. 6.5, S. 155ff), die das Selbstkonzept des Klienten betreffen und dabei ggf. auch schmerzliche Erfahrungen mit dem „ungelebten Leben" aufgreifen (vgl. Zacher 1988; Bear 2005). Manchmal gilt es, beim Klienten neue Einstellungen zu sich und der Welt zu entwickeln und Fragen des Lebenssinns und des zukünftigen Lebensentwurfes klären zu helfen (s. Veränderungsbereich 8, S. 193).

Widerstände, aufgrund unbewusster Motive, die sich aus einer beim Stotternden vorliegenden Schonhaltung ergeben. Wenn ich auch Schoenackers verallgemeinernde Einschätzung nicht teile, so habe ich doch im Laufe meiner langjährigen Berufspraxis immer wieder einzelne Stotternde kennengelernt, die den Anschein erwecken, sich nicht mehr vom Stottern lösen zu wollen. Solche „Fehlhaltungen", die neurotischer Art sein mögen, äußern sich im therapeutischen Prozess vielfach dann, wenn der Stotternde bereits in der Lage wäre, das erlernte fließende Sprechen oder die flüssigere Art des Stotterns auf Dauer in seine Alltagskommunikation zu integrieren. Bei einem solchen Klienten scheinen die Widerstände damit zusammenzuhängen, dass er nicht „[...] bereit und mutig genug ist, die Konsequenzen des besseren Sprechens zu tragen. [...] Obwohl das Stottern ein Leidensgrund ist, ist es für ihn offensichtlich sicherer, als ‚Stotterer' geschützt, geschont, geliebt, entschuldigt zu werden, als als vollwertiger Mensch die Möglichkeiten der Risiken, der Verantwortung, der Kritik, Ablehnung, Erniedrigung, die mit klaren sprachlichen Stellungnahmen gegeben sind, auf sich zu nehmen." (Schoenaker 1981, S. 84)

Widerstände neurotischer Art weisen auf Persönlichkeitsstrukturen hin, die eine Folge lebenslangen Stotterns sein können, aber auch auf das Vorliegen einer anderen Störung (Beziehungsstörung, soziale Phobie, depressive Episode; vgl. Komorbidität, Kap. 1.2, S. 11). Die Suche nach einem geeigneten Therapiekonzept sollte in Absprache mit einem psychotherapeutischen Experten vorgenommen werden.

Widerstände, die durch entstehende Probleme mit Familienmitgliedern und Partnern bedingt sind. Stotternde, die sich in enger Beziehung zu ihren Eltern oder einem Partner befinden, kommen im Laufe einer Stottertherapie häufig zu neuen Einstellungen und Wünschen diesen Bezugspersonen gegenüber. Eltern und Partner, die nicht an der Therapie teilnehmen, spüren vielfach den Wandel, der sich mit ihrem geliebten Kind oder Partner vollzieht: Sie freuen sich zwar über den Symptomrückgang, registrieren aber, dass bestimmte Aspekte der bisherige Beziehung durch die Therapie bedroht werden. Veränderungen im Selbstkonzept des Klienten und Neuorientierungen bezüglich seiner Identität kündigen zwangsläufig alte Loyalitäten oder Anpassungsleistungen auf. Hier drängen Eltern und Partner nun auf „Kontinuität": Das alte „Beziehungssystem" soll bewahrt werden. Klienten fühlen sich im Zwiespalt – manche von ihnen flüchten dann zurück in ihre alte Stotterrolle. Die Therapie stagniert.

Stottertherapeuten müssen achtgeben, den Konflikt ihrer Klienten in einer solchen Situation nicht zu „verdoppeln": Neben dem Loyalitätsdruck, den das Familien- oder Partnerschaftssystem einfordert, soll nun nicht auch noch ein Veränderungsdruck durch den Therapeuten entstehen, der seinen Klienten ermuntert, doch bei seinen eigenen Zielsetzungen, beispielsweise der Abgrenzung und Verselbstständigung den Familienmitgliedern gegenüber, zu bleiben. Stattdessen sollten Kommunikationstherapeuten Widerstände erhellen, begreifbar machen, nach unterdrückten Wünschen, z. B. in der alten Rolle bleiben zu wollen, forschen, widersprüchliche Bedürfnisse und Einstellungen des Stotternden herausarbeiten (beispielsweise seinen Wunsch, geschont zu werden und doch auch sich abzugrenzen). Vielfach ist es hilfreich, den Klienten dabei zu unterstützen, liegen gebliebene Konflikte mit Bezugspersonen anzusprechen, ausführlich – und von sich aus – über das Stottern zu informieren und solche Themen zu besprechen, die mit der Kommunikationsstörung und ihrer Bedeutung im eigenen Lebenslauf zusammenhängen (vgl. hierzu auch den Veränderungsbereich 9 im Kap. 8.1, S. 193f).

Widerstände, die die Therapeut-Klienten-Beziehung betreffen. Manche Widerstände rühren daher, dass die Beziehung zwischen Therapeut und Klient nicht offen und vertrauensvoll gestaltet werden konnte und Differenzen bestehen, die bisher nicht besprochen wurden. Manchmal betrifft dies ganz banale Dinge: So kann sich der Widerstand des Stotternden gegen bestimmte Ziele richten, die der Therapeut vorgegeben hat (Fremde ansprechen) oder Mittel, die er fordert, um Ziele zu erreichen (gleichartig wiederkehrende Hausaufgaben). Manchmal richtet sich der Widerstand des Klienten gegen Grundannahmen des Therapiekonzepts (beispielsweise: eine kausale Behandlung sei nicht erforderlich) oder gegen einzelne Methoden (s.o.: Pseudostottern), manchmal gegen die Beeinflussung durch den Therapeuten (der Klient fühlt sich in seiner eigenen Handlungsfreiheit eingeschränkt).

Diese Widerstände verstärken sich insbesondere dann, wenn ungünstige Eigenarten des Therapeuten hinzukommen, wie beispielsweise ein dominanter Interaktionsstil (zu häufiges Reden oder ständiges Bemühen um Strukturierung). Nur Klienten, die sich abgrenzen können und durchsetzungsfähig sind, kämen hier über die Runden. Da bietet es sich für unsichere Stotternde eher an, Handlungsmöglichkeiten, die sie im Umgang mit autoritären Eltern, Lehrern oder Vorgesetzten erwerben konnten, auch in der Therapie zu nutzen – sich auf eine freundlich-submissive Art versteckt zu widersetzen.

Bei der Aufarbeitung von Widerständen, die auf einer Störung der Therapeut-Klient-Beziehung beruhen, hilft nur Offenheit und behutsame Konfliktfreudigkeit: Stottertherapeuten können darauf vertrauen, dass es sich lohnt, liegen gebliebene Beziehungsprobleme zu besprechen. Sie müssen dabei selbst den ersten Schritt wagen – müssen sich in Gegenwart ihres Klienten selbst laut befragen, ob sie im bisherigen Therapieverlauf etwas hätten anders tun sollen. Diese Selbstbefragung ermutigt Klienten, sich ebenfalls selbst zu befragen. Beide können Bilanz zum bisherigen Therapiegeschehen ziehen und untersuchen, wie sich ihre gemeinsame Beziehung entwickelt hat (Kap. 5.5, S. 116f). Dabei können Stottertherapeuten darauf vertrauen, dass ihre Offenheit ansteckt (vgl. hierzu auch „Selbsteinbringung des Therapeuten", Kap. 6.5, S. 155).

Widerstände, die als Systemwiderstände zu begreifen sind. Mit einer systemischen Sichtweise (vgl. Schlippe u. Schweizer 2007) wird es professionellen Stottertherapeuten leichter fallen, mit Widerständen umzugehen. Widerstände erscheinen aus dieser Perspektive als Selbstverständlichkeit, gewissermaßen als berufsbedingte Beigaben im Therapiealltag: Das System „Stotternder in seiner Lebenswelt" lässt sich als ein Kräftefeld betrachten, das nach Stabilität und Bewahrung strebt. Therapie verheißt zwar Befreiung vom Übel, droht aber – angesichts der Veränderung der Symptomatik – den Status quo im System zu stören. (Wir haben diesen Gesichtspunkt schon oben beim Thema „Bezugspersonen" besprochen.) Mit den therapeutischen Veränderungen werden altvertraute Positionen verlassen und neue eingenommen. Das Gleichgewicht zwischen Leid (am Symptom) und Sicherheit (Vertrautsein mit den eingespielten Beziehungen im System) geht verloren. Eine labile Schräglage beginnt.

In dieser Situation, in der Therapie „ver-stört", mobilisiert das System „stotternder Mensch in seinem Lebensumfeld" mit all den Kräften, die zwischen den Menschen in diesem System wirken und den Kräften, die von außen auf das System einwirken, einen Veränderungswiderstand, der im Erleben und Handeln des Klienten sichtbar wird und als „Systemwiderstand" begriffen werden kann. Stottertherapeuten haben diesen Zustand anzuerkennen, statt ihn als „ärgerlich" einzuschätzen. Im therapeutischen Dialog gilt es, sich über die unterschiedlichen Kräfte bewusst zu werden, jene, die für eine Bewahrung des bisherigen Gleichgewichts sprechen, und jene, die einen Systemwandel nahe legen. Befürchtungen vor Veränderungen beim Klienten (aber auch bei den anderen Mitgliedern in seinem Lebensumfeld) müssen ernst genommen, kurzfristige und langfristige Folgen einer Systemveränderung sollten unvoreingenommen abgewogen werden. Oft ist es ratsam, Bezugspersonen in die therapeutischen Gespräche einzubeziehen (Kap. 8.1, S. 189f).

Eigene Widerstände des Therapeuten. Abwehrvorgänge können nicht nur vom Klienten, sondern auch vom Therapeuten ausgehen: Sie haben – wie beim Klienten – eine ähnliche Schutzfunktion und bewahren „ihn vor einer ‚Ansteckung' durch die Stimmung des Patienten, etwa durch Ängste, Depressionen, auch durch Aggressionen. Sie verringern die Gefahr, dass durch eingehende Informationen kognitive Strukturen außer Gültigkeit gesetzt, latente Konflikte aktualisiert würden, was die Handlungsfähigkeit (des Therapeuten) blockieren könnte." (Pfeiffer 1987, S. 60)

Da mit dem Vorliegen eigener Widerstände die Effektivität des Therapeuten in hohem Maße beeinträchtigt ist (seine Einfühlung in das Erleben des Klienten ist eingeschränkt, es kommt zum Verlust oder zur Verzerrung wichtiger Informationen), gilt es, regelmäßig Therapieaufzeichnungen vorzunehmen und kritisch auszuwerten, öfter selbst als Therapeut Bilanz über die bisherigen Sitzungen zu ziehen und kollegiale Unterstützung (Intervision; vgl. Tietze 2003, Lippmann 2009) bzw. professionelle Supervision in Anspruch zu nehmen.

Unbewusste Motive für sprechbezogene Widerstände

Es lohnt sich, im Rahmen therapeutischer Gespräche die emotionalen Hintergründe für ein bestimmtes Sprechverhalten zu erhellen. Warum spricht ein Erwachsener in der für ihn typischen Art und Weise? Ist das Zufall? Warum zeichnet ihn beispielsweise diese vorwärts eilende Hektik beim Reden aus? Hat das nur etwas mit seinem genetisch verankerten Temperament oder doch eher mit seinen familiären Vorbildern zu tun? Oder gibt es unbewusste Motive beim Betroffenen, die für seine Sprechweise verantwortlich sind? Wenn Letzteres zuträfe, hätten wir eine Erklärung dafür, warum ein Klient an der Beibehaltung seiner individuellen Sprechweise mit ihren sprechmotorischen Symptomausprägungen festhält. Wir müssten dann alles daran setzen, dem Klienten zur Einsicht in diese unbewusste Motivation zu verhelfen. Erst dann kann es gelingen, dass er seinen Veränderungswiderstand aufgibt und die Ausgestaltung einer neuen Sprechweise in der Therapie mitträgt.

In einem Klärungsgespräch, das fast eine ganze Therapiestunde dauerte, wird bei Henry, einem 34-jährigen stotternden Zahntechniker ein solcher Erkenntnisprozess angestoßen und dadurch eine positive Wende hinsichtlich Therapiemotivation und Mitarbeitsintensität erreicht:

Beispiel „Henry" – ein längerer Klärungsprozess

Henry ist nach einem Jahr Therapie auf Anhieb in der Lage, durch eine leichte Sprechtempoverlangsamung zu einer ruhigen und fast völlig symptomfreien Sprechweise zu gelangen. Vorausgegangen waren ausführliche Entspannungs- und Identifikationsübungen, Übungen zur Modifikation der Stotterereignisse (Stoppen, weicher Stimmeinsatz, Pseudostottern als weiches Wiederholungsstottern) und Übungen mit Sprechhilfen (gegliedertes, betontes und gebundenes Sprechen). Er berichtet nun, er sei irritiert, weil ihn ein Unbehagen überkomme, wenn er die gelernte symptomfreie Sprechweise alleine in Alltagssituationen anwende.

Im therapeutischen Gespräch versuche ich, sein Sträuben gegen „langsames Sprechen" zu erhellen. Anfangs bringt er seine Widerstände in Zusammenhang mit der Gefahr, von Gesprächspartnern unterbrochen werden zu können, so wie er es früher durch seine Mutter erfahren hat. Dann taucht das Gefühl in ihm auf, durch die neue Sprechweise starr und unlebendig zu erscheinen, und er spürt die Sorge, andere nicht mehr zum Zuhören bewegen zu können. Im Laufe des Gesprächs gesteht er sich dann die Angst ein, mit der neuen Sprechweise genauso aufzufallen wie mit dem Stottern.

Abschließend gelangt er zu dem tief verwurzelten Empfinden, das Stottern nicht wirklich verlieren zu wollen, stelle es doch ein typisches Merkmal für seine Individualität dar, ein „Markenzeichen" (s. auch das Beispiel „Markus" in Kap. 7.4, S. 183f).

Bereits ganz am Anfang meiner beruflichen Arbeit mit Stotternden, als ich noch relativ wenig Erfahrung mit verhaltenstherapeutischen Verfahren zur Modifikation der Stottersymptomatik besaß, befand ich mich in der Ausbildung zum Gesprächspsychotherapeuten. Wir mussten von jeder Sitzung Tonbandaufzeichnungen anfertigen. In einer der Sitzungen konfrontierte mich Hannelore, eine stotternde Bibliothekarin, mit ihrer tief verwurzelten Angst „vor einem Zustand ohne Stottern" (Wendlandt 1984a, S. 41–45).

Damals habe ich noch nicht geahnt, dass mir dieses Thema im Laufe meiner Therapeutentätigkeit immer wieder bei stotternden Erwachsenen begegnen würde. Therapieerfolge bei chronisch stotternden Erwachsenen können sich in einer Behandlung überhaupt nur dann dauerhaft etablieren, wenn ein Lebenskonzept ohne Stottern vorstellbar wird (s. „: Lebensentwürfe", Kap. 8.1, S. 193) und sich eine Identität als Normalsprecher entwickelt (s. das Beispiel „Andi": wörtliche Gesprächsabschrift in Kap. 7.4, S. 184). Eine wichtige Rolle innerhalb dieses Prozesses spielen die Kompetenzen zur Gesprächsführung und Beratung (s. folgendes Kapitel), die beim Stottertherapeuten in ausreichendem Maße vorhanden sein müssen.

!

„Widerstände" müssen nicht zwangsläufig Widerstände gegen das Aufdecken unbewusster Zusammenhänge und unangenehmer Inhalte sein. Sie müssen auch nicht als Widerstände betrachtet werden, die sich gegen eine Veränderung durch Therapie oder gegen den Verlust eines vermuteten Krankheitsgewinns richten. Sie lassen sich vielfach in einer umgangssprachlichen Bedeutung verstehen: Grund sich aufzulehnen, Widerstand zu zeigen, hat ein Mensch immer dann, „wenn er subjektiv eine Verletzung oder Bedrohung irgendwelcher Ziele, Pläne, Interessen, Bedürfnisse usw. befürchtet" (Casper u. Grawe 1981, S. 352).

So gilt es, als professioneller Stottertherapeut unaufgeregt und offen auf Widerstände und Störungen im Therapieprozess zu reagieren. Gemeinsam wird nach den Motiven des Klienten für sein widerständiges Verhalten geforscht, wobei der Therapeut auch sein eigenes Therapeutenverhalten selbstkritisch zur Disposition stellt.

6.5 Die eigenen Kompetenzen der Gesprächsführung und Beratung erweitern

Was Therapie für mich als Therapeut bedeutet?
Therapie bedeutet unterstützen.
Ein Jahr begleiten oder auch länger.
Austausch, Anteilnahme, Ruhe vermitteln.
Wünsche und Gefühle kennenlernen, Handlungen planen, Mut machen.
Die Kommunikation beflügeln.

Ein reichhaltiges Menü an Aufgaben und Übungen servieren!
Immer wieder Neues ausprobieren lassen: Was hilft, was hilft nicht?
Liegengebliebenes in die Hand nehmen,
Unangenehmes versüßen.
Die Eigenbewegung stärken.

Die Entdeckungsfahrt nach innen und nach außen zu einer sicheren Reise werden lassen. Dabei die Fähigkeiten und Stärken des Klienten im Blick behalten.
Wie eine Reiseleiterin Abgründe sichern, voranschreiten, wenn es gefährlich scheint.
Aber auch geduldig abwarten.

Und gemeinsam lachen.

Therapie verlangt Gesprächskompetenzen

Im Gegensatz zu gängigen Vorstellungen, Stottertherapie umfasse im Wesentlichen die Anwendung sprachtherapeutischer Methoden, wird bei genauerer Betrachtung deutlich, dass der therapeutische Prozess vorrangig durch die Beziehungsgestaltung der Beteiligten bestimmt wird. Es ist die dialogische Kommunikation zwischen Therapeut und Klient, die für den Fortgang der Therapie verantwortlich ist. Professionelle sprachtherapeutische Methoden sind lediglich Handlungselemente, die in einem umfassenderen Kommunikationsgeschehen eingebettet sind. Das gemeinsame Gespräch stellt also die Grundlage und das verbindende Element für den Einsatz aller stotterspezifischen Maßnahmen dar.

Fiedler (2000, S. 499) beispielsweise beklagt, dass „der Grund für die relativ geringe Effizienz vieler Therapien erwachsener Stotternder darin (liege), dass diese zu sehr auf eine Verbesserung der fehlerhaften Aussprache ausgerichtet sind“ und fordert eine Ergänzung um therapeutische Gespräche, „in denen die situative Variabilität und die damit zusammenhängende subjektive Kommunikationsverantwortlichkeit des Stotternden Dauerthema sind“.

Es bedarf beim Stottertherapeuten spezifischer Gesprächskompetenzen – in Verbindung mit seinen nonverbalen Ausdrucksmitteln –, um Veränderungsinterventionen in der Stottertherapie in Gang zu setzen und aufrechtzuerhalten. Therapeuten, die keine gezielte Aus- bzw. Fortbildung im Beratungsbereich absolviert haben, verfügen nur zufällig über ein ausreichendes Repertoire an beratungsbezogenen Wissensbeständen und Handlungskompetenzen. Sie zeigen, wie andere Menschen auch, eine Vielzahl hinderlicher Gesprächsreaktionen, die in unserer Gesellschaft typisch sind, die zwischenmenschliche Kommunikation erschweren und die die notwendige Selbstoffenbarung des Klienten im therapeutischen Prozess bremsen (beispielsweise Reaktionen des Bagatellisierens, Bewertens, Ausfragens, Interpretierens und Ratgebens; vgl. Bachmaier et al. 2004; Egan 2001). Ein Fehlen professioneller Beratungskompetenzen verführt zudem zu Vorgehensweisen, die vom sog. gesunden Menschenverstand diktiert werden. Zwar ist Intuition wichtig – sie muss aber zum Wohle der Klienten selbstkritisch kontrolliert und vor dem Hintergrund theoretischer Erkenntnisse immer wieder analysiert werden können.

Wie kann es gelingen, dass Stottertherapeuten im Rahmen ihrer Therapien die Dialoge so führen, dass beim erwachsenen Stotternden Selbstreflexion und Selbstveränderung vorankommen? Antworten hierzu finden wir im Bereich der wissenschaftlichen Beratungsforschung.

Beratung

Zum Themenkomplex „Beratung“ gibt es eine unüberschaubare Fülle an Fachveröffentlichungen mit sehr verschiedenartigen Definitionen, was Beratung sei, mit stark differierenden Konzepten zur methodischen Durchführung von Beratung und mit einer Unmenge an Anwendungsfeldern (vgl. Nestmann 2007; Steinebach 2006a). Die meisten der heute angewandten Beratungsmethoden haben sich aus der Praxis und Erforschung psychotherapeutischer Verfahren ergeben. Je nach der Therapieschule, aus der sie stammen, zeigen sie spezifische Schwerpunktsetzungen. Allerdings fallen bei aller Verschiedenartigkeit zwei grundlegende Positionen auf:

„Einmal wird Beratung mehr in die Nähe von Informationsvermittlung als eine mehr lenkende Form von Unterweisung gerückt. Zum anderen werden Hilfeleistungen angesprochen, die den Klienten gemeinsam mit dem Berater zu einer Lösung kommen lassen sollen. Die erste Position sieht den Berater mehr in der Rolle des Experten und fachlich überlegenen Teilnehmers, die andere Position geht von Partnerschaftlichkeit und Gleichberechtigung aus" (Sander 2003, S. 11).

Beide Positionen können in Bezug zu meinen Ausführungen im Kap. 2.1, S. 25f, gesetzt werden. Dort wurde betont:

- **Stotter**therapeuten müssen einerseits Experten in Sachen Stottern sein: Sie haben in diesem Sinne in Bezug auf ihre Klienten eine eher direktive Funktion hinsichtlich der Vermittlung stotterspezifischer Wissensbestände und handlungsbezogener Veränderungsmethoden.
- Andererseits müssen Stottertherapeuten eine personenzentrierte und partnerschaftliche Haltung einnehmen: Als **Therapeuten** haben sie die Funktion, den Stotternden zu befähigen, seine eigenen Entscheidungen zu treffen, indem sie sein Erleben und Verhalten einfühlend begreifen sowie das Verstandene und Analysierte verbal so mitteilen, dass dadurch die Selbstreflexion des Stotternden verbessert und seine Selbstveränderung gefördert werden.

In der Stottertherapie Erwachsener geht es darum, der zweiten Position deutlicher Gehör zu verschaffen: Denn Therapie ist – wie Sander (2003, S. 11) betont – immer ein „gemeinsames Beratschlagen", ein „gemeinsames Überlegen", eine „gemeinsame Suche von Lösungen", ist „Hilfe zur Selbsthilfe". Aktivitätsgrad und Verantwortung für den Veränderungsprozess müssen zwischen Klient und Therapeut ausgewogen verteilt sein, wobei die persönlichen Bedingungen und der Beziehungsaspekt von Therapeut und Klient eine große Bedeutung spielen.

Definition von Beratung:
„Beratung ist in ihrem Kern jene Form einer interventiven und präventiven helfenden Beziehung, in der ein Berater mittels sprachlicher Kommunikation und auf der Grundlage anregender und stützender Methoden innerhalb eines vergleichsweise kurzen Zeitraumes versucht, bei einem [...] Klienten einen auf kognitiv-emotionale Einsicht fundierten aktiven Lernprozess in Gang zu bringen, in dessen Verlauf seine Selbsthilfebereitschaft, seine Selbststeuerungsfähigkeit und seine Handlungskompetenz verbessert werden können." (Dietrich 1983, S. 2; in: Sander 2003, S. 11)

Dabei gibt Beratung nach Benz (1976, S. 23) „keine Entscheidung vor und drängt keine Norm- und Wertorientierungen auf", sondern „versucht die Probleme der Ratsuchenden aufzuhellen, ihnen zu eigener Klarheit, zum Erkennen eigener Motive und Bedürfnisse, d. h. zur rationalen Erfassung der eigenen Situation zu verhelfen".

Beziehungsgestaltung durch Gesprächsführung

Im Folgenden werden einige Gesprächskompetenzen beschrieben, die als Basiskompetenzen für die Stottertherapie gelten können: Sie drücken sich einerseits als „innere Haltungen" des Therapeuten aus und zeigen sich andererseits als konkrete Verhaltensweisen seiner Gesprächsführung (Techniken/Handwerkszeug). Haltung und Handlungsweisen bestimmen also gleichermaßen die Art und Weise der Beziehungsgestaltung des Therapeuten zu seinem Klienten. Bei der Auswahl der Gesprächskompetenzen habe ich v. a. klientenzentrierte Ansätze (sie werden auch als „personenzentriert" bezeichnet) berücksichtigt, die in herausragender Weise bereits Eingang in sehr unterschiedliche Therapieschulen gefunden und sich als besonders nützlich erwiesen haben (vgl. Rogers 2004; Tausch u. Tausch 1979; Steinebach 2006a; Kriz u. Slunecko 2007). Im Folgenden beziehe ich mich dabei v. a. auf Veröffentlichungen von Langfeldt und Nothdurft (2007), Weinberger (2004) und Kriz (2007) und setze sie in Bezug zur Erwachsenentherapie des Stotterns.

Was heißt klientenzentriert? Ein wesentlicher Aspekt des klientenzentierten Vorgehens ist: „Ein Problem wird aus der Sicht des Klienten, aus seiner internen Bedingtheit heraus verstanden und nicht aus externen Bedingungen heraus. Nicht das Problem als solches, sondern die internen Bedingungen des Problems, das innere Bezugssystem steht im Mittelpunkt der therapeutischen Arbeit" (Sachse 1982, S. 44).
„Klientenzentriert" bedeutet nicht „nondirektiv". Klientenzentiertes Verbalisieren ist selektiv – der Therapeut wählt bestimmte Aspekte des Gesagten aus und gibt sie an den Klienten zurück. Und der Klient erhält Direktiven, etwas Bestimmtes zu tun, beispielsweise

den Impuls des Therapeuten, sich einem geäußerten Gefühl vertiefter zuzuwenden, der Bedeutung eines Ereignisses nachzuspüren oder eine Person genauer zu beschreiben.

Im Kontakt sein

Stottertherapeuten streben danach, mit ihren Klienten in einen guten Kontakt zu treten. Ihnen gelingt es, unabhängig von der Schwere des Stotterns beziehungsweise der sozialen Gestörtheit, einen tragfähigen Zugang zu ihnen zu finden, der den Beginn einer Behandlung möglich macht. Die gemeinsame Kommunikation wird als partnerschaftliches Miteinander begriffen, die von einem guten „Rapport" gekennzeichnet ist: Nicht das Sammeln von Informationen, nicht das Abstecken eines Behandlungsplanes haben in den ersten Therapiesitzungen Vorrang, sondern die Sicherstellung eines „guten Drahtes" zum Klienten. Erst das Gefühl des Angenommenseins erlaubt dem Klienten, sich auf eine Zusammenarbeit über das Erstgespräch hinaus einzulassen. Mit dem Aufbau von Vertrauen sind die Energien des Stotternden nicht mehr davon absorbiert, „zu taktieren und ein bestimmtes Image vor sich selbst und anderen aufrecht zu erhalten" (Roth 2006, S. 209), sondern „mehr und mehr das zu sagen, was ihn wirklich bewegt. Erst diese Offenheit macht es möglich, an Kernpunkte und Schwierigkeiten der Person heranzukommen".

Rapport, ein Begriff aus der Hypnotherapie, der klientenzentrierte Beratungs- und Therapiehaltungen aufgreift, meint die Beziehung, die zwischen Therapeut und Klient besteht. Ein guter Rapport stellt die Voraussetzung für eine vertrauensvolle Zusammenarbeit dar und lässt sich durch gezielte Interventionen des Therapeuten herstellen, beispielsweise durch „aktives Zuhören" (s. u.) und durch *Pacing*.
Pacing ist die Technik, mit der der Stottertherapeut Körperbild, Bewegung, Emotion, Kommunikationsstil und Kognition seines Klienten „widerspiegelt" damit er sich auf ihn einstimmen und auch nonverbal dieses Mitgehen demonstrieren kann. Durch Rapport und Pacing holt der Stottertherapeut den Klienten „in seiner Welt" ab. (vgl. Migge 2005, S. 32)

Bedingungslose positive Wertschätzung und emotionale Wärme

Der Stottertherapeut befindet sich in einem Zustand vorbehaltloser Akzeptanz seinem Klienten gegenüber: Er wertschätzt ihn mit seinen ganz eigenen individuellen Wahrnehmungen, Empfindungen und Gefühlen, akzeptiert seine Meinungen, Ansichten und Gedanken, ohne diese als „gut" und „richtig" anerkennen oder die Einstellungen des Klienten teilen zu müssen. Der Therapeut nimmt keine Wertungen vor, verurteilt nicht irrationale Ängste, Schwächen und Nöte, auch nicht negative Bezugnahmen des Klienten zu seiner Umwelt. Der Stottertherapeut nimmt das „Sosein" seines Klienten als Ausdruck seiner individuellen Lebensform respektvoll ernst und bezieht sich darauf einfühlend und emotional warm (vgl. Langfeldt u. Nothdurft 2007; Kriz, 2007).

„Ein Therapeut, der bei sich in Bezug auf den Klienten diese positive Wertschätzung erleben und diesem mit emotionaler Wärme begegnen kann, wird ähnliche Gefühle auch beim Klienten hinsichtlich dessen Selbst auslösen, sodass dieser sich selbst gegenüber ebenfalls mehr Achtung und Akzeptanz entgegenbringen kann." (Kriz 1994, S. 205)

Echtheit beziehungsweise Kongruenz

Der Stottertherapeut ist echt und eindeutig, ohne Fassade, er spielt keine Rolle, begegnet dem Klienten aufrichtig, aus seinem jeweils gegenwärtigen Erleben heraus. Er hat Zugang zu seinen Empfindungen, die in der Beziehung zum Klienten entstehen und vermag sie weitgehend frei von Abwehr, Wahrnehmungsverzerrungen oder Wahrnehmungsleugnungen in den Beratungsprozess einzubringen, wenn dies dem Wohle des Klienten dient. Diese „Wahrhaftigkeit des Therapeuten" kommt, wie Kriz (1994, S. 205) betont, „authentisch in der Kommunikation zum Ausdruck." Und: „hier ist die menschliche Substanz des Therapeuten gefragt, nicht eine antrainierte Technik." Die Echtheit des Therapeuten lässt ihn „transparent" für den Klienten werden, das innere Erleben des Therapeuten und sein sichtbares Verhalten sind stimmig, deckungsgleich (kongruent). Auf diese Weise kann beim Klienten Vertrauen entstehen – er beginnt sich zu öffnen und sich der eigenen Person selbsterforschend zuzuwenden (s. u.: Selbstexploration).

Kongruenz als Leitidee für den Therapeuten bedeutet nicht, „sich zu geben, wie man sich fühlt, und zu tun, was man will", meint Roth (2006, S. 205), der auf viele Missverständnisse zu dieser beraterischen Grundhaltung hinweist. Es ginge um die Wahrnehmung der eigenen Empfindungen, Gedanken und Absichten und dann erst darum zu entscheiden, ob sie – zum Wohle des Klienten – und wie sie ausgedrückt werden können. Ruth Cohn fordert: Sei authentisch und selektiv! Gührs und Nowak (1991, S. 33) prägen hierfür den prägnanten Satz: „Nicht alles, was wahr ist, muss ich sagen, aber alles was ich sage, muss wahr sein!"

Empathie: einfühlendes Verstehen und Ausdrücken des Verstandenen

Der Stottertherapeut fühlt sich in das Erleben seines Klienten ein und drückt sein Verständnis von dem, was der Klient mitgeteilt hat, einfühlsam aus, sowohl in Worten als auch in der Art seiner körpersprachlichen Zuwendung. Er meldet als ständiger Feedbackgeber dem Klienten mit eigenen Worten das zurück, was er von den mitgeteilten Erlebnisinhalten verstanden hat (vgl. „aktives Zuhören", Gordon 2008; in der Fachliteratur findet man hierfür auch die Begriffe „Reformulieren" oder „Paraphrasieren"). Das bedeutet allerdings nicht, er müsse die Aussagen des Klienten mechanisch „zusammenfassen" oder „spiegeln". Vielmehr kann die „Übermittlung des Verständnisses [...] auf vielfältige Weise erfolgen" (Langfeldt u. Nothdurft 2007, S. 245).

Empathie: „Der therapeutische Effekt wird gesteigert, wenn der Therapeut sich vollständig in den Patienten hineinversetzt. Patienten profitieren enorm von der bloßen Erfahrung, dass sie richtig gesehen und richtig verstanden werden. Es ist daher wichtig für uns zu begreifen, wie unser Patient Vergangenheit, Gegenwart und Zukunft erlebt. [...] Genaues Einfühlen ist am wichtigsten in der unmittelbaren Gegenwart – das heißt im Hier und Jetzt der Therapiestunde." (Yalom 2002, S. 33)

Empathisches Verstehen meint also einerseits einen Vorgang, der im Therapeuten abläuft. Der Therapeut hört aus den Mitteilungen des Stotternden v. a. die emotionalen Erlebnisinhalte, insbesondere Gefühle, Empfindungen sowie mit Wertungen verbundene Erfahrungen und Wahrnehmungen, Wünsche und Interessen heraus. Da zum inneren Bezugssystem des Klienten aber nicht nur Gefühle, sondern auch überdauernde Werte, Selbstkonzepte, Normen, Regeln etc. gehören (vgl. Sachse 1982, S. 45), geht es auch um ein Verstehen dieser kognitiven Aspekte des inneren Bezugssystems. Der Therapeut versucht also, sich in die innere und äußere Situation des Klienten zu versetzen und die Dinge mit seinen Augen zu sehen, um das so Wahrgenommene und Verstandene aus dem Bezugsrahmen des Klienten heraus zu begreifen.

Empathisches Verstehen umfasst andererseits den Verbalisierungsvorgang des Therapeuten. Der Therapeut verbalisiert das aktuell Verstandene und gibt dem Klienten damit immer wieder Impulse für dessen Selbstreflexion. Der Therapeut versucht dabei, „die Aussage des Klienten *verarbeitet* zurückzugeben, indem er z. B. (einzelne) Aspekte betont, Schwerpunkte herausarbeitet, Unwesentliches weglässt usw. Wesentlich ist hier z. B. das Klären von Gefühlen, das Klären von Inhalten, das Herausarbeiten von Bedeutungen, das Herstellen von Zusammenhängen zwischen Gefühl und Inhalt. Dabei bleibt er nah an den ‚Daten', die ihm der Klient liefert: Schlussfolgerungen, Herstellen von Zusammenhängen usw. sollten so weit wie möglich an diesen ‚Daten' belegbar sein" (Sachse 1982, S. 47).

Empathisches Verstehen beruht auf einem kontinuierlichen Annäherungsprozess. Verstehen und Verbalisieren des Therapeuten lässt sich nicht als ein punktuelles Einblickfinden des Therapeuten in das gerade vorhandene Erleben des Klienten begreifen. Vielmehr handelt es sich um einen fortschreitenden dynamischen Prozess auf der Grundlage des therapeutischen Beziehungsangebots, bei dem „sowohl dem Klienten als auch dem Therapeuten anfangs fast alle ‚internen Prozesse' des Klienten unbekannt sind. Das Bemühen um einfühlendes Verstehen, das Signalisieren der gemeinsamen Arbeit, und die Erfahrung des (teilweise) Verstandenwerdens geben dem Klienten den Mut, seine ‚internen Prozesse' nach und nach in einem langen Prozeß unter Begleitung des Therapeuten selbst zu erforschen." (Kriz 1994, S. 206).

Voraussetzungen beim Therapeuten: Das Training einer personenzentrierten Gesprächsführung als sprachliche Ausdrucksform zielt, wie Kriz hervorhebt, „nur auf ein Oberflächenphänomen; wesentlich ist, ob der Therapeut überhaupt das Spektrum der Gefühle und Erlebnisse des Klienten wahrnehmen und verstehen kann – und das wird umso schlechter gelingen, je weniger er seine eigenen Gefühle und Erlebnisse wahrzunehmen weiß, und je neurotischer er bestimmte Aspekte seines eigenen Erlebens ausblendet“ (Kriz 1994, S. 206).

Förderung der Selbstexploration

Die 3 bisher aufgeführten Basiskompetenzen können mit Kriz (1994, S. 204) als „drei Aspekte einer Begegnungshaltung“ verstanden werden, durch die der Klient erfährt, „dass der Therapeut ihn bei der Erforschung seines Selbst verständnisvoll begleitet, ihn durch seine Haltung ermutigt, nicht bewertet, und in seinen Problemen akzeptiert, ohne ihm die Verantwortung für sich abzunehmen“. Diese Art der Bezugnahme des Therapeuten ermöglicht dem Klienten eine differenzierte Selbstexploration: Der Klient beginnt sich mit seinem Stottern, seinem kommunikativen sprachlichen und nonverbalen Verhalten, mit seinen Einstellungen zu sich und seinen Mitmenschen zunehmend offener auseinanderzusetzen und sein inneres Erleben mit all seinen diffusen Empfindungen und schamhaften „Abgründen“ in das Therapiegespräch einzubringen. Erst das „Übersich-Sprechen“, verbunden mit einer Haltung des inneren Suchens, macht Veränderungen wahrscheinlich. Ohne Selbstausdruck keine Selbstveränderung!

Der Kommunikationsbeeinträchtigte, der in seinem Leben vielfach wenig Lust zum Sprechen verspürt hat, muss in einer Therapie, die das Gespräch als zentrales Medium nutzt, zum sprechenden Selbstausdruck gelangen, muss Lust auf die Selbsterforschung bekommen, sich sprechend bisher unbekannten Aspekten eigenen Erlebens nähern, sich Themen stellen, die nicht nur Neugier, sondern auch Unbehagen auslösen, weil noch ungewiss ist, was zutage treten und wohin die Reise der Selbsterkenntnis gehen wird. Selbstexploration bedeutet, in den Bereich des bisher Ungeklärten vorzudringen, Wörter für das bisher Unausdrückbare zu finden, Beobachtungen zu sammeln, ggf. Aufzeichnungen und Notizen anzufertigen, sich auf neue Erfahrungen einzulassen, sich offen zu halten für Erkenntnisse, die mit den bisherigen Lebenseinstellungen nicht übereinstimmen.

Selbsterforschung: „Das therapeutische Unterfangen ist ein Prozess der Selbsterforschung, und ich dränge Patienten, jede Gelegenheit zu ergreifen, um diesen Vorgang zu vertiefen. Wenn ein Patient, der sich bei gesellschaftlichen Zusammenkünften immer unwohl gefühlt hat, berichtet, er habe eine Einladung zu einer großen Party erhalten, so entgegne ich meistens: ‚Wunderbar! Was für eine Chance, etwas über sich selbst zu lernen! Nur überprüfen Sie sich diesmal – und machen Sie sich auf jeden Fall Notizen, die wir bei der nächsten Sitzung erörtern können.‘“ (Yalom 2002, S. 176)

Über die Selbstexploration gelingt es dem Betroffenen – gestützt durch die personenzentrierte Beratungshaltung des Therapeuten – Zugang zu kränkenden Erfahrungen zu finden, die sich im Laufe eines Lebens ereignet haben: ermahnende, abwertende und korrigierende Hinweise durch Bezugspersonen, respektloser Umgang, Aggressionen und quälende Demütigungen durch Gleichaltrige, Bevormundungen durch fremde Menschen, gesellschaftliche Vorurteile dem Stottern gegenüber, die allen Ortes spürbar sind. Diese in der Kommunikation erfahrenen, teilweise tiefen Verletzungen haben bei den Betroffenen häufig zu negativen Selbstbewertungen und Selbstvorwürfen geführt. Sie gilt es zu benennen und die Betroffenen erkennen zu lassen, dass aus den negativen Fremdzuweisungen („Du sprichst wieder unmöglich!“) vielfach negative Einstellungen zur eigenen Person erwachsen sind („Ich bin eine Zumutung für meine Mitmenschen“). Alle diese negativen Erlebensweisen sollten im Therapieprozess achtsam betrachtet und der Selbstwahrnehmung und Selbstreflexion zugänglich gemacht werden. Nur so lassen sie sich verändern.

Aber nicht nur die auf das Stottern bezogenen Erfahrungen bedürfen der „Erhellung“ und des klärenden Gesprächs. Auch die in unserer Gesellschaft negativ bewerteten Seiten eines Menschen müssen im Rahmen des Therapieprozesses „benannt und auch behandelt werden können: Fluchttendenzen, Entscheidungsunfähigkeit, Sinnentleerung, Süchte, Verleugnungen, Verschämt- und Unverschämtheiten, Rachgelüste, Beleidigtsein, Verletzungen, Gier, Geiz und ähnliche. Solange das alles verurteilt wird und der Eigenzensur unterliegt, trägt es ausschließlich zur Spaltung der Innenwelt bei, aus der heraus weiteres Unheil zu erwarten ist“ (Thomann u. Schulz von Thun 2003, S. 85). Indem der Stottertherapeut „den ‚verbotenen‘ Tendenzen geduldig nachforscht und ihre

Existenz anerkennt, gibt er dem Klienten Rückendeckung und die Erlaubnis, sie aus der Versenkung aufsteigen zu lassen" (Thomann u. Schulz von Thun 2003, S.85).

Selbsteinbringung des Stottertherapeuten

Stottertherapeuten, die um ein authentisches Verhalten in der Therapie bemüht sind (s. Kongruenz, S.157f), scheuen sich nicht davor, eigene Empfindungen und Standpunkte in den therapeutischen Dialog einzubringen. Sie entscheiden jeweils aktuell, wann eine solche Selbsteinbringung als bereichernder Impuls für den Klienten gelten kann. Wenn sie ungeduldig sind, unaufmerksam oder vorschnell im Handeln und dies wahrnehmen, gestehen sie das von sich aus selbstkritisch ein und nehmen Kritik von Klienten offen an.

Fehler machen: „Wenn Sie einen Fehler gemacht haben, geben Sie ihn zu. Jeder Versuch, ihn zu vertuschen, wird letztlich nach hinten losgehen. Irgendwie wird der Patient spüren, dass Sie ihn getäuscht haben, und die Therapie wird darunter leiden. Überdies ist das offene Eingeständnis eines Fehlers ein gutes Vorbild für Patienten und ein Zeichen dafür, dass sie Ihnen wichtig sind." (Yalom 2002, S.45f.)

Aus ihrer personenzentrierten Haltung heraus haben es Stottertherapeuten nicht nötig, sich mit einem Hauch kühler Distanz zu umgeben. Sie fühlen sich nicht vom Klienten bedrängt, wenn dieser wissen möchten, ob sie verheiratet sind oder wo sie ihre Ferien verbringen.

Privatleben: „Eine der größten Befürchtungen, die Therapeuten bei Enthüllungen über ihr Privatleben haben, ist die, dass sie kein Ende finden werden, dass der Patient, sobald die Tür einmal geöffnet ist, immer weiterfragt, bis er ihre tiefsten und peinlichsten Geheimnisse erfahren hat. Diese Angst ist grundlos. Nach meiner Erfahrung akzeptiert die überwältigende Mehrheit der Patienten das, was Sie ihnen bieten, drängt nicht auf weitere, für Sie unangenehme Offenbarungen und wendet sich dann wieder dem therapeutischen Alltag zu." (Yalom 2002, S.109)

Erwachsene Stotternde, die sich auf das Behandlungsgeschehen eingelassen haben, denken auch außerhalb der Therapiesitzungen an ihren Therapeuten. Erinnerungen an seine Äußerungen tauchen auf, Bilder von gemeinsamen Übungen, seine Stimme oder eine Geste werden wach. Und der Stottertherapeut selbst – denkt er auch, wenn er zu Hause ist, Straßenbahn fährt, den Einkauf erledigt, an seine Klienten? Natürlich tut er das! Stotternde stellen hierzu manchmal Fragen, wollen wissen, wie wichtig sie genommen werden, ob sie über die einzelne Therapiesitzung hinaus Bedeutung für den Therapeuten haben. Ein sehr verständliches Bedürfnis! Yalom ermutigt auch hier die Therapeuten zuzugestehen, dass sie sich auch außerhalb der Therapiesitzungen Gedanken über ihre Klienten machen (vgl. Yalom 2002, S.59f).

Eine besonders intensive Form von Selbstoffenbarung zeigt sich im Rahmen einer regelmäßigen In-vivo-Arbeit: Stottertherapeuten verlassen ihr bekanntes Terrain, „ihren" sicheren Behandlungsraum, das Regelwerk und den Hoheitsbereich der Therapiestunden und tauschen dies gegen die Unkontrollierbarkeit der Alltagsrealität ein. Sie lernen dort – immer noch im Schutze ihrer Expertenrolle, aber deutlicher als Person exponiert –, sich mit ihren alltäglichen Unsicherheiten und Eigenarten zu präsentieren. Während ihnen das zunehmend unbefangener gelingt, bröckelt manche professionelle Fassade, manche zwiespältige Stimmung wird erkennbar – genauso wie die Flecken auf der Jacke, die verwischte Wimperntusche beim Spaziergang im Regen und die Löcher in den Socken beim Gang über die Frühsommerwiese. Indem die Stotternden ihren Therapeuten „ungeschminkter" wahrnehmen und miterleben, wie er zu sich selbst zu stehen vermag, gelingt es den Klienten ihrerseits, ihren Mut zur Selbstoffenbarung weiterzuentwickeln (s. Therapeut als Modell, Kap.5.6, S.117ff).

! „Die Literatur über psychotherapeutische Ergebnisse stützt deutlich die Ansicht, dass Offenheit beim Therapeuten Offenheit bei Klienten erzeugt." (Yalom, 2002, S.92)

Aufgaben- und Zielbezogenheit von Gesprächskompetenzen

Gesprächskompetenzen des Stottertherapeuten dienen dazu, zu einer positiven Beziehungsgestaltung mit seinem Klienten zu kommen. Zusätzlich haben sie die Funktion, über die Gesamtdauer des Therapieablaufs hinweg eine klare Aufgaben- und

Zielbezogenheit sicherzustellen. Dies gelte, wie Steinebach (2006b, S. 26f) betont – er bezieht sich auf Warwar und Greenberg (2000) sowie Thomson (2003) –, über die Grenzen aller Beratungsansätze hinweg. Dabei werden v. a. die folgenden Kompetenzen in der Beratungspraxis erwartet:

- Grenzen ziehen, Ziele verdeutlichen und Methoden mit Blick auf diese Ziele begründen,
- Informationen über den Klienten und aus Sicht des Klienten erfragen,
- Fakten verständlich darstellen und Informationen im Sinne des Veränderungsprozesses förderlich vermitteln,
- Unterstützung gewähren, empathisch und vertrauensvoll sein,
- zusammenfassen und bündeln, dafür sorgen, dass der Klient nicht das Wichtige aus dem Blick verliert,
- zur Klärung beitragen,
- Hoffnung vermitteln,
- die Möglichkeit der Entlastung von negativen Gefühlen bieten,
- irrationale Botschaften und Gedanken des Klienten herausarbeiten,
- Rückmeldung zu problematischen Verhaltensweisen des Klienten geben,
- die Selbstkontrolle des Klienten fördern,
- Gefühle zugänglich machen,
- Einsicht in die dem Verhalten und Erleben zugrunde liegenden Argumente fördern,
- gemeinsam mit dem Klienten neue angemessene Verhaltensweisen entwickeln,
- positive Veränderungen verstärken,
- mit dem Klienten an Widerständen arbeiten, die den positiven Veränderungen entgegenstehen,
- notwendige Veränderungen als Herausforderungen verstehen und zu noch ausstehenden Veränderungen ermutigen,
- bereit sein, im Dienste einer guten problembezogenen Beratungsbeziehung, alles positiv zu bearbeiten, was einer solchen Beziehung entgegensteht,
- falls nötig im Gespräch mit dem Klienten dessen unangenehme Gefühle ansprechen und bestehende Missverständnisse offen und konstruktiv klären.

Zusätzliche stotterspezifische Aufgabenstellungen für den Beratungsprozess

In den Abschnitten „Typische methodische Unsicherheiten von Stottertherapeuten" und „Anforderungen an den Stottertherapeuten" (Kap. 6.2 u. 6.3, S. 139ff) wurden bereits wichtige Aufgabenstellungen für die Stottertherapie im Erwachsenenalter diskutiert. Im Folgenden wird eine kleine Auswahl zusätzlicher Gesichtspunkte besprochen, die im Rahmen der Beratungsarbeit mit stotternden Erwachsenen von Bedeutung sind.

Auf die Symmetrie achten

Ein typisches Problem, das mir bei der Analyse von Ton- und Videomitschnitten meiner Supervisanden deutlich geworden ist, ist ihre interaktive Dominanz: Ihr Redeanteil ist meist deutlich höher als der Redeanteil ihrer Klienten. Oft werden Vorschläge unterbreitet und Entscheidungen getroffen, die die Arbeitsinhalte bzw. den Stundenablauf einer Sitzung festlegen. Vielfach kann keine Ruhe entstehen, aus der heraus Klienten ihre eigenen Themen einbringen und ihre persönlichen Vorstellungen von der Behandlungsstunde entwickeln können. Das kommunikative Feld wird „zugestellt" durch die verbale Präsenz des Therapeuten.

Dabei sollte ja gerade bei der Kommunikationsstörung Stottern, die nicht selten mit Passivität und verbalem Rückzug einhergeht, auf die Selbstgestaltung der Kommunikation des Klienten geachtet werden. Gerade wenn die Gefahr der Einsilbigkeit des Klienten auftaucht, gilt es für den Stottertherapeuten, weniger zu reden, weniger zu fragen oder weniger Anweisungen zu geben. Manchmal registrieren sprechaktive Therapeuten die bremsende Wirkung ihres vielen Sprechens nicht und sind betroffen, wenn sie anhand der Videoaufzeichnungen bemerken, dass ihre eigene Redefreude das sprachliche und kommunikative Vermeidungsverhalten ihrer Klienten fördert. Statt Druck auf den Klienten auszuüben, er müsse sich mehr beteiligen oder statt resigniert an ein Ende der Behandlung zu denken, ginge es für den Therapeuten darum, die Aktivitätsverteilung zwischen sich und dem Klienten zu verändern – beispielsweise nach dem Motto: „Schweigen trainieren und Pausen kultivieren!"

Die Fragen lauten hier: Wer macht die erste Äußerung in der Sitzung? Wie lang sind die einzelnen Redebeiträge? Wer stellt Fragen? Schiebt der Therapeut einem Gesprächsimpuls, der nicht gleich vom Klienten beantwortet wird, einen zweiten oder dritten nach? Wer vertieft Inhalte? Wer führt neue Themen ein? Wer knüpft an bisherigen Inhalten an? Wer macht Vorschläge? Wer trifft Entscheidungen? Wer fühlt sich verantwortlich für die Struktur einer Sitzung oder einer Therapiephase?

Ausgewogenheit zeigt sich aber nicht nur im Umgang mit den sprachlichen Äußerungen. Auch die stimmliche Präsenz von Therapeut und Klient ist vielfach unsymmetrisch: steuerndes Therapeutenverhalten zeigt sich nicht selten in einer schnellen Sprechweise oder lauten Stimme, in häufigen Haltungsänderungen auf dem Stuhl, in unruhigen Bewegungsabläufen.

Den Klienten ermutigen, Verantwortung zu übernehmen

In den Gesprächen mit dem Klienten geht es immer wieder darum, Verantwortung zu übernehmen. Dies hat große Bedeutung gerade zu Beginn einer therapeutischen Behandlung (Kap. 5.1, S. 90ff). Yalom (2002, S. 154) schreibt:

> „Die Übernahme von Verantwortung ist ein wesentlicher erster Schritt im therapeutischen Prozess. Sobald Menschen erkennen, welche Rolle sie bei der Entstehung ihres eigenen Lebensdilemmas spielen, erkennen sie auch, dass sie und nur sie die Macht haben, die Situation zu verändern."

Dabei gilt es zu begreifen, dass das Stottern eine selbst produzierte „Unflüssigkeit" darstellt, die sich in körperlichen, sprechmotorischen und mentalen Reaktionsweisen zeigt und auf die der Betroffene stereotyp, mit immer wieder gleichen Umgangsweisen reagiert, obwohl doch beträchtliche Freiheitsspielräume bestehen, die ein anders Reagieren nahe legen. Der Abschnitt „Verantwortung für das eigene Stottern übernehmen" (Kap. 7, S. 177ff), das als Material an Klienten ausgegeben werden kann, informiert hierüber noch einmal ausführlicher.

Verantwortung übernehmen bedeutet aber immer auch die Verantwortung für das Hier-und-Jetzt in der Therapie zu übernehmen, Sitzungstermine einzuhalten, Übungen konzentriert und konsequent mitzugestalten, mutig liegengebliebene Themen anzuschneiden, das therapeutische Tagebuch zu führen und Veränderungsschritte im Alltag zu erproben. Erst mit der Übernahme von Verantwortung kommt eine wirksame Selbststeuerung des Klienten in Gang, das A und O eines jeden Erfolgs, der von andauernder Wirkung ist (Kap. 3.2, S. 49ff).

Entscheidungen erarbeiten

Manche Klienten stecken seit Jahren in ungelösten Entscheidungsdilemmata: Beginne ich eine Psychotherapie oder nicht? Ziehe ich von zu Hause aus oder bleibe ich bei meinen Eltern? Will ich noch einmal eine neue Ausbildung beginnen? Sollte ich meine Freundin verlassen? Wäre es gut, über meine Kommunikationsstörung mit Bekannten zu sprechen? Sollte ich in meinem beruflichen Arbeitsfeld (angesichts der Stottersymptomatik) anspruchsvollere Führungsaufgaben lieber zurückstellen? Wäre ein Kontakt zu einer Selbsthilfegruppe sinnvoll? In therapeutischen Gesprächen sollten quälendes Zögern und ungeklärte Ambivalenzen thematisiert werden. Welchen Sinn könnte es machen, dass weiterhin viele Energien gebunden werden und anstehende Entwicklungsschritte und Neuanfänge nicht stattfinden?

- Oft steckt hinter dem offensichtlichen Aufschieben einer Entscheidung eine im Stillen bereits getroffene Entscheidung, nämlich, eine Herausforderung nicht riskieren bzw. sich den mit ihr zusammenhängenden Ängsten nicht stellen zu wollen.
- Einfallsreiche Klienten verleiten manchmal ihren Therapeuten dazu, Ratschläge zu erteilen und ihnen die Last einer Entscheidung abzunehmen. Doch wenn es dazu gekommen ist, fühlen sie sich oft bevormundet und eingeengt. Das kann zum Behandlungsabbruch führen, denn Klienten wollen sich vor dem Therapeuten nicht schämen müssen, selbst zu schwach für Klärungsschritte zu sein.
- Eine andere Form des offensichtlichen Abwartens kann sich bei jungen Erwachsenen zeigen: Unbewusst haben sie bereits entschieden, eine anstehende Trennung (zum Beispiel den Auszug) nicht selbst zu initiieren, sondern solange abzuwarten, bis die Mitmenschen diese Entscheidung getroffen haben – bis die Eltern beispielsweise das aggressive Verhalten ihres stotternden Sohnes nicht mehr aushalten können und ihm den Auszug nahe legen.

Weglaufen

Ich muss mich entscheiden, was ich meiner Freundin zu Weihnachten schenke.
Ich muss mich entscheiden, was für Schuhe ich kaufen soll – bequeme oder gut aussehende.
Ich muss mich entscheiden, wie mein Sohn heißen soll.
Ich muss mich entscheiden, wo ich die Rauchmelder anbringen will.
Ich muss mich entscheiden, welche Meinung ich habe.
Ich muss mich entscheiden, ob ich in Berlin oder München leben will.
Ich muss mich entscheiden, wie ich den Versicherungstarif ändere, um Geld zu sparen.
Ich muss mich entscheiden, offen zu stottern oder angespannt zu kaschieren.
Ich muss mich entscheiden, ob ich den alten Karton vom Fön wirklich noch brauche, den vom Drucker, vom Mixer, vom Kopfhörer.
Ich muss mich entscheiden, wo ich heiraten will.
Ich muss mich entscheiden, mit wem ich heiraten will.
Ich muss mich entscheiden, ob ich mein Leben ändern will.
Ich muss mich entscheiden, wie ich mich entscheiden soll.
(Florian, 33 Jahre)

Stotternde müssen erkennen lernen, dass es beim Entscheidungstreffen immer auch um das Akzeptieren eines Risikos geht: Es gilt, die Konsequenzen der Entscheidung zu tragen. Und es gilt zu begreifen, dass mit jedem „Ja" auch ein „Nein" verbunden ist, wie dies in der Metapher vom Esel deutlich wird, der zwischen zwei gleich süß duftenden Heuballen verhungerte. Und doch: Die meisten Entscheidungen sind viel weniger bedeutsam, als vorher angenommen wird – es sind keine Entscheidungen für die Ewigkeit. Und viele lassen sich rückgängig machen.

Immer wieder den Blick auf die Stärken des Klienten lenken

Therapeutische Gespräche sollten immer wieder dazu genutzt werden, die Stärken des Stotternden herauszuarbeiten, ihm seine Begabungen und Fähigkeiten bewusst zu machen, die bereits erzielten Veränderungen deutlich „einzurahmen", die liebenswerten Seiten seiner Person offen zu benennen. Selbst-Bewusst-Sein bedarf eines positiven Bewusstseins von sich selbst – Klienten haben in ihrer Kindheit oft unter einem Mangel an positiven Rückmeldungen und Bestätigungen gelitten. In der Therapie darf diese „Kraft des stärkenden Wortes" nicht versiegen. Das Selbstvertrauen kann nur wachsen, wenn der Klient erlebt, dass andere Menschen Vertrauen in seine Fähigkeiten setzen. Diese Aufgabe fällt wie keinem anderen dem Therapeuten zu, der authentisch und konkret zu loben vermag und dabei nicht in Floskeln und Beteuerungen verfällt (s. vom richtigen „Verstärken": Wendlandt 2003, S. 52–55).

Bestätigen: „Ich lege Wert darauf, meine positiven Gedanken und Gefühle hinsichtlich meiner Patienten in vielen Bereichen auszudrücken – was zum Beispiel ihre sozialen Fähigkeiten angeht, ihre Wissbegier, Warmherzigkeit, Loyalität ihren Freunden gegenüber, ihre sprachliche Genauigkeit, ihren Mut, inneren Dämonen gegenüberzutreten, ihren Willen zur Veränderung. [...] Knausern Sie nicht – dazu besteht kein Anlass; alles spricht dafür, dass Sie diese Beobachtungen und Ihre positiven Empfindungen äußern sollten. [...] Bedenken Sie die große Macht des Therapeuten – eine Macht, die zum Teil davon herrührt, dass wir in die intimsten Lebensmomente, Gedanken und Fantasien unserer Patienten eingeweiht sind. Akzeptanz und Unterstützung von jemandem, der einen so gut kennt, ist eine enorme Bestätigung." (Yalom 2002, S. 28 f.)

Vermeidungen aufdecken helfen

Im therapeutischen Gespräch gilt es, den langjährig Stotternden für sein individuelles Vermeidungsverhalten (Kap. 1.2, S. 8ff) in konkreten Kommunikationssituationen zu sensibilisieren und ihm innere Haltungen des Vermeidens bewusst zu machen, die die Lebensführung betreffen und bereits zu Einschränkungen seiner Lebensqualität geführt haben. Hierdurch tun sich für den Betroffenen ungeahnte Freiheitsspielräume auf, die nicht nur ein verändertes Kommunikationsverhalten erlauben, sondern auch veränderte Lebensweisen zur Folge haben. Da Vermeidungen meist durch Ängste motiviert sind, gilt es, die den Vermeidungen zugrunde liegenden Angsterfahrungen (nicht nur die aktuellen, sondern auch die lebensgeschichtlich „angesammelten" Ängste) zu besprechen.

Das therapeutische Gespräch steht in diesem Sinne in enger Beziehung zu allen Behandlungsmethoden, die eine Desensibilisierung des Stotterns, des Sprechens und der Kommunikation bezwecken (s. Veränderungsbereich 2 im Kap. 8.1, S. 191). Dabei geht es auch um Themen, die mit Enttäuschungen und Schmerz verbunden sind und um die Frage kreisen, wie das eigene Leben wohl ohne Stottern hätte gelebt werden können und wie sich die Bürde des bisher „ungelebten Leben" (Zacher 1988; Baer 2005) ablegen lässt (s. Veränderungsbereich 8 in Kap. 8.1, S. 193).

Beweggründe erforschen, die für das aktuelle Auftreten des Stotterns mitverantwortlich sind

Anfangs ist das Stottern ein einziges Rätsel. Häufig machen Klienten das Wetter oder ihre Tagesform für die Schwankungen ihres Stotterns verantwortlich. Sie leiden zu Therapiebeginn darunter, dass es anscheinend keine plausiblen Erklärungen für die Wechselhaftigkeit der Symptomatik gibt. Hier kommt dem therapeutischen Gespräch eine wichtige Funktion zu: Es regt zur Selbstbeobachtung an, reflektiert die Befindlichkeiten des Stotternden angesichts einer bestimmten Sprechaufgabe, arbeitet unterschiedliche Gefühlszustände heraus, die in einer Kommunikationssituation bestanden, klärt Erwartungen und Befürchtungen, die bereits vor besonderen Belastungssituationen Druck erzeugten, überprüft, ob Ärgerreaktionen zurückgehalten oder wiederholt Sprechabsichten nicht umgesetzt wurden.

Derartige therapeutische Gespräche sind erhellend: Nicht nur der äußere Ablauf alltäglicher Kommunikationssituationen wird durchleuchtet, sondern auch der innerlich ablaufende Prozess des Erlebens wird zugänglich. Indem Stotternde nun noch genauer zu beobachten und ihre Wahrnehmungen auszudrücken lernen, kommt ein Erkenntnisprozess in Gang, mit dem das Stottern die Sphäre des Unerklärbaren verlässt und damit weniger bedrohlich, fassbarer, und damit auch handhabbarer wird (vgl. Arbeitsbogen 1: „Beobachtung", Anhang, S. 216).

! Ortle (1998, S. 41) weist darauf hin, dass es unzählig viele Menschen gebe, die verlassen wurden, unglücklich verliebt oder abgeblitzt sind und doch keine Stotternden sind. Stotternde Erwachsene hingegen würden oft ihre Symptome dafür verantwortlich machen, wenn sie bei jemandem nicht „landen" konnten. „Überhaupt kann das Stottern in allen kniffligen Lebenslagen ein guter Sündenbock für Missgeschicke aller Art sein."

Die Art der Beziehungsgestaltung des Stotternden ansprechen und der Bearbeitung zugänglich machen

Das therapeutische Gespräch hat aber nicht nur die Aufgabe, die Innenwelt des Klienten zu erforschen. Es dient in gleicher Weise dazu, dass der Stottertherapeut typische Verhaltensweisen des Klienten bespricht, die sich in den Therapiesitzungen zeigen und die sein soziales und kommunikatives Handeln betreffen. Er sollte dabei nicht nur auf das Stottern blicken. Vielmehr beobachtet und hört der Stottertherapeut, wie sich der Klient in seiner Gegenwart verhält, ihm die Hand gibt und ihn begrüßt, wie er den Therapeuten beispielsweise im Gespräch unterbricht, sich selbst aber nicht unterbrechen lässt, wie er schweigt, trotz wiederholter Ansprachen, wie er beim Verabschieden noch schnell eine Bemerkung über die Sitzungsgestaltung fallen lässt, bei der der Therapeut etwas vergessen hätte.

Stottertherapeuten begnügen sich nicht mit den Schilderungen, die ihnen ihre Klienten vom alltäglichen Umgang mit anderen Menschen berichten. Sie nutzen vielmehr ihre eigenen Beobachtungen von den Verhaltensmustern ihrer Klienten, die sich direkt in der therapeutischen Beziehung zeigen: dass der Klient beispielsweise nie über die Blumen spricht, die auf dem Tisch stehen, dass er häufig an anderen Menschen etwas auszusetzen hat, dass sein Mundgeruch manchmal unerträglich ist, dass er kaum Selbstkritik übt, dass er oft gähnt oder keinen Blickkontakt hält. Stottertherapeuten achten darauf, dass sie diese aktuellen Einblicke in die typisch individuellen Handlungsmuster ihrer Klienten thematisieren. Hierüber muss kommuniziert werden – hierfür übernimmt der Stottertherapeut Verantwortung. Als Ergebnis solcher Besprechungen ergeben sich Klärungsprozesse, die für die alltäglichen zwischenmenschlichen Beziehungen und die dort anzutreffenden Probleme des Klienten hilfreich sind.

Interesse und Sorge am Klienten durch Handeln, nicht nur durch Reden ausdrücken

Bei aller Notwendigkeit, das Gespräch als Brücke des Vertrauens zu nutzen und dem Klienten im Dialog einen Begegnungsraum zu schaffen, der von Wertschätzung und Anteilnahme geprägt ist, sollten Stottertherapeuten nicht vergessen, dass sie ihr Interesse am Klienten und ihre Sorge um seine Weiterentwicklung auch durch nichtverbale Handlungsweisen unterstreichen können: Stottertherapeuten könnten beispielsweise für ihre Klienten Arbeitsbögen vorbereiten und Texte, Zeitungsausschnitte sowie Kopien von Artikeln mitgeben, die sich auf Interessengebiete oder Fragestellungen des Klienten beziehen. Klienten freuen sich, wenn sie in besonders schlechten Zeiten einen Anruf ihres Therapeuten erhalten, wenn sie in längeren Therapiepausen einen Brief an ihn schreiben dürfen, der beantwortet wird, wenn sie einen angekündigten Hausbesuch von ihm erhalten und er ihren ureigenen Lebensraum betritt, in dem sie den größten Anteil ihrer Lebenszeit verbringen.

Manchmal habe ich ein Buch gelesen, das mir ein Klient empfohlen hat oder mir einen Film angeschaut, der ihn bewegt hat und anschließend mit ihm darüber gesprochen. Und auch für die Zeit nach dem Therapieabschluss kündige ich an, dass mir der Klient eine Tonbandkassette mit einem Zwischenbericht zur geleisteten Eigenarbeit zuschicken kann.

Das stärkt nicht nur das Vertrauen in die therapeutische Beziehung. Vielmehr fühlen sich Klienten durch die Handlungsangebote ihres Therapeuten in besonderer Weise gesehen und gewürdigt und ihre Motivation für die Eigenarbeit wird noch einmal gestärkt (s. Therapiemotivation, Kap. 5.7, S. 121ff).

Wichtige Beratungsinhalte in der Therapie erwachsener Stotternder

Im Rahmen einer Stottertherapie bedürfen folgende Themen normalerweise einer Klärung:

- Welche Bedeutung hat die Eigenarbeit im Rahmen der Therapie?
- Veränderung – wie funktioniert das? Wodurch wird sie in Gang gesetzt?
- Prinzipien des Angstabbaus? Welche sind wirksam, welche nutzt der Klient?
- Stottern als Schutz – in welchem Ausmaß gilt dies für den Klienten?
- Wie geht der Betroffene mit seiner Sprechangst und seinem Schweigen um?
- Was drückt das Stottern aus? Verrät es etwas ganz Persönliches vom Klienten?
- Was ist das Hauptproblem des Klienten?
- Hat der Klient sein Stottern nötig?
- Welche Risiken geht der Stotternde noch nicht ein?
- Gibt es noch kleine, tagtägliche Vermeidungen?
- Wie hilft sich der Betroffene zurzeit gegen das Stottern?
- Welche Veränderungen stehen – neben dem Abbau des Stotterns – in seinem Leben an?
- Welche Auswirkungen hat das Stottern auf das gegenwärtige Leben?
- Was erwartet der Betroffene von einer umfassenden Stottertherapie und einem guten Stottertherapeuten?
- Wie sieht es mit dem Spaß und der Freude in der Therapie aus?
- Welche Bedeutung haben die Behandlungsstunden, welche Bedeutung hat die Eigenarbeit im Rahmen der Stottertherapie?
- Was muss besser laufen in den Therapiesitzungen?
- Welche Kraftquellen nutzt der Klient?
- Gilt es, zwischenmenschliche Beziehungen befriedigender zu gestalten?
- Welche liegengebliebenen Lebensaufgaben gibt es?
- Wie soll zukünftig mit dem ungelebten Leben, mit den Lebensträumen, Utopien umgegangen werden?

Natürlich gibt es eine ganze Reihe weiterer Themenstellungen, die für die Therapie erwachsener Stotternder von Bedeutung sind, beispielsweise im Zusammenhang mit Bilanzsitzungen (Kap. 5.5, S. 116f), mit der Klärung von Beziehungskonflikten (Kap. 5.7, S. 128f) oder der Vorbereitung des Behandlungsendes (Kap. 5.8, S. 129ff). Blättern Sie noch einmal zurück zu den S. 116f, 129 und 130, dort sind zusätzliche Fragestellungen aufgeführt. Inhalte und Themen, die sehr persönlich auf den jeweils aktuellen Stand des Therapieprozesses bezogen sind, lassen sich für mich häufig nach dem Ende einer Therapiestunde finden. Ich stelle mir dann oft die Frage: „Was ist heute offen geblieben?" Oder: „Was habe ich heute nicht angesprochen, was eigentlich in der Luft lag?" Hierzu notiere ich Themen, die ggf. in den nächsten Sitzungen besprochen werden können.

Sich selbst Hilfe holen

Burn-out ist ein typisches berufsbedingtes Phänomen, das sich bei psychosozialen Helfern einstellen kann (vgl. Edelwich u. Brodsky 1984; Hoffmann u. Hofmann 2008). Auch in der Arbeit mit stotternden Menschen wollen die jahrelangen Belastungen durch die Klientenarbeit gut verarbeitet werden, zumal das Arbeitsgebiet komplex und diffizil ist (Kap. 6.1, S. 137ff).

Das verlangt beispielsweise, die Arbeitsabläufe im Berufsalltag sorgsam zu gestalten: Freude und Leichtigkeit beim Therapieren können sich nur einstellen, wenn der Therapeut nicht zu viele Therapiestunden in seinen Arbeitstag quetscht, wenn genügend Zeit zum Notieren und Abschalten zwischen einzelnen Behandlungssitzungen bleibt, wenn die Vor- und Nachbereitung sowie die Vervollständigung der Aktenführung nicht die Wochenenden auffressen, wenn selbstbestimmtes und als sinnvoll erlebtes Arbeiten möglich ist und ausreichend zufriedenstellende soziale Beziehungen im Alltag gepflegt werden können, sodass der Therapeut Bestätigungen im zwischenmenschlichen Bereich nicht vorrangig aus der Klientenarbeit benötigt.

! Stottertherapeuten sollten sich ausreichend Zeit und Raum zum Ausruhen und Regenerieren gönnen und sinnliche Genüsse und Entspannung einplanen.

Um die tagtägliche Beziehungsarbeit mit Klienten besser bewältigen zu können, ist es hilfreich, Veranstaltungen zur beruflichen Selbsterfahrung zu durchlaufen, um beispielsweise hautnah spüren zu können, welche Prozesse die in der Stottertherapie eingesetzten Methoden auslösen und welche Vorgehensweisen hinderlich sind (s. „Selbsterfahrung" im Kap. 6, S. 160). Vor allem sollten Stottertherapeuten in der Lage sein, sich für ihre berufsbezogenen Aufgaben Hilfe zu holen, in Form von professioneller Supervision, von kollegialer Intervision für Fallbesprechungen und Praxisberatungen. Supervision reduziert nachweislich den Arbeitsstress, wirkt Erschöpfungsprozessen entgegen und erhöht die Berufszufriedenheit (vgl. die Ergebnisse der internationalen Forschergruppe um Rönnestad u. Orlinsky 2006). Unterstützung bieten zusätzlich regelmäßige fachspezifische Fortbildungen, aber auch eine eigene Psychotherapie. Yalom (2002, S. 55f) fordert grundsätzlich Therapie für Therapeuten. Diese „müssen ihre eigenen neurotischen Punkte bearbeiten; sie müssen lernen, Rückmeldungen zu akzeptieren, ihre eigenen blinden Flecken aufzuspüren und sich so zu sehen, wie andere sie sehen; sie müssen lernen, ihre Wirkung auf andere einzuschätzen und anderen ein präzises Feedback zu geben".

Stottertherapeuten haben nicht nur Unflüssigkeiten des Sprechens zu „managen", sie haben auch Lebensschicksale und Krisen der Personen, die zu ihnen kommen, zu „tragen", auszuhalten und zu verwandeln – eine sehr befriedigende Aufgabe, die der einzelne nur dann „schultern" kann, wenn er immer wieder genügend Kraft und Lebensfreude tankt, um Hilfestellungen für seine Klienten variabel und spielerisch anbieten zu können.

! Stottertherapie ist immer auch Beratungsgeschehen: Ein Therapeut führt Gespräche auf eine professionelle Art und Weise, die sicherstellt, dass der Entwicklungsprozess des Betroffenen gefördert wird. Die Merkmale einer personenzentrierten Gesprächsführung gehören dabei zum Spektrum der Basiskompetenzen eines jeden Stottertherapeuten. Ohne professionelle Gesprächskompetenzen kann ein Stottertherapeut seine beruflichen Aufgaben nicht angemessen lösen.

6.6 Die Kunst des Scheiterns: Improvisation als Lernziel

! Erfolge tun gut! Allerdings zementieren sie die bekannten Wege – sie „zwingen" zur Wiederholung des immer Gleichen und führen uns nicht auf die Suche. Statt den Blick auf das Machbare zu richten, gilt es, das bisher Nichtgemachte zu wagen.

Problemstellung

Therapie basiert auf wissenschaftlich fundierten Erkenntnissen, wie sich Menschen verändern lassen und welche Methoden dazu geeignet sind. Systematik und Gründlichkeit im Vorgehen, Zielorientierung und Planbarkeit, Strukturierung des

Vorgehens bei höchstmöglicher Transparenz, Effizienz und Effektivität – all das sind Ansprüche, die eine Kontrollierbarkeit unserer stottertherapeutischen Arbeit suggerieren. Doch Vieles läuft anders als geplant. Die Realität ist bunt und vielfältig und, wie Dixon (2000, S. 11) sagt, „überreich an Unvorhergesehenem, das immer dann auftaucht, wenn wir der Überzeugung sind, alles genau geplant zu haben". Dann gilt es, den Verwirrungen ins Auge zu sehen und zu akzeptieren, dass unser Glaube, alle Eventualitäten in den Griff bekommen zu können, ein Irrglaube ist.

Stottertherapeuten bereiten ihre Klienten (genauso wie andere Therapeuten auch) auf die Wechselfälle des Lebens dadurch vor, dass sie sie lehren, wie „Bewältigung" zu erreichen ist: „Kommunikationsprobleme können gelöst werden!", „Du musst nur systematisch und durchdacht genug die erforderlichen Verhaltensfertigkeiten und Einstellungen erwerben!", „Definiere realistische Ziele!", „Gehe in kleinen Schritten vorwärts!", „Sorge für Lernwiederholungen!", „Verstärke dich selbst!"

Das hat alles seine Berechtigung. Doch es gibt viele Ecken, hinter die wir nicht schauen können, hinter denen sich das Unbekannte verbirgt. Oft ist uns die Ein-Sicht versperrt – wir müssen riskieren, ins Ungewisse zu schreiten. So als ob wir auf ein Ungeheuer oder eine Prinzessin treffen könnten oder einen realen Menschen, der uns umarmt und uns in einer fremden Sprache mit sich zieht. Oder ein Auto ohne Fahrer, das ganz langsam loszurollen beginnt. Vielleicht steht da auch ein Kind, das auf uns zeigt und schreit? Was bedeutet angesichts dieser Ereignisse „bewältigen"? Fertig werden mit der Situation? Mit den unverhofft heftigen eigenen Gefühlen, die auftauchen? Cool bleiben? Nicht auffallen? Sich normenkonform verhalten? Ethischen Grundsätzen gemäß handeln?

Zu einer „sinnvollen Lösung" zu kommen, mag vielleicht bedeuten, mit dem Ungeheuer einen Tango zu tanzen oder die Prinzessin in den Rucksack zu stecken. Wie geht Mann/Frau mit dem Unvorhergesehen um, das plötzlich da ist und für das es eben keine Bewältigungsplanung im Vorhinein gab? Es ist im Leben – und im stottertherapeutischen Alltag eben auch – manches Mal doch wie im Traum: Alle guten Fähigkeiten, derer man sich sicher ist, lassen sich plötzlich nicht mehr abrufen. Wie erstarrt steht man vor dem Malheur, muss aus dem Moment heraus handeln, sich dem „Ungeheuer" stellen.

Szenische Improvisation – ein bereicherndes Handlungskonzept

Therapeuten tun gut daran, Klienten im Umgang mit alltäglichen Unberechenbarkeiten zu schulen. Nachhaltige Erfolge in einer Therapie können nur dann auftreten und Bestand haben, wenn Klienten Sicherheit erlangen, mit plötzlichen Herausforderungen, die schwer zu handhaben sind, selbstständig fertig zu werden. Als Arbeitsmethode bietet sich hierfür die Improvisation an. Sie stellt ein Experimentierfeld dar, auf dem die Betroffenen ihre eigenen Ressourcen spüren und bisher nicht geahnte Fähigkeiten entdecken. Darüber hinaus trainiert Improvisation soziales Verhalten, legt wesentliche Grundlagen für zwischenmenschliche Kommunikation und ist auf diese Weise von zentraler Bedeutung für unsere therapeutische Arbeit mit stotternden Menschen. Aber auch die Stottertherapeuten, die manchmal von einem berufsbedingten Optimismus hinsichtlich der Allmacht ihrer Veränderungsmethoden beherrscht werden (was einer professionellen Deformation gleich kommt), benötigen den kreativen Freiraum für ein Spiel mit unbegrenzten Möglichkeiten, wie es die szenische Improvisation bietet, bei dem der Ausgang ungewiss ist und doch Zuversicht, positive Bezugnahme und kommunikative Ruhe im Kontakt herrschen können.

In der Literatur zur Theaterpädagogik, v.a. im Bereich des Improvisationstheaters, gibt es anregende Konzepte und Handlungshilfen, die das spielerische Zulassen unvorhersehbarer Gegebenheiten zum Thema machen und Lernprozesse fördern, bei denen eine Auseinandersetzung mit ungewöhnlichen Herausforderungen stattfindet. Die Bücher von Keith Johnstone (2004a u. 2004b) bieten hierzu eine immense Fülle an Anregungen. Sie sind eine Fundgrube nicht nur für erwachsene Stotternde, sondern auch für uns Stottertherapeuten.

Wickel (1998, S. 67) betont ausdrücklich, dass in sozialen Berufen die Improvisationsfähigkeit für die Bewältigung des Berufsalltags eine unabdingbare Voraussetzung, eine „Schlüsselqualifikation" darstellt. Improvisation erfordere „kreatives Tun und Denken" und fördere „spontanes und flexibles Handeln [...] indem sie die schnelle und verhältnismäßige Anpassung an Variablen der Umwelt trainiert". Dieser Alltagsbezug wird auch von Schorn (2005, S.31) herausgestellt, indem sie betont, bei den Schlüsselkompetenzen handle es

umzugehen? Dazu müsste die Konfrontation mit dem Versagen immer wieder riskiert werden, damit das Annehmen von Fehlern, das „Fehlertoleranter-Werden" möglich wird.

Dies will ich nicht nur auf sprechmotorische Stotterereignisse verstanden wissen, im Sinne einer Akzeptanz der Symptomatik, wie sie im Rahmen von Non-Avoidance-Ansätzen angezielt wird (vgl. Van Riper 1986; Wendlandt 1987a u. 1987b). Dies soll in einem viel breiteren Sinne verstanden werden: Nicht nur *das Machbare riskieren* (das, was sich vorhersehbar bewältigen lässt), sondern *das Unvorhersehbare machen.*

Damit wird Scheitern nicht nur billigend in Kauf genommen, sondern gezielt gesucht. Dies würde bedeuten, nicht mehr eine „Philosophie der planenden Vorhersehbarkeit" zu verfolgen, sondern eine „Philosophie der gewollten Unberechenbarkeit". Natürlich kann das nur gelingen, wenn die Stottertherapeuten selbst in der Lage sind, gelassen mit dem eigenen Scheitern umzugehen und diese Fähigkeit an ihre Klienten zu vermitteln.

Einige Improvisationsformen verlangen von den Akteuren schier unlösbare Aufgaben, sodass das „Fehler machen" zwangsläufig vorprogrammiert ist und damit auf der Bühne eine Quelle ungeheuren Spaßes – nicht nur für das Publikum, sondern auch für die Akteure selbst – entsteht. Beim Dreier-Synchronsprechen, spielen beispielsweise 3 Personen eine Szene, wobei jeder Spieler die Sätze eines (fest zugeordneten) anderen Mitspielers spricht, eigenes Sprechen allerdings nur durch lautlose Mundbewegungen simuliert wird. Diese Art von Lustigkeit ist unbeschreiblich – man muss sie erlebt haben. Hier erscheinen „Fehler" nur dann „tragisch" (genauso wie beim Stottern), wenn deutlich wird, dass ein Akteur gegen die eigenen Fehler ankämpft, sich über sie ärgert und partout alles richtig machen möchte. Hingegen sind wir im positiven Sinne amüsiert, wenn wir beispielsweise eine Französin mit ihrem Akzent hören, die ständig Fehler im Deutschen macht.

Präsenz im zwischenmenschlichen Kontakt herstellen und Verantwortung für die gemeinsame Interaktion übernehmen

Therapeutische Arbeit verlangt vom Therapeuten Präsenz: zugewandt sein, hinhören, hinschauen, aufgreifen, eigene Impulse einbringen, nicht „lau" sein, nicht zögerlich und leise, deutlich sein, klar in den eigenen Impulsen. Erst wer präsent ist, kann wahrnehmen, was der Klient braucht und was für den Fortgang einer Therapiesitzung notwendig ist. Erst wer präsent ist, kann Verantwortung übernehmen, unterstützen, konfrontieren, vermitteln, Vorschläge unterbreiten. Alle diese konkreten sozialen Fähigkeiten werden durch Improvisationsübungen trainiert (vgl. Andersen 1996; Vlcek 2003; Lösl 2004). Sie erfordern in der Regel ein schnelles Tempo, eine hohe Konzentration, wechselseitige Kontakte mit allen Teilnehmern der Gruppe, sind lustig und verspielt und wecken die Bereitschaft, sich aktiv einzubringen. Präsenz und Spontaneität führen zu einem wechselseitigen Aufgreifen der Impulse und schaffen ein vertrauensvolles Klima – die Basis für jede Improvisationsarbeit (vgl. Dörger 1997, S. 68).

Genau das ist es, was auch Stottertherapeuten für ihr berufliches Handeln benötigen, was sie als Modell beherrschen müssen und was sie – gewissermaßen als Kommunikationsprinzip – an ihre Klienten zu vermitteln haben: Die Mitteilung des Stotternden soll nicht nur flüssig erfolgen, sondern sie soll expressiv sein. Das bedeutet, sie sollte ausdrucksstark sein, sie sollte direkt an den Gesprächspartner gerichtet werden, und sie sollte auf sein gegenwärtiges Erleben bezogen sein. Diese Unmittelbarkeit und gezielte Bezugnahme setzt voraus, dass das Gegenüber mit all seinen Impulsen achtsam wahrgenommen wird.

Impulse aufgreifen – die Kommunikation empathisch gestalten

In der Stottertherapie benötigen wir empathische Helfer, die die Personen, die sich ihnen anvertrauen, wertschätzen, die ihnen ein anteilnehmendes Verständnis entgegen bringen und die in der Lage sind, dies authentisch auszudrücken (vgl. Rogers 2004; Weinberger 2004; siehe in diesem Buch Kap. 6.5, S. 155ff). Diese zentralen Beratungskompetenzen verlangen eine sensible Wahrnehmung der eigenen Handlungsimpulse anderen Menschen gegenüber: Was tue ich? Wie reagiert der andere darauf? Gehe ich auf die Signale des Gegenübers ein, „klinke" ich mich in den Fluss seines Erlebens ein oder blockiere ich, reagiere lediglich auf meine eigenen Gedanken, die das Erzählte bei mir ausgelöst haben?

Blockieren oder Annehmen?
Claudia war auf Mallorca. Nach der Reise trifft sie ihre 4 Freunde, einen nach dem anderen. Jedes Mal schwärmt sie von der Insel. Klaus, der internetversierte Nachbar, fragt, ob sie denn mit einer der neuen Billigfluglinien geflogen sei. (Er lässt sich nicht auf die Gefühle von Claudia ein, sondern vermeidet sie.) Nadine, die zurzeit von Partnerproblemen gebeutelt wird, will wissen, ob Claudia alleine auf Mallorca war oder einen tollen Typen kennengelernt hat. (Nadine bestimmt, um was es im Gespräch gehen soll, sie will die Kontrolle behalten.) Der Student Peter rümpft die Nase: „Wie kann man nur ins Ballermann-Paradies fahren." (Er blockiert Claudias Thema und demonstriert „Hochstatus" [eine wichtiger Begriff beim Improvisieren]; er wertet sie ab, macht sie klein.) Nur Ruth greift die schwärmerischen Gefühle von Claudia auf. (Sie realisiert das, was man im Improvisationstheater als „positiv sein" und „Ja sagen" bezeichnet.) Beide sprechen schon bald über Claudias Sehnsüchte – sie erwachsen aus den Belastungen, die Claudias Leben gerade so schwer machen. Drei Freunde haben blockiert oder nicht annehmend reagiert, nur eine hat sich auf Claudias Kommunikationsangebot eingelassen.

Gleich zu Beginn eines jeden Improvisationskurses lernen die Anfänger, ihre eigene Tendenz zum Blockieren wahrzunehmen. „Nichtblockieren", Annehmen, Ja sagen zu den Äußerungen und Handlungsimpulsen der Mitspieler wird immer wieder trainiert. Andersen (1996, S. 23) fordert: „Ihr müsst auf die Aufforderungen eurer Mitspielerinnen eingehen. Egal wie sehr sie euch überraschen oder wie sehr sie euren eigenen Plänen widersprechen. Dadurch wird die Improvisation zu einem Flechtwerk der guten Einfälle von euch allen, anstatt dass sie nur aus den Ideen einer einzelnen Person besteht. [...] Das ist echte Zusammenarbeit." Immer wieder sind Spieler erstaunt, dass sie gerade wieder blockiert haben, ohne es selbst zu merken. A: „Kommst du mit ins Kino?" B: „Nein, lass uns lieber Tanzen gehen!" Die eigene Befindlichkeit drängt sich in den Vordergrund und verhindert das spontane Mitgehen – das ist wie beim Mallorca-Beispiel (s. o.).

! Impulse annehmen bedeutet also, sich einzulassen auf das Gegenüber, dessen Äußerungen zu akzeptieren, Bewertungen und Besserwisserei außen vor zu lassen, Absichten vorauszuahnen, Zwischentöne wahrzunehmen, auf Winke auch dann zur reagieren, wenn sie nicht mit dem Zaunpfahl erfolgen. Empfindsamkeit ist gefragt, Sensibilität entwickelt sich. Diese Qualitäten bilden sich beim Improvisieren aus – es handelt sich um kommunikative Kompetenzen, die von großer Bedeutung auch für die therapeutische Arbeit sind.

Ziellosigkeit zulassen – nicht vorausplanen

Viele stotternde Erwachsene tragen die feste Überzeugung mit sich herum, dass spontanes Kommunizieren nur schlechte „Sprechprodukte" hervorbringen würde. Die Äußerung habe, gut vorbereitet, akkurat im Kopf bereitzuliegen, müsse intelligent und originell sein und ließe sich nicht aus dem Stand entwickeln. Und würde man leichtsinnigerweise einmal so größenwahnsinnig sein, ohne eine längere Phase des Planens und Abwägens ins Sprechen einzusteigen, käme undifferenziertes Zeug heraus, banal und gehaltlos.

Eine Angst macht sich breit, ins gedankliche Nichts stürzen zu können, wenn ein Losplappern gefordert wird, das ganz und gar den Ermahnungen aus der eigenen Kindheit widerspricht: „Erst denken, dann reden!" Deswegen sind viele stotternde Erwachsene von einer großen Scheu beherrscht, Konversation zu führen und sich unbekümmert über Banales auszutauschen. Die groß gewordenen Kleinen sitzen als stotternde Erwachsene in der Therapie – genauso wie die Improvisationsschüler – und plagen sich mit den Folgen dieser frühkindlichen Erziehungsmaßnahmen herum: „Habe ich mir meine Worte auch gründlich zurechtgelegt, sodass ich sie zu Recht mitteilen darf?" Vielfach siegen dann die kritischen Selbstzweifel: „Nein, jetzt weiß ich gar nicht mehr, was ich überhaupt noch sagen soll."

Eine zentrale handlungsleitende Idee szenischer Improvisationen ist die „Ziellosigkeit": Die Spieler versuchen sich weitgehend frei zu machen von inneren Festlegungen, wohin das gemeinsame Spiel zu laufen habe und was als Nächstes passieren sollte. Es geht darum, den nächsten eigenen Schritt nicht vorauszuplanen. Planen hieße, die eigene Idee festzuhalten, sie auszugestalten, um sie im Spiel mit den anderen durchsetzen zu können. Ein Plan im Kopf konserviert unsere eigenen Ideen und zwingt uns, nach Wegen Ausschau zu halten, mit denen sich der Plan realisieren lässt. Nur wer ohne Ziel und ohne Plan ist, ist offen für die Impulse seiner Mitspieler, vermag sie wahrzunehmen und sich auf sie einzulassen. Interaktion erfolgt dann aus der „Gegenwärtigkeit" heraus, „Zug um Zug", wie es in der Improvisationssprache heißt, und nicht aus einem bereits in den Köpfen vorgedachten (geplanten) Interaktionsablauf.

Dieses Miteinanderspielen aus der Gegenwärtigkeit heraus trainiert Spontaneität, verbessert die Flexibilität im Umgang mit den situativen Anforderungen und schärft den Blick für das Verhalten und die Bedürfnisse des Gegenüber. Für Stotternde ist dieses Kommunikationsprinzip ausgesprochen entlastend: Sie spüren in entsprechenden Improvisationsübungen die Leichtigkeit des Gedankenflusses und können sich zunehmend leichter von ihrem zähen Abwägen und Überlegen befreien. Das Ausdrucksverhalten wird in der Regel lebendiger, Gefühle können intensiver erlebt und vom Gegenüber leichter erkannt werden. Die Natürlichkeit nimmt zu.

Wir haben es hier mit einem wichtigen Lernziel für die gesamte psychosoziale Arbeit zu tun, das auch für Stottertherapeuten bedeutsam ist und ihnen bei der Ausbildung ihrer eigenen Echtheit und Kongruenz (Kap. 6.5, S. 157f) hilft.

Sich auf das Unverhoffte einlassen und Zutrauen in die eigenen Ressourcen gewinnen

Normalerweise versuchen wir Menschen unseren Lebensalltag so zu regeln, dass wir nicht mit unvorhergesehenen Situationen konfrontiert werden. Wir bevorzugen das Bekannte, das uns vertraut ist und ungefährlich erscheint. Unsicherheit und eigene Orientierungslosigkeit sind uns zuwider, nicht kalkulierbare Risiken sollten tunlichst vermieden werden. Wir wollen die Realität „im Griff" behalten und es erscheint uns unverzichtbar, Kontrolle über schwierige Situationen zu gewinnen. So reduzieren wir Ängste. Kommen dennoch Unbehagen und Angst auf, werden wir alles daran setzen, die entsprechenden Situationen zukünftig zu vermeiden.

Stottertherapeuten kennen dieses Sicherheitsdenken bei ihren Klienten. Aber sie erkennen auch bei sich selbst die Scheu, sich auf unvorhergesehene Situationen einzulassen, sei es in ihren Auseinandersetzungen im Kollegenkreis oder in der Arbeit mit den Klienten. Sich offen halten und bereit zu sein für Belastungssituationen, die sich ankündigen, ist ausgesprochen schwer, v. a. wenn eigene Ängste mit im Spiel sind oder bei Klienten Grenzerfahrungen mit Not, Elend und Gewalt vorliegen oder Tränen oder Aggressionen zutage treten. Das unangestrengte Umgehenkönnen mit den vielen Unvorhersehbarkeiten des beruflichen Alltags ist ein Lernziel, dem Stottertherapeuten, ebenso wie ihre Klienten, schrittweise näherkommen können.

Bei einem solchen Lernprozess mit Hilfe von szenischen Improvisationsübungen wird immer wieder das Reagieren aus dem Stehgreif abverlangt: Die Akteure erfahren, dass ihr Bemühen, nicht die Kontrolle zu verlieren, sie angesichts unberechenbarer Herausforderungen unflexibel werden lässt. Indem sie ihre steuernde Vernunft beiseitestellen und die „Verbissenheit im Wollen" ablegen, kann ein Zugriff auf die eigenen Ressourcen leichter gelingen. Mit einem beglückenden Gefühl wird erfahren, dass eigene Ressourcen in ausreichendem Maße vorliegen, um mit den verwirrenden Unvorhersehbarkeiten fertigzuwerden. Erst die spielerische Konfrontation mit dem Ungewissen lässt die Gewissheit wachsen, dass sich im Laufe des Lebens ein großer Schatz an Fähigkeiten „wie von selbst" entwickelt hat, ein Schatz, der auch dann verfügbar ist, wenn die planende Vernunft nicht im Spiel ist.

Enge Verhaltensmuster ablegen – eine Haltung des Experimentierens einnehmen

Ein Experiment zeichnet sich dadurch aus, dass eine Fragestellung untersucht wird, deren Resultat wir noch nicht kennen. Wir haben zwar Vermutungen, Hypothesen, wie es ausfallen mag, aber wir überprüfen diese Hypothesen sorgfältig. So können sich Vermutungen, an die wir geglaubt haben, als falsch erweisen – andere Annahmen bestätigen sich. Eine solche Haltung des Experimentierens ist für Stottertherapeuten unerlässlich. Sie müssen Hilfestellungen geben, wenn Klienten mit ihren Eigenexperimenten nicht mehr weiter wissen, wenn sie sich in einem „zugespitzen Stillstand" befinden.

Das ist der Zeitpunkt, an dem Stotternde, nach langem Zögern, um eine Therapie nachsuchen. Jahrelang, manchmal Jahrzehnte lang, haben sie ihre Lebenssituation und ihr Stottern zu verändern versucht, haben dabei aber immer wieder nur dasselbe getan, die selben ineffektiven Bewältigungsmethoden eingesetzt. In der Therapie geht es nun um die Suche nach neuen Lösungswegen. Anfangs weiß noch keiner, was hilft. Also gilt es, Experimente mit alternativen Bewältigungsmethoden zu starten, alternative Methoden zum Umgang mit dem Stottern, zur Bewältigung von Ängsten oder zum Abbau der vielen Vermeidungsgewohnheiten oder zum Start eines beruflichen Neuanfangs oder zur Konfliktaustragung mit ungeliebten Personen usw.

Beim Improvisieren wird ständig experimentiert – keiner weiß, wohin die Reise geht und was einem in der Fremde begegnet. Alles darf ausprobiert werden. Wir dürfen böse sein und laut sein, vom Ungehemmten kosten, das Frechsein proben, den Überheblichen mimen und die trotzige Göre spielen. Alle Rollen sind erlaubt, die bekannten, die ungewohnten und die fremden. Wenn wir jemanden begrüßen, können wir dies jedes Mal auf eine andere Weise tun, mit einer Hand, mit zweien, mit und ohne Kuss, mit Worten oder mit säuselnden Geräuschen – auch hier ist die Variation angesagt.

Verhalten, das sonst meist in bekannten Mustern abläuft, kann in neue Bewegungsabläufe gewandelt werden, Verhalten, das immer zahm war, darf nun herausfordern oder sogar provozieren. „Statusspiele" stellen Paradeübungen des szenischen Improvisierens dar (vgl. Johnstone 2004a u. 2004b) und sensibilisieren für die Wirkung, die von Körper und Stimme, Bewegung und von der Nutzung des Raumes ausgehen und Überlegenheit bzw. Unterlegenheit der Personen in ihren Interaktionen signalisieren. Beim Improvisieren treten neue Facetten unseres Erlebens in Erscheinung – wir werden zu Personen, die wir bisher selbst nicht kannten. Oder: Wir werden die Person, die wir auch noch sind. Die Welt erscheint uns viel größer: Sie bietet Raum für all unsere Vielfältigkeiten. Kein Wunder, dass Improvisationserfahrungen das Gefühl auslösen: Da öffnen sich Welten!

Stottertherapeuten, die selbst eine Haltung des Experimentierens pflegen und den Stotternden gegenüber zeigen, dass gängige Überzeugungen und fest gefügte Annahmen getrost zur Disposition gestellt werden dürfen, wirken als fruchtbare Verunsicherer, die neues Suchen attraktiv machen und zum Nacheifern animieren.

Sich der eigenen Leichtigkeit und des Lachens bemächtigen

Improvisationsübungen stellen ein hervorragendes Instrument dar, Gruppenatmosphären zu wandeln und persönliche Stimmungslagen aufzuhellen. Im Gegensatz zu Entspannungsinstruktionen des Therapeuten, zum Vorlesen von Witzen bzw. der Betrachtung von Zeichentrickfilmen entsteht Leichtigkeit durch das eigene Handeln, durch die Tätigkeit des gemeinsamen Spiels. Wir erfahren die Kraft der eigenen Ausgelassenheit, das Lachen, das aus uns hervorbricht, die verspielte Zugewandtheit zu den anderen Akteuren, die sich wie von selbst einstellt. Diese Erfahrungen nutze ich nicht im Sinne eines didaktischen Mittels, eines „Tricks", um Aufmerksamkeitsschwankungen beispielsweise in einer Therapiegruppe oder Elterngruppe entgegenzuwirken, sondern als methodische Instrumente, die – neben den oben aufgeführten Zielsetzungen – einen gezielten Zugang zur eigenen Leichtigkeit erlauben, zu den eigenen spielerischen Kräften, zu den ausgelassenen und fröhlichen Anteilen der Person.

Stottertherapeuten, die improvisieren, entdecken ihre eigene Unbefangenheit und getrauen sich zunehmend häufiger, Fantasie und Ausgelassenheit als therapeutische Mittel einzusetzen, und zu akzeptieren, dass Therapie nicht nur „Ernsthaftigkeit" und „Arbeit" bedeuten, sondern auch „Leichtigkeit" und „Spaß". Die provokative Therapie und die Humortherapie von Farrelly u. Brandsma (1986) zeigen auf, wie es in der Therapie gelingen kann, Klienten in Kontakt mit ihrer eigenen Leichtigkeit zu bringen (vgl. auch Höfner u. Schachtner 1997; Trenkle 2004).

Improvisation als Therapiebaustein

In meiner Therapietätigkeit ist mir die Verwendung von Mitteln der Improvisation wichtig geworden. Ich betrachte sie nicht als nette Warming-ups für zwischendurch, sondern als wirksame Veränderungsinstrumente, die beispielsweise, wie Tracht (2006, S.40) betont, „von grundlegender Bedeutung für die Reduzierung von Ängsten und der damit verbundenen eigenen inneren Zufriedenheit" sind. Meine Klienten erspielen sich die Improvisationsübungen mit Begeisterung und schätzen die Alltagstauglichkeit des Improvisationskonzepts. Erwachsene Stotternde begreifen, dass sie zu einer gänzlich neuen Sprecherrolle gelangen, wenn sie die neuen inneren Haltungen zum Kommunikationsgeschehen verinnerlichen, die mit der Improvisation einhergehen:

- Ich verfüge über genügend Ressourcen, um mit unvorhergesehenen Kommunikationssituationen umzugehen!
- Ich kann spontan und ungeplant aus dem Moment heraus Bewältigungsversuche mit Zuversicht starten!
- Ich betrachte ein mögliches Scheitern nicht als Schande, sondern als eine Erfahrung, die mir neue Perspektiven eröffnet!

Menschen, die mit Improvisationsübungen in Kontakt kommen und regelmäßig szenische Improvisationen im Rahmen von Therapie und Fortbildung durchführen, entwickeln Freude daran, einengende Handlungskonzepte zu durchbrechen und ihre eigenen stereotypen Handlungsmuster zu sprengen. Vielfach kommt es dazu, dass die eigenen sozialen Normen, nach denen bisher unhinterfragt gelebt wurde, in Frage gestellt werden. „Was ist richtig, was ist falsch?", „Realisiere ich meine eigenen Bedürfnisse oder orientiere ich mich zu stark an den Erwartungen und Ansprüchen anderer?", „Wo habe ich in meinem Leben unbewusst vermieden und mir damit Handlungsmöglichkeiten selbst genommen?"

So ist es für mich heute nicht nur in der Therapie, sondern auch in der Aus- und Fortbildung von Stottertherapeuten undenkbar, ohne Improvisationsübungen und eine wiederholte Selbsterfahrung mit szenischer Improvisation (vgl. Wendlandt 2004a u. 2004b) auskommen zu wollen. In Zusammenhang mit dieser Improvisationsarbeit ist der Arbeitsbogen 13 (Anhang, S. 228) entstanden, der wesentliche *Grundhaltungen* und *kommunikative Fähigkeiten* des szenischen Improvisierens zusammenfasst, wie sie an anderer Stelle ausführlich dargelegt werden konnten (vgl. Wendlandt 2005b).

! Die Angst vor dem Scheitern lähmt unsere Handlungsaktivitäten und engt Entwicklungsräume ein. Wenn es hingegen gelingt, das Scheitern anzunehmen, kann eine neugierige Suche nach alternativen Wegen beginnen.

7 Therapieförderliche Einstellungen und Handlungsweisen des erwachsenen Stotternden

Das 7. Kapitel ist für die Hand erwachsener Stotternder geschrieben. Im einleitenden Kapitel geht es darum, wie sich Klienten auf eine Therapie vorbereiten und einen geeigneten Therapieplatz finden können. Anschließend wird die Übernahme von Verantwortung für das eigene Stottern als grundlegende Einstellung für einen positiven Therapieverlauf dargelegt. Weitere hilfreiche Einstellungen, die erwachsene Klienten im Laufe ihrer Therapie benötigen, um Behandlungserfolg wahrscheinlicher zu machen, folgen. Im letzten Kapitel geht es um Identität und Identitätswandel: Beispielhaft kommen Klienten zu Wort, die über ihre Einstellungen zum Stottern, zu sich und ihrer Umwelt berichten und aufzeigen, dass „Veränderung" manchmal ein sehr schwieriger Prozess ist.

7.1 Einen geeigneten Therapieplatz wählen

Irene, 24 Jahre, die seit ihrer Kindheit stottert, fragt ihren Hausarzt, ob er jemanden weiß, der Stottertherapien durchführt. Der Hausarzt überweist sie an einen befreundeten Facharzt für Psychiatrie und Neurologie. Als Irene dem Psychiater ihren Namen nennen will, treten heftige Blockaden auf. Der Arzt zieht schnell die Liste der im Umkreis arbeitenden Logopädinnen hervor und nennt Irene 2 Namen von Kolleginnen, die „sehr kompetent" seien. Irene ruft eine Praxis an. Sie erfährt, dass keine Behandlungsplätze frei sind. Irene entschließt sich, persönlich bei der anderen Praxis vorzusprechen. Sie erhält dort von der Sekretärin den Termin für ein Erstgespräch.
Zwei Wochen später sitzt sie einer jungen Logopädin gegenüber, deren Erfahrung in Stottertherapie darin besteht, ein stotterndes Kind im Rahmen ihres Abschlussexamens an der Logopädenschule behandelt zu haben. Irene findet die junge Logopädin sympathisch, sie heißt Anja, sie scheinen etwa gleich alt zu sein. Irene fragt mutig nach der Praxisinhaberin. Ob diese nicht Zeit habe. Die Chefin sei völlig ausgebucht, betont die junge Mitarbeiterin, sie werde aber alle offenen Fragen aus der Therapie mit ihrer Chefin besprechen. Irene weiß nicht so recht. Sie ist froh, endlich den Schritt zur Therapie gewagt zu haben. Soll sie wirklich hier beginnen? Die Praxis liegt nur 10 min von ihrer Wohnung entfernt. Die junge Logopädin spürt Irenes Unsicherheit, ist selbst aber auch verunsichert angesichts ihrer geringen Berufserfahrung. Werden die eigenen fachlichen Kompetenzen ausreichen? Anja hat sich im Rahmen ihrer Ausbildung nur mit dem Non-Avoidance-Ansatz beschäftigt. Irene und Anja verabreden einen Termin für die erste Therapiesitzung. Ob Irene wiederkommt? Ob Anja froh sein wird, wenn Irene fern bleibt?

In den vorausgegangenen Kapiteln sind bereits viele Aspekte in der Behandlung erwachsener Stotternder beleuchtet worden. Offen geblieben ist allerdings, wie sich der Zugang zu einer Therapie für den einzelnen Betroffenen finden bzw. gestalten lässt. Zu diesem komplexen Vorgang sollen im Folgenden einige Anregungen gegeben werden.

Stotternde Erwachsene haben es schwer, einen für sie angemessenen Therapieplatz zu finden. Das liegt nur zum Teil an dem Mangel an geeigneten Therapieplätzen. Vor allem hängt es mit dem Mangel an professionellen Clearing-Stellen zusammen, Einrichtungen, die gründlich diagnostizieren und Hinweise geben, welcher Behandlungsansatz, mit welcher Schwerpunktsetzung angesichts der aktuellen Stottersymptomatik und der gegenwärtigen Lebenssituation des Ratsuchenden hilfreich sein könnte.

Solche Diagnostikeinrichtungen können Empfehlungen aussprechen, ob psychotherapeutische Maßnahmen Vorrang haben sollten oder ob parallel zur logopädischen Stottertherapie andere stützende Verfahren (z.B. Autogenes Training, Musiktherapie, Aktivitäten im sportlichen oder Freizeitbereich) angezeigt wären. Zur Beratschlagung gehört auch die Frage, ob sich eine spezielle

Behandlungsform als Mittel der Wahl anbietet (Einzel- oder Gruppentherapie) und ob diese beispielsweise wöchentlich mit einer Sitzung oder besser im Rahmen eines Intensivtrainings in Intervallen oder doch als stationäre Maßnahme gewählt werden sollte. Derartige sachbezogene Beratungen erleichtern es einem stotternden Erwachsenen, sich im Dschungel der psychosozialen und therapeutischen Angebote zurechtzufinden und sinnvolle Entscheidungen bezüglich eines konkreten Therapieplatzes zu treffen. Leider läuft dieser Klärungsprozess in der Praxis äußerst vereinfacht ab: Mehr oder weniger zufällig gerät der Betroffene an seinen Therapeuten.

Nur ein kleiner Teil der berufstätigen Sprachtherapeuten, Logopäden, Sprachheilpädagogen und Psychologen kennt sich vertieft in der Therapie des Stotterns aus. Und von diesem kleinen Teil praktizierender Stottertherapeuten bevorzugt ein beträchtlicher Teil die Behandlung stotternder Kinder. Diejenigen Stottertherapeuten, die erwachsene Stotternde behandeln, kennen sich vielfach nur mit „Stottertherapien im engeren Sinne" aus (Kap. 2.1, S. 23f), verwenden Standardtrainingsmethoden, die der Person des Stotternden nicht ausreichend gerecht werden. So erweist sich die Versorgungssituation für erwachsene Stotternde in Deutschland noch immer als eingeschränkt. Nur in einigen Städten kann man von einem guten Therapieangebot für erwachsene Stotternde sprechen.

Die Kompetenzen der Stottertherapeuten können als Ergebnis der Ausbildung, der Fort- und Weiterbildung und persönlicher Begabungen betrachtet werden. Da beispielsweise das Thema Stottern nur einen relativ kleinen Anteil im Rahmen der Gesamtausbildung einer Logopädin einnimmt, qualifiziert die Ausbildung alleine nur unvollkommen für die Stotterpraxis. Negativer sieht es in der Regel bei Psychologen, Ärzten und Sprachheilpädagogen aus: Sie haben ihr Studium vielfach abgeschlossen, ohne überhaupt einen einzigen stotternden Menschen zu Gesicht zu bekommen oder Fachliteratur zum Stottern gelesen zu haben. Und wenn dies – in Abweichung von der Regel – anders verlaufen ist, wenn das „Störungsbild Stottern" im Rahmen der praktischen Ausbildung intensiver studiert wurde, sind Kenntnisstand und Qualität der angeeigneten methodischen Kompetenzen von den Kompetenzen der Ausbilder abhängig. Wenn ein Sprachheilpädagogikdozent die Methode X als wesentlichen Bestandteil der Stottertherapie bezeichnet, dies gut nachvollziehbar und einleuchtend begründet, besteht eine gewisse Wahrscheinlichkeit, dass Generationen von Studienabsolventen nun diese eine, ausgewählte Methode X als Standardmethode einsetzen werden.

Gerade weil die Versorgungssituation unzureichend ist und die Kompetenz des Behandlers nicht immer klar auf der Hand liegt, ist mit Bedacht zu klären, auf welche Therapie sich der einzelne erwachsene Stotternde einlassen sollte. Ein selbstbewusstes Vorgehen der Klienten ist hier vonnöten. Das ist auch im Sinne der Therapeuten zu fordern, die von ihrem Selbstverständnis her dem Therapieerfolg ihrer Klienten verpflichtet sind.

In diesem Sinne kann es – neben einer gründlichen Diagnostik und Indikationsstellung (Kap. 1.5, S. 17ff) – sehr hilfreich sein, wenn stotternde Erwachsene vor dem Beginn einer Therapie, einen Selbstklärungsprozess bezüglich ihrer eigenen Vorstellungen von Therapie vornehmen und zusätzlich Informationen über das Stottern, über Therapiekonzepte und Stottertherapeuten (vgl. Schindler 1998, S. 81–112) sammeln. Dabei sollten sie wissen, dass es für das Stottern Erwachsener keine Wunderheiler gibt, auch wenn noch so vollmundige Versprechungen hier und da erklingen. Oertle (1998, 107ff) zeigt auf, wie man unseriöse Therapien erkennen kann.

Für eine Beratungsarbeit im Vorfeld einer Therapie ist der Arbeitsbogen 14 (Anhang, S. 229ff) hilfreich, der für die Hand der Betroffenen konzipiert wurde.

7.2 Verantwortung für die Veränderung des eigenen Stotterns übernehmen

„Solange ein Patient davon überzeugt ist, dass seine wesentlichen Probleme Resultat von etwas sind, das er selbst nicht beeinflussen kann – die Handlungen anderer Menschen, schlechte Nerven, soziale Ungerechtigkeit, Gene –, bleibt unser therapeutisches Angebot begrenzt." (Yalom 2002, S. 152)

Sich den sprechmotorischen Anteilen des eigenen Stotterns stellen

Eines der wichtigsten Ziele bei Therapiebeginn ist es, dass sich der stotternde Erwachsene immer wieder mit dem eigenen Stottern auseinandersetzt. Statt sich vor stotterbezogenen Wahrnehmungen zu schützen, gilt es nun, das Stottern gezielt zu erforschen, sich mit seinem Erscheinungsbild zu konfrontieren, die Auslösebedingungen des Stotterns zu identifizieren und seine körperlichen Begleiterscheinungen zu erspüren. Das gelingt nur, wenn Sprechabläufe absichtlich wiederholt und verschiedene Spannungszustände beim Stottern erprobt werden, wenn Tonband- und Videoaufzeichnungen analysiert und Kommunikationssituationen regelmäßig protokolliert und ausgewertet werden.

„Ich betrachte mein Stottern." „Ich registriere genau, was ich tue, wenn ich stottere." „Stimmklang und Kraft, Tempo und Atmung, Kopfhaltung und Bauchspannung vermag ich wahrzunehmen." „Ich reagiere unterschiedlich in unterschiedlichen Kommunikationssituationen." „Ich kenne mein Schweigen, meine Sprechvermeidungen und typischen Fluchtreaktionen." „Ich habe eine ganz individuelle Art, mich öffentlich zu präsentieren." „Mein Stottern zeigt sich auch in meiner Körpersprache."

Sich als Verursacher des eigenen Stotterns begreifen

Viele erwachsene Stotternde erleben ihr Stottern zu Therapiebeginn als einen „Ich-fremden" Zustand: „Es" ereignet sich, „es" überfällt den Betroffenen, ohne dass er es will, „es" erscheint „unkontrollierbar", mal ist „es" da, mal ist „es" weg.

Auch wenn sich Stotternde im Moment des Stotterns „völlig hilflos" und ganz „ausgeliefert" fühlen, so sind sie selbst doch diejenigen, die die Stotterereignisse produzieren. Sie selbst stellen Stottersymptome her, aktiv, durch ihr eigenes konkretes Verhalten, tun etwas ganz Bestimmtes mit dem Mund, den Lippen, mit der Atmung, der Stimme, der Dosierung von Kraft, denken negativ über sich selbst, unternehmen Vermeidungsversuche der unterschiedlichsten Art. Dieses Verhalten hat sich eingespielt, es läuft wie von selbst ab, ist automatisiert – aber es wird eben doch vom Betroffenen „gemacht". Der Stotternde ist mitverantwortlich für die Symptomproduktion, für die Kraft des Pressens, für die Länge der Stillstände, für die Mitbewegungen im Gesicht und Körper.

Die stotternde Person muss diese Erkenntnis als „innere Wahrheit" spüren, um das Stottern verändern zu können. Sie muss begreifen, dass es darum geht, neue Wege des Umgangs mit den auftauchenden Verspannungen einzuschlagen, auf eine andere Weise zu sprechen oder Kommunikation anders zu gestalten. Jeder Stotternde hat die Freiheit, weiterzustottern wie bisher – oder sich dagegen zu entscheiden. Wer diese Erkenntnis nicht vorbehaltlos annimmt und danach handelt, wird sein Stottern nicht erfolgreich bearbeiten können.

Wie ich mir Erfolg und Misserfolg erkläre ...

„Haben wir unsere Erfolge immer nur mit Glück oder den gerade besonders günstigen Umständen erklärt, die Misserfolge dagegen mit unserer mangelnden Begabung (‚Ich bin einfach zu blöd'), so haben wir uns selbst kaum eine Chance gegeben, ein gesundes Selbstbewusstsein zu entwickeln." (Hinsch u. Wittmann 2003, S. 77)

Verantwortung übernehmen bedeutet für den Stotternden nicht nur, sich klar zu machen, dass er selbst für die Art und Weise, wie er sein Stottern produziert, verantwortlich ist. Sondern es bedeutet auch, sich selbst verantwortlich zu machen, für den Erfolg und Misserfolg der eigenen Veränderungsbemühungen. In der Psychologie wird dieser Sachverhalt mit dem Begriff der „Kontrollüberzeugungen" bezeichnet (vgl. Hinsch u. Wittmann 2003, S. 74ff), womit Überzeugungen gemeint sind, die eine Person hat, um sich das Ergebnis des eigenen Handelns zu erklären. Dabei wird die Zuschreibung von Ursachen für Erfolg und Misserfolg unter die Lupe genommen. Damit sind die festen Annahmen gemeint, die Personen haben und mit denen sie ein Ergebnis „kontrollieren".

Ein Teil der Menschen macht äußere (externale) Ursachen, andere machen innere (internale) Ursachen für ein Handlungsergebnis verantwortlich. Stotternde mit externalen Kontrollüberzeugungen würden beispielsweise starke Blockaden auf die unfreundlichen Fragen der Verkäuferin oder das schlechte Wetter zurückführen und erfolgreiches Verhalten wie flüssiges Sprechen mit „Glück gehabt" bzw. „Zufall" erklären. Auch bei erfolgreichen Handlungsergebnissen, beispielsweise einer selbstsicheren Kommunikation in einer In-vivo-Situation, würden sie sich den Erfolg nicht selbst zuschreiben, sondern die Unterstützung des Therapeuten dafür verantwortlich machen.

Demgegenüber bringen Stotternde mit einer „internalen" Kontrollüberzeugung den Erfolg bei einer guten Prüfung mit den eigenen Bemühungen während der Prüfungsvorbereitung in Verbindung oder mit dem Vorliegen einer guten Begabung. Das ist für das psychische Wohlbefinden der Person bedeutend günstiger. Bei einem schlechten Prüfungsergebnis würde es heißen „ich habe nicht ausreichend gelernt" oder „ich bin eben nicht klug genug".

Diese zweite Art der Ursachenzuschreibung bei Misserfolg, die mit einem unveränderbaren Sachverhalt erklärt wird (beispielsweise der eigenen mangelnden Begabung), wird als „stabile" Ursachenerklärung bezeichnet – sie führt zwangsläufig dazu, dass sich die Person hilflos und von den äußeren Bedingungen abhängig fühlen muss, sie kann sie nicht „unter Kontrolle" bekommen. Erst wenn es einer Person gelingt, internale Kontrollüberzeugungen mit einer „variablen" Ursachenzuschreibung vorzunehmen („ich habe zu wenig gelernt") besteht überhaupt erst die Chance, Misserfolge selbst verantwortlich zu bearbeiten (beispielsweise eine andere Art der Prüfungsvorbereitung vorzunehmen).

Stottertherapeuten können lernen, die internalen Kontrollüberzeugungen bei ihren Klienten zu stärken und den Blick immer wieder auf die Veränderbarkeit des eigenen Verhaltens und damit auf die „variablen" Ursachenzuschreibungen zu lenken (vgl. auch die Begriffe „Attribuierung" sowie „Selbstwirksamkeitsüberzeugung" (Kap. 5.1, S. 95f) bzw. „Selbsteffizienzerwartung" (Kap. 5.7, S. 125)

Sich den eigenen Unsicherheiten, Ängsten und Denkgewohnheiten stellen

Nicht nur die sprechmotorischen Stottersymptome, auch das damit zusammenhängende Erleben und Verhalten gilt es zu betrachten und anzunehmen. Klienten können lernen, ihr Unbehagen rund ums Stottern genauer zu benennen, Scham- und Peinlichkeitsgefühle auszudrücken, Wut und Hilflosigkeit zu thematisieren und typische eigene Einstellungen und Überzeugungen zur Kommunikation und Beziehungsgestaltung zu registrieren. Wenn das bisher nur diffus Gespürte ins Bewusstsein tritt und im Gespräch, in Bildern oder Texten ausgedrückt wird, kommen Klärungsprozesse voran. Stotternde beginnen dann, sich in ihrem individuellen Gewordensein zu erforschen und Stottern und Kommunikationsstörungen als Teile der eigenen Person anzunehmen. Die Schattenseiten der Person werden integriert und können damit einer Veränderung zugänglich gemacht werden.

Sebastian: „Ich denke, da ist oft eine große Unsicherheit und ein Schamgefühl. Ich möchte halt nicht stottern, ich möchte es nicht zeigen, v. a. in bestimmten Situationen nicht, z. B. wenn ich auf einer Party bin, wo so viele Leute sind, die ich nicht kenne, und ich mich mit denen unterhalten möchte, dann will ich das nicht haben. Ich denke dann, ich schäme mich dafür, weil es so eine gewisse Hilflosigkeit ist, es schränkt mich ein und es bewirkt, dass ich meine Kommunikation einschränke, v. a. auf kurze Kommentare und dann mal was Lustiges einwerfe, aber ich spreche halt nicht über längere Zeiträume oder erzähle etwas ruhig."

In einer professionellen Stottertherapie gilt es immer auch, die Frage zu klären, ob das Stottern stellvertretend für bestimmte innere Zustände steht, für Gefühle und Befindlichkeiten, die noch nicht direkt ausgedrückt werden können (siehe hierzu den folgenden Therapieausschnitt).

Klient: Irgendwas wird mit dem Stottern signalisiert ...
Therapeut: Haben Sie eine Idee, was das Stottern ausdrücken könnte, wofür es stehen kann?
Klient (stöhnt, prustet Luft aus): Auf jeden Fall vorsichtig sein und nicht im Vordergrund stehen. Ich glaube, ich achte darauf, dass ich nicht angreifbar bin, dass ich stark darauf achte, was ich sage, um nicht angreifbar zu sein. Ich glaube, es hat etwas mit der Entstehung des Stotterns zu tun, dass ich ziemliche Angst hatte, da meine Eltern beide im Krankenhaus lagen, und ich war dann bei meiner Tante. Und ich glaube, dass ich mich da ziemlich stark zurückgehalten habe, mich versteckt habe auch, das ist das, wie ich mir mein Stottern jetzt erkläre.
Therapeut: Das ist damals so gewesen. Und auch heute noch, in schwierigen Situationen, spüren Sie ein Sich-verstecken-wollen?
Klient: Das ist geblieben, das ist so eine Angst sozusagen, herauszukommen, mich zeigen, ich muss Stellungnahmen machen, ich muss zu mir stehen. Das tue ich nicht. Ich halte mich meistens zurück. (Mit der Hand macht er eine abschirmende Bewegung.)
Therapeut: Auch wenn Sie sich eigentlich öffnen wollen, halten Sie sich heute eher zurück?
Klient: (nickt)
Therapeut: Ist an dieser Stelle dann das Stottern da?
Klient: Falls ich mich öffne, ist das Stottern gar nicht so doll da. Wenn ich mich öffne, stottere ich eigentlich

nicht. Aber ich achte sehr stark darauf, ob ich mich öffne und wo ich mich öffnen kann, ob ich der Person vertrauen kann.

Therapeut: Das ist Ihnen bewusst?
Klient: Das ist mir in letzter Zeit bewusst geworden, vorher nicht. Erst in den letzten Monaten.

7.3 Hilfreiche Veränderungshaltungen gewinnen

„Das Ich besteht aus einem ganzen Bündel an Rollen. [...] Es gibt viele Seiten des Ichs, nicht nur eine. Es ist möglich, in einem Augenblick ein flüssiger Stotterer zu sein und in einem anderen ein normaler Sprecher. Es kann sogar sein, dass du dich wieder als schwerer Stotterer siehst, wenn deine Schwäche auf eine große Belastung trifft und du dieser nachgibst. Das Wichtige ist, dass man das Wachstum der erwünschten Rollen fördert, so weit sie wachsen können. Du wirst noch immer hin- und herschwanken, aber du hast bereits erfahren, dass du dich jetzt meist anders siehst als vorher. Vielleicht wirst du am Ende finden, dass die Rolle des flüssigen Stotterers die stärkste dieser Rollen ist und dass du gar nicht weiter gehen willst." (Van Riper 1986, S. 174)

Wer sich als Erwachsener auf den Abbau seiner Stottersymptome einlassen möchte, sollte wissen, dass es dabei nicht nur um die Auseinandersetzung mit Methoden zur Stärkung der Sprechflüssigkeit geht. Viel grundsätzlicher muss er bereit sein, seine Einstellungen zu sich, seiner Umwelt, zum Vorgang der therapeutischen Veränderung und der eigenen Rolle, die er dabei spielt, zu reflektieren und ggf. zu verändern. Es reicht nicht aus, in einen Aktivismus von Übungen und Experimenten zu starten, der neue Handlungsschritte forciert – oft sind es die inneren Haltungen, die auf einem längeren Weg von Erkenntnissen und Reflexionen erst erworben sein müssen, damit die Ereignisse im Rahmen der Therapie zu wirklich neuen Entwicklungen führen können.

Ich begebe mich auf Entdeckungsreise

Wer immer nur ans Meer reist, kennt nicht die Faszination der Bergwelt. Wer immer nur italienisch isst, dem bleiben die Genüsse der türkischen Küche verschlossen. Je erwachsener Menschen werden, desto fester werden oft ihre Gewohnheiten. Gewohnheiten erlauben uns zwar, mit alltäglichen Handlungsanforderungen zügig umzugehen. Gewohnheiten sichern das Bekannte, begrenzen aber unsere Verhaltensspielräume und verhindern nicht selten Weiterentwicklung und Entfaltung.

Therapie bedeutet, Gewohnheiten aufzugeben, Vermeidungen loszulassen, vom Stillstand in die Bewegung zu kommen, von der Sicherheit in das Ungewisse zu gehen, zu einer Haltung des Suchens und der Neugier zu kommen und neue Handlungsspielräume zu entdecken. In diesem Sinne kann Therapie als eine Reise verstanden werden, ein Aufbruch zu sich selbst, aber auch eine Reise in die Fremde. Diese Reise betrifft anfangs die sprechmotorischen Stottersymptome und die damit zusammenhängenden Begleiterscheinungen. Darüber hinaus geht die Reise über die Grenzen des individuellen Lebensrahmens hinaus. Der Stotternde sucht fremde Orte auf, innere und äußere Orte, entdeckt neue Themen und Sichtweisen, wagt sich in die Nähe ungewohnter Menschentypen, beschäftigt sich mit bisher unvertrauten kulturellen Angeboten und kostet ein bisschen mehr von der Vielfalt der Lebenswelten. Mit einer solchen Risikobereitschaft entstehen beim Stotternden ein Zuwachs an kommunikativer Kompetenz und eine Stärkung seiner sozialen Flexibilität.

Ich stelle Veränderungen eigenaktiv her

Langjähriges Stottern muss nicht auf die altbekannte Art und Weise fortgesetzt werden. Stotternde haben Einfluss auf ihren Körper, auf Gefühle und Denkgewohnheiten und sind für ihre Handlungsweisen verantwortlich. Veränderungen finden nicht „wie von selbst" statt, sondern bedürfen einer regelmäßigen und kontinuierlichen Eigenarbeit. Die eigenen Veränderungsaktivitäten finden im Rahmen der Therapiesitzungen oder der „therapeutischen Hausaufgaben" statt bzw. zeigen sich im (In-vivo-)Selbsttraining. Eine solche Eigenarbeit muss oft erst gelernt werden: Dabei geht es um die Entwicklung einer auf sich bezogenen Achtsamkeit mit systematischen Selbstbeobachtungen, schriftlichen Aufzeichnungen und Reflexionen und um die selbstständige Planung, Durchführung und Auswertung konkreter Veränderungsvorhaben (Kap. 3.2, S. 49ff, u. Kap. 5.4, S. 113ff).

Erwachsene, die keine klare Entscheidung für die Eigenarbeit treffen und hierfür nicht einen großzügigen Zeitrahmen von 1–2 Jahren einräumen, werden sich langfristig nicht als flüssige Kommunikationspartner in ihrem Alltag etablieren können. Wenn der Stotternde anderen Vorhaben in seiner gegenwärtigen Lebenssituation Priorität einräumt, sind Therapie und Selbsttherapie nicht selten unergiebig und „verlaufen im Sande".

Ich habe Einfluss, ich gestalte, ich bin wirksam

Eine professionelle Stottertherapie regt den Betroffenen zu einer aktiven Auseinandersetzung mit seinem Stottern und seiner Lebenssituation an. Veränderungen können bei ihm allerdings nur dann in Gang kommen, wenn er selbst davon überzeugt ist, die „treibende Kraft" im Veränderungsprozess zu sein, wenn er kritisch mitgestaltet und neugierig vorwärts blickt, wenn seine Wahrnehmungs- und Handlungsbereitschaft auf „Suche" eingestellt ist. Hierbei stehen folgende Fragen im Vordergrund:

- „Bin ich tatsächlich veränderungsbereit?"
- „Worauf kann ich mich einlassen?"
- „Welche neuen Schritte stehen an?"
- „Auf welche Fähigkeiten kann ich mich bereits bei mir verlassen?"
- „Wie kann ich sie ausbauen?"
- „Was ist für mich persönlich hilfreich und nützlich?"

Nicht der Experte, nicht die Methode, nicht das theoretische Veränderungswissen stehen an erster Stelle, sondern die eigenen konkreten inneren (gedanklichen, planenden, auswertenden) und äußeren (handlungsbezogenen) Aktivitäten, die ein Betroffener im Rahmen seiner Therapie durchführt. Stotternde sollten sich erlauben, ihre Zweifel und Fragen mit dem Therapeuten zu besprechen, sich mit der angebotenen Therapiemethode und den Veränderungstechniken kritisch auseinanderzusetzen, Unklarheiten im therapeutischen Vorgehen so lange zu benennen, bis sich ein tieferes Verstehen einstellt, theoretisches Veränderungswissen so lange zu diskutieren, bis sich daraus praktikable Handlungsmöglichkeiten für individuelle alltägliche Kommunikationssituationen ergeben, die dann auch ohne Hilfe des Therapeuten wirksam sein können („Selbstwirksamkeitserwartung", Kap. 5.7, S. 125).

Ich wähle aus – ich sammele – schaue, was ich gebrauchen kann

> „Logopäden, Kunsttherapeuten, Homöopathen, ayurvedische Ärtzte, Yoga- und Meditationslehrer – nie erschien mir etwas vollkommen passend und dennoch lernte ich im Laufe der Jahre verstehen, dass alles seine Berechtigung hatte. Aus einem ‚Alles nicht das Richtige' wurde so ein ‚Aus allem und von allen lernen und dabei soviel wie möglich mitnehmen'." (Winkler 2005)

Stottern „verliert" man nicht von heute auf morgen. Eine Geldbörse kann man verlieren – sein Herz kann man auch an jemanden verlieren. Aber Stottern kann man im Erwachsenenalter nur gemächlich loswerden – über einen längeren Prozess. Über eine Reihe von Therapieversuchen, Selbsthilfeaktivitäten, Phasen intensiver Eigenarbeit. Wiederholte Anläufe sind notwendig – sie sind keine Schande! Mit jedem ernsthaften Veränderungsvorhaben stellen sich neue Erkenntnisse über das Stottern ein, über die eigene Person und die Welt der Kommunikation. Stotternde tun gut daran, nicht verzweifelt nach der „richtigen" Therapiemethode Ausschau zu halten, um sich heilen zu lassen, sondern auf die Veränderungsangebote zuzugehen, die im Land vorhanden sind.

Neben den Therapiemöglichkeiten gibt es weitere Angebote, die nützlich sind: Bücher und Arbeitsmaterialien aus dem Fach- und Selbsthilfesektor, Informationsveranstaltungen und Workshops, Therapieseminare und Tagungen, Selbsthilfegruppen und Freizeitaktivitäten für Stotternde.

Ideen und Anregungen in großer Fülle wollen eingesammelt und geordnet werden. Sie lassen sich in Bezug zum eigenen Stottern und zur eigenen Lebensgeschichte setzen. Oft treffe ich auf Klienten, die noch nie ein Buch zum Stottern in die Hand genommen haben, obwohl sie in ihrem eigenen Fachgebiet geübte Leser sind. Andere machen stundenlange Internetrecherchen zu Abenteuerreisen, haben aber noch nie „Stottern" als Suchbegriff eingegeben. Oder es hat sich eine intensive Abwehrhaltung anderen Stotternden gegenüber ausgeprägt, mit allen möglichen Vorbehalten Stotterer-Selbsthilfegruppen gegenüber („die ja nur ihr Schicksal in abgeschlossenen Zirkeln beklagen" würden). Doch es hilft nichts: Nicht nur die Konfrontation mit dem eigenen Stottern, auch die Konfrontation mit dem Stottern anderer Menschen und dem gesammelten Wissen, was Stottern ist und wie es seine lebensbestimmende Dominanz verlieren kann, ist bedeutsam, um sein eigenes Stottern erfolgreich bearbeiten zu können.

Ich bin intensiv und ganzherzig

Halbherzigkeit reicht nicht aus, um langjähriges Stottern abzubauen. Klienten, die erfolgreich sind, zeigen vollen Einsatz: Sie investieren Zeit und Mühen bei ihrer Therapie oder Selbsttherapie, nehmen ihren Veränderungswunsch ernst, sind bereit, neue Prioritäten in ihrem Leben zu setzen. Stottern wird zu einem Forschungsgegenstand, zu einem Gegenüber, das den Kopf beschäftigt und einen kreativen Umgang im Alltag einfordert. Ab sofort klingelt der Wecker morgens 20 min früher. Oder der Fernseher bleibt erst einmal aus, wenn der Stotternde heimkommt und stattdessen eine Besinnungspause zum Nachdenken, eine „happy hour" einlegt, die ganz dem Stottern gewidmet ist. Vielleicht beginnt wieder das Telefonieren mit Freunden und Bekannten, die über den neuen Freizeitsport „Blocks lösen" informiert werden. Der Stotternde erprobt neue Lösungswege, genehmigt sich dabei getrost Pausen, räumt aber immer wieder Stolpersteine konsequent beiseite (z. B. das Verstecken des Stotterns) und sucht neue Herausforderungen in der Kommunikation. Das geht nicht lau, nicht verhalten, nicht ab und zu, das geht nur mit ganzem Herzen!

Ich blicke zurück – ich blicke nach vorn

Es soll hier noch einmal betont werden: Die therapeutische Veränderungsarbeit umfasst nicht nur die kontinuierliche Auseinandersetzung mit dem Stottern, sondern auch die intensive Beschäftigung mit der eigenen Lebensgeschichte und den persönlichen Bedürfnissen nach Kommunikation und Kontakt. Hier ist die Vergangenheit gefragt, der Blick zurück in Kindheitstage: Omi, Opa, gemeinsame Mahlzeiten in der Familie, verregnete Ferien, Geburtstagsfeiern, Gedichtaufsagen in der Schulklasse, die erste Liebe. Was schmerzt noch immer? Welche Handlungsweisen und Denkmuster haben sich unverändert aus der Kindheit ins Erwachsenenalter fortgesetzt? (Bist Du geblieben, wie Du warst?) Warum ist das Stottern geblieben? Welche „Lebensangebote" hat der Betroffene aufgegriffen, welche hat er an sich vorbeigehen lassen? Welche Einflüsse waren prägend und von welchen Angewohnheiten und Lebenshaltungen gilt es, sich zu lösen? Alte Fotos können helfen, wichtige Erinnerungen wachzurufen und die eigene Geschichte zu verstehen.

Sabine kann sich an viele Einzelheiten aus der Schulzeit nicht erinnern. Nach einem Klassentreffen erkennt sie, womit das wohl zusammenhängt:

„... Ich habe lange überlegt, welches Lernziel setze ich mir bei der Zusammenkunft mit den ehemaligen Schulkameraden meiner Klasse. Mein Motto war: Lieber stottern statt schweigen. Das tat mir echt gut. Wir hatten schon mal ein Klassentreffen 1988. Ich weiß nur, dass ich da war. Hab' aber nichts festgehalten von den Gesprächen. Kann mich an nichts erinnern. Warum eigentlich?, habe ich mich gefragt. Weil ich mich garantiert nicht beteiligt habe. Denn das, was man äußert, was man sagt in einer Runde, das behält man auch, vergisst man nicht so schnell, denke ich. Bei diesem Treffen jetzt haben viele etwas erzählt, wie es früher so war, in der Schule. Welche Einzelheiten die alle wussten! Ich konnte mich an vieles nicht erinnern. Und warum?, habe ich mich gefragt. Warum kann ich mich heute an so was nicht erinnern? Ja, ich war zwar dabei, ich war Zuhörer, aber still, ich war nicht aktiv. Habe mich kaum an Gesprächen in der Klasse beteiligt. Hatte eine Freundin gehabt und mit den anderen kaum Kontakt. Ja, ich war da, aber habe mich nie groß geäußert. Und da vergisst man natürlich vieles, weil man es nicht selber erlebt hat, eben nur als Zuschauer. Wie in einem Film. An Einzelheiten kann man sich dann erst wieder erinnern, wenn man den Film sieht. Und deswegen war ich umso mehr froh, dass ich mich diesmal rege an den Gesprächen beteiligt habe. Das Wort auch mal ergriffen habe, mir Stottern erlaubt habe."

Im Veränderungsprozess gelingt es leichter, sich von den prägenden Einflüssen der Vergangenheit zu befreien, wenn das Bewusstsein für die Zukunft geschärft wird. Wo will ich hin? Wie sieht mein Wunschbild von mir selbst aus? Welche Sehnsüchte beseelen mich? In jeder Sehnsucht steckt ein möglicher Aufbruch zu neuen Ufern. Diese zukünftigen Lebenswelten wollen als Leitbilder erarbeitet sein, um Orientierungen in der Gegenwart zu geben! Tagträume, Sehnsüchte und persönliche Wunschvorstellungen können sich so zu konkreten Zukunftsentwürfen wandeln. Hieraus ergeben sich für den Stotternden neue Entscheidungsmöglichkeiten: Er kommt – oft nach langen Jahren des Zögerns – zu klaren Entscheidungen, die Weichenstellungen für die Zukunft einleiten.

Ich bin ehrlich

Stotternde lernen in der Therapie, die Masken, die sie tragen, zu erkennen und ggf. abzusetzen. Manchmal ist es das überfreundliche Lächeln, das sich allgegenwärtig aufdrängt, manchmal das Höflichsein oder Gefallenwollen, das beiseite gelegt werden will, manchmal die skeptische Miene, das forsche Gehabe oder eine feindselige Zugewandtheit. Es gilt, die inneren Befindlichkeiten „wahr-zunehmen" und sie dann auch „wahrzugeben", sie auszudrücken und sie sich und anderen gegenüber als wahr einzugestehen. Nichts ist zu peinlich, als dass es verschwiegen werden müsste!

Anfangs wissen Klienten oft nicht, warum ihr Stottern mal da ist und warum es dann wieder nicht auftritt. Sie lernen genau hinzuschauen und zu beobachten, wie Bernd, der sich nach ein paar Monaten Therapie Folgendes eingesteht:
„Mein Stottern, wenn es verstärkt auftritt, dann zeigt es meine Verunsicherung in der Situation. Und: meistens habe ich dann versteckte Bedürfnisse, die ich versuche, so umzusetzen, so mit dem Stottern. Oftmals sind diese Situationen verkrampft und ich will irgendetwas erreichen, z. B. wenn sich jemand abwendet, dann ist es die Aufmerksamkeit, die ich damit erreichen möchte. Manchmal ist es auch ein Schulterklopfen, was ich damit erzeugen kann oder erzeugen will. Oder: ‚Nimm mich nicht so ernst!', das könnte auch sein, ‚frag lieber nicht genauer nach!', z. B. in beruflichen Situationen, wo ich nicht ganz kompetent Auskunft geben kann, wenn der Abteilungsleiter anruft. Die starken Symptome sind plötzlich da. Das passiert alles automatisch. Und es funktioniert! Der Chef lässt von mir ab, von tieferen, von genaueren Fragen. Es können manchmal ganz unterschiedliche Gründe sein, die solche Symptome verursachen."

Ist erst die Schwelle der Scham überschritten, beginnt das Verstehen und Verzeihen – sich selbst verstehen, sich selbst so annehmen, wie man ist. Stotternde lernen, Worte auf eine neuer Weise zu nutzen: Worte sind nicht Träger von Symptomen, sondern sind Sprachrohr der Seele, führen aus dem Festhalten, dem Zurückhaltenwollen in die Bewegung, in die Mitteilung. Worte lösen – und das erweist sich immer wieder wie ein Wunder: Offenheit macht flüssig! Dieses Motto gehört in jeden Veränderungsprozess bei stotternden Erwachsenen. Offenheit verflüssigt den Sprechablauf. Dieses „Grundgesetz" gilt aber auch für schwierige Phasen in der Therapeuten-Klienten-Beziehung: Wenn Probleme den Fortgang der Behandlung behindern und erwachsene Stotternde einen Abbruch der Behandlung ins Auge fassen, lässt sich die Sachlage meist durch Offenheit klären und bewältigen.

Ich kooperiere

Stottern ist eine Störung der Kommunikation. Diese Störung kann man nicht im kommunikationsfreien Raum abbauen. Nicht alleine, nicht zu Hause in den eigenen vier Wänden. „Stottern verlieren" bedeutet „flüssig werden im Kontakt mit anderen Menschen". Für diesen Veränderungsprozess ist Kooperation gefragt – sie ist notwendig und unerlässlich! Therapie und Selbsttherapie verlangen daher, sich auf andere Menschen einzustellen, sich mit ihnen abzustimmen, neue Berührungspunkte zu entdecken, eigene Rückzugstendenzen, die sich vielleicht breit gemacht haben, abzubauen. „Stottertherapie" ist in diesem Sinne immer auch Therapie der sozialen Beziehungen, genauer: Therapie der Bezugnahme. Wie setzt sich ein Stotternder in Bezug zu anderen Menschen? Wie tut er dies real – mit Wörtern, Blicken, Handlungen? Und: Wie setzt er sich innerlich in Bezug – mit welchen Gedanken und Einstellungen steht er im Kontakt zu seinen Mitmenschen? Therapeuten, andere Betroffene oder Selbsthilfegruppen sind Veränderungspartner – Stotternde können lernen, sie in dieser Funktion für sich zu nutzen, sich auf sie einzulassen und von ihnen zu lernen.

Ich nehme Herausforderungen an

Therapie ist eine herausfordernde Angelegenheit. Sie erfordert, wie wir gesehen haben, die Auseinandersetzung mit eigenen Einstellungen und Handlungsweisen. Dabei stehen nicht nur das Sprechen und das Stottern im Mittelpunkt. Der Arbeitsbogen 15 (Anhang, S. 232f) fasst einige der oben bereits benannten Aufgabenstellungen zusammen, die die Entwicklung grundlegender Fähigkeiten für ein sicheres kommunikatives Handeln fördern. Die einzelnen Themen im Arbeitsbogen regen zu Selbstklärungsprozessen an. Hierfür kann es beispielsweise hilfreich sein, wenn erwachsene Stotternde zu den fettgedruckten Themen kleine Aufsätze schreiben.

!

Wer sich als erwachsener Stotternder auf eine therapeutische Veränderungsarbeit einlässt, muss bereit sein, nicht nur sein konkretes Kommunikationsverhalten gründlich zu untersuchen und ggf. zu verändern, sondern auch seine langjährig vorhandenen inneren Überzeugungen und Denkgewohnheiten.

7.4 Die Identität eines flüssig sprechenden Menschen annehmen – zwei Beispiele

In meiner eigenen Therapiepraxis begegne ich immer wieder stotternden Menschen, die sich mit dem Stottern arrangiert zu haben scheinen: Ihre Symptomatik ist fest in das Selbstkonzept und die eigene Sprecherrolle integriert. Stottern hat dann die Funktion eines Orientierungsrahmens, an dem das eigene Erleben und Verhalten ausgerichtet wird. Diese Klienten gehen davon aus, eine Vielzahl realer (oder ausphantasierter) Herausforderungen des alltäglichen Lebens nicht bewältigen zu können. Sie neigen dazu, das Stottern auch für die eigene Zukunft als festen Bestand ihres Lebens zu betrachten. Kein Wunder, dass es in einer Therapie dann zu Stagnationen kommt und der Eindruck entsteht, die Betroffenen wollten ihr Stottern (noch) nicht aufgeben. Diese Erlebensweise lässt sich zum einen als das Ergebnis einer sehr belastenden Stotterbiographie interpretiert. Und sie ist zum anderen meist Ausdruck noch fehlender innerer Konzepte und alltagstauglicher Fähigkeiten, die der Klient zur Bewältigung anstehender (Lebens-)Aufgaben benötigen würde.

Widerstände gegen Veränderung

„Bei manchen Klienten kommt es“, so schreibt Ham (2000, S. 70), „im fortgeschrittenen Stadium der Therapie zu Motivationsproblemen, wenn ihnen bewusst wird, dass sie ihr Hilfsmittel, ihr Alibi, ihre treffliche Ausrede für Fehlleistungen oder Versagen verlieren.“ So war es auch bei einem meiner Klienten, Markus (M.), 12 Jahre, der bereits 1 Jahr und 1 Monat in Behandlung war und sehr große Fortschritte erzielen konnte. Während einer von mir durchgeführten Stottertherapie-Fortbildung befragt ihn eine Logopädin (L.) zum weiteren Behandlungsverlauf. Ich sitze daneben (Th.). Der folgende Ausschnitt ist durch eine Videoaufzeichnung dokumentiert.

L.: Du willst weiter zu den Sitzungen kommen?
M.: Ja (nickt heftig).
L.: Und, was weiter geschehen sollte, was hast Du da für Vorstellungen?
M.: Ja, das mit den 2 Jungen, die dazukommen, das wäre ganz schön. (Wunsch nach Gruppentherapie) Und dass Sie (blickt zum Therapeuten) zu mir mal in die Schule kommen (Teilnahme des Therapeuten am Unterricht).
L.: Und zum Schluss, was möchtest Du, dass da rauskommt?
M.: Ja, ich wünsche so, dass ich schon ein paar Jahre älter wäre, weil jetzt will ich das Stottern ja eigentlich behalten.
L.: Willst Du es gerne behalten?
M.: Ja, ja (lächelt). Weil ich jetzt auf eine neue Schule gekommen bin (Sprachheilschule), und jetzt, wenn ich gar nicht mehr stottere, dann müsste ich wieder auf eine andere Schule (Regelschule mit hoher Schülerzahl in der Klasse) und dann daran wieder gewöhnen erst (Klient schüttelt den Kopf). Und hier auf der Schule, da habe ich so viele Freunde gefunden (Klient schüttelt den Kopf, zuckt mit den Schultern), da ... Wenn jetzt eine gute Fee kommen würde und mir sagen täte, du hast 'nen Wunsch frei, dann täte ich auf keinen Fall sagen, mein Stottern soll weniger werden.
L.: Ja.
M.: Und ich habe mich auch schon so doll daran gewöhnt, das täte ich dann richtig vermissen (lächelt).
Th.: Du spürst es richtig. Du kannst es richtig sagen: das Stottern tätest Du richtig vermissen.
M.: (nickt heftig) Ja.
Th.: Das ist irgendwie Dein Stottern (Therapeut weist mit der Hand auf den Körper des Klienten).
M.: (nickt, lacht) Mein Eigentum.
Th.: Es soll Dir keiner Dein Eigentum wegnehmen.
M.: (lächelt, verschränkt die Arme über der Brust, „hält sich zusammen“).
Th.: Du bist so ehrlich, Du bist so offen dem Stottern gegenüber und Dir. Du bist richtig hin und her gerissen. Einerseits willst Du es nicht weggeben, aber andererseits

ist auch manchmal so ein Gefühl: ein bisschen kleiner, ein bisschen kleiner, nicht ganz weg, aber ein bisschen kleiner sollte es werden.
M.: Na ja, na ja (nickt zögernd), das schon, aber dass es ganz weg ist, also damit täte ich gar nicht zufrieden sein (lacht, wirkt sehr entspannt).

Das Thema „Widerstand gegen Veränderungen", das im Gespräch mit Markus so unbeschwert und direkt auftaucht, ist bei erwachsenen Stotternden in der Regel nur sehr schwer zugänglich (Kap. 6.4, S. 150ff). Menschen, die ihr Leben lang gestottert haben, haben sich immer wieder danach gesehnt, sich von ihrer Redeflussstörung zu befreien. Erfahren sie dann tatsächlich in einer Stottertherapie, dass sie Einfluss auf die Häufigkeit und Stärke ihrer Symptome nehmen und das Auftreten der Sprechunflüssigkeiten kontrollieren können, geraten sie nicht selten in einen euphorischen Zustand. Die Therapie kommt mit großen Schritten voran, die Eigenarbeit nimmt zu. Die Sprechaktivitäten weiten sich – manchmal drastisch – aus. Die Angst, ein Leben lang Stotterer bleiben zu müssen, weicht. Erstmals taucht nun die Ahnung von einem Leben auf, das tatsächlich frei von Stottern sein könnte. Hoffnung meldet sich. Was früher aus einer Sehnsucht und einem Wunschdenken geboren wurde, rückt nun in greifbare Nähe. Stotternde erfahren jetzt erstmals ganz real, wie es wäre, ohne Stottern durchs Leben zu gehen.

Doch gleichzeitig können sich jetzt auch – plötzlich und ganz unerwartet – Unsicherheiten und Ängste melden: Stotternde befürchten, die Identität eines Normsprechers nicht „ausfüllen" zu können – ein Weg in die Fremde tut sich auf, wie ein gefährliches Abenteuer, das schreckt und zur Umkehr mahnt. In dieser Situation signalisieren Klienten oft Vorbehalte gegen den weiteren Einsatz von Therapietechniken, die Sprechflüssigkeit erzeugen.

Vom Identitätswandel – Beispiel „Andi"

Dieser Wandel der eigenen Identität vom „Stotterer" zum „Normalsprecher" steht in jeder Erwachsenentherapie an. Er vollzieht sich meist mit großer Mühe, im Regelfall allerdings unausgesprochen, von den Betroffenen nur schwer fassbar, von den Therapeuten nicht selten unbeachtet bzw. nicht thematisiert. Dabei kann dieser Wandlungsprozess durch ein klientenzentrieres Vorgehen (Kap. 6.5, S. 155ff) begleitet und durch erlebnisorientierte Übungen und kreative Verfahren gefördert werden.

Manchmal vermittelt sich der Zugang zu diesen inneren Prozessen wie von selbst. Bei dem 12-jährigen Markus (s. Beispiel oben) wird deutlich, dass er sein Stottern „noch ein Weilchen behalten möchte". Beim 2. Beispiel erleben wir hingegen den Identitätswandel unmittelbar mit: Die Videoabschrift stammt aus einer Behandlungssitzung, in der es eigentlich um eine Sprechübung ging; die aktuelle Sprechflüssigkeit sollte aufgezeichnet werden, um sie mit den Aufnahmen zu Therapiebeginn vergleichen zu können. Während dieser Aufnahme entwickelte sich eine große Intensität und Offenheit, die den Wandlungsprozess von der Stottererrolle in die Normalsprecherrolle zutage brachte. Dieser Vorgang war für den Therapeuten genauso unerwartet und erstaunlich wie für den Klienten.

Ausschnitt aus einer Therapiesitzung mit Andi, 32 Jahre, ungelernter Arbeiter; 9. Monat nach Behandlungsbeginn (Andi = Kl., Therapeut = Th.)
Th.: (steht neben der Kamera, schaut den Kl. an) So, dann machen wir mal, ohne große Vorbereitung, heute 'ne Aufnahme.
Kl.: (sitzt bequem im Stuhl) Ja.
Th.: Sagen Sie das Datum, ...
Kl.: Hm.
Th.: ... sagen Sie was Kurzes zu Ihrer jetzigen Situation in Ihrer Therapie.
Kl.: Hm.
Th.: Alles, was Sie sagen, wird aufgenommen ...
Kl.: Hm.
Th.: ... und hinterher analysiert.
Kl.: Ja. (nickt, schaut auf die Uhr)
Th.: Wir wollen nachher vergleichen ...
Kl.: Ja.
Th.: ... wie Sie heute sprechen, hm, es mit dem Sprechen von früher vergleichen. Versuchen Sie die Diskrepanz so deutlich wie möglich zu machen.
Kl.: Ja (nickt), gut (räuspert sich und guckt auf die Uhr). Äh, kann ich schon loslegen?
Th.: Hm.
Kl.: Also (lächelt, schaut vom Therapeuten direkt in die Kamera), Kamera läuft.
Th.: Kamera läuft.
Kl.: (spricht langsam, gegliedert, mit weichem Stimmeinsatz) Also, mein Name ist Andi B. (räuspert sich), ich bin am 17.4. geboren (guckt auf die Uhr). Das Datum soll ich noch sagen. Heute ist der 29. November. So (räuspert sich), nun soll ich etwas zu meiner Therapie sagen. Ich glaube schon, dass sich mein Sprechen sehr deutlich gebessert hat. Ich denke mir auch, dass ich jetzt auf dem Sprung bin, wo ich die schwerste Hürde nehmen

könnte. Ich muss versuchen (räuspert sich), noch mehr zu binden und auf meine Atemtechnik achten. – Reicht das schon?

Th.: Hm.

Kl.: Gut.

Th.: Stehen Sie doch mal auf (Klient steht auf), gehen zur Tür (Klient geht) und setzen sich so auf den Stuhl, wenn Sie zurückkommen, wie Sie sich früher hingesetzt haben und wie Sie früher geredet haben. Springen Sie mal in die alte Rolle rein ...

Kl.: Hm, in diesen Stuhl, ja?

Th.: (holt einen 2. Stuhl) Wir stellen den anderen Stuhl daneben (stellt ihn im Abstand von ca. 1,5 m rechts daneben). Also, Sie haben hier den „alten Stuhl" (zeigt auf den 2. Stuhl).

Kl.: (zeigt auf den ersten) Und das ist der neue.

Th.: Ja, das ist der neue und das ist der alte. Setzen Sie sich mal in den alten Stuhl (weist auf den rechten Stuhl) ...

Kl.: Ja.

Th.: ... und reden so ...

Kl.: So, ja ... (schaut sich den „alten Stuhl" an)

Th.: ... genau dort auf dem alten Stuhl, wie Sie früher geredet haben.

Kl.: (Setzt sich auf den alten Stuhl, räuspert sich und zuckt mit den Schultern) JJJa, wwwas (kneift die Augen zusammen) SSSie hier von mmmmmir (schaukelt mit dem Oberkörper, ballt die rechte Hand zur Faust) verlangen, ist g-g-gar nnnicht so (zieht die Mundwinkel heftig zurück) lllleicht. Ich wwweiß gar nicht, ob ich so st-t-t-totern kann, wwwie ich fffrüher mal gestottert habe. Früher habe ich ja gearbeitet (bewegt die Arme auf und ab, haut mit der Faust in die Luft). Und ich kann auch nicht mehr so gggut stottern wie früher. (Pause) Das ist (schüttelt den Kopf), das ist, das ist (lächelt wie verlegen), es ist blöde. Ja (lacht laut und fasst sich an den Kopf), es ist blöde.

Th.: Es geht nicht mehr so?

Kl.: Ja! (nickt)

Th.: Was geht nicht mehr? – Was ist also, wenn Sie das alte Stottern so machen, was ist anders, sozusagen, was ist ...

Kl.: (bedächtig) Es hört sich so komisch an (schüttelt den Kopf), ja so fremd ...

Th.: Ja. Das Stottern hört sich schon so fremd an ...

Kl.: Und dann habe ich auch keine Lust zu pressen (ballt die Fäuste). Ja! (schüttelt den Kopf) Ich mag es nicht mehr (hebt die Schultern und lässt sie wieder fallen).

Th.: Das Pressen ist etwas, wo Sie jetzt spüren, es ist eigentlich ...

Kl.: ... Quatsch ...

Th.: Ja!

Kl.: Ja (nachdenkliche Pause).

Th.: Jetzt kommen Sie rein, setzen sich wieder auf den Stuhl (zeigt auf den linken Stuhl, der das neue, das heutige Sprechen symbolisiert).

Kl.: (erhebt sich, geht zur Tür, grinst übermütig und klopft an den Türrahmen) Ja, so. Jetzt bin ich da (geht zum Stuhl, grüßt mit der „Hand an die Mütze" zur Kamera, setzt sich).

Th.: Erzählen Sie ein bisschen was von der Arbeit.

Kl.: Ja ... (räuspert sich, setzt sich zurecht). Heute ist Freitag, und ich muss um 13 Uhr 30 (verspricht sich) ... Stopp. (Handzeichen: Stopp) Heute ist Freitag, und ich muss um 13 Uhr 30 zur Spätschicht. Wir hatten am Mittwoch (räuspert sich), da war der Arbeitskollege Bernd so betrunken (grinst), dass er während der Arbeit eingeschlafen ist. Und leider hat das der Alte mitgekriegt. Gestern kam er dann gar nicht auf Arbeit, vielleicht kommt er heute.

Th.: Was bedeutet das für Sie, wenn einer ausfällt?

Kl.: Für mich bedeutet es gar nichts, im Grunde ist es mir auch egal.

Th.: Hm. Wenn Sie an die Zukunft denken, an die Zukunft Ihrer Arbeit, was gibt's da?

Kl.: Na ja, ich sehe recht rosig in die Zukunft. Natürlich wäre es gut, den Chemie-Facharbeiter zu machen, oder heute heißt es ja Chemiekand, weil ich keinen Beruf habe (räuspert sich), wäre das schon ganz angebracht.

Th.: Spielen Sie mit dem Gedanken?

Kl.: Ja (nickt), hm (reckt sich), nur ich, ich weiß nicht, ob es sich lohnt, natürlich darf man da nicht nur an's Geld denken.

Th.: Hm ... (weist auf den rechten Stuhl, der die frühere Sprechweise symbolisiert) Auf den Stuhl nochmal, wie hätten Sie früher über Ihre Zukunft gesprochen?

Kl.: (steht auf, setzt sich auf den anderen Stuhl, kommt zur Ruhe, wirkt nachdenklich) Also, ich soll st-t-t-tottern noch ein bisschen?

Th.: Hm.

Kl.: Gut, ja, wwwie hätte ich früher über meine Zukunft ..., ich hhhabe einfach ged-dacht, dass ich da arbeiten werde und einfach dass ich da alt wwerde. (Pause) Ja (schüttelt den Kopf), das macht gar keinen Spaß, ja? (schüttelt noch einmal den Kopf, sieht erstaunt aus) Das macht einfach keinen Spaß (lacht laut auf).

Th.: Stottern macht keinen Spaß mehr?

Kl.: Nee ...

Th.: Hm.

Kl.: Ja, da hat sich etwas verschoben.

Th.: Ja?

Kl.: Früher, da wollte ich nicht stotterfrei reden, und jetzt will ich nicht mehr stottern.

Th.: Ja.

Kl.: Ja ... Ich weiß auch nicht ... (schüttelt den Kopf, lacht).

Th.: Das kommt Ihnen komisch vor, ja?

Kl.: Ja (grinst), das ist etwas ganz Neues.

Th.: Ja. Was ist das für ein Gefühl, dieses Nicht-mehr-stottern-wollen, ... irgendwie so fremd geworden?

Kl.: Ja, äh (reckt sich), das muss irgendwie von innen (macht eine entsprechende Handbewegung) rauskommen.

Th.: Hm.

Kl.: Ich habe keine Lust mehr ...

Th.: Hm ...

Kl.: ... irgendwie ... (schüttelt den Kopf)

Th.: Irgendwie haben Sie genug davon.

Kl.: Ja! (grinst)

Th.: Ja, Sie haben genug davon, vom Stottern. Wenn Sie es so sagen (geht von der Kamera auf den freien Stuhl zu und setzt sich), das Stottern ist ... Ja, von innen heraus, sagen Sie, es kommt von innen heraus ...
Kl.: Ja (schüttelt den Kopf) ... äh, mir gefällt das Stottern (guckt herausfordernd den Therapeuten an), aber, äh, es sagt mir jemand, oder irgendwie (unterstreichende Handbewegung), „hör uff" oder „es ist ja anders viel schöner".
Th.: Ja.
Kl.: (nickt; guckt nachdenklich)
Th.: Da ist plötzlich eine Stimme in Ihnen, die Sie dazu bringt, das Stottern mehr loszulassen.
Kl.: Ja (nickt), ja. (nickt wieder) Und ich kann es auch nicht mehr so gut! Also, ich bin kein Stotterprofi mehr (lacht), ich bin nur noch Amateur.
Th.: Ja, das ist so rückläufig.
Kl.: Ja, ja (nickt; Pause).
Th.: Und der Stuhl, wenn Sie sich noch mal auf den Stuhl setzen (Therapeut steht auf). Wie ist da so die innere Stimme?
Kl.: Ja (wechselt auf den Stuhl, der das „Heute" charakterisiert).
Th.: (steht wieder neben der Kamera) Diese innere Stimme, was sagt die Ihnen da?
Kl.: Ja, diese innere Stimme, die kann ich irgendwie nicht beeinflussen. Die zeigt mir, so ein Satansbild. Weg, Hände weg vom Stottern. Ja, so, irgendwie.
Th.: So wie eine Aufforderung, lass das Stottern ...
Kl.: Lass! (nickt)
Th.: Fass es nicht mehr an!
Kl.: (nickt) Nee!
Th.: Das ist ja irgendwie was ganz Neues in Ihrem Leben dann, so das Gefühl ...
Kl.: Ja, hm. (nickt) Stottern ist unbequem, Nichtstottern ist bequemer!
Th.: Hm.
Kl.: Ja, ich habe schon große Fortschritte gemacht (reckt sich, blickt zufrieden in die Höhe), große Fortschritte gemacht.
Th.: Hm. ... Noch ein Abschlusswort, fällt Ihnen noch was ein?
Kl.: (setzt sich gerade auf) Ja (sehr betont): Natürlich ist das stotterfreie Reden nicht immer so gut wie heute oder wenn ich in einer besonderen Lage bin. Vor Gruppen und in stressigen oder hektischen Situationen, da stotter ich natürlich noch. Aber ich spüre da – (unterstreichende Handbewegung) das muss ich natürlich noch üben – ich spüre aber, dass ich nicht mehr brutal drücke, ich lasse die Luft an den Stimmbändern vorbeipfeifen, so (begibt sich noch einmal ins Stottern): Ffrüher, fffrüher (unterstreicht das Pressen durch Ballen der Fäuste) habe ich, „fffffrüher" (presst noch einmal die Fäuste, zeigt Mitbewegungen im Gesicht und Körper) und heute mache ich nur mehr (ganz weicher Stimmeinsatz beim „f") „früher".
Th.: Ja. Das Stottern in Gruppen, haben Sie gesagt, „da muss ich natürlich noch stottern". Warum müssen Sie „natürlich" noch in Gruppen stottern?
Kl.: Ich glaube, dass ich am Berg angelangt bin, aber über diesen Rücken, da muss ich noch rüber. Und das erfordert noch mehrere Einheiten Therapie. Und dann muss es gehen.
Th.: Hm. – Dieses In-Gruppen-sein oder In-schwierigen-Situationen-sein, was ist da innerlich anders als jetzt hier zum Beispiel?
Kl.: Ja, da, äh, da setze ich mich wahrscheinlich selbst in Stress oder Hektik, oder Panik, was ich gar nicht brauche. Ich drücke mich selbst vorwärts oder ich verlange von mir etwas, was ich gar nicht brauche.
Th.: Sie müssen ja gar nicht sich selbst so unter Druck setzen in diesen Situationen, Sie könnten da auch eigentlich „sich mehr laufen lassen".
Kl.: Hm (fließende Handbewegung), ganz locker bleiben. Aber (fasst sich an die Nase), das denke ich mir, ist Übungssache. Ich habe, glaube ich, viel gelernt. Und das werde ich auch noch lernen.
Th.: Ja (Pause). Wie glauben Sie, haben Sie jetzt gesprochen? Wenn wir es uns gleich angucken, was wird Sie da erwarten?
Kl.: Wahrscheinlich werde ich mich nicht erschrecken (lacht). Ich möchte nicht das Band sehen, äh, wo wir die 1. oder 2. Sitzung gemacht haben. Nur wenn der Notarztwagen in der Nähe ist. (lacht laut)
Th.: Machen wir Schluss?
Kl.: Ja!

III Integrative Behandlungspraxis

Eine professionelle Stottertherapie im Erwachsenenalter hat sich dem Anspruch zu stellen, den individuellen Besonderheiten der zu behandelnden Person gerecht zu werden. Dies erfordert eine Therapiepraxis, die bemüht ist, methodische Einseitigkeiten zu vermeiden und die Enge nur eines einzelnen Behandlungsansatzes zu verlassen.
Es gilt – wenn dies erforderlich ist – Methoden aus verschiedenen Behandlungskonzepten zu nutzen und bei einer auf diese Weise integrativen Vorgehensweise immer auch eine Individualisierung der Therapiedurchführung sicherzustellen.

8 Veränderungsbedarf – Schwerpunktsetzung – Individualisierung des Vorgehens

Es werden neun Veränderungsbereiche für die Therapie erwachsener Stotternder vorgestellt, Möglichkeiten von Schwerpunktsetzungen erörtert und Beispiele für ein integratives Vorgehen bei einem Telefontraining (Einzeltherapie) und einer In-vivo-Gruppenarbeit dargelegt.

8.1 Neun Veränderungsbereiche in der Therapie erwachsener Stotternder

Nicht alle Stotternden benötigen die gleiche Stottertherapie. Wer unter starker Sprechangst leidet, bedarf Maßnahmen zur Stärkung der Fähigkeit, öffentlich sprechen zu können. Wer verkrampft spricht und dabei viele Stotterblockaden produziert, braucht Kompetenzen zum besseren Umgang mit Spannung und Kraftdosierung. Wer nur wenig stottert, aber unter den geringen Stotterereignissen stark leidet, benötigt Hilfestellungen, um seine negative Einstellung zur eigenen Person verändern zu können. Die therapeutische Arbeit hat sich stets auf diejenigen Kompetenzbereiche zu beziehen, in denen therapeutische Veränderungen anstehen.

Im abschließenden Buchteil wird herausgearbeitet, dass sich die Therapiepraxis bei stotternden Erwachsenen nicht an Therapiemethoden und ihren einzelnen Techniken ausrichten darf, sondern an sog. *Veränderungsbereichen der Person*. Es werden insgesamt 9 Veränderungsbereiche vorgestellt, in denen die therapeutische Arbeit mit stotternden Menschen stattfindet. Den einzelnen Veränderungsbereichen können unterschiedliche Zielsetzungen und Interventionsmethoden zugeordnet werden, die aus unterschiedlichen Behandlungsansätzen stammen – sowohl logopädischen als auch psychotherapeutischen. Der Leser erhält Hinweise zu individuellen Schwerpunktsetzungen von Stottertherapien und bekommt anhand von Therapiebeispielen einen anschaulichen Einblick in die Inhalte und den Ablauf einer integrativen Behandlungspraxis.

Das Stotter-Haus: 9 Zimmer und ein Hausmeister

Oben auf dem Hügel steht ein Stotter-Haus. Sein Hausmeister ist viele hundert Jahre alt. Er geleitet geduldig die Besucher hinein, kleine und große Menschen, führt die neugierigen Gesichter durch die unterschiedlichen Räume, knipst das Licht an und öffnet die Fenster. Zurzeit hat das Stotter-Haus 10 Zimmer, 9 sind ausgebaut und eingerichtet – 1 steht leer (für zukünftige Entwicklungen). Im Laufe der Zeit wurde häufig an- und umgebaut. Jedes der 9 Zimmer hat seine eigene Atmosphäre mit besonderen Konturen, Farben und Materialien. Hier finden Stotternde Hilfe, hier verändert sich das Leben, hier entwickeln sich die Besucher. Sie wandeln von Zimmer zu Zimmer, verweilen hier, verweilen dort, mal kürzer, mal länger. In jedem Raum klingen die Worte anders. Und doch ergibt sich überall eine gemeinsame Melodie. Alle Arbeitsräume des Stotter-Hauses sind miteinander verbunden, durch einen geräumigen Flur oder durch Flügeltüren. Die Luft fließt von hier nach da – eine anregende Atmosphäre, die wach macht und beschwingt. Hier findet jeder seinen Platz. Das leere Zimmer mahnt daran, dass sich auch zukünftig Geheimnisse, die das Stottern betreffen, lüften lassen und das Stotter-Haus ein Ort der Begegnung ist, in dem neue Ideen Platz finden.

Wenn sich der alte Hausmeister vor der Tür seines Stotter-Hauses ausruht, oben auf dem Hügel, und in die Landschaft schaut, sieht er die Umwege, die die Stotternden gehen. Sie schlüpfen mal hierhinein mal dorthinein durch die Türen anderer Therapie-Häuser, die leichter zu erreichen sind, Häuser, die nicht nur aufs Stottern spezialisiert sind und doch gut tun – wie Badehäuser oder Fitnessstudios, Museen oder Konzerthäuser, die Beglückung auslösen und ungemein stärkend sind und das Stottern leichter erträglich machen. Letztlich finden viele Stotternde aber doch den Weg auf den Hügel zum Stotter-Haus. Dann geleitet sie der alte Hausmeister hinein. Manchmal, wenn der Hausmeister schlaflos auf seinen

Balkon tritt, sieht er goldene Paläste am Horizont flimmern, die mit Lichtkanonen und säuselnden Tönen locken und im Morgengrauen doch nur wie Tränenpaläste zusammenstürzen. Die teuren Versprechungen verklingen im Morgendunst und Scharlatane fliegen wie schwarze Krähen davon.

In 9 Abschnitten werden im Folgenden unterschiedliche Zugangswege zur Veränderung stotternder Menschen dargestellt:

- Körperlichkeit des Stotterns,
- Angst und Vermeidung,
- sprechmotorische Symptome,
- individuelle Sprechweise,
- kommunikative Fähigkeiten,
- Selbstsicherheit und Selbstvertrauen,
- Kognitionen,
- Lebensentwürfe,
- Beziehungen zu Bezugspersonen.

Analog zur Metapher vom Stotter-Haus mit seinen 9 Arbeitsräumen – denen jeweils unterschiedliche Zielsetzungen und Interventionsmethoden zugeordnet sind (s.u.) – soll verdeutlicht werden, dass sich Veränderung auf unterschiedliche Anteile der Person zu beziehen hat und eine Therapie des Stotterns in diesem Sinne unterschiedliche Veränderungsbereiche einbezieht. Diese Sichtweise legt eine Integration verschiedenartiger Behandlungsmethoden nahe, die in professionellen Stottertherapien und Selbsttherapien vielfach noch immer nur getrennt voneinander zur Anwendung kommen.

Unser Verständnis von Therapiepraxis legt es nahe, Stotternde nicht mehr einem bestimmten Therapieansatz mit seinen spezifischen Techniken zuzuordnen (wie das immer noch viel zu oft geschieht), sondern entsprechend der individuellen Notwendigkeit im Einzelfall zu entscheiden, in welchen konkreten Kompetenzbereichen Veränderungsbedarf vorliegt: Individuelle Zielsetzungen müssen formuliert und Interventionsmethoden ausgewählt werden, mit denen eine Zielerreichung sicherzustellen ist. Dabei sind sowohl logopädische als auch psychotherapeutische Behandlungsansätze zu berücksichtigen.

Natürlich ist es bei diesem Entscheidungsprozess wichtig, die bisherigen therapeutischen Vorerfahrungen des Klienten (Kap. 5.1, S. 90ff, und Kap. 7.1, S. 175ff) sowie seine Ressourcen bezüglich Selbststeuerung (Kap. 3.2, S. 49ff) im Auge zu haben.

Veränderungsbereich 1: Körperlichkeit des Stotterns

Stottern zeigt sich als motorisches Verhalten. Es geht mit körperlichen Erregungszuständen einher, die sich physiologisch bemerkbar machen (z. B. als Herzjagen und Schwitzen). Typische Verspannungen treten auf (z. B. in Muskelpartien des Mundes, der Schultern und des Bauches), die sich auch in solchen Muskelgruppen zeigen und verselbstständigen, die mit dem Sprechen nicht unmittelbar in Beziehung stehen (z. B. Mitbewegungen der Extremitäten). Übermäßiger Krafteinsatz beim Umgang mit dem Stottern kann Auswirkungen auf die gesamte Körperhaltung (z. B. Festigkeit der Sitzposition) und das allgemeine Körperempfinden haben (z. B. ständige Angespanntheit und Erschöpfung).

Die körperliche Seite des Stotterns hat sich bei einer Vielzahl erwachsener Stotternder zu einer Gewohnheit verfestigt und wird in ihrem Auftreten meist nicht mehr im Einzelnen wahrgenommen. Es gilt, eine differenzierte Wahrnehmung für den eigenen Körper zu entwickeln und auf die beim Kommunizieren auftretenden körperbezogenen Verspannungen Einfluss zu gewinnen. Dazu sind Sensibilisierungs- und Entspannungsübungen durchzuführen (vgl. Wendlandt 1993, 2005a). Diese dürfen sich allerdings nicht nur auf den Verspannungszustand beim Stottern beziehen, sondern müssen in der Lage sein, den allgemeinen körperlichen Spannungszustand auch in Nichtsprechsituationen systematisch zu reduzieren.

! Erst auf der Grundlagen einer allgemein entspannten Körperlichkeit kann eine gute Identifikation verspannter Bewegungsabläufe beim Sprechen und Stottern gelingen – sie ist unerlässlich für die Erwachsenentherapie des Stotterns!

Auch eine gezielte selbstgesteuerte Modifikation des gestörten kommunikativen Gesamtverhaltens (egal mit welcher Verflüssigungstechnik gearbeitet wird) bedarf einer flexiblen Dosierung der eigenen körperlichen (und damit auch der psychischen) Spannungszustände.

Veränderungsbereich 2: Angst und Vermeidung

Stottern ist ein Phänomen, das mit Angst und Vermeidung einhergeht. Ängste vor dem Stottern, die sich oft zu allgemeinen Ängsten vor dem Sprechen ausgeweitet haben, prägen die Befindlichkeit und das Verhalten des Stotternden in der zwischenmenschlichen Kommunikation. Scham- und Peinlichkeitsgefühle, Hilflosigkeit und Wut, Verzweiflung und depressive Verstimmungen können hinzukommen. Kein Wunder, dass sich Vermeidungen von Kommunikationssituationen – oft unbemerkt – einschleichen und sich Rückzugstendenzen aus sozialen Zusammenhängen breitmachen können. Hierdurch wird die Spirale einer zunehmenden Unsicherheit im zwischenmenschlichen Kontakt angekurbelt.

Stottertherapie hat die vorrangige Aufgabe, Unbefangenheit im sprachlichen Miteinander herzustellen und dies auch unabhängig vom jeweiligen Grad der aktuellen Sprechflüssigkeit beim Betroffenen zu leisten. Dazu muss sich der Stotternde mit seinen Ängsten und Vermeidungen auseinandersetzen und zu einer neuen Sprecherrolle gelangen. Auf dem Weg dahin nutzt der Stottertherapeut alle möglichen Formen der Desensibilisierung, achtet dabei aber v.a. darauf, dass nicht nur Stotterängste, sondern auch umfassendere Sprechängste, insbesondere aber auch die sozialen Ängste, die bei vielen Stotternden vorliegen und teilweise phobische Ausmaße angenommen haben, mit abgebaut werden. Hierfür reichen einfache Techniken wie das Pseudostottern nicht aus. Die Fachliteratur bietet vielfältige Anregungen für eine gezielte Angstbehandlung (z.B. Margraf 2000; Bandelow 2004; Wendlandt 2005a; s.o.: Kap. 1.2, S. 7ff).

Veränderungsbereich 3: Sprechmotorische Symptome

Stottern als sprechmotorisches Symptom erscheint in den meisten Fällen deswegen auffällig, weil die Betroffenen in einer bestimmten Weise mit ihren Sprechunflüssigkeiten umgehen: Sie kämpfen beispielsweise gegen Stottersymptome an (engl.: struggle reactions) oder sie halten die anfängliche Spannung bei der Lautbildung fest, erscheinen dann wie erstarrt (engl.: fixations), oder sie versuchen, Sprechblockaden, die sich ankündigen, durch Geräusche, Laute, Worteinschübe und Bewegungen zu umgehen (engl.: starter) oder verstärken blitzartig die Spannung, „pressen durch".

Kraft- und Anstrengungszunahme sind die üblichen Reaktionsweisen auf erwartete oder gespürte Unflüssigkeit – eine ungeeignete Vorgehensweise, die zudem im Erwachsenenalter automatisiert abläuft. Dabei ließe sich der Umgang mit aktuell auftretenden Stotterereignissen beträchtlich unauffälliger gestalten. Stotternde haben die Freiheit, anders, flüssiger zu stottern. Dies lässt sich ohne weiteres lernen – eine Vielzahl an Techniken zur Stottermodifikation steht hierfür zur Verfügung (s. hierzu die unter Kap. 2.3, S. 30ff, aufgeführten Therapieansätze).

Veränderungsbereich 4: Individuelle Sprechweise

Häufigkeit und Intensität des Stotterns lassen sich durch die gezielte Veränderung der Sprechweise drastisch reduzieren oder ganz ausschalten. Diese uralte Erkenntnis hat dazu geführt, dass sich seit den Kieseln des Demosthenes bis heute eine Vielzahl sehr unterschiedlicher Formen von Sprechübungsbehandlungen entwickelt haben, die alle eines gemeinsam haben: Die Stotternden werden angehalten, die individuelle Art und Weise ihres Sprechens zu verändern bzw. neue Elemente für die Gestaltung ihres Sprechens zu erwerben. Dabei geht es immer um eine systematische Variation von Sprechmerkmalen, z.B. des Klanges, der Betonung, des Rhythmus, des Tempos, der Lautstärke, der Artikulation, der Kraft. Solange eine gezielt veränderte Sprechweise konsequent angewendet werden kann, „fallen die Symptome aus dem Sprechen heraus". Therapeutische Veränderungsprogramme, die an der individuellen Sprechweise einer stotternden Person ansetzen, werden heute unter dem Begriff „Fluency-shaping-Ansätze" zusammengefasst (was soviel wie „die Flüssigkeit formend" bedeutet). Dabei kommen „Sprechhilfen" zum Einsatz, die das Kommunizieren mit einer neuen „Sprechtechnik" erlauben (Kap. 2.3, S. 30ff).

Veränderungsbereich 5: Kommunikative Fähigkeiten

Die Auffälligkeit der Stottersymptomatik beruht nicht nur auf den sprechmotorischen Stotterereignissen selbst und den an sie gekoppelten Mitbewegungen. Die Stottersymptomatik erscheint im Erwachsenenalter v.a. dann als „auffällig", wenn bestimmte kommunikative Fähigkeiten, die für den zwischenmenschlichen Austausch bedeutsam sind, fehlen oder unzureichend gezeigt werden. Dies betrifft insbesondere das dialogische Verhalten und die Art und Weise des Selbstausdrucks, der sich mittels Körpersprache beim Kommunizieren zeigt.

In einer ganzheitlichen Stottertherapie muss es deshalb darum gehen, neben dem Abbau sprechmotorischer Symptome auch die Einschränkungen im kommunikativen Verhalten mitzutherapieren, z.B. die Fähigkeiten zu stärken, Blickkontakt zu halten, Äußerungen des Gegenübers aufzugreifen, sich wertschätzend auszudrücken, eigene Meinungen einzubringen, den Wechsel der Sprecherrollen im Dialog flexibel zu gestalten, ggf. zu unterbrechen und klärend zu argumentieren (vgl. „Materialien zur Verbesserung kommunikativer Fähigkeiten" in Wendlandt 2002a, S. 120–133; s. auch Gudjons 1995; Fiedler 2005).

Unterbleibt dies, besteht die Gefahr, dass sich die Betroffenen trotz eines flüssigen Sprechverhaltens nicht die gewünschte soziale Anerkennung zu verschaffen vermögen und das Stotterverhalten sich in der Folge wieder etabliert.

Veränderungsbereich 6: Selbstsicherheit und Selbstvertrauen

Zwischenmenschliche Beziehungen können nur dann zufriedenstellend gelebt und den eigenen Bedürfnissen gemäß gestaltet werden, wenn der einzelne Stotternde über ein Repertoire an selbstsicheren Verhaltensweisen verfügt: Er sollte in der Lage sein, weitgehend selbstbestimmt und in Abstimmung mit den Interessen seines Umfelds zu handeln, und zwar auch in sozialen Belastungssituationen, die vor der Therapie durch Unsicherheiten und Selbstzweifel gekennzeichnet waren.

Ist er dazu weiterhin nicht in der Lage, wird sich ein Transfer der in der Stottertherapie vermittelten Kompetenzen (z.B. die Verflüssigungstechniken, Sprechtechniken und kommunikativen Fähigkeiten) auf den Alltag kaum realisieren lassen. Mit dem Zuwachs an Selbstsicherheit wird es dem erwachsenen Stotternden leichter fallen, sich selbst als Person zu akzeptieren, das bedeutet: „sich seiner selbst sicher sein", „an die eigenen Fähigkeiten glauben", „Vertrauen in die Wirksamkeit des eigenen Handelns setzen" und „Zuversicht haben, auch mit widrigen Umständen, fertig werden zu können".

Im Rahmen der Maßnahmen eines Selbstsicherheitstraining (Wendlandt u. Hoefert 1976; Ullrich de Muynck u. Ullrich 2001, 2002 u. 2006; Hinsch u. Pfingsten 2007) lassen sich die eigenen Kräfte spüren und erweitern und fehlendes Selbstvertrauen aufbauen. Wichtig ist in diesem Zusammenhang beispielsweise, dass der Stotternde Fähigkeiten zum Smalltalk trainiert (Märtin 2006) und im Kontakt zu (v.a.) fremden Personen sich – wenn erforderlich – als Stotternder zu „outen" vermag.

Veränderungsbereich 7: Einstellungen und Überzeugungen

Stottern im Erwachsenenalter ist ein Phänomen, durch das das Denken und die Einstellungen des Betroffenen maßgeblich beeinflusst werden. Stottern prägt die Sichtweisen bezüglich der eigenen Sprecherrolle und die Überzeugungen, die der Stotternde von sich selbst, dem Interaktionsgeschehen und den Spielräumen in Kommunikationssituationen besitzt. Vor allem, wenn das Stottern bereits langjährig andauert, bestimmen derartige Kognitionen das reale Sprechhandeln des Betroffenen: Erwartungen, die negativ getönt sind („gleich wird alles schief laufen und mein Sprechen blockiert sein"), führen zu einer Zunahme an Körperspannung und Angst und zwangsläufig zu einer höheren Stotterwahrscheinlichkeit. Aber damit nicht genug: Begleitende gedankliche Selbstabwertungen („schrecklich, wie ich wieder herumstottere") und auch negativ getönte Eigenbewertungen nach erfolgter Kommunikation („das war eine einzige Katastrophe") führen zu einer Zunahme der Ängste und Vermeidungen. In diesem Sinne steuert die Art des Denkens die realen Sprechhandlungen des Stotternden und bestimmt sein Befinden in der Kommunikationssituation (vgl. Kap. 3.2, S. 49ff).

So ist es unerlässlich, dass Stottertherapien Mittel und Wege anbieten, um gerade solche sozialen Kognitionen abzubauen, die das Selbstwertgefühl des stotternden Erwachsenen mindern und sein Stottern aufrechterhalten. Erst mit der Vergegenwärtigung von Bewältigungsmöglichkeiten wird die Spirale von Angst und Vermeidung unterbrochen und Zugang zum positiven Denken eröffnet. Erste Schritte in dieser Richtung gehen im deutschen Sprachraum Richter u. Wertenbroch (1986), Richter, Neffe u. Ritter (2003) sowie Pauli (www.ropana.de). Interessenten, die über das Fachgebiet der Logopädie hinausblicken, werden über die Vielfalt wissenschaftlich fundierter kognitiver Behandlungsmöglichkeiten erfreut sein, die sich bereits in der kognitiven Verhaltenstherapie etabliert haben und sich auch für die Erwachsenentherapie des Stotterns nutzen lassen (vgl. Beck 1995; Hautzinger 1994; Stavemann 2005).

Veränderungsbereich 8: Lebensentwürfe

Bei Erwachsenen führt ihr Stottern nicht nur zu einer Einschränkung ihrer Lebensqualität. Viele von ihnen haben das Gefühl, ihr Leben werde durch das Stottern dominiert: Es habe nicht nur die Vergangenheit geprägt, sondern werde auch ihre Zukunft bestimmen. Das Leiden am Stottern ist dann mit einem Gefühl des Ausgeliefertseins verbunden, das zu einer abwartenden Lebenshaltung und zu einer Einengung der Handlungsaktivitäten führen kann. Unlösbare Fragen („warum musste es gerade mich treffen?") und hinderliche Überzeugungen („mein eigentliches Leben kann erst beginnen, wenn das Stottern beseitigt ist") verunsichern die Lebensführung und verhindern flexible Zukunftsplanungen.

Stottertherapie muss mit diesen typischen Folgebeeinträchtigungen, die die individuelle Entwicklung des Einzelnen lähmen können, umgehen. Der Lebensweg will betrachtet sein, Hindernisse und Kränkungen aus der Vergangenheit wollen bearbeitet und angemessene Entscheidungen für die Zukunft getroffen werden. Dabei geht es beispielsweise darum, welchen Grad der Eingebundenheit und Nähe der Stotternde zu anderen Menschen zu benötigen (und auch auszuhalten) glaubt, welche Rollen er im beruflichen Bereich oder in der Familie einzunehmen gedenkt, ob die Rolle als Mutter/Vater ansteht und ob es einen Bezug zu übergeordneten Ideen gibt, die die eigene Existenz bestimmen oder zukünftig leiten mögen, weltanschauliche, politische oder religiöse Vorstellungen. Auch kann es um die Frage gehen, was der Stotternde als sein „Selbst", sein „Wesen" begreift und annehmen kann.

Bei alledem kann im therapeutischen Gespräch (Kap. 6.5, S. 155ff) eine Bewusstheit entstehen, wie das eigene Leben gelebt werden will und ob es ein Bedürfnis gibt, die eigene Existenz mit Sinn zu erfüllen. Die anstehenden Themen kreisen dann um das Selbstbild und das Weltbild des Stotternden und münden in einen Lebensentwurf, der für die nähere Zukunft stimmig erscheint. Kreative Verfahren (s. Kruse 1997; Schmeer 1994; Schottenloher 1994) begünstigen diese Entwicklungsschritte.

Veränderungsbereich 9: Bezugspersonen

Stottern ist eine Störung der Kommunikation. Sie tritt in der Regel nicht bei Selbstgesprächen, sondern nur im zwischenmenschlichen Kontakt auf, also im direkten Gespräch mit anderen Menschen. Dabei beeinflusst das Stottern das Gegenüber – Bezugspersonen reagieren in ihrem Erleben und Verhalten in spezifischer Weise auf die Symptomatik und die Person des Stotternden (Kap. 1.1, S. 3f). Das veränderte Interaktionsverhalten der Bezugspersonen bleibt seinerseits nicht ohne Rückwirkungen auf das Sprechverhalten des Betroffenen und seine kommunikativen Handlungen. Aufgrund dieser Bezogenheit und Wechselwirkung gilt es, die Bezugspersonen in die therapeutische Veränderungsarbeit einzubeziehen: Sie können erkennen lernen, welche ihrer kommunikativen Verhaltensweisen und Einstellungen die Symptomatik verstärken und welche sie mindern. Und sie können darin geschult werden, die kommunikativen Fähigkeiten des Stotternden und seine expressiven Kompetenzen zu unterstützen. Dies gilt v. a. für diejenigen Bezugspersonen, die mit dem Stotternden zusammenleben, mit ihm arbeiten oder ihre Freizeit mit ihm verbringen und ein eigenes Interesse daran haben, dass der Stotternde in seinem therapeutischen Veränderungsprozess vorankommt.

Ausführungen über Behandlungsmethoden und Therapieverfahren, die in den 9 Veränderungsbereichen eingesetzt werden können, finden sich beispielsweise in den Veröffentlichungen von Hood (1978), Van Riper (1986), Fraser (1987), Wendlandt (1984a u.1994), Ham (2000), Breitenfeldt u. Lorenz (2002) und Zückner (2008). Eine gezielte Zuordnung therapeutischer Vorgehensweisen zu den einzelnen Veränderungsbereichen mit ausführlichen Übungen und Arbeitsmaterialien gebe ich an anderer Stelle (Wendlandt [2010]).

8.2 Individuelle Schwerpunktsetzung

> *Michel*: „Die allermeisten Patienten machen keine Fortschritte, wenn sie versuchen, ihren Sprachfehler aus dem Weg zu räumen. Wenn du versuchst, ihn mit aller Macht zu bezwingen, zwingt er sich dir nur umso stärker auf. Verstehst du? Nein, so verrückt es auch klingen mag, es geht darum, deinen Sprachfehler zu verstehen, eine praktische Übereinkunft mit ihm zu treffen, ihn zu akzeptieren und sich nicht mehr vor ihm zu fürchten. Ja, er wird von Zeit zu Zeit wieder auftauchen, aber wenn du weißt, *warum* das so ist, weißt du auch, wie du die Ursache abstellen kannst. Als ich noch in Durban lebte, hatte ich einen Freund, der war früher Alkoholiker gewesen. Eines Tages fragte ich ihn, wie er sich von seiner Sucht geheilt hätte. Mein Freund sagte, er sei nicht geheilt. ‚Wie meinst du das?‘, fragte ich. ‚Du hast seit drei Jahren nicht einen Tropfen angerührt!‘ Er antwortete, er sei lediglich zum abstinenten Alkoholiker geworden. Das ist mein Ziel. Stotternden Stotterern dabei zu helfen, dass aus ihnen nichtstotternde Stotterer werden.“

Wir haben bereits ausgeführt: Die therapeutische Arbeit hat sich bei unterschiedlichen Personen auf unterschiedliche Kompetenzbereiche zu beziehen, und zwar auf diejenigen Kompetenzbereiche, die für ein flexibles Verfügenkönnen über störungsfreie kommunikative Handlungsmöglichkeiten verantwortlich sind. Im Vordergrund muss die Frage stehen: Welche Bereiche der Person müssen gestärkt werden? Welche Kompetenzen müssen erworben werden? In welchen Handlungsbereichen stehen Veränderungen an? In der Regel sind es – bezogen auf die Gesamtgruppe der stotternden Erwachsenen – die oben beschriebenen 9 Veränderungsbereiche.

Im Einzelfall kann sich die therapeutische Arbeit auf eine sehr unterschiedliche Kombination einzelner Veränderungsbereiche beziehen und auch von der Anzahl der Behandlungsmethoden her stark variieren: Während mit Gerhard in 8 Veränderungsbereichen mehr oder weniger parallel gearbeitet werden muss, kommt Gisela mit einem Therapiepaket aus, das nur 2 Veränderungsbereiche umfasst. Dies hängt v. a. mit den individuellen Ausgangslagen zusammen, mit denen Stotternde zur Therapie kommen und die ausgesprochen unterschiedlich sein können. Auch die persönlichen Vorstellungen, was Therapie sei, unterscheiden sich deutlich von Klient zu Klient. Manchmal braucht es eine Weile, bis sich Betroffene darüber im therapeutischen Gespräch klar werden.

Therapie ist Selbstveränderung

Klaus hat bereits 5 Stottertherapien absolviert. Er berichte von guten und von schlechten Therapeuten, von Methoden, die ihm geholfen haben, und von solchen, die nicht geholfen haben. Er spricht über Erfolgsstatistiken bei bestimmten Techniken. Er spricht nicht von den eigenen erfolgreichen oder erfolglosen Bemühungen zur Bearbeitung seines Stotterns. Er spart die eigenen Schwierigkeiten, sich auf die angebotenen Veränderungsinterventionen einlassen zu können, aus. Er blickt nach außen, zu den Experten, sein Anspruch kreist um das Thema Effektivität. Er stellt sich dabei selbst nicht als wesentlichen Faktor zur Diskussion.

Klaus benötigt eine neue Sichtweise auf Stottertherapie: Veränderung gestaltet sich im therapeutischen Prozess als „Eigenarbeit“, Therapie ist Selbstveränderung. Hierauf gilt es, den Schwerpunkt der Therapie zu legen. Nicht neue, bessere Methoden, kunstvoller einsetzen wollen als die vorherigen Therapeuten, sondern mit Klaus Gespräche über seine inneren Haltungen zu führen, wie er gedenkt, Therapie zu nutzen, das hat erst einmal Priorität.

Therapie ist Selbsterkenntnis

Sabina sitzt freundlich und zugewandt im Behandlungszimmer. Sie demonstriert in der 2. Sitzung souverän und kunstvoll unterschiedliche Modifikationstechniken, die sie mit Hilfe einer vorausgegangenen logopädischen Therapie gelernt hat. Sie berichtet von Gruppensituationen, in denen sie relativ frei und spontan mitzureden vermag. Auch Referate bereiten keine Schwierigkeiten. Sie versteht nicht, warum sie ihre Verflüssigungstechniken nicht in „leichteren“ Alltagssituationen einsetzen kann, beispielsweise in Einzelgespräche mit Vorgesetzten oder „Kennenlern-Gesprächen“ mit gleichaltrigen Männern.

Sabina scheint sich mit dem Bewältigungsrepertoire für unflüssiges Sprechen gut auszukennen, nicht aber mit sich selbst, mit ihren eigenen Motiven, Bedürfnissen und Befürchtungen, die der Bewältigung von Kontaktsituationen im Wege stehen. Der Stottertherapeut sollte auf der Hut sein, hier mit perfekten Übungsabfolgen für die In-vivo-Arbeit den Transfer flüssigen Sprechens herbeitrainieren zu wollen. Hier steht erst einmal die Person selbst im Mittelpunkt: Therapie ist Selbsterkenntnis. Das kann ein erster Therapieschwerpunkt werden.

Therapie ist Angstabbau

Gelingt andererseits bei einem Klienten die Übertragung von Modifikationstechniken des Stotterns oder des Sprechens nur unzureichend, so kann das, wie bei Guido, an den unzureichenden Maßnahmen zum Angstabbau liegen. Schwerpunkte der Stottertherapie werden in einem solchen Fall immer wieder Bewältigungsstrategien für Angst und Vermeidung sein. Den Maßnahmen aus dem Veränderungsbereich 2 (Kap. 8.1, S. 191) kommt dann eine stärkeres Gewicht zu als bei anderen Klienten – nicht nur am Anfang der Behandlung, sondern als durchgängige Maßnahme über die gesamte Therapiedauer. Auch Stotternde gehören eben zu der Gruppe von Menschen, die in unserer Gesellschaft – ohne dass irgendeine Sprechauffälligkeit vorliegt – beträchtliche Schwierigkeiten mit dem Sprechen in der Öffentlichkeit haben.

Therapie erlaubt es, das Leid zu teilen

Manche Stotternde kommen in Behandlung, wenn sie mit der Last ihrer Kommunikationsstörung alleine nicht mehr fertig werden. Maja beispielsweise hatte keine Vertrauten, mit denen sie über das Stottern sprechen konnte. Genauer gesagt: Sie hatte sich irgendwann einmal entschieden, mit den Menschen ihrer Lebenswelt, auch mit den besonders vertrauten Personen, das Thema Stottern auszusparen. So sitzt Maja auf ihrem Therapiestuhl, angefüllt mit leidvollen Empfindungen aus 2 Jahrzehnten, die ihre Situation als „Sprecherin" betreffen. Sie benötigt einen geschützten Rahmen, in dem sie endlich den Raum findet, sich zu öffnen und ihre schambesetzten Gefühle und Gedanken äußern zu können.

Vertrauen und Anteilnahme sind von Seiten des Therapeuten gefragt. Ein anfänglicher Schwerpunkt in der Therapiearbeit sind einfühlsame Gespräche, die Maja helfen, das erlebte Leid mit dem Therapeuten zu teilen. Sie braucht die Erfahrung, dass die Schwere des Stotterns abnimmt, wenn das Kommunikationsproblem „in die Welt darf". Das bedeutet zum einen, die sprechmotorischen Stotterereignisse zuzulassen und zum anderen, die mit dem Stottern verbundenen Befindlichkeiten und Überlegungen zu kommunizieren.

Therapie bedeutet, die eigene Zukunft zu sichern

Raya ist 42. Als Bankkauffrau ist sie in gesicherter Position. Eigentlich könnte sie zufrieden sein. Das Stottern war nach dem Abitur nie ein wirkliches Hindernis in ihrem Leben: Sie ist glücklich verheiratet mit 2 prächtigen Kindern (keines stottert), und verdient monatlich mehr Geld als ihr Ehemann. Doch sie macht sich Sorgen um ihre Zukunft. Sie vermeidet die Teilnahme an innerbetrieblichen Fortbildungsmaßnahmen, weil sie vor den exponierten Sprechsituationen in Gruppen zurückschreckt. Und sie lehnt, aus dem gleichen Motiv, die Betreuung der bankinternen Auszubildenden (Azubis) ab. Sie spürt, dass sie vor Herausforderungen immer noch einen Bogen macht.

Sie hat sich gut eingerichtet, aber der Schwerpunkt einer Therapie würde sich nun auf das Thema „Aufbruch" beziehen. Offenheit für Herausforderungen gewinnen, um mit den Unwägsamkeiten der Zukunft ruhiger umgehen zu können.

Therapie ist Übung und Training

Björn ist in der Umschulung. Nach 5 Jahren als ungelernter Lagerarbeiter lockt ihn die Möglichkeit, als Automechaniker in die Werkstatt eines großen Fuhrparks zu wechseln. In der Berufsschule wird er in unterschiedlichen Fächern Referate halten müssen. Er hasst diese Vorstellung – während seiner Hauptschulzeit gab es dabei immer nur Horrorerfahrungen. Er kommt mit einem umschriebenen Ziel zur Therapie: Er will vor Gruppen vorlesen, Referate halten und englisch sprechen können. Das sind die Schwerpunkte, um die es geht. Ansonsten ist Björn mit seinem Leben zufrieden.

Er wird in den Therapiestunden lernen, seine Sprechfähigkeiten unter spezifischen Belastungssituationen zu aktivieren und Bewältigungsstrategien für Aufregung und Verkrampfung trainieren. Neulernen durch Übung und Erfahrung. Er wird verstehen, was die inneren Auslöser für diesen „Horror" sind. Und er wird begreifen, dass es gleichzeitig notwendig ist, sich Stottersymptome in der Öffentlichkeit gelassener zuzugestehen.

Therapie bedeutet, den eigenen Bunker zu verlassen

Kurt lebt allein auf der Welt. So scheint es. Still und ruhig, ein bescheidener Mann, im öffentlichen Verkehrsverbund angestellt, täglich tausende Menschen um sich herum und doch nie ein Gespräch mit Kollegen, nur ein stilles Zunicken zur Begrüßung, die Augen gesenkt. Rückzug auf ganzer Linie. Seit Jahren schon. Seine Frau hat ihn verlassen, das ist schon lange her. Nun hat ihn der Hausarzt geschickt. Rücken- und Magenschmerzen haben zugenommen, ebenso wie die Krankschreibungen. Kurt hat sich eingegraben. Er tritt nicht mehr in Erscheinung. Gefühle von Mitleid und Schwere hängen in der Luft, Traurigkeit und Stille.

Der Schwerpunkt der Arbeit wird völlig anders sein müssen als bei Björn. Neben seinem sprechmotorischen Handwerkszeug wird der Stottertherapeut seine Beratungskompetenzen benötigen. Und seine Kreativität, wie sich Lebendigkeit und Lebensmut entwickeln und verlorene Kontaktfähigkeit wieder aufbauen lassen.

Therapie bedeutet, das schlafende Ungeheuer zu wecken

Bernhard stottert kaum. Hörbar ist gar nichts. Nur ab und zu tritt ein ganz kurzes Innehalten auf, manchmal nur ein Anflug von Zittern in den Mundwinkeln. Ein winziges Symptömchen, außen alles ruhig und cool, innen jedoch scheint ein gefährliches Ungeheuer zu lauern. In der Selbsthilfegruppe wurde Bernhard gefragt, warum er gekommen sei, er stottere doch gar nicht. Doch Bernhards Angst vor dem Stottern ist riesig. Er hat während der letzen 3 Jahre ständig gebangt, es könne hervorbrechen. Alle seine Anstrengungen galten der Kontrolle – das Ungeheuer musste im Zaum gehalten werden. Ein ungemein kräftezehrendes Unterfangen, das müde macht und alle Sprechfreude vertrieben hat.

Nun, in der Therapie muss Bernhard wagen, das Ungeheuer zu wecken, es aus seiner Höhle hervorzulocken, es sichtbar und greifbar zu machen. Und dem Stottertherapeuten fällt vielleicht die Aufgabe zu, Bernhard mit unerwarteten Herausforderungen und schnelle Sprechattacken immer wieder zum Stottern zu provozieren, ihn mit komplexen Leistungsanforderungen zu konfrontieren und ausgelassene Improvisationsspiele zu starten. Erst wenn der Drache sich in voller Gestalt zeigt, lassen sich scharfe Schwerter schmieden und die Angst kann weichen, dass ständig neue Köpfe nachwachsen, kaum ist einer abgeschlagen.

Therapie heißt, eine feste Partnerschaft zu finden

Angelika zeigt ein mittelschweres Stottern. Aber es stört sie nicht mehr sonderlich. Sie besucht regelmäßig die Stottererselbsthilfe. Alles läuft eigentlich zufriedenstellend. Wenn nur die Probleme mit den Männern nicht wären. Irgendwie will es mit ihnen nie so richtig klappen. Kurz nur und oberflächlich sind die Beziehungen. Manchmal mit und manchmal ohne Sex. So sagt sie. Wenn nur diese blöden Beziehungskrisen nicht wären. Rückfälle, die auftraten, gab es immer nur in Krisenzeiten. Dann fielen alle guten Therapieerfolge in sich zusammen.

Unglückliche Partnerschaften sind schlimmer als Stottern. Geht es hier um Stottertherapie oder um Psychotherapie? Der Stottertherapeut wird achtsam sein, nicht gleich Trainingsprogramme und Entspannungsmethoden bereitzustellen. Klärung vor Therapie! Was braucht Angelika wirklich? Das gilt es zu ermitteln, vielleicht auch unter Mithilfe eines Kollegen.

Therapie ist Erziehung

Manchmal haben es die familiären Umstände nicht gut gemeint mit unseren Klienten. Tommy beispielsweise hat viel häusliche Gewalt miterlebt. Er hat als Kind nie Blumen in der Wohnung gesehen und bis heute keinen einzigen Strauß selbst verschenkt. Er kann nicht kochen und geht morgens schon an die Frittenbude. Nie gab es eine weiße Tischdecke, die aufgelegt wurde, nie Gespräche über eigene Empfindungen und Gedanken. Nur Anweisungen und Kritik. Auch heute weiß Tommy nicht, wie er eine Konversation führen soll. Er wirkt manchmal plump und ungehobelt im Kontakt und ist doch eigentlich nur unbeholfen. Er liest keine Bücher. Er kommt sich manchmal stumpf und dumm vor. Ein Schwerpunkt der therapeutischen Arbeit wird darin liegen müssen, Erfahrungen zu vermitteln, die nie gemacht werden konnten, Vorbilder bereitzustellen, die fehlten, Rückmeldungen und Orientierung zu geben, Sachverhalte zu erklären und zu neuen Sichtweisen anzuregen. Tommy muss lernen den Umgang mit Menschen nicht mehr feindselig, sondern neugierig zu gestalten.

Der Therapeut übernimmt „Erziehungsfunktionen“, ist manchmal großer Bruder oder Lehrer, gibt Informationen und Hinweise, macht vielleicht auch mal Vorschläge, ohne seine Therapeutenrolle aufzugeben.

Therapie bedeutet, Freiraum zur Selbstfindung gewähren

Was Tommy braucht, wäre für Emre eine Katastrophe. Er ringt darum, die Beweggründe für sein eigenes Stottern zu erhellen. Er will nicht üben, er braucht keine Techniken, er hat jahrelang meditiert, unterschiedliche Trainingsansätze mit großem Elan und Offenheit erprobt, kennt Psychotherapie und Selbsterfahrungsgruppen und sieht nun in der Stottertherapie einen Raum, in dem er geschützt und offen sich seiner eigenen Person und denjenigen Anteilen zuwenden kann, die ihn, wie er ahnt, immer wieder ins Stottern führen.

Emre stottert nur in spezifischen Situationen oder angesichts bestimmter Befindlichkeiten. Er braucht einen Freiraum zur Suche, der nicht zugestellt wird von einem Gerüst von Übungen und vorgegebenen Behandlungsschritten. Der Schwerpunkt wird erst einmal auf einer behutsamen Begleitung des Selbstfindungsprozesses liegen. Was dann noch kommt, werden Emre und sein Therapeut gemeinsam beschließen.

Therapie bedeutet, eine neue Einstellung zum Leben gewinnen

Albert will auswandern. Oder den Fußballverein wechseln. Oder doch Spielführer bleiben und dafür ein 2. Hobby beginnen? Vielleicht doch in seinen Heimatort zurückziehen. Den Bauernhof des Onkels übernehmen. Oder eine Zusatzausbildung im Bereich Informatik starten, die vom Arbeitsamt gezahlt wird oder die er sich doch lieber von seinen Eltern finanzieren lassen möchte. Heiraten, nein danke. Obwohl, Vater sein wäre auch schön. Albert will Alles (Gitte würde singen: „Jetzt und sofort!“) und weiß doch nicht so recht, was ihm gut tut. Er kennt sich selbst noch nicht, traut sich selbst nicht über den Weg (logischerweise auch den anderen nicht). Er hat Angst vor Veränderungen, hält fest und kann sich doch nicht richtig binden. Verbindlichkeiten eingehen und Verantwortung übernehmen fällt ihm schwer. Vielleicht liegt doch alles nur am Stottern. Es ist ständig da und wieder weg, mal richtig stark, mal wieder schwach. Wie aus heiterem Himmel. Wie das Wetter.

Albert bracht klare Ziele, die er in der Stottertherapie erarbeitet, Entscheidungen, die Priorität haben, ein Lebenskonzept, das ihn ein Weilchen tragen kann. Dies sollte ein Schwerpunkt werden, der neben all der stotterbezogenen Arbeit zu seinem Recht kommt.

Therapie ist Krisenbewältigung

Eva kommt in die Therapie, weil das Stottern wieder angefangen habe. Sie ist neu in der Stadt. Ihre Firma stand vor der Insolvenz, sie hat sich vorsorglich wegbeworben. Ihre Beziehung war sowieso am Kriseln. Nun, ohne Familie, ohne Freunde und Bekannte, täglich mit fremden Kolleginnen und Kollegen im Konkurrenzkampf, hat sich das Stottern wieder mächtig zu Wort gemeldet. Eva schläft schlecht, ist häufig erkältet, ihr Übergewicht steigt, sie fühlt sich erschöpft und unattraktiv. Eva ist in einer Krise. Sie fühlt sich durch die aktuellen Lebensumstände völlig blockiert, als sei der Lebensfluss zum Erliegen gekommen.

Schwerpunkt der Behandlung wäre der Umgang mit den Widrigkeiten der alltäglichen Lebensumwelt. Die belastenden Lebensereignisse wollen bewältigt sein, das ist vorrangig. Die Bearbeitung der Stottersymptomatik kann begleitend stattfinden. Unterstützende Übungen, die Eva früher geholfen haben, können aktualisiert werden, Entspannungsübungen für den Einsatz im Büro beispielsweise, Pseudostottern in Alltagssituationen und In-vivo-Erprobungen zur Sprechverflüssigung.

Krise: Eine Krise ist „ein belastender, temporärer, in seinem Verlauf und seinen Folgen offener Veränderungsprozess der Person, der gekennzeichnet ist durch eine Unterbrechung der Kontinuität des Erlebens und Handelns, durch eine partielle Desintegration der Handlungsorganisation und eine Destabilisierung im emotionalen Bereich mit dem zentralen Merkmal des Selbstzweifels“ (Kunz et al. 2004, S. 167).
Ausgelöst werden Krisen v. a. durch „kritische Lebensereignisse“. Krisenbewältigung hat die Aufgabe, die Ressourcen der Person zu aktivieren, selbstwertstärkende Interventionen einzuleiten, neue Selbstwertquellen zu schaffen und ein unterstützendes soziales Netzwerk aufzubauen (weiterführende Literatur: Müller u. Scheuermann 2004).

Stottertherapie ist Therapie der stotternden Person

Gudrun und Sabine, Martin und Mathias, Jens und Jacob, Lena und Paul und viele, viele andere Klienten kommen in die Behandlung, weil sie zu einer größeren Kommunikationsflüssigkeit gelangen wollen. Sie möchten ihr Stottern „verlieren" und sich in ihren Lebensaktivitäten nicht mehr durch das Stottern beschränkt fühlen. Dazu wird Gudrun stärker am Thema „Angst und Vermeidung" arbeiten müssen, Sabine und Paul am Thema „Sprechmusterveränderung". Jens und Jacob benötigen verstärkt „Verflüssigungstechniken" für die Modifikation ihrer starken Blockaden. Bei Martin geht es darum, sein Defizit an „kommunikativen Fähigkeiten" auszugleichen. Alle benötigen eine intensive Arbeit an der „Körperlichkeit des Stotterns" und alle profitieren von der Einbindung ihrer „Bezugspersonen". Lena will sich speziell dem Thema „Soziale Kompetenz und Selbstsicherheit" zuwenden, Matthias seinem Selbsthass und das Thema „Kognitionen" bearbeiten. Bei allen sind die 9 Veränderungsbereiche, in denen Stottertherapie stattfindet, wichtig, aber jeweils in unterschiedlicher Gewichtung. Der Stottertherapeut hilft, die rechte Gewichtung zu finden.

Wenn es in diesem Kapitel um Schwerpunktsetzungen ging, dann ging es damit gleichzeitig auch um die Verschiedenartigkeit stotternder Menschen. Und um die Unterschiede, die sich zwangsläufig im therapeutisch-methodischen Vorgehen bei diesen verschiedenartigen Menschen zeigen müssen. Wenn allerdings Raya und Maja, Klaus und Björn, Sabina und Guido, Albert, Angelika und Eva in einer Therapiegruppe beieinander säßen, würden wir feststellen, dass trotz der Unterschiedlichkeit ihrer Motive, eine Stottertherapie zu beginnen, und trotz der Verschiedenartigkeit ihrer Lebenswege und kommunikativen Kompetenzen, sich eine Vielzahl an Gemeinsamkeiten bei der Therapieplanung und -durchführung ergeben würden. In den vorausgegangenen Buchkapiteln dürfte dieser Sachverhalte ausreichend deutlich beschrieben worden sein.

! Je besser es gelingt, Schwerpunktsetzungen für den individuellen Einzelfall zu erarbeiten, desto erfolgreicher kann eine Stottertherapie sein.

8.3 Integratives Vorgehen am Beispiel eines Telefontrainings

Barbara berichtet von ihren Telefonübungen, die sie mit Sabine im Rahmen ihres Anwendungstrainings (Übungen im Alltag ohne Therapeuten; Kap. 4.4, S. 78ff) durchgeführt hat:

„Sabine rief eine fremde Nummer an, es war der AB dran, und sie grüßte auf ihm einen Alexander. Kurze Zeit später rief ich auch dort an und grüßte ebenfalls einen Alexander. Wir mussten uns sehr das Lachen verkneifen! Dann rief Sabine bei einer Frau an, die einen ‚verschmutzten' Kater in der Zeitung anbot. Sie hatte sich aber nur verlesen. Der Kater war verschmust! Die Frau war ganz freundlich. Bei einem anderen Anruf wurde nach Thomas gefragt. Der Mann antwortete, dass Thomas im Urlaub sei und nächste Woche wieder komme. Er richtet seinem Schwiegersohn schöne Grüße aus. Sabine solle doch das nächste Mal sich die richtige Nummer geben lassen! Die Nummer von seinem Schwiegersohn persönlich. Und zum Schluss sangen wir beide zusammen noch ein Geburtstagsständchen für einen Herren und sagten, dass wir in 5 Minuten da sind! Wir ließen ihm keine Chance zum Antworten und legten gleich auf. Obwohl das Telefontraining Spaß gemacht hat, waren wir doch froh, als das Telefontraining zu Ende war. …

Alles in allem fand ich das Telefontraining eine lustige Sache. Und ich habe festgestellt, wenn Spaß dabei ist, ist keine Angst da. Und ein ganz wichtiger Faktor war auch, dass wir zu zweit waren. Das gibt zusätzlich Mut. Trotz allem Spaß war es eher eine schleppende Sache. Das Training lief langsamer als gedacht ab. Vielleicht auch, weil ich keine soooo große Lust hatte?!"

Telefonieren gehört zu einer der schwierigsten Kommunikationssituationen erwachsener Stotternder (vgl. Schindler 1998). Hier treten Symptome in großer Häufigkeit und Intensität auf. Jahrelange Misserfolge mit oft demütigenden Erfahrungen sind beim Telefonieren die Regel. Mit der Bearbeitung und Bewältigung dieser extrem angstbesetzten Kommunikationssituationen kommt meist auch Bewegung in andere starre Vermeidungsbereiche.

Telefonübungen lassen sich über die Gesamtdauer einer Stottertherapie durchführen. Die jeweils aktuellen neuen Behandlungstechniken können dabei in das Repertoire der bereits gelernten und in der Therapie bis dahin wiederholt erprobten Bewältigungsstrategien integriert werden. Mit dem Fortschreiten im Behandlungsprozess wird damit das Vorgehen zunehmend komplexer: Behandlungsbausteine aus fast allen der 9 Veränderungsbereiche (im Folgenden mit „VB“ abgekürzt) sind auf diese Weise miteinander zu kombinieren.

Trainingsablauf

Das Ablaufschema (Tab. **7**) veranschaulicht diesen längeren Veränderungsprozess, der Trainingsphasen im Behandlungsraum und In-vivo-Situationen umfasst und die therapeutische Eigenarbeit (Hausaufgaben) einbezieht. Die hier aufgeführten insgesamt 20 Arbeitsschritte können zu kleineren Übungseinheiten zusammengefasst und mehrfach bearbeitet werden. Manche lassen sich überspringen, andere einzeln wiederholen oder mit später folgenden Arbeitsschritten kombinieren. Dies hängt vom individuellen Veränderungsbedarf und den aktuellen Fähigkeiten des Klienten ab. Die Beschreibung der einzelnen Veränderungsbereiche (VB 1–9) ist auf S. 190ff zu finden.

Tab. **7** Exemplarischer Ablauf eines Telefontrainings.

Therapeutische Arbeitsschritte	Erläuterungen
1. Kennenlernen der Ausgangssituation: Klient und Therapeut sprechen über bisherige Telefonerfahrungen und aktuelle Wünsche bzgl. des Telefonierens. Der Klient beobachtet (Hausaufgabe) andere Menschen beim Telefonieren, sammelt Infos rund ums Telefon (Gebühren, Apparate, Anrufbeantworter).	• Ermittlung von Angstreizen (was löst die Ängste aus?), • Erstellung einer Telefon-Angst-Hierarchie, • Herausarbeiten negativer Kognitionen, • Analyse von Vermeidungen, • Entwicklung von Zielen und Planungsschritten für den eigenen Umgang mit dem Telefon.
2. Umgang mit dem Telefon – keine realen Anrufe: Beschaffenheit, Gewicht, Töne und Geräusche, Tastenwiderstand etc. bei der Handhabung unterschiedlicher Telefone testen; Sitz- und Handhaltung wie beim Telefonieren einnehmen, dabei Gedanken und Gefühle beschreiben; imaginäre T.-gespräche durchspielen, erst ohne, dann mit Telefon in der Hand (incl. Tastenwahl).	Desensibilisierung (VB 2): • systematisches Gegensteuern durch Entspannungsinstruktionen, • während der Handhabungen am Telefon führt der Therapeut wiederholt Entspannungsübungen durch (z. B. „Spaziergang durch den Körper“ oder „Stopp-innehalten-runterschalten“; VB 1), • später folgen Entspannungsselbstanweisungen des Klienten zur Minderung von Panik und Angst.
3. Handlungsbegleitendes Sprechen: Alle Handlungsweisen während des Umgangs mit dem Telefon werden sprachlich benannt: „Ich nehme den Hörer in meine linke Hand, spüre das Gewicht des Geräts in der Handinnenfläche, drücke mit dem Zeigefinger der rechten Hand die ‚3‘, die ‚4‘, spüre den Rücken an der Stuhllehne und die Füße am Boden. Ich nehme mir Zeit, spüre das Ein und Aus des Atems.“	Technik zur besseren Selbstkontrolle (VB 7): • bessere Selbststeuerung über das Wahrnehmen der eigenen Stimme und das Spüren der Sprechbewegungen • das Schweigen vor dem Melden des Telefonpartners, das sonst zu einer rasanten Erregungszunahme führt, wird ausgeschaltet und durch das kontrollierbare eigene Sprechen ersetzt (s. o.: „Warmlaufen“; Kap. 5.3, S. 108).
4. Rollenspiele I: Durchspielen von Telefongesprächen mit zunehmendem Schwierigkeitsgrad. Der Klient setzt noch keine Sprechtechniken ein (!), noch gilt es, den Desensibilisierungsprozess zu vertiefen. Der Therapeut spielt Telefonpartner, sorgt dafür, dass der Klient gezielt Entspannungstechniken und kommunikative Fähigkeiten einsetzt. Der Therapeut demonstriert als Modell das jeweilige Zielverhalten.	• Struktur und Ablauf eines T-Gesprächs werden geübt, • kognitive Pläne für Dialoge werden erarbeitet, • kommunikatives Verhalten („Einwürfe“, „Sprecherwechsel“, „Unterbrechen“; VB 5) werden in den Rollenspielen erprobt. • Selbststeuerungsmöglichkeiten zur Spannungslösung (VB 1) werden vertieft.

Tab. **7** (Fortsetzung)

Therapeutische Arbeitsschritte	Erläuterungen
5. Reale Telefonate des Therapeuten im Behandlungsraum I: Der Therapeut führt stotternd Telefongespräche mit zunehmendem Schwierigkeitsgrad; variiert dabei Symptomstärke und -häufigkeit.	stellvertretendes Lernen: • Therapeut als Modell für einen mehr oder weniger gelassenen Umgang mit (starkem) Stottern (VB 2), • für den gezielten Einsatz spannungslösender Techniken (VB 1) und • kommunikativer Strategien (VB 5).
6. Reale Telefonate des Therapeuten II: vom Nachsprechen zum Soufflieren: Der Therapeut telefoniert (Auskunft, Kino etc.), der Klient sitzt dicht dabei und spricht leise (wie ein Echo) die Fragen mit; dann: Der Therapeut stellt am Telefon nur solche Fragen, die der Klient ihm zuflüstert bzw. (später) laut zuruft.	Übungen im Behandlungsraum: • stellvertretendes Lernen (s. o.), • der Therapeut reagiert immer sehr deutlich als Modell.
7. In-vivo-Arbeit I: Besuch von Telefonapparaten in Post, Bahnhof und Fußgängerzonen, dort „herumhantieren" ohne anzurufen; im Gespräch mit dem Therapeuten Pseudostottern einsetzten; Erkundigungen in Großmärkten und Elektrodiscountern nach Telefongeräten einholen (mit und ohne Pseudostottern); dann Telefongespräche von öffentlichem Telefon simulieren: so tun als ob; dabei wiederholt Pseudostottern nutzen.	• VB 2: Abbau von Sprech- und Stotterangst, • VB 7: Sammeln von Erfahrungen, dass negative Bewertungen durch Mitmenschen kaum zu befürchten sind, • VB 1: kurze Übungsphasen zur Entspannung werden immer wieder integriert.
8. Eigenarbeit – Hausaufgaben: Die bisherigen Arbeitsschritte werden vom Klienten in Eigenarbeit vertieft und gefestigt; Eigenarbeit als begleitende Dauermaßnahme (hier nur zur Erinnerung benannt); ggf. eigenes Handy anschaffen.	• Aufbau von Eigenmotivation zur Selbstveränderung, • Abbau von Vermeidungshaltungen, • Unterstützung von Experementierbereitschaft und Mut, • Anleitung zu Selbstbeobachtung, Registrierung und positive Selbstverstärkung (VB 7.
9. Erste Telefongespräche „in echt" im Behandlungsraum: Führen einfacher Telefongespräche mit Freunden/Familienmitgliedern, die an die Symptomatik gewöhnt sind; dabei v. a. Einsatz entspannter Körperhaltung und körperbezogener Techniken für ein ruhiges und flüssiges Stottern/Sprechen; Spiel mit unterschiedlichen Arten des Pseudostotterns.	• Noch geht es nicht um Sprechflüssigkeit, vorrangig werden Lernziele aus den VB 1 und 2 erprobt, • Sprechtechniken (VB 3 und 4) sollten zugunsten der Desensibilisierungsziele zurückgestellt werden.
10. Rollenspiele II – Sprechtechniken: Anwendung von Sprechtechniken bei Telefonrollenspielen mit zunehmendem Schwierigkeitsgrad; handlungsbegleitendes Sprechen und positive Selbstinstruktionen bis zum Melden des Gesprächspartners werden trainiert, dies konsequent mit Sprechtechnik. Der Therapeut lässt in Übungsdurchgängen weiterhin gezielt kommunikative Fähigkeiten (s. o.) trainieren und demonstriert als Modell das jeweilige Zielverhalten.	• Hier geht es um Modifikationstechniken (VB 3) oder Fluency-shaping-Techniken (VB 4), • ihre Anwendung wird erprobt und systematisch trainiert, • dabei wird auch schnelles Umschalten (auf Signal des Therapeuten) von einer zur anderen Sprechtechnik geübt, • neben der Technik des „Warmlaufens" (Kap. 5.3, S. 108) sind beim Klienten Selbststeuerungsfähigkeiten aus dem VB 1 und 7 gefragt.
11. Telefongespräche mit Sprechtechniken im Behandlungsraum: Sprechtechniken werden bei Telefongesprächen unterschiedlicher Schwierigkeitsgrade erprobt; dabei konsequente Vorbereitung durch Entspannungstechnicken und „Warmlaufen".	• Selbststeuerungsmöglichkeiten zur Bewältigung von Unflüssigkeit aus dem VB 3 und/oder 4 werden trainiert und in das Repertoire der bereits bekannten Techniken integriert, • zwischendrin (zu Desensibilisierungszwecken) immer wieder Telefongespräche mit Pseudostottern!

Tab. 7 (Fortsetzung)

Therapeutische Arbeitsschritte	Erläuterungen
12. In-vivo-Arbeit II: Leichte Telefongespräche außerhalb des Behandlungsraums an geschützten Orten: keine Zuhörer, nur der Therapeut als Unterstützer; Nutzung öffentlicher Telefonzellen oder Handy. Es wird keine spezifische Sprechleistung verlangt: Der Klient kann zwischen einem Sprechen „mit Spontanstottern", „mit absichtlich starkem Stottern", mit „Pseudostottern", „mit Sprechruhe bzw. Einsatz von Entspannungstechnik" wählen.	• Hier handelt es sich um Interventionen aus dem VB 1 und 2. • Achtung: bei plötzlichen Erwartungsängsten und Vermeidungswünschen übernimmt der Therapeut selbst Telefongespräche und demonstriert als Modell die positive Wirkung eines beim Reden deutlich reduzierten Anspruchsniveaus (VB 7). • Erarbeitung und Erprobung einer möglichen „Selbstoffenbarung" zu Gesprächsbeginn: „Ich stottere – lassen Sie mir bitte etwas Zeit."
13. Stress-Training im Behandlungsraum: Während realer Telefongespräche führt der Therapeut Störreize ein und provoziert Stress: beispielsweise redet er dazwischen, läuft unruhig umher, macht laute Geräusche, gibt hektisch Anweisungen, ermahnt den Klienten, schimpft, lacht beim Stottern. Der Klient soll Selbstinstruktionen zur Entspannung und positive Sätze zur Selbstberuhigung nutzen und Verhaltensweisen der Selbstsicherheit intensivieren.	• Hier geht es v. a. um die Anwendung der Selbststeuerungsfähigkeiten aus den VB 1 (Körper), 6 (Selbstsicherheit) und 7 (Kognitionen), • abverlangt werden der Einsatz unterschiedlicher Techniken und der schnelle Wechsel, • wenn eine Technik nicht abrufbar ist, zur nächsten übergehen, • Flexibilität und Variation werden als wichtige Lernziele für die In-vivo-Arbeit erarbeitet.
14. In-vivo-Arbeit III: Anwendung von Sprechtechniken in kurzen Telefonaten; andere Menschen sind in Sicht- und Hörweite, aber noch weit genug entfernt, um Einzelheiten mitzubekommen.	• Soziale Besorgnis (wegen Sprechweise oder Stottern aufzufallen) wird bearbeitet (VB 2), • Stärkung der Selbstsicherheit (VB 6), • Einsatz positiver Selbstverbalisationen (VB 7).
15. Training von Selbstinstruktionen: Gezielt Umgang mit schwierigen Momenten in einem Telefongespräch üben: z. B. „Begrüßung", „Namen nennen", „Fachbegriffe verwenden", „Unterbrechen", „Vereinbarung treffen", „Verabschiedung"; dabei Eigenkontrolle stärken: genaues Wahrnehmen, klare Selbstanweisungen, deutliche Umsetzung der Handlungsziele.	Im Behandlungsraum: • Veränderungen in brisanten Kommunikationssituationen (nicht nur beim Telefonieren) gelingen Klienten mit Hilfe von Selbstkontrollmaßnahmen (z. B. zur Aktivierung günstiger Körperreaktionen und Kognitionen), • die Fähigkeiten hierzu müssen im Behandlungsraum immer wieder gefestigt werden.
16. In-vivo-Arbeit IV: Anwendung von Sprechtechniken in kurzen (leichten bis mittelschweren) Telefonaten; lebendige Öffentlichkeit aufsuchen, z. B. Fußgängerzone, Kaufhaus, Bahnabteil, in der Schlange am Postschalter, Fahrstuhl.	• Selbstverständlicher Umgang mit Sprechtechniken wird gefestigt, • Variabilität der Anwendung unterschiedlicher Möglichkeiten der Sprechverflüssigung wird geübt, • spielerischer Wechsel von Modifikations- (VB 3) zu Fluency-shaping-Methoden (VB 4), • weitere Stärkung der Selbstsicherheit (VB 6), exponiert sprechen zu können, • Aufgreifen der Übungen zur Selbstinstruktion (diese erfolgen ab und zu laut, sodass der Therapeut Korrektur und Feedback geben kann).
17. Topp-Telefonate: Telefonate der höchsten Schwierigkeitsstufe werden im Behandlungsraum unter Einbeziehung der bisherigen Interventionsmöglichkeiten bearbeitet (z. B. Vorgesetzte, Autoritäten, Ämter, Klärungsgespräche mit konkfliktbehafteten Familienangehörigen, Small Talk).	• Ermutigung zur Risikobereitschaft und Fehlertoleranz, • Training von Kategorien der Selbstsicherheit (VB 6), wie – „eigene Bedürfnisse formulieren", – „widersprechen", – „Forderungen stellen", • Einsatz individueller Hilfen wie „Sprecheinstieg durch vorbereitende weiche Bewegung einleiten" (VB 1), • Einbeziehung von Bezugspersonen (VB 9).

Tab. 7 (Fortsetzung)

Therapeutische Arbeitsschritte	Erläuterungen
18. Zukunftsvisionen: Im therapeutischen Gespräch Ausphantasieren möglicher eigener Sprecherrollen am Telefon und einer zukünftig möglichen „Telefonkultur" (ggf. Entscheidung über Kauf von Handy oder neuer Telefonanlage treffen).	• Telefon neu entdecken als ein Instrument zur Stiftung von Kontakt und Kommunikation (nicht nur zum Informationsaustausch), • Fragen zur eigenen Lebensperspektive (VB 8) klingen an, • beispielsweise eröffnet eine Berufsrolle mit aktivem Telefonverhalten neue Chancen.
19. In-vivo-Arbeit V – Stresstraining: • Zeitdruck und Unvorhersehbarkeit: Der Therapeut diktiert Telefonnummern aus dem Branchenbuch, informiert den Klienten erst nach dem ersten Klingeln (oder nach der Begrüßung), wer der Adressat ist, oder fordert im laufenden Gespräch flüsternd bestimmte Informationen ein. • Umschalten: Klient soll während des Telefongesprächs auf Zuruf die Sprechtechnik blitzschnell und deutlich wechseln. • Scheitern: absichtsvoll Fehler, Versprecher, lange Pausen, Lachen in Gespräche einbauen. • Exponiertheit: lautes Telefonieren im Bus, im voll besetzten Fahrstuhl, in Kunstausstellung etc.	• Überlernen aller bisher erworbenen Selbststeuerungsmöglichkeiten unter erschwerten Kommunikationsbedingungen in der Öffentlichkeit, • Förderung der Toleranz für unperfektes Verhalten und ein sich Zugestehen von „Fehlern" und „Blamage" (VB 6), • das Nichtbewältigen üben (s. Rückfallprävention, Kap. 3.5, S. 63ff), das Scheitern suchen und die Improvisation wagen (Kap. 6.6, S. 166ff).
20. Auswertung: Rückschau und Bewertung; Festlegung von „Zielpersonen" und „Zielsituationen" für die weiterführende Trainingsarbeit (s. therapeutische Nachsorge, Kap. 4.7, S. 86ff); Zusammenstellung eines individuell hilfreichen Methodenkatalogs für die eigentherapeutische Rückfallprävention bzgl. Telefonieren.	• Der Therapeut verdeutlicht die Effektivität der Trainingsmaßnahmen, • er gibt intensiv Rückmeldung zu erfolgreichen Bewältigungsschritten und Bewältigungsfähigkeiten, • er erarbeitet den Nutzen der Interventionen auch für andere Angst- und Vermeidungsbereiche.

Weitere Gesichtspunkte – offene Fragen

Notwendigkeit von Telefontraings. Ich kenne keinen stotternden erwachsenen Klienten, bei dem nicht eine systematische Veränderungsarbeit am Telefon nötig gewesen wäre. Stottertherapeuten, die Erwachsenentherapien durchführen, kommen ohne diesen Therapiebaustein meines Erachtens nicht aus!

Integration unterschiedlicher Behandlungskonzepte. Bei der Bearbeitung der Probleme, die mit dem Telefonieren zusammenhängen, sind unterschiedliche Veränderungskonzepte gefragt: Nicht nur sprechmotorische, übungsorientierte Vorgehensweisen, sondern eben auch körperbezogene Verfahren, psychotherapeutische Konzepte des Angstabbaus und der Einstellungsänderung, kommunikationstheoretische Konzepte, die die Beziehungsgestaltung und Interaktion betreffen, und Konzepte der Selbststeuerung und Selbstkontrolle.

In-vivo-Arbeit. Die Bewältigung von Telefonängsten sollte nicht nur im Behandlungsraum stattfinden. Ein In-vivo-Setting ist immer erforderlich. Nur hier kann Vermeidungsverhalten unter den realen Bedingungen (hohe körperliche Erregtheit, aufwühlende emotionale Prozesse) bearbeitet werden. Beim Ablauf eines Telefontrainings ist zu berücksichtigen, dass Lernziele, die im Behandlungsraum bereits bewältigt wurden, immer erst etwas verzögert in den In-vivo-Sitzungen umgesetzt werden sollten. Vorausgehen sollten ausreichend positive In-vivo-Erfahrungen mit leichteren Kommunikationsanforderungen – sowohl beim Klienten als auch beim Therapeuten (Kap. 5.3,

S. 104ff). Ergänzende Hinweise zu Ablauf und Inhalten eines methodenkombinierten Telefontrainings finden sich bei Wendlandt (2002a, S. 58f, und 2003, S. 89ff).

Fruchtbare Ergänzungen. Zur Unterstützung der notwendigen Desensibilisierungseffekte reichen Maßnahmen wie „Pseudostottern" oder „Stärkung der Selbstsicherheit" bei vielen stotternden Erwachsenen nicht aus. Durch ihre langjährige Misserfolgsgeschichte mit dem Telefon geraten sie immer wieder in starke körperliche Erregungszustände, die sich nicht alleine durch Blocklösetechnicken (VB 2) beherrschen lassen. Körperbezogene Entspannungsverfahren (VB 1) sind ebenso gefragt, wie die darauf bezogenen Fluency-shaping-Maßnahmen (VB 4).

Dokumentation aller Maßnahmen. Regelmäßige schriftliche Aufzeichnungen unterstützen den Trainingsablauf und geben Impulse für die Selbstreflexion des Klienten. Ton- und Videoaufnahmen, die von den Telefongesprächen im Behandlungsraum aufgenommen werden können, sind von besonderem Nutzen: Sie geben Rückmeldung über die tatsächlich aktivierten Selbststeuerungsmöglichkeiten des Klienten, verbessern dessen Selbstwahrnehmung und motivieren für Übungswiederholungen oder -variationen. Die Aufzeichnungen sind wertvolle Dokumente für die therapeutische Nachsorge oder eine mögliche Rückfall-Selbstprävention (s. „Notfallkoffer", Kap. 5.8, S. 133).

Wissen über effektive Bewältigungsstrategien. Indem der Klient zum Abschluss mit seinem Therapeuten diejenigen Strategien herausarbeitet, die ihm individuell besonders hilfreich waren, erlangt er ein überdauerndes Wissen über Selbststeuerung und Eigenveränderung.

Individualisierung. Der hier vorgegebene Arbeitsschritte des Telefontrainings müssen auf die persönlichen Bedingungen eines jeden Stotternder abgestimmt werden. Für einen Teil der Klienten wird es sinnvoll sein, einzelne Arbeitsschritte zu überspringen, andere werden besser mit zusätzlichen Untergliederungen (einer noch stärker abgestuften Kleinschrittigkeit) vorankommen können. Für einzelne Klienten ist das Vorbereiten und Planen ein zusätzlicher Stressfaktor: Die Mitarbeitsbereitschaft des Stotternden sollte daher anfangs eher durch solche Aufgabenstellungen gefestigt werden, die der Therapeut in den jeweiligen Übungssituationen spontan vorgibt. (Später allerdings kann dann Vorbereitungszeit gezielt eingesetzt werden, um Erwartungsangst zu provozieren und den Umgang mit ihr zu trainieren.)

Im Einzelfall erweist es sich – entgegen der Beschreibung im oben wiedergegebenen Trainingsablauf – manchmal als günstig, beim In-vivo-Vorgehen nicht in der Abfolge der hierarchisch festgelegten Schwierigkeitsabstufen voranzuschreiten, sondern – in Einklang mit der Bereitschaft des Stotternden – gleich die besonders schwierigen Telefonsituationen zu bearbeiten. Dies entspräche einer speziellen Methodik, die in der klinischen Praxis bei Panikattacken mit großer Effektivität eingesetzt wird (Hand 2000; Sartory 2005).

Gruppenmaßnahme. Ein solches Telefontraining kann mit großem Gewinn für die beteiligten Klienten zu einer Intensivmaßnahme gebündelt werden: Über die Dauer von 3 oder 4 Tagen ergibt sich so ein reges Hin- und Hertelefonieren zwischen den Gruppenmitgliedern, wobei mit Hilfe von Handys an den unterschiedlichsten Orten gearbeitet werden kann: Zuerst mit Sichtkontakt (vom vorderen zum hinteren Teil eines Bahnabteils) und dann ohne Sichtkontakt (von einem Bahnwagen zum nächsten). Zuhörer können ausgeschaltet (menschenleerer Park) oder gezielt gesucht werden (vollbesetzter Fahrstuhl). Individuelle Umgehensweisen mit Angst, Vermeidung und Bewältigung lassen sich auf vielfältige Weise berücksichtigen. Auch die eigentherapeutische Arbeit (z. B. als konsequente Nachsorge bzw. Rückfallprävention) lässt sich mit den Teilnehmern des Gruppentelefontrainings günstig fortsetzen („Wann kann ich Dich wieder mal anrufen?").

8.4 Integratives Vorgehen am Beispiel einer Gruppen-in-vivo-Sitzung

Klient: Hier drinnen ist es gemütlich. Eine Ruhezone mit Kuscheltieren für die Kleinen, eine Beratungsecke für die Großen, ein Waschbecken, 2 Fenster. Die Tür geschlossen, ein Regal mit schlauen Büchern. Mein Stuhl ist bequem. Therapie auf wenigen Quadratmetern. Wenn ich komme, fällt alles von mir ab. Aber draußen tobt das Leben. Draußen liegen die Tränen, die Hürden, die Misserfolge, draußen versagt die Kommunikation, die Stimme, die Beziehungsaufnahme, der Kontakt. Draußen hagelt es Vorwürfe, lauern die Ängste, warten Misserfolge und Selbstvorwürfe. Hier drinnen ist es gemütlich.

In diesem Kapitel wird das Beispiel einer Gruppen-in-vivo-Sitzung vorgestellt, in der unterschiedliche Behandlungsmaßnahmen durchgeführt wurden. Das Beispiel veranschaulicht, wie sich Interventionen, die verschiedene Veränderungsbereiche betreffen, miteinander kombinieren lassen und dass sich diese integrative Therapiearbeit schon sehr früh (nach 3 Wochen Therapie) außerhalb des Behandlungsraumes realisieren lässt (Kap. 5.3, S. 104ff).

Die therapeutischen Interventionen entsprechen dem aktuellen Therapiestand: Es geht v.a. um Maßnahmen zum Veränderungsbereich „Körper" sowie zum Veränderungsbereich „Angst und Vermeidung". Doch die In-vivo-Vorgehensweise zielt bereits auch schon auf die Bereiche „Sprechmusterveränderung", „kommunikative Fähigkeiten" und „Kognitionen": Durch die Wahl der Aufgabenstellungen wird es einzelnen Teilnehmern möglich, neue Sprechweisen zu erproben, negative Einstellungen zum Sprechen in der Öffentlichkeit zu reflektieren und Kontaktaufnahmen zu fremden Personen mit einer größeren Gelassenheit zu wagen. Auch veranschaulicht das Beispiel methodische Gesichtspunkte eines gruppentherapeutischen Vorgehens (Kap. 4.3, S. 73): Beispielsweise werden Dauer und Wechsel von Übungssequenzen erkennbar, ebenfalls das Zeitbudget für die Einzel- und die Gruppenauswertung sowie die Möglichkeiten der Verbesserung der Gruppenbeziehungen durch Kleingruppenarbeit und Vorbereitungen zum „Anwendungstraining" (Kap. 4.4, S. 78ff).

Bei dem Beispiel (Tab. **8**) handelt es sich um die 1. In-vivo-Gruppensitzung mit 8 erwachsenen Stotternden. Nachdem ich 3 Treffen im Behandlungsraum durchgeführt hatte, trafen wir uns zum 4. Treffen im Eingangsbereich eines großen Berliner Einkaufszentrums. Der unten wiedergegebene Text enthält auf der linken Seite meine schriftliche Zusammenfassung des In-vivo-Sitzungsablaufs. Diesen Text erhielt jeder Klient in der 5. Sitzung: Als Hausaufgabe sollte jeder rechts neben diese Zusammenfassung seine persönlichen Reaktionsweisen und Gedanken aus der In-vivo-Sitzung notieren. Diese individuellen Stellungnahmen wurden wörtlich in den Gesamtablauf eingearbeitet. Auf diese Weise gibt das Beispiel einen authentischen Einblick in die In-vivo-Aktivitäten der Therapieteilnehmer und deren unterschiedliche Selbsteinschätzungen.

Tab. **8** Gesamtablauf einer In-vivo-Gruppensitzung.

Zusammenfassung des Ablaufs	Persönliche Reaktionsweise und Gedanken während der Sitzung
Treffpunkt am Fuße des Laufbandes, das in den ersten Stock führt. Forum Steglitz – mehrstöckiges Einkaufszentrum, Berlin-Steglitz. Acht erwachsene Stotternde zwischen 28 und 59 Jahren, 4 Männer, 4 Frauen. Es ist die 4. Therapiesitzung. Vor 3 Wochen hat die Gruppenbehandlung begonnen (2½ h, mit einer kurzen Pause mitten drin). Klaus hatte noch keine Therapieerfahrungen. Florence blickt auf negative Versuche mit der In-vivo-Arbeit zurück, bei der es um absichtsvolles Stottern ging.	J: Ich bin etwas aufgeregt, ich weiß nicht, was kommt. K: Ich bin gespannt und neugierig, aber eigentlich auch locker – denn zu verlieren habe ich nichts. Meine erste In-vivo-Übung, die anderen haben schon ihre (z. T. negativen) Erfahrungen gemacht. Im Zweifel wird mir das (Schau)Spiel helfen. Nur Mut! M: Ich bin nervös, unruhig. Ich weiß nicht, was mich erwartet. Male mir aus: viel Stress (sprachlich), viele Erfolgserlebnisse, aber eine ungewöhnliche Situation. Fl: Ich treffe die anderen und fahre mit ihnen hoch. Meine Bauchmuskeln sind angespannt.

Tab. **8** (Fortsetzung)

Zusammenfassung des Ablaufs	Persönliche Reaktionsweise und Gedanken während der Sitzung
Alle stehen im engen Durchgang vor einer Buchhandlung. Oben ist mehr Platz. Wir fahren mit dem Laufband eine Etage höher, finden einen etwas geschützteren Platz mit Blick in die Tiefe. Musik, bunte Lichter, Menschenströme, Kinder schreien, hoher Geräuschpegel. Ich stehe mit dem Rücken zum offenen Treppenhaus, die Gruppe im Halbkreis um mich herum. Es geht los.	Fr: Ich bin nicht wirklich aufgeregt, aber ein Kribbeln im Bauch spüre ich doch. U: Ich bin gespannt, was wir machen werden. Fl: Trotz seiner (Herrn W's) beruhigenden Art bin ich voller Angst und Ungewissheit. Was hat er mit mir vor? Nervosität fließt durch meine Adern. W: Leicht aufgeregt, ungewohnt, aber bekannter Ort.
1. Begrüßung und Einstimmung Ich heiße alle herzlich willkommen zu unserer ersten Erprobung im Alltag. Heute sollen keine fremden Menschen angesprochen werden, heute geht es um „Ruhe", um „Körper", „sich selbst spüren", kein Stress, keine Mutproben, keine Herausforderungen. Taschen bei mir abstellen, ich bleibe hier, stehe Ihnen für Fragen und Rückmeldungen zur Verfügung, gebe hier die Anweisungen für neue Übungen.	I: Es passiert mir heute nichts – keine Mutproben, keine Herausforderungen. Ich spüre mein Diktiergerät in der Jackentasche. U: Bin erleichtert. Mir ist heute nicht nach Herausforderungen zumute. Es reicht schon, dass wir hier als Gruppe herumstehen. M: Überraschung. Es geht ja ganz locker los. Kann das alles sein? Keine Menschen ansprechen? K: Aha, Rumlaufen, spüren. Die halbleere Tasche ist immer noch viel zu schwer dafür. Kann aber alles bei Herrn W. lassen.
2. Locker laufen Zweiergruppen werden gebildet; Aufgabe: das Stockwerk umrunden, einer instruiert einzelne Körperpartien, der andere versucht diese Partien wahrzunehmen, danach Rollenwechsel. Immer wenn eine Zweiergruppe bei mir eintrudelt, wird kurz berichtet; ich frage nach, gebe Rückmeldung bzw. Anregungen.	Fl: Meine erste Partnerin ist Ines. Ich instruiere zuerst. Ich fühle mich in meiner Rolle sehr wohl, habe keine Angst. I: Eine neue Erfahrung. Ich empfinde Spaß an der Übung. K: Jürgen legt lost, es wirkt noch ein bisschen bemüht bei uns. Aber es geht gut, vor allem als ich die Instruktionen gebe. Ein bewusstes, gutes Gefühl. Wir haben einen guten Lauf und sind länger unterwegs als die anderen. M: Ich gehe mit Frank, klappt ganz gut. Ich bin überrascht, wie gut ich spreche. Locker und ruhig, langsam. Ich muss mir keinen Stress machen. Fr: Mirjam gibt mir Anweisungen, wie ich den Körper wahrnehmen soll. Komme mir schon etwas seltsam dabei vor und fühle mich beobachtet. U: Es ist angenehm, die Arme schaukeln zu lassen. Ich mache selbst mit, als ich W. die Anweisungen gebe.
3. Sensibilisierungs- und Entspannungsübung im Stehen Die Gruppe steht wieder im Halbkreis um mich herum, ich instruiere eine Übung zur Körperentspannung: „Spaziergang durch den Körper" (vgl. Wendlandt 2005a, S. 93ff). Danach kurze Auswertung. Inzwischen ist ein Wachmann im Hintergrund aufgetaucht. Er beobachtet, was wir machen.	I: Ich bin ganz bei der Sache, nehme das Treiben rings rum, die Geräusche nicht wahr. J: Das ist neu in solcher Umgebung. Es ist ungewohnt, aber gut. M: Das könnte man ja immer mal machen! Ich laufe ganz vertieft umher, nehme dabei kaum die Schaufenster wahr (für mich ganz ungewöhnlich), auch nicht den Wachmann. U: Mein Gott, wann werden uns die ersten Leute anstarren. Es ist doch offensichtlich, dass wir etwas üben. Fr: Die Körperübung fällt mir sehr leicht. Ich fühle mich anschließend entspannter und geerdeter.

Tab. **8** (Fortsetzung)

Zusammenfassung des Ablaufs	Persönliche Reaktionsweise und Gedanken während der Sitzung
4. Schreiten wie eine Königin, ein König Aufgabe: Aufrecht, stolz, sicher, siegesgewiss, so laufen Sie jetzt durch die Flure, jede/r für sich im eigenen Tempo, 10 cm größer, ja, Sie wachsen jetzt noch ein wenig, den Kopf erhoben, selbstsicher, den Oberkörper gestreckt, locker schwingen die Arme aus den Schultern, groß, vielleicht ein Star, den man bewundern kann, eine Person, die sich selbst mag. Anschließend wieder kurze Auswertung.	K: Gemächlich, siegessicher schreiten! Kann so meine leicht geneigte Kopfhaltung korrigieren, fühle mich wie eine Puppe, die nur am Kopf gehalten wird und deren Gliedmaßen im Takte mitbaumeln. Wunderbar! Gerade laufe ich, leicht, locker und bewusst. U: Selbstbewusst laufen fällt mir nicht schwer, besonders mit Absatzstiefeln. M: Hier fühle ich mich ein bisschen unwohl. Mit „Königin“ kann ich mich nicht so gut identifizieren. Das klingt so fremd. Anderer Begriff? Fr: Ich achte auf meinen Körper, fühle mich gut, nur der Geist lässt sich ab und zu von Passanten ablenken, bin nicht ganz bei mir. I: Ich schwebe durch die Flure, ohne Anspannung. Ich fühle mich wie eine Feder – leicht und locker. Ich bin bei mir und nehme trotzdem die Umwelt wahr. J: Es war erstaunlich, ich bin bei mir angekommen, ich habe mich gespürt, das hätte ich vorher nie gedacht.
Der Uniformierte vom Wachdienst ist direkt hinter die Gruppe getreten und hört zu. Ich gebe ihm ein Zeichen, gleich mit ihm zu sprechen, instruiere die Aufgabenstellung zu Ende.	Fl: Ich nehme den Wachmann nicht wahr – so tief bin ich in die Übung versunken. I: Ich fühle einen Schreck – ein Wachmann. Ängstliche Gefühle.
5. Text laut lesen Alle erhalten den farbigen Arbeitsbogen „Spaziergang durch den Körper“, neue Zweiergruppen werden gebildet, beide sollen den Text laut lesen, im eigenen Tempo, nicht unisono, aber dicht beieinander stehend, an einem Ort, wo sie von Fremden wahrgenommen werden können. Stottern und Sprechen soll in die mögliche Beachtung fremder Menschen geraten. Während ich dem Wachmann erkläre, wer wir sind und was wir hier tun, sehe ich Klaus und Mirjam an einer Schaufensterscheibe lehnen, dem Publikumsstrom etwas abgewandt. Wolfgang und Jürgen haben sich auffällig postiert, direkt vor einen Postkartenständer im Eingang eines Geschäfts, das stark von Publikum frequentiert wird. Gelb leuchten die Arbeitsbögen herüber. Der Wachmann neben mir nimmt mir einen der Bögen aus der Hand, er befürchtet wohl, dass wir etwas „Unangemeldetes“ verteilen könnten. Im Gehen verspricht er, sich bei seinem Boss für mich einzusetzen. Und im Übrigen täte ihm Entspannung ja auch gut. Inzwischen sind 55 Minuten vergangen.	U: Lesen in dieser Situation ist komisch. Vom Text bekomme ich nichts mit. Hier geht es wohl eher um das „Aushalten“ eventuell aufzufallen. K: Mirjam, ich und das blinkende Gelb. Wir verstecken uns ein wenig und sind doch wagemutig, denn die Thekenschlampen sitzen gleich vis-à-vis. Zum Glück (?) sind sie aber nicht an uns interessiert. Ich lese laut, ruhig, langsam, souverän, ohne zu stottern und immer mit einem kleinen Vorsprung vor Mirjam. Sie holt auf, weil sie die Zwischenüberschriften nicht mitliest. Schon reagiere ich stärker auf sie. Etwas irritiert geht es zu Ende. M: Spannend! Ich lese neben Klaus. Wir stehen vor einer Schaufensterscheibe von „H&M“. Manchmal nehme ich nur mich wahr, manchmal achte ich auch auf Klaus. Passanten strömen vorbei, ohne dass ich sie richtig wahrnehme. Einmal schiele ich nach vorn, zum gegenüberliegenden Café – aber die Gäste kümmern sich nicht um uns. Das beruhigt mich. Zum Schlusse werde ich beim Lesen schneller, lasse mich von Klaus treiben. Aber insgesamt kann ich fast flüssig vorlesen. Fl: Ute und ich bilden eine neue Gruppe. Wir stehen an einem Tisch am Rande eines Cafes. Ute fängt an, nach ein paar Wörtern folge ich. In Zweiergruppen kann man gut lesen, ohne zu stottern. Warum? J: Es ist ungewohnt, aber ich bin ruhig. Als uns aber der Wachmann anspricht, ist die Ruhe wie weggeblasen. W: Der Wachmann spricht uns an, was wir hier tun. Wir verweisen auf Herrn W. Hinter der offenen Tür am Ende des Ganges sehen wir viele Monitore, bemerken beim Umschauen mit einem Mal die viele Überwachungskameras im Einkaufszentrum. Mulmiges Gefühl, überwacht zu werden. „1984“ ist Realität. I: Ich spüre bei Frank ein Unbehagen. Im Text ist er mir voraus. Bin ich zu langsam oder Frank zu schnell? Ich wähle mein eigenes Tempo. Fr: Ines und ich suchen uns einen ruhigen Platz. Anfangs fällt es mir schwer, wirklich laut zu lesen. Eine Frau steht nahe bei uns und ich werde leiser. Nach der Hälfte des Textes nimmt meine Stimme an Volumen zu. Bin trotzdem froh als ich durch bin.

Tab. 8 (Fortsetzung)

Zusammenfassung des Ablaufs	Persönliche Reaktionsweise und Gedanken während der Sitzung
6. Zwischenauswertung Alle sind wieder da. Ich fasse zusammen: Die Übungen zur Körperwahrnehmung sind nun beendet. Mit der letzten Aufgabenstellung hat bereits eine Übung begonnen, bei der es auch darum geht, sich mit den eigenen Vermeidungstendenzen, der Unsicherheit und Angst, der Scheu und der Scham, auseinanderzusetzen (Desensibilisierung). Die einzelnen Gruppenmitglieder nehmen Stellung. Alle konnten mit der Angst, aufzufallen, gut umgehen, besser als sie erwartet hätten.	Fl: Ich muss langsamer und deutlicher sprechen. Mir wird klar, was ich manchmal falsch beim Reden mache. I: Ich nahm Gedanken wahr, die mir nicht gut tun, Gedanken, die mit Auffallen zu tun haben – und das darf ich nicht. Fr: Mir geht das Ganze etwas schnell.
7. Stottern zeigen Ich formuliere eine neue Aufgabenstellung und tue dies mit deutlichen Stottersymptomen: In neuen Zweiergruppen durch das Gebäude laufen, die Stockwerke wechseln, dabei so laut sprechen, dass Fremde das eigene Stottern gut wahrnehmen können, ggf. die Distanz zwischen sich und dem/der Partner/in erhöhen, sodass über eine fremde Person hinweg gesprochen werden muss, vielleicht auch in einer Schlange in einem Geschäft reden oder an einem gut besetzen Imbissstand. Alle schwirren aus. Während ich warte und die Handtaschen und Rucksäcke behüte, kommt ein Schrank von Mann auf mich zu, uniformiert, mit einem Sheriff-Stern-ähnlichen goldenen Metallabzeichen auf der Brust. Der Boss. Er fragt, was wir noch vorhaben. Kaufen, Sprechen, Stottern, erkläre ich. Er versteht: Ist doch besser hier, meint er, als nur im Büro zu hocken und da zu arbeiten. Er hat das Prinzip unserer Arbeit verstanden. Ich danke ihm für sein Verständnis.	W: Wir gehen ins Erdgeschoss, kaufen an einem Marktstand 3 verschiedene Artikel. Ich frage nach, informiere mich, ohne zu stottern. U: Habe ich laut gestottert? Ja, ich war sogar mit W. beim Spiele-Max, um 2 Hefte für Maya und Nils zu kaufen. M: Nun ich und Ines. Im Sportgeschäft suchen wir nach „Stotteropfern". An einem Kleiderständer klappt es: wir stottern laut, aber der Mann schaut nicht mal auf. Eine Verkäuferin blickt kurz herüber. Wir sind enttäuscht, wie wenige auf unser lautes Stottern reagieren. Angst und Scham kommen nicht auf. K: Zusammen mit Florence und der lustigen Stotterzählmaschine (Ereigniszähler) stürze ich mich ins Abenteuer. Ich suche die direkte Konfrontation, aber Fl. reagiert nicht gleich, lässt unbewusst keine Person zwischen sich und mich treten, etwa auf der Rolltreppe. Im Musik- und Technikladen legen wir aber richtig los. Was die Zunge hergibt. Beim absichtlichen Stottern hacke ich zumTeil länger an als üblich. Bewusstes Stottern ist spannend, weil man es selbst steuern kann und dem Gesprächspartner gegenüber in der überlegenen Situation ist. Ganz das Gegenteil vom sonstigen Stottern! Fl: Ich nehme mit Klaus die Rolltreppe zum Elektrogeschäft. Wir haben sehr oft gestottert – absichtlich. Dann sind wir zurück in einen Schuhladen. Ich stelle Fragen zum WSV. Klaus zählt unser Stottern auf einem kleinen Zähler: etwa 41-mal in 10 min. Fr: Ich ziehe mit Jürgen stotternd los. Bin überrascht, Pseudostottern fällt mir sehr leicht. Kommt mir aber auch eher wie ein Spiel vor. Auf der Rolltreppe halten wir beim Reden Abstand, auch hier keine größeren Probleme. Meine Stimmung ist nun sehr gut. U: Ich bewundere W.W., wie gelassen er die Situation mit dem Wachpersonal regelt. Wie lange braucht man, um das so machen zu können?

Tab. **8** (Fortsetzung)

Zusammenfassung des Ablaufs	Persönliche Reaktionsweise und Gedanken während der Sitzung
8. Selbstreflexion – jeder notiert für sich Im Erdgeschoss kann man sitzen, Aluminiumstühle werden um kleine Kaffeehaustischchen zu einem großen Kreis zusammengeschoben. Ein bisschen ausruhen, Getränke werden bei einer Blonden bestellt, die das Stottern freundlich aushält. Ich gebe Bleistiftstummel und kleine Karteikärtchen aus, gelbe und blaue. Jeder notiert Gedanken, Erfahrungen, Ideen zu den körperbezogenen Übungen auf den gelben Kärtchen. Auf blau werden Beobachtungen zu Angst und Vermeidung festgehalten. Aus den Lautsprechern am Ausschank dröhnt „Je t'aime"; Maschinen der Reinigungskolonne stören. Es ist 19:15 Uhr.	M: Toll, dass so viel Zeit für solche Sachen bleibt. Wirklich gut durchorganisiert. U: Was kommt denn jetzt? Sollen wir etwas bestellen? Sonst werden wir bestimmt nicht geduldet. Mir kommen Erinnerungen an Ausflüge von Behinderten. Fr: Ich bestelle ein Getränk – kein Problem. I: Es tut mir gut, ein paar Gedanken festzuhalten – so gehen sie nicht verloren. Nicht vergessen: Zuhause die Karteikärtchen gleich ins Therapiebuch einkleben! Die Zeit zum Schreiben ist zu kurz. In diesem Augenblick könnte ich so gut meine Gedanken in Worte kleiden. Bin bei mir angekommen.
9. Reden halten (spontan und unvorbereitet) Noch bevor wir uns ins Erdgeschoss begaben, hatte ich angekündigt, dass 2 oder 3 Gruppenmitglieder heute eine Rede in der Sitzrunde halten müssen. Ich hatte Erwartungsangst geschaffen – nun spreche ich diesen Punkt an. Sich vorher bereits verrückt machen. Was kann schon passieren? Kurze Diskussion dazu. Dann ist Florence als erste dran, Thema: „Veränderungen des Sprechens – was täte mir gut?" Sie nimmt ruhig und artikulatorisch wohlausgeformt Stellung. Alle staunen – keine erkennbare Symptomatik. Dann redet Frank, starkes Stottern anfangs, bald wird er immer freier, lebendiger, die Hände unterstützen die Aussagen, greifen ins Leben, sein Blick wandert zu allen Gruppenmitgliedern, lächeln. Sein Thema: „Kommunikative Fähigkeiten – soziale Kompetenz". Vor seinem letzten heftigen Rückfall war er völlig symptomfrei, längere Zeit, aber im Inneren sei er weiterhin Stotternder geblieben. Es gelte die Ängstlichkeit zu überwinden, rausgehen – aus sich – in die Welt hinein. Therapie sei mehr als nur Arbeit am Symptom. Alle sind beeindruckt, auch wenn es sich noch ein wenig leise anhörte. Ines: „Danke, Frank, für Deine Offenheit!" Ja, denke ich, Offenheit macht flüssig. Nun ist Mirjam dran, die letzte Rede heute, „Rückfallprophylaxe" ist ihr Thema. Sie legt die eigenen Vorstellungen dar, die ihr wichtig sind. Auch bei ihr fließt es dahin, weich und ruhig. Wolfgang: Ich habe Dich noch nie so flüssig reden gehört.	J: Auch bei mir hat sich Druck aufgebaut. Ich sage mir zwar: „Was soll's. Ich kann das." Aber der Druck bleibt. K: WW lockt uns wieder gewieft und geschickt. Bisserl Angst streuen, kann mich aber nicht schocken. Ein simpler Trick hilft vielleicht. „Ich komme sowieso dran." Unrealistisch, aber dann ist man wenigstens nicht überrascht. Fl: Mein Instikt sagt mir, dass ich die erste bin. Ich bin bereit und gut drauf. Die Rede ist nicht zu lang, aber symptom- und stotterfrei. Ich freue mich. Warum kann es nicht auf Dauer so bleiben? Fr: Habe meinen üblichen Anfang: Wackel-Sätze, doch dann greift die Technik und ich bin „drin". M: Ich komme auch dran, bin komischerweise ganz ruhig. Und weiß schon von Anfang an, dass es mich auch treffen wird, wobei mir nicht klar ist, seit wann das für Prof. W. klar ist (schon vor dem Treffen oder erst während des Treffens?) U: Wendlandt versucht Spannung zu erzeugen. Versuche, cool zu bleiben. Solange ich nicht aufstehen und laut eine Rede halten muss und alle Herumstehenden gucken, macht mir ein kleiner Vortrag keine Angst. Bin erkältet, da kann ich eh gut reden. Schade dass er mich nicht ausgewählt hat. Manchmal habe ich den Eindruck, dass andere Gruppenmitglieder mit stärkerer Symptomatik mehr von Wendlandt gefordert und angesprochen werden. W: Die Atmosphäre ist entspannter, lockerer, egal, was außen herum passiert. Wenn ich eine Rede hätte halten sollen, wäre es bestimmt auch ganz gut gegangen.

Tab. **8** (Fortsetzung)

Zusammenfassung des Ablaufs	Persönliche Reaktionsweise und Gedanken während der Sitzung
10. Das Anwendungstraining vorbereiten Die Gruppenmitglieder setzen sich noch einmal um, sodass jeweils die beiden, die mit dem Anwendungstraining im Alltag beginnen werden, nebeneinander sitzen. Jeder nimmt sich ein paar gelbe und blaue Kärtchen, um Ideen aufzuschreiben, wie sich die selbstständige Erprobung therapeutischer Aufgabenstellungen realisieren ließe. Es sollen Übungen gefunden werden, die individuell bedeutsam sind. Jeder soll das erproben, was für seine Person und seine Art des Sprechens, des Stotterns und der Kontaktaufnahme wichtig wäre. Nach dem Aufschreiben diskutieren die Übungspartner ihre Ideen, manche legen Termine für die ersten Treffen fest. Ich gebe an jeden eine Tüte mit jeweils 10–15 „Verstärkern" oder „Erinnerungssignalen", kleine „Unauffälligkeiten" wie Kieselsteine, Streichhölzer, Würfel, Büroklammern, Schießgummis, die in jede Hosentasche passen. Immer, wenn der Einzelne eine Übungsaufgabe erfüllt, wandert eines dieser Teile in eine andere Tasche. Wie viele wechseln wohl ihren Platz während eines Anwendungstrainings oder während der Eigenarbeit? Kann ich mich selbst zur Eigenarbeit motivieren?	M: Verabrede mich mit Ines. Das sind spannende Übungen. Auch fürs Tagebuch. Fl: Mein Trainingspartner ist Klaus. Wir machen einen Termin aus. Meine Erinnerungssignale sind Schießgummis. Ich möchte sie wie Armbänder tragen. Mein Ziel ist, meine Atmung während des Redens wahrzunehmen und eine bessere Artikulation zu erreichen.
11. Englisch sprechen Ines kann die nächsten Male nicht zur Gruppentherapie kommen, sie fliegt nach Perth, Australien, zum Weltkongress der Stotterer-Selbsthilfebewegungen. Seit 1 Jahr lernt sie in der Urania English. Sie ist noch ganz am Anfang, aber mächtig mutig. Alle stellen Fragen, Florence voran, die in einem afrikanischen Land aufwuchs, in dem die Regierungssprache Englisch war. Blockaden, die nun ab und zu bei Ines auftreten, führen nicht in die Vermeidung.	Fl: Ich habe für Ines kurze Sätze auf Englisch vorbereitet, da sie in ein paar Tagen nach Australien fliegt. I: Wolfgang spricht englisch, ich bin gefragt. Ich spüre Angst. Ich verstehe kein Wort. Ich höre Wörter, die ich kenne, aber die Bedeutung fehlt. Ich verliere die Kontrolle. Ich lächle aus Verlegenheit und fühle mich klein. U: Es macht mir soviel Spaß, englisch zu reden. Wenn ich Ines so höre, muss ich mich zusammennehmen, mich nicht wieder so verdammt überlegen zu fühlen. K: Ines goes Australia. Soon. Wir reden englisch. Sie ist sehr aufgeregt, aber noch viel mutiger. Ich versuche einen Witz, sie ist aber zu nervös, um ihn zu verstehe. Mütterchen Courage aus Potsdam – Hut ab! Good luck down under. W: Ines tut mir leid, wie sie etwas hilflos englisch sprechen muss. Ich erinnere mich an die 4 Monate Mexiko und Guatemala, wo es mir ähnlich mit Spanisch ging. Fr: Jetzt ist die Gelegenheit: Mein Englisch ist recht gut, aber ich sage nichts.

Tab. **8** (Fortsetzung)

Zusammenfassung des Ablaufs	Persönliche Reaktionsweise und Gedanken während der Sitzung
12. Auswertung der Sitzung in Zweiergruppen Jeder zahlt bei der Blonden. Die Zweiergruppen machen sich wieder auf den Weg in den 1. Stock und werten dabei unser erstes In-vivo-Treffen aus.	Fl: Auf den Weg nach oben denke ich: „Wie schnell die Zeit vergangen ist!" Und: „Es ist gar nicht so schlimm." I: Ich habe es geschafft. Es ist mir nichts passiert.
13. Gesamtauswertung/Abschluss-Blitzlicht Reihum sagt jeder 1, 2, 3 Sätze zum heutigen Therapieablauf unter dem Motto: Ich – heute. Ute, die Fieber hat, und eigentlich nicht kommen wollte, meint (fast verschämt), es habe Spaß gemacht – so als müsse Arbeit anstrengend sein und schwer fallen. Jürgen hat sich gespürt. Wolfgang kam mit Anspannung – nun fühle er sich frisch. Alle sind zufrieden. „Bye bye!" Ines hebt beide Hände und lacht. Ende. Klaus spricht mich noch einmal an, quält sich noch mit einer Frage zu seinen Lernzielen am Telefon. Plötzlich ist eine Idee da, die ihn richtig glücklich strahlen lässt. Alle stehen noch beieinander, während ich das Einkaufszentrum um 19:56 Uhr verlasse.	M: Toll! Ich bin einfach ganz überrascht über den Ablauf dieses Anwendungstrainings. Das erste Mal, dass ich nicht erledigt bin oder schwierige Situationen durchstehen musste. Fr: Ich bin zufrieden und – jetzt – auch entspannt. Sehr schwer fiel die Übung mit dem Lesen – nur nicht auffallen! Nur, warum ging Pseudostottern dann so gut? Fl: Ich verabschiede Ines mit Glückwünschen. Wenn alle unsere zukünftigen In-vivo-Trainings so einfach und angenehm werden, habe ich keine Angst mehr. I: Ich verspüre Freude, fahre mit neuen Denkanstößen nach Hause. Ich habe hart an mir gearbeitet. Ich sehne mich nach Schlaf. K: Stottern? Auf der Arbeit, am Telefon? Freiwillig? No way! So weit bin ich noch nicht. Erst der 1. Schritt vor dem 7. Der rettende Gedanke: vermiedene Vermeidung belohnen. Ein wunderbares Ziel!

In einem anderen Beispiel mit 3 stotternden Männern wird ebenfalls eine erste In-vivo-Sitzung vorgestellt. Bei ihr ging es um die Lernziele „Körperwahrnehmung" und „Spannungsreduktion" (vgl. Wendlandt 2003, S. 80ff). Hier findet der Leser weitere Anregungen für das methodische Vorgehen, die Auswahl von Aufgabenstellungen und die beabsichtigten Lernergebnisse, die mit den einzelnen In-vivo-Arbeitsschritten erzielt werden sollen.

9 Schlusswort

Demosthenes, einer der größten Redner des alten Griechenlands, gilt als Beispiel einer gelungenen Selbsttherapie. Er hat systematisch und kontinuierlich an seinem Stottern gearbeitet: Nicht nur Sprechen hat er geübt, angeblich mit Kieselsteinen im Mund und tagelang eingeschlossen vor einem Spiegel. Er hat dieses sprechmotorische Training auch unter erschwerten Bedingungen praktiziert, beim Bergsteigen und beim Sprechen in der Brandung des Meeres. Er hat damit seine Sprechweise insgesamt verändert, sie klangvoller, kräftiger und expressiver gestaltet. Dies ging mit Veränderungsprozessen einher, die seine Persönlichkeit betrafen. Immer wieder konfrontierte er sich mit dem Gespött seiner Zuhörer: Mit von den Steinen aufgeblähten Wangen, hässlich anzusehen, hielt er öffentliche Reden und trotzte den Lachern. So bewältigte er seine Ängste vor Blamage und Misserfolg und besiegte seine Scham. Er fing an, sein angepasstes und vorsichtiges Rollenverhalten in der Gemeinschaft aufzugeben, Verantwortung in der Öffentlichkeit zu übernehmen und sich für das Gemeinwohl einzusetzen. Am Beispiel von Demosthenes zeigt sich, wie Selbstheilung immer einhergeht mit einer Veränderung der gesamten Person und ihrer Lebensbezüge in der sozialen Umwelt. (vgl. Wendlandt 1994)

Am Ende eines Buches bleiben immer Fragen offen. Das erinnert an das Ende einer Stotterbehandlung, wenn sich der Therapeut fragt, ob im Rahmen der Behandlung tatsächlich alle jene Fähigkeiten und Ressourcen in ausreichendem Maße gestärkt wurden, die für den Fortbestand von Gesundheit und Wohlbefinden verantwortlich sind.

Seit den Forschungen von Antonovsky („salutogenetisches Modell", 1987) wissen wir, dass sich Gesundheit nicht durch die Abwesenheit von Krankheit definieren lässt. Gesundheit meint mehr! Sie umfasst sowohl das *körperliche Wohlbefinden* (in unserem Fall die relative Freiheit von Stottersymptomen und von mit ihnen in Zusammenhang stehenden körperlichen Beeinträchtigungen), als auch das *psychische Wohlbefinden*, wozu nicht nur „Lebenszufriedenheit gehört, sondern [...] auch Leistungsfähigkeit, Selbstverwirklichung und Sinnfindung" (Lippke u. Renneberg 2006, S. 8). Eine solche Sichtweise auf die eigene Gesundheit fördert den aktiven Prozess der Selbstfürsorge. Der Einzelne kann begreifen: „Gesundheit muss immer wieder neu erreicht, wiederhergestellt und aufrechterhalten" werden (ebenda).

Salutogenese:
„Gesundheit und Krankheit werden als Kontinuum verstanden und es interessiert, wie Menschen trotz Belastung und Stress gesund bleiben und über welche Ressourcen sie verfügen, während andere krank werden bzw. bleiben. [...] Antonovsky stellt ein ressourcenorientiertes [...] Modell dar, in dem sowohl Bewältigungs- als auch Widerstandsressourcen berücksichtigt werden. Gesundheit ist definiert als Balance zwischen Risiko- bzw. Belastungs- und Schutzfaktoren. Antonovsky fand drei Faktoren, aus denen sich das Kohärenzgefühl (sense of coherence) – das Gefühl einer inneren Stimmigkeit – ergibt, mit dem das psychische Wohlbefinden korreliert: Das Gefühl des Individuums,

- die Welt aufgrund von Vorhersehbarkeit und Erklärbarkeit interner und externer Stimuli zu verstehen (comprehensibility),
- sich im Wissen um die eigenen Ressourcen [...], mit denen man Belastungen und Schwierigkeiten bewältigen kann [...], in der Welt zurecht zu finden (managebility) und
- das eigene Handeln als sinnvoll zu erleben (meaningfulness).

Je höher das Kohärenzgefühl ist, desto geringer sind Depressivität, Neurotizismus, Ängstlichkeit sowie psychosomatische Beschwerden." (Rechtien u. Irsch, 2006, S. 123f)

Aus dem Blickwinkel der Gesundheitspsychologie (Becker 1995; Schwarzer 2004; Renneberg u. Hammelstein 2006) hat „Erfolg" in der Stottertherapie nur dann im Leben des Betroffenen eine überdauernde Chance, wenn es im Laufe der Therapie gelungen ist, jene Faktoren zu stärken, „die Personen im Angesicht belastender Ereignisse widerstandfähiger oder invulnerabel machen und die somit zur Aufrechterhaltung von Gesundheit und Wohlbefinden beitragen" (Filipp u. Aymanns 2003, S. 299).

In diesem Sinne können Stottertherapeuten nicht nur dazu beitragen, das Leiden am Stottern zu beenden. Indem sie Lebensumstände verändern helfen, mobilisieren sie gleichzeitig Ressourcen, eröffnen neue Sichtweisen auf das Leben und erweitern die Handlungsspielräume ihrer Klienten, sodass diese in die Lage kommen, für ihre Gesundheit selbst Sorge zu tragen. Und das selbst dann, wenn Verluste und Krisen drohen. Mit diesem Anspruch würde sich auch die Forderungen von Nadler u. Mühe (1985, S. 211) erfüllen, die schon vor einiger Zeit betont haben, dass die Symptome des Stotterns im Erwachsenenalter immer „in einem größeren Zusammenhang allgemeiner Veränderungen von Einstellungen und Verhalten behandelt werden müssen" und dass dies notwendig ist, „damit der Stotternde wirksamer in seinen Lebensumständen handeln kann."

Konzept der Widerstandskraft:
Nach dem Konzept der Widerstandskraft zeichnen eine „widerstandsfähige Persönlichkeit" mindestens 3 miteinander verknüpfte Komponenten aus (s. Kobasa 1979; Filipp u. Aymanns 2003):

- Engagement (statt Entfremdung): Die Person glaubt an die Wichtigkeit und den Wert der eigenen Person und an das, was sie tut.
- Kontrolle (statt Machtlosigkeit): Die Person hat die Überzeugung, den Verlauf der Ereignisse durch eigenes Zutun angemessen beeinflussen zu können.
- Herausforderung (statt Bedrohung): Die Person hat die Überzeugung, dass Veränderungen und mangelnde Stabilität zum Leben gehören und bewertet stressreiche Zeiten als Ansporn für die persönliche Weiterentwicklung.

Für die Ausbildung von Stottertherapeuten wünsche ich mir, dass Studierende sich mit Spaß und Neugier dem eigenen Kommunikationsverhalten zuwenden und ihre Fähigkeiten für eine professionelle Beziehungsgestaltung erweitern. Warum das wichtig ist? Nun, befragt man Klienten nach Behandlungsende, was sie als hilfreich in der Therapie erlebt haben, so sprechen sie am häufigsten die therapeutische Beziehung an und betonen, wie wichtig die Erfahrung der Fürsorge und Aufmerksamkeit durch den Therapeuten gewesen sei (Levitt et al. 2006). Therapieerfolg wird nicht in erster Linie auf bestimmte Interventionen zurückgeführt, sondern auf unspezifische Faktoren wie eben die therapeutische Beziehung, aber auch Reflexionen, Einsichten in Beziehungen, Gedanken und Gefühle sowie die Eröffnung neuer Perspektiven. Dieser Sachverhalt, der in der Psychotherapieforschung bekannt ist (vgl. Grawe 1998; Sachse 2006), dürfte sich auch in der Therapie erwachsener Stotternder nachweisen lassen.

Meinen Kolleginnen und Kollegen, die in ihrer Berufpraxis mit stotternden Erwachsenen arbeiten, wünsche ich, dass sie sich unangestrengt und experimentierfreudig in der Therapeut-Klient-Beziehung bewegen und mit spielerischer Freude die Kommunikation ihrer Klienten beflügeln können. Möge ihnen in der Therapie genügend Atem bleiben, ihre Klienten zu Erkundungen auf dem Feld der gesellschaftlichen Partizipation und ihnen somit zur Steigerung der allgemeinen Lebensqualität zu verhelfen. Dabei sollte nicht vergessen werden, dass hier nicht die Therapeuten alleine Verantwortung tragen: „es gehört zu der gemeinschaftlichen Verantwortung der Gesellschaft in ihrer Gesamtheit, die Umwelt so zu gestalten, wie es für eine volle Partizipation (Teilhabe) der Menschen mit Behinderungen an allen Bereichen des sozialen Lebens erforderlich ist" (DIMDI 2004, S. 25).

Für Stotternde, die dieses Praxishandbuch gelesen haben, wünsche ich mir, dass sie Mut und Ideen für ihren eigenen „Königsweg" mit dem Stottern (oder: aus dem Stottern heraus) sammeln konnten. Es gilt, selbstbewusst auf die Zukunft zu blicken und von niemandem bestimmen zu lassen, wo das Ende der eigenen Träume liegt.

Anhang

Verzeichnis der Arbeitsbögen

Arbeitsbögen für stotternde Erwachsene

Arbeitsbögen für Stottertherapeuten

Arbeitsbögen

Arbeitsbögen für stotternde Erwachsene

Arbeitsbogen für stotternde Erwachsene

AB 1: Beobachtung – Grundlage für jedes Veränderungsprojekt

Die Fähigkeit zu einer differenzierten Selbstwahrnehmung ist eine wesentliche Voraussetzung für erfolgreiche Veränderungsschritte. Ihre Fähigkeit zur Selbstwahrnehmung können Sie durch gezielte Beobachtungsaufgaben weiterentwickeln.

1. Entscheidung treffen: Was wollen Sie beobachten?

Selbstbeobachtungen:
Wollen Sie beispielsweise Ihrem „Zögern“ auf die Schliche kommen? Oder „ihrer hohen Stimme“, die manchmal so piepsig wird, wenn Sie aufgeregt sind? Oder herausbekommen, warum die Kiefermuskeln abends schmerzen?
Oder wollen Sie lieber erst einmal beobachten, ob Sie ein bestimmtes Zielverhalten (z. B. ein ruhiges, gelassen wirkendes Sprechen) bereits beherrschen, ohne sich dessen bewusst zu sein?

Beobachtungen bei anderen Menschen:
Oder bietet es sich stattdessen an, andere Kommunikationspartner zu beobachten und herauszubekommen, wann sich dort „Zögerlichkeit“ einstellt und wie sie sich äußert? Oder ob auch bei Freunden die Stimme hochschnellt, wenn die Aufregung sie packt? Und wer von den Kollegen die Kiefer aufeinanderpresst, sodass man die Bewegung der Wangenknochen sieht?
Sie könnten aber auch gleich diejenigen kommunikativen Fähigkeiten bei anderen Menschen beobachten, die Sie selbst gerne hätten. Was kann ich mir abschauen, was will ich übernehmen?

2. Beobachtungsaufgaben festlegen
Wenn Sie Ihrem „zögerlichen Verhalten“ auf die Schliche kommen wollen, sollten Sie sich ganz konkrete Beobachtungsaufgaben vornehmen. Derartige Aufgaben können sehr unterschiedlich ausfallen, je nachdem, wo sich bei Ihnen „Zögerlichkeit“ zeigt:
- in der Art und Weise Ihres Blickkontakts, wie Sie ihn herstellen oder halten,
- in Ihren Bewegungsabläufen, wenn Sie beispielsweise auf andere Menschen zugehen,
- im Nichtaussprechen von Gedanken und Wörtern, die Ihnen längst auf der Zunge liegen,
- in Ihrem Umgang mit Entscheidungen, beispielsweise bezüglich anstehender Telefonate,
- oder in den Wortabbrüchen oder den langen „Schleifen“, die Sie einlegen, bevor Sie zum Kern der Aussage kommen.

3. Hinschauen: Beobachtungen durchführen
Wenn Sie sich entschieden haben, Ihre Zögerlichkeit in Begrüßungssituationen auf der Arbeitsstelle beobachten zu wollen, dann sollten Sie diese Aufgabe nicht nur 1- oder 2-mal durchführen, sondern dies mehrfach und über mehrere Tage tun. Überprüfen Sie wiederholt, ob das Gesehene/Gehörte auch zu einem anderen Zeitpunkt, unter anderen Bedingungen oder von einem anderen Blickwinkel aus noch genauso erscheint.

4. Notieren
Machen Sie Notizen zu Ihren Beobachtungen. Und schreiben Sie die Gedanken auf, die Ihnen spontan beim Notieren einfallen.

5. Über das Beobachtete sprechen
Sprechen Sie über das, was Sie beobachtet haben, mit anderen Menschen, beispielsweise mit Ihrem Therapeuten, mit Ihrem Freund oder mit Leuten aus der Selbsthilfegruppe. Klären Sie, ob andere Menschen das Gleiche wie Sie wahrnehmen. Und was diese anderen Menschen zu ihrer eigenen „Zögerlichkeit in Begrüßungssituationen" sagen, ob sie ähnliche Verhaltensweisen beim Begrüßen kennen, die Sie bei sich beobachtet haben. Seien Sie neugierig, wo sich Unterschiede und wo sich Überschneidungen ergeben.

6. Schlussfolgerungen ziehen
Werten Sie das Beobachtete und die damit zusammenhängenden Erfahrungen und Gedanken aus! Können Sie Schlussfolgerungen ziehen? Wollen Sie beim Begrüßen etwas ausprobieren, was Sie bisher nicht gemacht haben? Eine andere Begrüßungsformel wählen?
Sich 20 Sekunden länger auf den Kontakt einlassen? Stehenbleiben statt vorbeizulaufen? Eine (nur eine!) interessierte Frage an Ihr Gegenüber richten? Das Stottern zulassen, nicht gegen das Stottern ankämpfen?

Arbeitsbogen für stotternde Erwachsene

AB 2: Rückfall – Kann mir doch nicht passieren!

Boehmler (1989, S. 101), ein bekannter amerikanischer Stottertherapeut und Stotterforscher, der selbst gestottert hat, wendet sich an seine Leidensgenossen. Er schreibt sinngemäß:

> Bleibe am Ball: Sorge dafür, dass der Erfolg erhalten und gesteigert wird. Egal, ob die bereits erzielten Änderungen Dein Selbstbild oder den Abbau der Symptome betreffen, einen verbesserten Umgang mit Blocks, eine größere Sprechflüssigkeit oder eine Zunahme an Verständigungsfreiheit. Sei Dir bewusst, dass diese Änderungen sich nicht von selbst erhalten. Lebensweisen, die sich im Verlauf von vielen Jahren eingestellt haben und beibehalten wurden, können nicht in ein paar Monaten geändert werden. Die Therapie muss so lange fortgesetzt werden, bis neue Sprechweisen ebenso selbstverständlich und ebenso ein Teil von Dir geworden sind, wie es vorher Dein Stottern war. Wenn Du die Ergebnisse Deiner therapeutischen Arbeit nicht weiterpflegst, wird ein Rückfall auftreten: Er ist praktisch nicht nur unumgänglich, er wird vielmehr erforderlich sein. Es heißt nun erneut, von vorne anzufangen und den gleichen Weg noch einmal zu gehen, um den erzielten Erfolg wiederzuerlangen.

Was halten Sie von dieser Aussage? Ein bisschen übertrieben? Einseitig? Gibt es andere Gesichtspunkte, die Sie mit einem Rückfall in Verbindung bringen? Im Folgenden sind ein paar Fragen zum Thema Rückfall formuliert. Lassen Sie sich die Fragen in Ruhe durch den Kopf gehen und vergleichen Sie Ihre Gedanken mit den Aussagen von Boehmler.

Woran machen Sie einen Rückfall fest?
- Sind es die zunehmenden Stottersymptome, die wieder auftauchen, die Häufigkeit des Stotterns, die zunimmt?
- Oder zeigt sich ein Rückfall eher an der Tatsache, Symptome nicht mehr unter Kontrolle bekommen zu können? Die Sprechhilfen oder die Verflüssigungstechniken wollen nicht mehr gelingen.
- Hängt ein Rückfall vielleicht mit der Zunahme der Angst vor dem Stottern zusammen oder mit dem ängstlichen Ausfantasieren möglicher Misserfolge, die auftauchen könnten?
- Oder ist es das Gefühl der Unwilligkeit, sprechen zu wollen, eine allgemeine Kommunikationsunlust oder Sprechangst, die sich wieder äußert?
- Oder haben Sie festgestellt, dass Sie (unbeabsichtigt) wieder viele sprachliche Vermeidungstricks einsetzen, wenn Sie Stottern erwarten (z. B. Worte austauschen bzw. hinauszögern, Floskeln einschieben, sich räuspern oder Ähnliches)?
- Oder zeigt sich ein Rückfall im erneuten Vermeiden bereits bewältigter Sprechanforderungen? Beispielsweise schweigen Sie in Gesprächsrunden oder überlassen das Telefonieren Ihrem Anrufbeantworter oder beenden unangenehme Kommunikationssituationen vorzeitig (gehen aus dem Feld)?

Aufgabenstellungen:
Im Folgenden sind 2 Themenstellungen formuliert. Bitte schreiben Sie hierzu ein paar Zeilen und bringen Sie sie zur nächsten Therapiestunde mit.
1. Welche der oben aufgeführten Punkte sind aus Ihrer Sicht in besonderem Maße für einen Rückfall verantwortlich?
2. Welche Erfahrungen haben Sie selbst bisher mit Rückfällen und ihrer Bewältigung sammeln können?

Arbeitsbogen für stotternde Erwachsene

AB 3: Das 3-Stühle-Spiel

1. Bestimmen Sie 3 Stühle in einem Raum / einer Wohnung / am Arbeitsplatz, die Ihnen in nächster Zeit als Übungsstühle dienen sollen, z. B. den Stuhl, auf dem Sie morgens Ihren Kaffee trinken, den Schreibtischsessel in der Firma, den Hocker vor dem Telefon im Flur.

2. Legen Sie sich eine Kartei an (Sammlung von Kärtchen), die unterschiedliche Trainingsbereiche (jeweils in anderer Farbe) umfasst. Beispiele:

- Bereich „Körpersensibilisierung" / gelb; Lernziele z. B.: „Stirn-, Kiefermuskeln, Bauch lockern beim Rundumblicken", „Kontakt der Fußsohlen am Boden spüren", „im Stehen: Schultern lockern, Körperhaltung aufrecht, Kopf erhoben".
- Bereich „neuer Umgang mit Stottern" / rot; Lernziele z. B.: „hartes Blockierungsstottern mit Verkrampfungen im Gesicht und Oberkörper", „weiches Wiederholungsstottern bei lockerer Kopfhaltung", „Stottern, das durch weiche kurze Dehnungen gekennzeichnet ist und bei dem keinerlei Kopf- und Mundverspannungen auftreten".
- Bereich „Sprechvariation" / grün; Lernziele z. B.: „artikuliert", „mit Pausen", „betont", „gebunden", „mit weichen Stimmeinsätzen zu Beginn eines jeden Satzteils", „insgesamt verlangsamt" sprechen.

3. Legen Sie Übungsaufgaben fest, die jeweils ca. 4–5 Tage Gültigkeit haben: z. B. lautes Vorlesen eines Zeitungsartikels am Frühstückstisch, 2 kurze Gespräche im Büro, wenn Kollegen den Kopf zur Tür reinstrecken und 2 Telefonate abends mit Freunden.

4. Sprechaufgaben durchführen: Kärtchen zu den Trainingsbereichen einstecken.

- Alternative 1: Ziehen Sie aus *nur 1 der 3 Trainingsbereiche* für jeden Übungsstuhl ein Kärtchen: Nun ist es Ihre Aufgabe, sich mehrmals täglich auf diese Stühle zu setzen und dabei die jeweiligen Zielmerkmale dieses einen Trainingsbereichs zu realisieren.
- Alternative 2: Ziehen Sie für die 3 Übungsstühle jeweils 1 Kärtchen aus *3 verschiedenen* Trainingsbereichen; ordnen Sie ein Kärtchen jeweils einem Stuhl zu. Immer, wenn Sie sich auf einen der 3 Stühle setzen, verhalten Sie sich entsprechend des zugeordneten Lernziels.

5. Neue Übungsaufgaben festlegen: Wenn Sie Sicherheit im blitzschnellen Anwenden des jeweiligen Zielverhaltens haben, können Sie nun neue Kärtchen den 3 Stühlen zuordnen. Sorgen Sie dafür, dass Sie im Laufe der Zeit alle Kärtchen durchspielen. Achten Sie darauf, dass Sie sich immer wieder neue Sprechaufgaben ausdenken: „Stühle" gibt es in unterschiedlichen Formen (Barhocker, Blumenkübel, Parkbank, U-Bahnsitz etc.), überall lassen sich neue Sprechaufgaben mit unterschiedlichen Zielverhaltensweisen etablieren.

Gut Spiel!

Arbeitsbogen für stotternde Erwachsene

AB 4: Anregungen für das erste Anwendungstraining

Im Folgenden finden Sie ein paar Anregungen, die sich auf den Ablauf und die möglichen Inhalte des ersten gemeinsamen Anwendungstrainings beziehen. Schauen Sie mal, ob Sie damit etwas anfangen können.

1. Organisatorisches
- Inhaltlichen Ablauf des Arbeitstreffens mit Pausen und ggf. zusätzlichem Freizeitprogramm festlegen; auf verbindliche Zeitstruktur achten.
- Moderator wählen (ggf. einen für die 1., einen anderen für die 2. Hälfte).

2. Kreisgespräch über aktuelle Befindlichkeit und Stand des momentanen Sprechens jedes Einzelnen
- Was ist passiert seit unserem letzten Treffen in Berlin?
- Was habe ich ausprobiert?

3. Entspannungsübung (z. B. nach Jacobson)
- Einer leitet für alle an oder: Jeder sagt nacheinander 3 /4 / 5 Entspannungssätze.
- Anschließende Auswertung.

4. Stottern zeigen, mit dem Stottern spielen, absichtlich stottern
Es geht darum, unbefangen eigene Symptome zu riskieren, sie „lustvoll" auszugestalten. Wer's genau wissen will, schaut sich dabei am besten im Spiegel an.
- Alleine beginnen, Vor-sich-hin-sprechen, Alltägliches erzählen, Dinge beschreiben.
- Anschließend könnte die Übung in der Zweier- oder Dreierrunde stattfinden (Vorbereitung für ein angstfreies Sprechen in den später folgenden In-vivo-Übungen; s. Punkt 7).
- Diese Aufgabenstellung kann von ganz Mutigen durch Telefongespräche ergänzt werden. Achtung: Beim Ziel bleiben, nicht plötzlich „gut", „symptomfrei" sprechen wollen! Wichtig ist erst einmal, sich überhaupt Symptome zuzugestehen und dann auch Symptome wiederholt absichtlich zu produzieren.

5. Gemeinsam sprechen, gleichzeitig alle auf einmal
Es geht darum, während des Sprechens zu einem spannungsfreien Reden zu kommen, das richtige Tempo zu finden, die richtige Lautstärke und nur so viel Energie / Kraft einzusetzen, wie unbedingt nötig ist: *Sich selbst in die Ruhe sprechen.*
- Dies lässt sich zuerst beim Lesen, dann beim Bildbeschreiben ausprobieren, zuletzt beim Sprechen zu einem Thema.
- Die Anzahl der Personen, die gleichzeitig spricht, kann reduziert werden, am Schluss spricht nur einer.

6. Besprechen der individuellen Tagespläne und der Eigenarbeit
- Alle legen ihre Aufzeichnungen, Stottertherapiebücher, ihre Tagesprotokolle bzw. Notizen in die Mitte.
- Jeder erzählt, woran er arbeitet, wie die Eigenveränderungen am Stottern und an der eigenen Kommunikation durch Selbstbeobachtung und systematisches Notieren vorangebracht wird. Die anderen geben Rückmeldung und unterstützende Hinweise. Vor allem geht es darum, die Selbsttrainingsarbeit jedes Einzelnen durch Ermutigungen und weiterführende Ideen anzuregen.

7. In-vivo-Übungen durchführen

- Die Übungen ganz individuell ausrichten, sie dürfen nicht zu schwer sein, immer sollten positive Erfahrungen möglich werden.
- Die einzelnen Sprechaufgaben zu zweit/dritt durchführen. Dabei darauf achten, dass keiner dominant ist, aber auch keiner sich zu sehr im Hintergrund hält. Sich gegenseitig stützen! Ggf. macht der eine das vor, was der andere sich noch nicht getraut.
- Wenn Sie sich einer Belastungssituation nähern, sollten Sie schon vorab, noch bevor die eigentliche Übungsaufgabe beginnt, bereits auf diejenige Weise sprechen, die als Zielverhalten festgelegt ist. Dieses „Einsprechen", diese Sprechvorbereitung gibt Sicherheit und begünstigt positive Erfahrungen.
- Gründliche Auswertung: Nach den einzelnen In-vivo-Übungen Rückmeldung geben und Erfahrungen diskutieren, dabei die Konsequenzen der Übungen für die selbstständige Eigenarbeit herausarbeiten. Pluserfahrungen als Stichworte notieren.

8. Einen guten Abschluss finden

- Noch einmal auf die Punkte zurückblicken, die für den Einzelnen wichtig waren.
- Sich gegenseitig mitteilen, was einem aneinander gefallen hat.
- Festlegen, wann Telefonkontakte miteinander stattfinden werden und ob noch weitere „Begegnungen" vor unserer nächsten Therapieeinheit möglich sind.

Achtung: Bitte achten Sie darauf, dass für den 8. Punkt genügend Zeit bleibt. Nicht einfach auseinanderrennen, „weil gleich der Zug fährt". Rechtzeitig die Schlussrunde einleiten. Das bedeutet, dass die Gruppe zu Beginn des Tages Prioritäten festlegt, welche Übungen bei diesem 1. Anwendungstraining auf jeden Fall durchzuführen sind und welche ggf. wegfallen können. Vielleicht gibt es ja auch Programmpunkte, die wichtiger erscheinen, als die hier aufgeführten.

Viel Spaß! Gutes Gelingen! Stottern kann gewagt werden!

Arbeitsbogen für stotternde Erwachsene

AB 5: Tagesablauf im Rahmen einer Intensiv-Intervall-Therapie

Unser Therapietag morgen wird wie folgt strukturiert sein:

1. Kurze gemeinsame Therapiesitzung: 9:00 Uhr

2. Übungen in Eigenregie, alleine, für die Dauer von 40 min:
Übungen, die Ihnen gut tun; Sie sollten sie laut vor sich hinsprechen, Aufnahmen machen, sich selbst anschließend anhören und sich selbst laut Rückmeldung geben. Diese Rückmeldungen auf Band aufnehmen, sich hinterher anhören, was Sie sich da rückgemeldet haben. Anschließend bewerten, ob Sie mit sich, dem Übungsablauf zufrieden sind, ob es wichtige Erfahrungen gab, die Sie aus der Übung gewonnen haben und die Sie weiterhin berücksichtigen wollen. Notizen machen!

3. Zu zweit, mit Partner, 40 min:
Die absolvierten Übungen gegenseitig vormachen und Rückmeldung geben. Achtung: Der Partnerin / dem Partner immer erst die Lernziele demonstrieren, d. h. sie vormachen und sie dann beschreiben. Der / die Partnerin gibt nicht nur eine verbale Rückmeldung. Er / sie hilft durch Spiegeln, macht das gezeigte Verhalten also nach, demonstriert das gelungene, aber auch das nicht so optimale Verhalten.

4. In-vivo-Arbeit auf dem Markt
Wir treffen uns pünktlich um 12:00 Uhr am Markt. Ich unterstütze die In-vivo-Arbeit bis 13:00 Uhr.

5. Pause – Mittagessen – Freizeit

6. In-vivo-Arbeit in der Stadt
40 min Anwendungstraining in Zweiergruppen: Vertiefung der begonnenen In-vivo-Arbeit mit persönlichen Lernzielen. Auswertung der In-vivo-Erfahrungen im Café (Gesamtgruppe ohne Therapeut).

7. Text zum Selbsttraining schreiben, maximal 30 min
Grundlage dafür sind die Inhalte der bisherigen Arbeitsbögen zum Selbsttraining und Ihre heutigen Erfahrungen: Zu einem Punkt, der Ihnen im Text persönlich wichtig war, oder der Ihnen im Rahmen der Zweiergruppenarbeit aufgestoßen ist, Notizen machen. Dabei auch Schlussfolgerungen aus der In-vivo-Arbeit für das zukünftige Selbsttraining ziehen.

8. Kurze Bilanz zum Tag ziehen, solo, in Eigenregie
Auf Band sprechen bzw. Eintragungen im Therapietagebuch vornehmen.

Soweit die Vorschläge. Es wäre gut, die Zeiteinteilung und die Absprachen mit den anderen Gruppenmitgliedern rechtzeitig und eindeutig zu treffen.

Arbeitsbogen für stotternde Erwachsene

AB 6: Meine Träume

Bitte unterstreichen Sie ein Wort oder einen Satz, der Sie besonders anspricht, und verfassen Sie dann dazu einen kleinen eigenen Text, der etwas über Sie persönlich aussagt.

„An meine Träume erinnere ich mich fast nie. Wenn ich aufwache, ist alles weg. Aber ich habe bestimmte Wünsche. Starke Wünsche. Ich betrachte mich als Student des Lebens. Die schwerste Kunst ist die Kunst zu leben. Sie ist schwerer zu erlernen als jedes Instrument.

Wenn wir Kinder sind und neue Fähigkeiten erlernen, zum Beispiel Fahrrad zu fahren, gehen wir ein echtes Risiko ein. Niemand, der zum ersten Mal auf ein Fahrrad steigt, schafft das, ohne ein paar Mal zu stürzen und sich die Knie aufzuschlagen. Wenn wir aber älter werden, fürchten wir, uns lächerlich zu machen [...] Wir konzentrieren uns auf die negativen Seiten und erleben uns als Opfer der Umstände. Wir bekommen Angst vor den Risiken, die nötig sind, um etwas über das Leben zu lernen. Für viele Menschen ist das Leben eine Reihe von Hindernissen, die sie mühevoll überwinden, statt darin Chancen zum Lernen zu erkennen. Ich wünsche mir mehr von dieser kindlichen Lernbereitschaft."

(Interviewausschnitt mit Herbie Hancock, Legende des Jazzpianos / aus: DIE ZEIT, Nr. 22, 23. Mai 2002)

Arbeitsbogen für stotternde Erwachsene

AB 7: Protokollbogen – Ablauf einer In-vivo-Stunde

Name: ______________________ Datum: __________ wievielte In-vivo-Stunde: ______

Übergreifende Arbeitsziele für heute: ______________________________________

____

Ablauf der Übungen:

Uhrzeit	**In-vivo-Situation:** **Ort, Personen, Umstände, kommunikative Anforderungen**	**Lernziele:** **meine konkreten Verhaltensweisen**	**Auswertung:** **Beobachtungen, positive Erfahrungen**	**Ideen für die Weiterarbeit:** **Beachtenswertes**

Arbeitsbogen für die Stottertherapie

AB 8: Beispiel eines vorgegebenen Protokollbogens

Kommunikationssituationen, die ich bewältigen möchte	Aktuelles Verhalten (Was tue ich? Was vermeide ich?)	Konkretes Zielverhalten (Wie könnte ich auftreten? Welche unterschiedlichen Handlungsmöglichkeiten gibt es?)	Weiterführende Gedanken und Ideen

Arbeitsbogen für stotternde Erwachsene

AB 9: Anleitungsbogen zur Planung, Durchführung und Auswertung von Übungen

Manchmal ist es gut, sich spontan in eine Übungssituation zu begeben und das, was man sich vorgenommen hat, zügig auszuprobieren. Indem Sie sich mutig ins kalte Wasser stürzen, gelingt es, die zähe Zeit des Zögerns abzukürzen. Doch dies ist nicht immer eine erfolgreiche Strategie. Spontanes Erproben kann auch zu „kopflosen“ Reaktionsweisen führen, zu einem erhöhten Angstpegel – alte Sprechgewohnheiten (Stottermuster) werden aktiviert. Langfristige Erfolge brauchen neue Wege. Um sie zu erarbeiten, können Sie die folgenden Klärungshinweise für Ihr Selbsttraining nutzen:

Übungssituationen: Welche Situationen wähle ich? Welche sind geeignet? Welche sind leichter, welche schwerer?

Zeitdauer: Über welche Zeitdauer soll ein Zielverhalten in einer konkreten Übungssituation gezeigt werden?

Häufigkeit der Ausführung: Wie häufig soll das Zielverhalten in einer bestimmten Situation ausgeführt werden?

Notwendige Wiederholungen: Wie oft am Tag oder in der Woche ist eine Übung in derselben, in einer ähnlichen oder in einer anderen Übungssituation zu wiederholen?

Kommunikative Anforderungen: Ist die Aufgabenstellung erst einmal in einer leichten oder in einer schwierigen Variante durchzuführen? Sollten wenige oder viele Personen anwesend sein? Wie lassen sich die inhaltlichen Anforderungen an das Sprechen schrittweise erhöhen?

Erfolgskriterium: Woran genau ist abzusehen, dass die Aufgabenstellung erfolgreich realisiert wurde?

Registriersystem: Wie kann die Ausführung der Eigenarbeit so festgehalten werden, dass eine motivierende Rückmeldung möglich wird? Zählen Sie an den Fingern oder an Murmeln, die Sie von einer Tasche in die andere wandern lassen, aus, wie oft Sie das Zielverhalten gezeigt haben? Oder haben Sie für verschiedene Verhaltensweisen verschiedenfarbige Büroklammern vor sich, die Sie zu einem Muster anordnen? Schreiben Sie Ihre Gefühle und Gedanken stichwortartig auf einen Zettel, den Sie abends in Ihr Therapieheft kleben? Sie sollten sich korrekte und konkrete Rückmeldungen geben können.

Auswertung: Wie ist die Eigenarbeit auszuwerten? Wo können Sie Ihre Gefühle und Gedanken festhalten? Mit wem können Sie über Ihre Erfahrungen sprechen? Sie werden es als sehr unterstützend erleben, wenn Sie bei schwierigen Übungen schon vorher wissen, dass Sie hinterher Ihre Eindrücke in Ruhe mit einem Vertrauten besprechen oder schreibend im Therapietagebuch verarbeiten können.

Arbeitsbogen für stotternde Erwachsene

AB 10: Ein Therapiejournal führen

Therapie funktioniert nicht, wenn sie nebenbei und verstohlen gemacht wird. Therapie braucht einen sichtbaren Beweis für ihre Existenz, einen „Ort", an dem Hoffnungen und Sehnsüchte, Zweifel und Enttäuschungen, konkrete Vorhaben und fehlgeschlagene Absichten leben dürfen und sich entfalten können, einen Ort der Befreiung, der Reflexion, der Planung und der Dokumentation. Machen Sie einen solchen „Ort" ausfindig, der zu Ihnen passt: Das kann eine Schachtel auf der Anrichte sein, ein Dokument auf der Festplatte, ein Tagebuch in der Jackentasche. Alle Gedanken und Informationen zum Stottern und zur Therapie können hier versammelt werden. Hineingeworfen, aufgeklebt, eingetragen schaffen sie Bewusstheit über sich selbst, über das Stottern und den momentanen Veränderungsprozess. So kann eine Veränderungsdynamik entstehen – sie entfaltet sich nicht nur aufgrund der Impulse aus den Behandlungsstunden, sondern auch durch die Verarbeitung und Weiterführung Ihrer Erfahrungen und Erkenntnisse, die Sie aus den therapeutischen Gesprächen und Übungen mit nach Hause nehmen.

Erst wenn wir unsere Empfindungen und Stimmungen, Ahnungen und Gewissheiten, Gedanken und Vorhaben, unsere verqueren Bilder von uns selbst, unsere Ängste und Verlorenheitsgefühle, wenn wir alle diese inneren Zustände und Befindlichkeiten, die oft noch ganz diffus und unfassbar erscheinen, „nach außen bringen", sie ausdrücken, können wir sie für unsere Weiterentwicklung nutzen: Wir gewinnen Distanz, verarbeiten unliebsame Erfahrungen, erkennen genauer, was uns bewegt, spüren, was wir brauchen. Lösungsideen fallen uns ein. Ohne diese Art von Selbstausdruck ist eine Veränderung nur schwer denkbar. (Das gleiche verändernde Prinzip findet beim therapeutischen Gespräch statt: Die Gesprächsimpulse des Therapeuten befördern die Selbstexploration, die Selbsterforschung, die sich als Versprachlichung ihren Weg „nach draußen" bahnt.)

Abenteurer und Fürstentöchter schreiben auch Tagebücher, Spitzensportler und Politiker ebenfalls – ganz zu schweigen von Dichtern und Bestsellerautoren. Wer schreibt in Ihrem Bekanntenkreis ein Journal? Vielleicht gibt es andere Betroffene, mit denen Sie sich gegenseitig Textpassagen vorlesen können.

Arbeitsbogen für stotternde Erwachsene

AB 11: Bilanz ziehen – Wie ist es bisher gelaufen?

Welche *positiven Veränderungen* haben sich seit unserem Therapiebeginn bei Ihnen eingestellt? Mit welchen Situationen kommen Sie heute besser klar? Welche Fähigkeiten haben Sie gefestigt bzw. neu erworben? Was gelingt Ihnen heute besser als früher? Legen Sie Stift und Papier (oder Ihr Therapietagebuch) bereit und nehmen Sie spontan Stellung!

- Bitte beginnen Sie mit Notizen zu den unten aufgeführten 6 Themenbereichen. Beziehen Sie sich dabei nur auf Veränderungen, mit denen Sie zufrieden sein können. Beginnen Sie Ihre Sätze mit „Heute....“. Versuchen Sie bitte, mindestens 3 Sätze zu jedem Themenbereich zu formulieren.
- Notieren Sie anschließend Ihre Gedanken zu den 4 verbleibenden Fragestellungen.

Positive Erfahrungen

1. Sprechen

Heute ____________________

2. Umgang mit dem Stottern

Heute ____________________

3. Ängste / Unsicherheiten

Heute ____________________

4. Kommunikation in der Öffentlichkeit

Heute ____________________

5. Arbeit / Studium

Heute ____________________

6. Partnerschaft / Freundschaften / Beziehungen

Heute ____________________

Sonstige Beobachtungen und Wünsche

A. Was ich nicht mehr vermeide

____

B. Wie ich heute über mich denke

____

C. Ziele, die ich heute angehen möchte, die ich mir vor Therapiebeginn nicht zugetraut habe

____

D. Was ich mir noch von der Therapie wünsche

____

Weitere Erkenntnisse

____

Arbeitsbogen für stotternde Erwachsene

AB 12: Sie können mehr als andere!

Sie können mehr als andere Menschen! Ja, deutlich mehr! Abgesehen von all den Stärken und Fähigkeiten, die Ihnen zu eigen sind, können Sie mittlerweile zwischen unterschiedlichen Arten des Sprechens wählen. Sie haben die Freiheit zur Variation! Sie sind nicht mehr auf Ihre automatisierte Sprechweise angewiesen – so wie Ihre Mitmenschen. Wenn es darauf ankommt, aufgeregte Gesprächspartner zu beruhigen, können Sie Ihre Sprechweise verlangsamen, weicher und „gemütlicher" gestalten. Wenn Sie vorhaben, Sicherheit in Gegenwart eines wichtigen Vorgesetzten auszustrahlen, können Sie Ihr Sprechen in die Ruhe pegeln und klangvoll formulieren, wo andere zitterig vor Nervosität herumdrucksen. Und Sie können Ihre Fußsohlen spüren (wer kann das sonst schon?) und sich Gelassenheit zugestehen. Das gelingt Ihnen auch dann, wenn es um Sie herum hektisch wird, wenn der Geräuschpegel ansteigt. Sie spüren die beginnenden Verspannungen (wer merkt das sonst schon?) – und lassen einfach den Bauch oder die Stirn locker. Und im Kaufhaustrubel sind Sie mit Hilfe des ausgeformten Sprechens deutlich zu verstehen. Nicht zuletzt können Sie, was anderen Menschen völlig unmöglich ist, *gezielt* stottern, beispielsweise um einen Polizisten dazu zu bewegen, das Knöllchen stecken zu lassen, das er Ihnen wegen Falschparkens gerade verpassen wollte. Ja, auch das Stottern können Sie auf vielfältige Weise gestalten – Sie sind nicht mehr Sklave Ihres Stotterns. All das gelingt Ihnen, wenn Sie Ihre gelernten Fähigkeiten anwenden! Sie beherrschen diese Fähigkeiten mittlerweile in zunehmend schwierigen Situationen.

Sie haben nicht nur unterschiedliche Sprechweisen parat. Nicht nur eine differenzierte Wahrnehmungsfähigkeit bezüglich Sprechablauf, Stimme, Resonanz, Tonhöhe, Tempo, Rhythmus, Artikulation, Pausen usw. Sie können auch zwischenmenschliche Kommunikation steuern, Einfluss auf die Kontaktbereitschaft anderer Menschen nehmen. Ja, Sie können sich bereits selbst mit Merkmalen der Sympathie und Attraktivität ausstatten: Sie sind in der Lage, Ihre Körpersprache, Ihre Stimme, die Art der Zuwendung, Ihre Bewegungsabläufe gezielt zu beeinflussen, mit dem Blickkontakt zu spielen, schüchtern, zart oder verwegen zu sein, Sie können lächeln, Interesse zeigen – und alles mit einem charmanten Stottern (wenn Sie wollen). Auch die Abgrenzung ist Ihnen möglich, die Klarheit, das harte Sprechen, eine Bestimmtheit im Auftreten, die Eindeutigkeit der Aussage. Sie besitzen Fähigkeiten, die sich andere Menschen erst mühselig erwerben müssen. Sie sind eine Expertin, ein Experte für Kommunikation geworden. Sie sind in der Lage, körperbezogene Verspannungen zu spüren, ihnen nicht mehr unbemerkt ausgeliefert zu sein. Und auch Ihre Stimmungen können Sie viel schneller wahrnehmen als früher, negative Befindlichkeiten mit gezielten Selbstinstruktionen auflösen und dadurch entspannter im Kontakt bleiben. Anderen Menschen fehlt meist diese Sensibilität für all die automatisiert ablaufenden Körperanspannungen und psychischen Verkrampfungen.

Eines ist klar: Sie verfügen über ein breites Wissen und vielfältige Handlungsmöglichkeiten, um Alltagskommunikation nach den eigenen Bedürfnissen gestalten zu können. Ihre Sprechunflüssigkeiten sind eingebettet in Ihr lebendiges Gesamtverhalten. Stottern kann nur noch die Bedeutung erlangen, die Sie ihm geben. Stottern ist nur eine Schattierung im Gesamtbild Ihres umfassenden Kommunikationsverhaltens.

Sie können mehr als andere Menschen!

Arbeitsbogen für stotternde Erwachsene

AB 13: Orientierungspunkte für das szenische Improvisieren*

Jede Überraschung ist mir lieb. Freudig begrüße ich das Unvorhersehbare.
Wenn ich das Neue und das Fremde nicht mehr als Gefahr, sondern als Herausforderung begreife, kann ich mich ihm zuwenden und lernen, mit ihm umzugehen. Meine Unsicherheit sinkt, meine Flexibilität wächst, das Unbekannte wird zunehmend reizvoller.

Scheitern ist eine Chance. Fehler nehme ich an. Sie sind Wendepunkte und stellen mir Aufgaben, die in eine neue Richtung weisen.
Ohne Fehler gibt es keine neuen Entdeckungen. Wenn ich keine Fehler wage, bleibe ich auf ausgetretenen Pfaden und tue das, was ich immer schon getan habe. Erst mein Scheitern führt mich in Versuchung, den gegangenen Weg zu verlassen. Es gilt, das Unvollkommene anzunehmen, nicht dem Perfekten nachzurennen.

Ich habe kein Ziel, und ich weiß nicht, wo ich ankomme.
Meine Pfeile schieße ich ins Blaue. Ich lasse das Planen, lege keine Richtung fest. Es ist nicht notwendig, vorauszudenken. Ich lasse mich ganz ein auf die aktuellen Geschehnisse.

Ich sage JA zu meiner Idee, die mich spontan anfliegt. Sie ist freiwillig aufgetaucht – ich muss nichts Besseres finden.
Ich fasse Zutrauen zu meinem kreativen Selbst, zu den eigenen Impulsen, die unbewusst auftauchen und das Spiel voranbringen – ich stelle meine nörgelnde Zensur und das kritische Denken beiseite und gehe mit meiner ersten Idee ins Spiel. Nur so entstehen Spielfluss und Spielfreude und Kontakt zu meinen eigenen Ressourcen – ein schier unerschöpflicher Schatz an Fantasie, Erinnerungen, Empfindungen und Gestaltungsideen, die in das Spiel genommen werden wollen.

Ich hüte mich vor Originalität, ich gebe nicht mein Bestes. Ich liebe den Durchschnitt und strenge mich nicht an.
Altgewohnte Leistungsprinzipien haben beim Improvisieren nichts zu suchen! Sie verführen mich, gut sein zu wollen, etwas Besonderes zustande bringen zu wollen und nach Anerkennung (durch die Mitspieler und das Publikum) zu schielen. Besser ist es, loszulassen, sich nicht anzustrengen! Denn wer sich anstrengt, glaubt zu wissen, was richtig oder falsch, gut oder schlecht ist – er verliert den Bezug zum Moment. Meine Wirkung ist mir nicht wichtig! Ich bin wie ich bin und handle spontan.

Ich genieße das Experimentieren. Die Vielfalt reizt mich. Meine Neugier ist unersättlich.
Improvisieren ist wie ein Experiment, bei dessen Beginn das Ergebnis noch unbekannt ist. Ich gehe mutig durch Finsternis und Turbulenzen, auf geraden oder krummen Wegen. Kindliche Neugier führt mich. Das kleine Kribbeln im Bauch, das mich dabei begleitet, wird mir zu einem untrüglichen Zeichen, dass ich auf der richtigen Fährte bin.

---

* Grundhaltungen für die Akteure; erweitert nach Wendlandt (2003, S. 68)

Arbeitsbogen für erwachsene Stotternde

AB 14: Klärungsschritte für die Suche eines geeigneten Therapieplatzes

Wenn Sie einen Therapieplatz zur Behandlung Ihres Stotterns suchen, können Ihnen die folgenden Klärungsschritte helfen. Gehen Sie die einzelnen Punkte in Ruhe durch und versuchen Sie, offen und ehrlich auf die einzelnen Fragen zu antworten. Machen Sie sich dabei Notizen. Zuerst geht es um die Selbstklärung (s. die Punkte 1 und 2). Dann folgt die Phase der Informationssuche (Punkte 3 und 4). Anschließend geht es um die Kontaktaufnahme zu Therapeuten (Punkte 5–7). Zum Abschluss erfolgt die Phase der Entscheidungsfindung mit der Zu- bzw. Absage (Punkt 8).
Die Bearbeitung dieses Arbeitsbogens stellt eine gute Vorbereitung auf Ihre Vorgespräche mit Therapeuten dar. Sie werden klarer erkennen, welche Informationen Sie erfragen möchten und wie Sie die Vorgespräche selbst gestalten wollen.

1. Will ich wirklich mit einer Stottertherapie beginnen?
- Was verspreche ich mir von einer Therapie? Welche Ziele sind mir besonders wichtig?
- Was veranlasst mich, gerade jetzt zur Aufnahme einer Behandlung? Gibt es konkrete Anlässe?
- Geht es mir vorrangig um die Veränderung meines Sprechens (Stottertherapie) oder um andere Zielsetzungen, die beispielsweise mein Lebensgefühl betreffen oder meine sozialen Beziehungen (Psychotherapie)?
- Stehen Veränderungen im meinem Leben an, die ich nicht mehr weiter aufschieben sollte und die – unabhängig von einer möglichen Therapie – von mir umgehend in Angriff genommen werden sollten?

2. Will ich auf bisherige Therapieerfahrungen zurückgreifen?
(gilt nur für diejenigen, die bereits eine oder mehrere Therapien hinter sich haben)
- Was hat mir in der/den vorausgegangenen Therapie/n gut getan?
- Welche Erfahrungen möchte ich auch in der bevorstehenden Therapie wieder machen?
- Was hat mir in der/den vorausgegangenen Therapie/n nicht gefallen?
- Welche Erfahrungen möchte ich in der bevorstehenden Therapie nicht machen?
- Habe ich die vorausgegangene(n) Therapie(n) genutzt, habe ich sie ausreichend aktiv mitgestaltet?
- Bin ich aus meiner heutigen Sicht mit meinen damaligen Einstellungen zur Therapie einverstanden?

3. Welche Therapiemöglichkeiten gibt es für mich?
- Holen Sie Informationen über Behandlungsmöglichkeiten ein. Begrenzen Sie Ihre Suche nicht nur auf Stottertherapien, wenn Sie das Gefühl haben, es stehen für Sie andere Zielsetzungen an als nur die Veränderung ihrer Kommunikationsfähigkeiten.
- Nutzen Sie bei der Informationssuche viele Kanäle: Das Internet, die Bundesvereinigung Stotterer-Selbsthilfe e. V. als Interessenvertretung erwachsener Stotternder, Gesundheitsämter und Ärzte, Beratungseinrichtungen, Praxen von Stottertherapeuten (Logopäden, Psychologen, Sprachheilpädagogen und ähnliche Berufsgruppen mit Zusatzausbildung, die die Zulassung als Heilmittelerbringer besitzen [s. o.: S. 25]).
- Lassen Sie sich Informationsbroschüren über Behandlungsangebote zusenden. Denken Sie beim Lesen daran, dass Hochglanzbroschüren oftmals Werbeträger kommerzieller Therapieeinrichtungen sind, die ein Eigeninteresse verfolgen. Um ein abgerundetes Bild zu bekommen ist es hilfreich, Einblick in die Stotterliteratur zu nehmen.
- Entscheidungen über geeignete Behandlungsmöglichkeiten sind oft leichter zu treffen, wenn Sie sich grundsätzlich über das Stottern informieren. Oft sind erwachsene Stotternde erstaunt, wie vielfältig und spannend die Literaturangebote zum Stottern sind: Es gibt einführende Texte, Therapieberichte von Erwachsenen, Lebensgeschichten von Betroffenen, ein monatlich erscheinendes Mit-

teilungsblatt der Bundesvereinigung Stotterer-Selbsthilfe e.V., aber auch wissenschaftliche Übersichtswerke zum Stottern. Das Lesematerial vermittelt eindrücklich, dass Therapie oft unerwartete Wendepunkte in der Lebensgeschichte von Stotternden bereithält und viele Hoffnungen erfüllt, auch für Menschen, die meinen, in einer auswegslosen Situation gefangen zu sein.
- Machen Sie sich Notizen beim Lesen: Halten Sie beispielsweise fest, was Ihnen wichtig erscheint und wo Sie sich selbst wiedererkannt haben.
- Ideal ist der Austausch mit anderen Betroffenen über Behandlungsmöglichkeiten, geeignete und ungeeignete Therapeuten sowie über Probleme und positive Erfahrungen in Therapien. Selbsthilfegruppen bieten hierzu reichhaltige Möglichkeiten.

4. Wer zahlt die Kosten für die Therapie?
Klären Sie die Höhe der Kosten der in Frage kommenden Therapien und wer die Kosten für diese Therapien übernehmen könnte. Anfragen bei der Krankenkasse oder bei anderen Kostenträgern sind erforderlich. Gegebenenfalls müssen Sie eine Eigenleistung für die Therapie erbringen (Zuzahlung) oder es wird pro Kalenderjahr nur eine begrenzte Anzahl an Sitzungen finanziert. Wenn Sie nicht selbst die Kosten für eine Behandlung tragen wollen, sollten Sie erst mit einer Therapie beginnen, wenn Sie von Ihrer Krankenkasse eine schriftliche Bestätigung zur Kostenübernahme erhalten haben.

5. Terminvereinbarung bei einem Therapeuten vornehmen
Es sind manchmal einige Telefongespräche erforderlich, um endlich zu einer Terminvereinbarung mit einem Therapeuten zu kommen. Nicht verzagen, wenn Anrufbeantworter, Besetztzeichen und eng bemessene Sprechzeiten die Geduld strapazieren. Ein 2. Termin bei einem anderen Therapeuten gibt Ihnen einen breiteren Entscheidungsspielraum und verbessert die Chancen, eine passende Therapie zu finden. (Manche Klienten führen Vorgespräche mit 3 Therapeuten.)

6. Vorgespräch bei einem Therapeuten führen
Das Vorgespräch sollte v.a. 3 Aufgaben erfüllen:
- *Beratung*
  - Klären Sie mit dem Therapeuten, welche Art von Therapie aus seiner Sicht für Sie zurzeit angezeigt ist. (Was ist indiziert?) Um dies leisten zu können, muss der Therapeut eine Reihe an Informationen von Ihnen erfragen, beispielsweise zu Ihren wichtigsten Veränderungszielen und den bisherigen Behandlungserfahrungen und ihren Erfolgen.
- *Informationssammlung*
  - Wie sieht das Behandlungskonzept des Therapeuten aus? Wie sind die Stunden, wie ist die Gesamtbehandlung aufgebaut? Welche Methoden kommen zum Einsatz?
  - Wie wird die Therapie finanziert? Wie und wann erfolgt die Abrechnung?
  - Welche Erfahrungen hat der Therapeut mit der Therapie erwachsener Stotternder?
  - Welche Ausbildung hat der Therapeut? Hat er spezifische Fortbildungen zur Stottertherapie gemacht? (Haben Sie Mut, diese Frage nach den Qualifikationen des Therapeuten zu stellen! Eine solche Frage ist völlig angemessen und nicht, wie manche Betroffene befürchten, unverschämt!)
- *Einschätzung bezüglich einer möglichen Zusammenarbeit*
  - Sie müssen mit Ihrem Therapeuten gut auskommen. Das Vertrauensverhältnis muss stimmen. Offenheit ist eine wichtige Voraussetzung. Trauen Sie sich, die Dinge zu fragen, die Sie in der Sitzung bewegen. Sie müssen keinen guten Eindruck machen! Kritische Fragen an den Therapeuten zeigen Ihnen, wie der Therapeut mit Ihren Zweifeln und Ihrer Skepsis umgeht.
  - Beurteilen Sie (ganz subjektiv) zu Hause das Gespräch nach 3 Gesichtspunkten: 1) fachliche Kompetenz des Therapeuten; 2) eigenes Wohlbefinden in der Sitzung; 3) längerfristige Zusammenarbeit vorstellbar. Verwenden Sie bei Ihrer Einschätzung 3 Abstufungen: gut / mittel / schlecht.

Vorgespräche können wie im Fluge vergehen. Vereinbaren Sie getrost ein 2. Klärungsgespräch! Das dürfen Sie selbstbewusst tun. Es zeugt von Ihrem Interesse an einer vertieften Abklärung und kann nicht als Zumutung gedeutet werden.

Sie haben das Recht, nach dem 1. (oder 2.) Vorgespräch Ihre Entscheidung zu überschlafen: Sie müssen also nicht gleich ein JA oder NEIN formulieren. Denn manchmal führen freundliche Umgangsformen dazu, dass eigene ungute Gefühle oder Zweifel nicht gleich deutlich wahrgenommen werden. Auch der Therapeut hat – genauso wie Sie – das Recht, NEIN zu sagen. Er drückt damit aus, dass er glaubt, Ihnen nicht gerecht werden zu können. Das zeugt von einer großen Verantwortung Ihnen gegenüber und ist ausgesprochen fair – es sagt nichts über die Therapierbarkeit Ihres Stotterns aus. Sie brauchen einen Therapeuten, der überzeugt davon ist, Ihnen helfen zu können. Vereinbaren Sie mit dem Therapeuten am Ende der Sitzung, wie Sie die Zu- oder Absage vornehmen können (schriftlich oder telefonisch).

7. Vorgespräche bei anderen Therapeuten führen
Haben Sie keine Scheu, Vorgespräche auch bei einem 2. oder 3. Therapeuten zu führen. Der Therapeut muss „passen". Sie können das aus Ihrer ganz subjektiven Sichtweise heraus tun! Überlegen Sie auch, ob Sie die notwendige Offenheit für eine Therapie eher bei einer Frau oder einem Mann leisten können und welches Alter die Therapeutin bzw. der Therapeut haben sollte. Und achten Sie ruhig auf die Atmosphäre des Behandlungszimmers, die vielleicht auch etwas über den dort arbeitenden Menschen verrät.

8. Entscheidung treffen – Zusage oder Absage vornehmen
Zögern Sie nicht zu lange mit der Entscheidung für oder gegen eine Therapie. Manchmal werden Entscheidungen „aus dem Bauch" getroffen. Manchmal kann es hilfreich sein, noch einmal in Ruhe die folgenden Punkte durchzugehen:

- Werten Sie Ihre anfänglichen Aufzeichnungen zu den Punkten 1 und 2 aus.
- Gehen Sie Ihre Notizen zur gelesenen Stotterliteratur noch einmal durch.
- Vergegenwärtigen Sie sich die Gespräche mit anderen Stotternden.
- Vergegenwärtigen Sie sich die Gespräche mit dem/den Therapeuten; stellen Sie die unterschiedlichen Einschätzungen einander gegenüber.

Nehmen Sie die Zu- oder Absage, wie mit dem Therapeuten abgesprochen, vor. Absagen sollten nicht unter den Tisch fallen – sonst bleiben ungute Gefühle zurück.

Abschließende Überlegungen
Die oben vorgestellten Schritte stellen ein grobes Raster dar, mit dem Sie einer guten Lösung für sich näher kommen können. Versuche Sie erst einmal, das Optimum zu erarbeiten, Kompromisse lassen sich dann immer noch finden. Andererseits sind Abstriche meist nicht zu umgehen, beispielsweise wenn es in einer Region zu wenige Stottertherapeuten gibt. Oder wenn die Krankenkasse Probleme mit der Kostenübernahme macht. Manchmal weiß man auch selbst noch nicht so genau, was man eigentlich will. Und doch – bei allen Unwägbarkeiten können Sie immer von Folgendem ausgehen:

- Jedes Beratungsgespräch enthält weiterführende Impulse. Nutzen Sie die Möglichkeit, einen Experten kostenlos zu hören und Gedanken austauschen zu können.
- Diagnostische Hinweise erleichtern die Suche nach einem angemessenen Therapieplatz. Scheuen Sie sich nicht, eine gründliche Stotterdiagnostik, die über Krankenschein abgerechnet werden kann, vornehmen zu lassen.
- Zögern Sie den Therapiebeginn nicht hinaus. Sagen Sie JA zu Ihrem Veränderungswunsch. Therapien können auch wieder beendet werden, wenn sie nicht optimal verlaufen. Sie können sich die guten Körner aus dem therapeutischen Angebot herauspicken.
- Beginnen Sie eine Behandlung mit realistischen Erwartungen (Kap. 7, S. 177–183). Nicht die Beseitigung des Stotterns darf im Vordergrund stehen, sondern seine Veränderung. Es geht darum, die Stottersymptomatik schrittweise abzubauen und gleichzeitig Ihre Unbefangenheit in der alltäglichen Kommunikation zu stärken.
- Beenden Sie die Therapie, wenn sich Beziehungsprobleme mit dem Therapeuten nicht bearbeiten lassen. Das „Prinzip der freien Arztwahl" in Deutschland garantiert Ihnen auch beim Wechsel des Behandlers die Fortsetzung der Kostenübernahme durch die Krankenkasse.

Arbeitsbogen für stotternde Erwachsene

AB 15: Grundlagen für die Therapie und Selbstveränderung

Nehmen Sie Stellung zu einem oder mehreren der unten aufgeführten Punkte: Machen Sie sich Notizen, schreiben Sie einen kleinen Text und diskutieren Sie Ihre Aufzeichnungen dann mit Ihrem Therapeuten, mit einem anderen Vertrauten oder in der Selbsthilfegruppe!

Sich auf das Gegenwärtige einlassen

- eigene Gefühle, Gedanken und Absichten spüren und aufgreifen
- Jasagen zu Begegnungen mit anderen Menschen
- offen sein für den Moment

Handeln statt vermeiden

- vorwärts gehen, nicht zögern
- Fluchtreflexen widerstehen
- den Stillstand in Bewegung auflösen

Zu den eigenen Unsicherheiten stehen

- sich den eigenen Problemen und Verhaltensschwierigkeiten stellen
- annehmen statt verleugnen

Eigene Stärken erkennen

- liebevoll auf sich selbst blicken
- sich über eigene Fähigkeiten freuen
- mit kleinen Erfolgen zufrieden sein
- gewährender mit sich selbst umgehen

Mit Gewohnheiten brechen

- eigene Denk- und Handlungsmuster hinterfragen
- aus dem üblichen Trott ausscheren

Experimentieren

- sich verschiedene Spielarten des Handelns zugestehen
- eigene Handlungsweisen variieren
- anders „ticken“

Improvisieren

- aus dem Moment heraus handeln
- unvorbereitet, ungeplant, ohne abzuwägen reagieren
- Spontaneität zulassen

Fehler riskieren

- Unvollkommenheit als Lernchance begreifen
- Misserfolge als notwendige Schritte zum Erfolg betrachten

Trainieren

- intensiv üben
- Sicherheit durch Wiederholung sammeln
- Verhaltensweisen und Fähigkeiten festigen durch Anwendung in vielen unterschiedlichen Situationen

Unbekanntes wagen

- neue Wege gehen
- geschlossene Türen öffnen
- Grauzonen betreten
- eigene Grenzen erweitern
- unerwartete Lebenssituationen als Angebote begreifen
- das bisher Ungelebte leben

Eigene Bedürfnisse und Ziele formulieren	• Verantwortung selbst übernehmen • Fremdbestimmtheit abschütteln • nicht nach Anerkennung anderer schielen
Entscheidungen treffen	• liegen gebliebene Lebensaufgaben klären • heiße Eisen anpacken • eine klare Linie verfolgen

Welche Punkte sind aus Ihrer persönlichen Sicht noch wichtig?
Nehmen Sie bitte Ergänzungen im Arbeitsbogen vor!

(Der Arbeitsbogen 15 greift Ideen aus den Kapiteln „Sich verändern heißt ieren“, Wendlandt 2002a, S. 103f, und „Geplant ungeplant: Improvisieren“, Wendlandt 2003, S. 132ff, auf.)

Arbeitsbögen für Stottertherapeuten

Arbeitsbogen für Stottertherapeuten

AB I: Problemsensibilisierung – Überlegungen zu einer Redewendung

Ihre Aufgabe als Stottertherapeutin oder Stottertherapeut ist es, erwachsenen Klienten die unterschiedlichsten Sachverhalte gründlich zu erläutern und sie zu lehren, neue kommunikative Verhaltensweisen in der Behandlungsstunde und im Alltag einzusetzen. Worauf müssen Sie dabei gefasst sein, wenn Sie diese Aufgabe erfüllen? Welche Probleme können auftauchen? In der folgenden Redewendung wird auf einige dieser Probleme hingewiesen. Nehmen Sie Bezug zu dieser Redewendung und notieren Sie bitte zu jeder Zeile ein paar Gedanken! Als Arbeitshilfe können Sie den Antworttext nutzen, der exemplarisch angefügt ist.

Redewendung
Gesagt ist noch lange nicht gehört.
Gehört ist noch lange nicht verstanden.
Verstanden ist noch lange nicht einverstanden.
Einverstanden ist noch lange nicht angewendet.
Angewendet ist noch lange nicht beibehalten.
(Konrad Lorenz, Verhaltensforscher)

Kommentar:
1. Zeile: Therapeutische Botschaften wollen gehört, nicht nur gesendet werden. Also: Ich muss sie so vermitteln und ggf. wiederholen, dass ich eine Bereitschaft zum Zuhören wecke.
2. Zeile: Der Empfänger, der die Botschaften wahrnimmt, vermag ihren Sinn oft nicht zu begreifen. Also: Ich muss die Inhalte individuell nachvollziehbar erläutern, sodass ihre Bedeutung für den Stotternden erkennbar wird.
3. Zeile: Wenn erwachsene Stotternde meine therapeutischen Absichten verstanden haben, darf ich nicht davon ausgehen, dass sie mit ihnen einverstanden sind. Also: Ich muss es schaffen, beim Stotternden eine positive Haltung zu den therapeutischen Botschaften, den Therapieinhalten und -methoden zu wecken, sodass ein Einverständnis entsteht, aus dem heraus ein kooperatives Handeln im Therapieprozess möglich wird.
4. Zeile: Zustimmung auf Seiten des Klienten besagt noch lange nicht, dass die mit ihm einvernehmlich getroffenen Verabredungen nun tatsächlich von ihm umgesetzt werden. Also: Ich muss Widerstände erkennen und besprechen, Handlungsbarrieren wie Ängste und Vermeidungstendenzen abbauen und dem Stotternden kompetente Hilfen für die Umsetzung therapeutischer Veränderungsschritte anbieten.
5. Zeile: Neues Verhalten, das mutig angewendet wird, bleibt damit nicht automatisch weiterhin verfügbar. Um neue Handlungsmöglichkeiten im Verhaltensrepertoire eines Klienten zu verankern, muss ich nicht nur für seine Erprobung in unterschiedlichen Kontexten sorgen, sondern seine Anwendung unter zunehmend schwierigen Bedingungen trainieren lassen und Kenntnisse und Fähigkeiten zur Selbststeuerung und Rückfallprophylaxe vermitteln.

Kommentare / eigene Gedanken:

Arbeitsbogen für Stottertherapeuten

AB II: Die Qual der Wahl

Ausgangssituation:
Stellen Sie sich vor: Sie möchten einen stotternden Klienten befähigen, eine für ihn schwierige Einkaufssituation, die er bisher vermieden hat, aufzusuchen und dort eine Bestellung aufzugeben. Gehen Sie dabei von einer Situation am Fleischtresen eines Supermarkts aus, in der der Klient langsam in der Schlange wartender Kunden voranrückt. Ihnen stehen für die therapeutische Bearbeitung dieser konkreten Alltagssituation 10 unterschiedliche Lernstrategien zur Verfügung, die unten benannt sind.

Aufgabenstellung:
Stellen Sie sich die Situation am Fleischtresen vor. Der Klient soll in die Lage versetzt werden, diese Kommunikationsaufgabe zu bewältigen. Notieren Sie zu jeder der 10 Strategien ein mögliches Vorgehen. Was wäre typisch für das jeweilige Vorgehen? Worauf wäre besonders zu achten? Welche Grundannahme liegt der Strategie zugrunde? Welche Zielsetzungen lassen sich in der konkreten Bearbeitungssituation erreichen, welche eher nicht? Auf welche Probleme müssen Sie gefasst sein? Bitte notieren Sie Ihre Gedanken und bleiben Sie bei der Ausformulierung Ihrer Vorschläge nur bei jeweils einer der vorgegebenen Strategien, kombinieren Sie bei der Aufgabenbearbeitung also nicht mehrere Strategien miteinander! Dies wäre in der Praxis zwar sinnvoll, soll hier aus Übungszwecken aber nicht erfolgen!

Strategien im Behandlungsraum:

1. *Vorbereitung im Gespräch*

   Vorgehen: ______________________________

   ____

2. *Vorbereitung durch Rollenspiele*

   Vorgehen: ______________________________

   ____

Strategien im Rahmen einer In-vivo-Bearbeitung:

3. *Gewöhnung durch Wiederholung*

   Vorgehen: ______________________________

   ____

4. *Vorschalten leichterer In-vivo-Situationen*

   Vorgehen: ______________________________

   ____

5. *Vorschalten leichterer Verhaltensziele (Reduzieren der Leistungsanforderungen)*

   Vorgehen: ______________________________

   ____

6. *Hilfestellungen des Therapeuten (inkl. Modellvorgabe)*

   Vorgehen: ______________________________

   ____

7. *Einsatz angstantagonistischer Entspannungstechniken*

   Vorgehen: ______________________________

   ____

8. *Einsatz von Pseudostottern*

   Vorgehen: ______________________________

   ____

9. *Einsatz von Verflüssigungstechniken (Modifikationstechniken)*

   Vorgehen: ______________________________

   ____

10. *Einsatz von Sprechtechniken (Fluency-shaping)*

   Vorgehen: ______________________________

   ____

Ergänzende Gedanken zur Aufgabenstellung:

____

____

____

Arbeitsbogen für Stottertherapeuten

AB III: Übungen zur Selbstbeobachtung und Variation

Variieren Sie Ihr Kommunikations- und Sprechverhalten (beispielsweise die Lautstärke ihres Sprechens oder die Häufigkeit des Blickkontakts) und beobachten Sie, was bei Ihnen (in Ihrem Befinden, Ihren Gedanken und Gefühlen, Ihren Körperreaktionen) und was bei Ihren Kommunikationspartnern (in deren Verhalten) passiert und ob sich (und in welcher Weise) die Interaktion verändert. Wählen Sie 3 Variationsstufen: wenig, mittel, viel. Versuchen Sie, deutliche Unterschiede zwischen diesen 3 Stufen herzustellen. Mit der Beobachtungsaufgabe sollen Sie gleichzeitig auch zu mehr Flexibilität in Ihrem Verhalten angeregt werden: Sie lernen, Ihr Kommunikationsverhalten zu beeinflussen und auszuformen – eben zu differenzieren. Es kommt hierbei also auf Ihre Dosierungsfähigkeit an! Genauso wie bei den Stotternden, die lernen müssen, über das richtige Maß an Spannung beim Kommunizieren (beispielsweise im Mundbereich) zu verfügen. Auch die Betroffenen müssen – so wie Sie es jetzt auch tun sollen – nach den Verhaltensexperimenten einschätzen, ob das gewünschte Verhalten tatsächlich gezeigt werden konnte und in welcher Intensität es gezeigt wurde.

Eine Übung sollte nie langweilig werden. Deswegen sind bei den folgenden Übungsvorschlägen Verhaltensmerkmale benannt, die erst einmal „unsinnig" erscheinen (wie beispielsweise das Nuscheln), die aber beim Erproben im realen Interaktionsgeschehen soziale Reaktionen beim Kommunikationspartner auslösen werden, die „verkraftet" sein wollen – so wie das Stottern ja auch Reaktionen auslöst, mit denen Stotternde lernen müssen, angemessen umzugehen. Sie sehen also: Neben den Lernzielen „Selbstbeobachtung", „Verhaltensvariation" und „Dosierung" (sprich: Selbststeuerung) gibt es zusätzlich noch ein 4. Lernziel dieser Therapeutenübung: Es geht um Erfahrungen mit der Desensibilisierung, mit dem systematischen Abbau von Ängsten und Unsicherheiten, die auftauchen können, wenn Sie sich vermeintlichen oder realen Abwertungen ausgesetzt fühlen und befürchten, wegen Ihrer „auffälligen" Sprechweise unangenehm aufzufallen.

Entwerfen Sie nun bitte einen Protokollbogen, mit dem Sie Ihre Selbstbeobachtungsaufgaben festhalten können und der die unten aufgeführten Elemente enthält. Experimentieren Sie täglich mit nicht mehr als 1 oder 2 Verhaltenskategorien (A). Verwenden Sie dabei jeweils mehrmals alle 3 Dosierungsstufen (B). Notieren Sie die Alltagssituationen, in denen Sie Ihre Erprobungen durchgeführt haben (C). Tragen Sie Ihre eigenen Befindlichkeiten ein (D), aber auch die ggf. eintretenden Veränderungen im Kommunikationsverhalten Ihres Gegenübers (E) und die Veränderung in der Interaktion bzw. im Gesprächsablauf (F). Fassen Sie jeweils abends zusammen, welche Erkenntnisse Sie aus den Erprobungen und Selbstbeobachtungen gewonnen haben (G). Überlegen Sie, wie Sie Ihr Registrierverhalten optimieren können, wie sich Vergesslichkeit und Unlust bei der Übungsarbeit überwinden bzw. bearbeiten lassen. Hilfestellungen hierzu finden Sie beispielsweise in Kap. 3.2 (S. 49ff), Kap. 5.2 u. 5.3 (S. 97ff und 104ff).

Elemente des Protokollbogens:

A. Verhaltenskategorien

- Lautstärke des Sprechens
- Räusperzwang
- Sprechgeschwindigkeit
- Blickkontakt
- Lächeln
- Stottern
- Starrheit der Gesichtsmimik / Bewegungslosigkeit
- gesamtkörperliche Angespanntheit (steif und starr)
- abgewandte Körperhaltung
- Gesichtstick (kein Stottern)
- Nuscheln (Deutlichkeit / Undeutlichkeit)
- Augenzwinkern

B. *Ausprägungsgrad des Verhaltens: Dosierung: wenig – mittel – viel*

C. *Alltägliche Kommunikationssituationen*

D. *Eigene Befindlichkeit, Gefühle, Gedanken*

E. *Veränderungen im Verhalten des Kommunikationspartners*

F. *Veränderungen in der Interaktion bzw. im Gesprächsverlauf*

G. *Schlussfolgerungen aus den Beobachtungen und Verhaltensexperimenten*

Literatur

Ainsworth G. Integrating theories of stuttering. J Speech Disorders 1945; 10: 205–208

Alexander F. Der Gebrauch des Selbst. Original: The use of the Self. London: Methuen u. Co. Ltd.; 1932. München: Kösel; 1988

Andersen M. Theatersport und Improtheater. Berlin: Buschfunk; 1996

Andrews G, Ingham R. Stuttering: Considerations in the evaluation of treatment. Brit J Comm Dis 1971; 6: 129–138

Andrews G, Craig A, Feyer A et al. Stuttering: A review of research findings and theories circa 1982. J Speech Hear Dis 1983; 48: 226–246

Antonovsky A. Unraveling the mystery of health: How people manage stress and stay well. San Francisco: Jossey-Bass; 1987

Arnold GE. Die Störungen der Sprache. In: Arnold GE. Die traumatischen und konstitutionellen Störungen der Stimme und Sprache. Wien: Urban & Schwarzenberg; 1948

Aronson E, Wilson T, Akert R. Soziale Perzeption: Wie können wir andere Menschen verstehen. Kap. 4. In: Sozialpsychologie. 4. Aufl. München: Pearson Studium; 2004: 100–147

Bachmair S, Faber J, Henning C, Kolb R, Willig W. Beraten will gelernt sein. Ein praktisches Lehrbuch für Anfänger und Fortgeschrittene. 6. Aufl. Weinheim: Beltz; 2004

Baer U. Das ungelebte Leben und Viktor von Weizsäckers anthropologische Medizin. Therapie kreativ 2005; 4: 3–14

Bahlmann E. Von DAF, FAF ... und Ohropax. Meine Erfahrungen mit dem speech-easy-Gerät und anderen Sprechhilfen. Der Kieselstein 2006; Juli/August: 4–11

Bandelow B. Das Angstbuch. Woher Ängste kommen und wie man sie bekämpfen kann. Reinbek: Rowohlt; 2004

Bandura A. Social foundation of thought and actions: A social cognitive theory. Englewood Cliff: Prentice Hall; 1986

Bandura A. Self-efficacy. The exercise of control. New York: W.H. Freeman; 1997

Bandura A, Blanchard E, Ritter B. Relative efficacy of desensitization and modelling approaches for inducing behavioural, affective and attitudinal changes. J Pers Soc Psych 1969; 13: 173–199

Bartkowiak-Brühl A, Stachowski S, Menkhaus S. Gruppentherapie bei stotternden Schulkindern. Die Sprachheilarbeit 2006; 51: 75–82

Bastine R. Differenzialätiologie und Differenzialdiagnose. In: Petermann F, Reinecker H, Hrsg. Handbuch der Klinischen Psychologie und Psychotherapie. Göttingen: Hogrefe; 2005: 278

Beck J. Cognitive therapy: Basics and beyond. New York: Guilford Press; 1995

Becker P. Seelische Gesundheit und Verhaltenskontrolle: Eine integrative Persönlichkeitstheorie und ihre klinische Anwendung. Göttingen: Hogrefe; 1995

Beech H, Fransella F. Research and Experiment in Stuttering. Oxford: Pergamon Press; 1986

Benecken J. Wenn die Grazie misslingt. Stottern und stotternde Menschen im Spiegel der Medien. Köln: Demosthenes Verlag; 1996

Benecken J. Psychische und soziale Situation stotternder Menschen. In: Bundesarbeitsgemeinschaft Hilfe für Behinderte e.V., Hrsg. Kommunikation zwischen Partnern: Stottern. Düsseldorf: Bundesarbeitsgemeinschaft Hilfe für Behinderte e.V.; 2001: 15–23

Benecken J. Über „Wimmi-Pimmi-Hasenherz“, John Wayne und Boris Becker: Stottern und Stotternde in den Medien – eine „never-ending-story“? In: Arnoldy P, Traub B, Hrsg. Sprachentwicklungsstörungen. Früh erkennen und behandeln. Karlsruhe: Loeper; 2005: 38–50

Benz E. Personenzentrierte Institutionenberatung zur Verbesserung von Kommunikation und Interaktion in pädagogischen und sozialen Einrichtungen. GwG info 1981; 44: 23

Bieschke-Behm M, Liefert G, Vötter V, Wendlandt W. Arbeitsgemeinschaft Angst – Erfahrungen, die beflügeln. In: Deutsche Arbeitsgemeinschaft Selbsthilfegruppen e.V., Hrsg. Selbsthilfegruppenjahrbuch 2006. Gießen: Focus; 2006: 71–87

Bloodstein O. A Handbook on Stuttering. Chicago: National Easter Seal Society; 1969

Bloodstein O. Stuttering as tension and gragmentiation. In: Eisenson J, Hrsg. Stuttering: A Second Symposium. New York: Harper & Row; 1975: 1–95

Bloodstein O. Stuttering: The Search for a Cause and Cure. Needham Heights: Allyn and Bacon; 1993

Bloodstein O. A Handbook on Stuttering. 5. Aufl. San Diego, CA: Singular Publishing Group; 1995

Boehmler R. Vier Schritte zur Freiheit. In: Hood S, Hrsg. An einen Stotterer. Köln: Verlag der Bundesvereinigung Stotterer-Selbsthilfe e.V.; 1989: 96–101

Borchert U. Erfahrungsbericht über die Unterstützung von Selbsthilfegruppen bei Angsterkrankungen. In: selbsthilfegruppen nachrichten. Gießen: Selbstverlag; 1993: 20–21

Borgardt E, Kemmler I. Hausaufgaben in der Psychotherapie. Psychologische Rundschau 1989; 40: 10–17

Böttcher I, Hrsg. Kreatives Schreiben. Cornelsen: Berlin; 1999

Braun O. Der pädagogisch-therapeutische Umgang mit stotternden Kindern und Jugendlichen: Eine historisch-systematische Studie. Berlin: Spiess, Edition Marhold; 1997

Braun J, Kettler U, Becker I. Selbsthilfe und Selbsthilfeunterstützung in der Bundesrepublik Deutschland. Aufgaben und Leistungen der Selbsthilfekontaktstellen in den neuen und alten Bundesländern. ISAB-Schriftenreihe: Bericht aus Forschung und Praxis Nr. 50. Köln: ISAB; 1997

Breitenfeldt D, Rustad Lorenz Delores. Stotterer-Selbst-Management-Programm. Köln: ProLog Therapie und Lernmittel OHG; 2002

Brutten E. Behaviour assessment and the strategy of therapy. In: Lebrun Y, Hoops R, Hrsg. Neurolinguistic Approaches to Stuttering. La Hague: Mounton; 1973: 8–17

Bundesvereinigung Stotterer-Selbsthilfe e.V., Hrsg. Der Kieselstein – monatliche Zeitschrift der deutschsprachigen Stotterer-Selbsthilfegruppen. info@bvss.de bzw. www.bvss.de.

Bundesvereinigung Stotterer-Selbsthilfe e.V. Stationäre

Einrichtungen, Intensivtherapien und Intensiv-Intervalltherapien für Stotternde. Köln: Demosthenes; 2003
Caspar F. Therapeut-Patient-Beziehung. In: Häcker H, Stapf K, Hrsg. Dorsch Psychologisches Wörterbuch. 2004. 14. Aufl. Bern: Huber
Cooper E, Cooper C. The impact of identifying preferred treatment outcomes on conceptualizing, assessing and treating chronic stuttering [1998; unveröffentlichtes Manuskript]
Craig A, Franklin J, Andrews G. A scale to measure locus of control of behaviour. Br J Med Psychol 1984; 57: 173–180
Craig A, Calver P. Following up on treated stutterers: studies of perceptions of fluency and job status. J Speech Hear Res 1991; 34: 279–284
Demosthenes Institut. Stottern und Selbsthilfe. Ein Ratgeber für Stotternde. Redaktion: Angelika Schindler. Köln: Demosthenes Verlag; 1996
Deutsches Institut für medizinische Dokumentation und Information (DIMDI): IFC Internationale Klassifikation der Funktionsfähigkeit, Behinderung und Gesundheit. Köln: DIMDI; 2004
Dieffenbach J. Die Heilung des Stotterns durch eine neue chirurgische Operation. Berlin: Förster; 1841
Dietrich G. Allgemeine Beratungspsychologie. Göttingen: Hogrefe; 1983
Dixon R. Im Moment. Theaterkunst Improtheater. Planegg: Impuls-Theater-Verlag; 2000
Dörger D. Improvisationstheater und mögliche Wirkungen. In: Kruse O, Hrsg. Kreativität als Ressource für Veränderung und Wachstum. Tübingen: dgvt; 1997: S. 75–88
Dryden W, Feltham C. Psychologische Kurzberatung und Kurztherapie. Einführung in die praktischen Techniken. München: Reinhardt; 1994
Dührssen A. Psychogene Erkrankungen bei Kindern und Jugendlichen. Göttingen: Verlag für medizinische Psychologie; 1967
Edelmann W. Lernpsychologie. Weinheim: Beltz PVU; 2000
Edelwich J, Brodsky A. Ausgebrannt. Das Burnout Syndrom in den Sozialberufen. Salzburg: AVM; 1984
Egan G. Helfen durch Gespräch. Ein Trainingsbuch für helfende Berufe. Weinheim: Beltz; 2001
Engelken M. 10 Jahre Stotterer-Selbst-Management-Programm (SSMP) in Deutschland – Entwicklung einer Therapiemethode. Forum Logopädie 2008; 22: 12–17
Erickson R. Assessing communication attitudes among stutterers. J. Speech Hear Res 1969; 12: 711–724
Eysenck H-J, Rachman S. Neurosen – Ursachen und Heilmethoden. Berlin: Deutscher Verlag der Wissenschaften; 1968
Farrelly F, Brandsma J. Provokative Therapie. Berlin: Springer; 1986
Fehm I, Fehm-Wolfsdorf, G. Hausaufgaben in der Psychotherapie. Hausaufgaben als therapeutische Intervention: Ausnahme oder Alltag. Psychotherapeut 2001; 6: 386–390
Fernau-Horn H. Die Sprechneurosen. Prinzip und Methode der Behandlung. Stuttgart: Hippokrates; 1969
Fiedler P. Verhaltenstherapie in und mit Gruppen. Psychologische Psychotherapie in der Praxis. Weinheim: Beltz; 1996
Fiedler P. Stottern. In: Margraf J, Hrsg. Lehrbuch der Verhaltenstherapie. Band 2: Störungen, Glossar. 2. Aufl. Berlin: Springer; 2000: 494–500
Fiedler P. Persönlichkeitsstörungen. 5. Aufl. Weinheim: Psychologie Verlags Union; 2001
Fiedler P. Verhaltenstherapie in Gruppen. Psychologische Psychotherapie in der Praxis. 2. Aufl. Weinheim: Beltz; 2005
Fiedler P, Standop R. Stottern. Ätiologie, Diagnose, Behandlung. 3. Aufl. München: Psychologie Verlags Union; 1986
Filipp S-H, Aymanns P. Bewältigungsstrategien (Coping). In: Adler R, Herrmann J, Köhle K, Langewitz W, Schonecke O, Uexküll Th von, Wesiak W, Hrsg. Psychosomatische Medizin. Modelle ärztlichen Denkens und Handelns). 6. Aufl. München: Urban & Schwarzenberg; 2003: 297–310
Försterling F. Attributionstheorien. In: Bierhoff H, Frey D, Hrsg. Handbuch der Sozialpsychologie und Kommunikationspsychologie. Göttingen: Hogrefe; 2006: 354–362
Fraser M. Selbsttherapie für Stotterer. Köln: Demosthenes; 1987
Freund H. Selbsthilfe nach erfolglosen Therapien. In: Hood S, Hrsg. An einen Stotterer. Köln: Verlag der Bundesvereinigung Stotterer-Selbsthilfe e. V.; 1989: 51–56
Fröschels E. Stimme und Sprache in der Heilpädagogik. Halle; 1926
Geißler KA. Schlusssituationen. Die Suche nach dem guten Ende. Weinheim: Beltz Weiterbildung; 2005
Golemann D. Emotionale Intelligenz. München: dtv; 2001
Gordon T. Die neue Familienkonferenz. Kinder erziehen ohne zu strafen. 18. Aufl. München: Heyne; 2004
Grawe K. Psychologische Therapie. Göttingen: Hogrefe; 1998
Gregory H. Controversial issues: Statement and review of literature. In: Gregory H, Hrsg. Controversies about Stuttering Therapy. Baltimore: University Park Press; 1979
Grevelhörster T. Stottern im Erwachsenenalter: Nicht allein einer Sprechstörung. Der Hausarzt 2003; 40: 43–44
Grohnfeldt M, Hrsg. Störungen der Redefähigkeit. Handbuch der Sprachtherapie Band 5. Berlin: Spiess, Edition Marhold; 1992a
Grohnfeldt M. Was ist „Erfolg“ in der Stottertherapie? SHA 1992b; 37: 227–239
von Gudenberg A. Die Kassler Stottertherapie: Evaluation einer computergestützten Intensivtherapie. Forum Logopädie 2006; 20: 6–11
Gudjons H. Spielbuch Interaktionserziehung. 6. Aufl. Bad Heilbrunn: Klinkhardt; 1995
Gührs M, Nowak C. Das konstruktive Gespräch. Meezen: Verlag Christa Limmer; 1991
Guitar B. Stuttering: An Integrated Approach to its Nature and Treatment. 2. ed. Baltimore: Williams & Wilkins; 1998
Ham R. Techniken der Stottertherapie. Köln: Demosthenes; 2000
Hand I. Expositionsbehandlung. In: Linden M, Hautzinger M, Hrsg. Verhaltenstherapie. 3. Aufl. Berlin: Springer; 2000: 139–149
Hartmann B. Beratung versus Therapie – In welchem Verhältnis steht die Stotterer-Selbsthilfe zur Therapie? DSH 1992; 37: 36–41
Hartmann B, Kropf A, Stoll C. Agoraphobie und Selbsthilfe. In: Petzold H, Schobert R, Hrsg. Selbsthilfe und Psychosomatik. Paderborn: Jungfermann; 1991

Hatzelmann E. Keine Macht dem Stress. Planegg: Koch Media; 1997.

Hausdörfer O. Vom Dunkel zum Licht! Warum habe ich Angst und Störungen beim Sprechen, trotzdem meine Sprachorgane gesund sind? Die vollständige Erforschung des Wesens der Sprechhemmungen und der einzig natürliche Weg zu ihrer dauernden Beseitigung. 2. Aufl. (Nachdruck der 4. Auflage von 1933). Köln: Verlag der Bundesvereinigung Stotterer-Selbsthilfe; 1994

Hautzinger M, Hrsg. Kognitive Verhaltenstherapie bei psychischen Erkrankungen. Berlin: Quintessenz; 1994

Hautzinger M. Selbstbeobachtung. In: Linden M, Hautziger M, Hrsg. Verhaltenstherapie. 3. Aufl. Berlin: Springer; 1996a: 260–264

Hautziger M. Tages- und Wochenprotokolle. In: Linden, M., Hautziger, M. (Hrsg.): Verhaltenstherapie. 3. Aufl. Berlin: Springer; 1996b: 316–319

Heese G. Zur Verhütung und Behandlung des Stotterns. 3. Aufl. Berlin: Marhold; 1967

Hegi F. Improvisation und Musiktherapie. Möglichkeiten und Wirkungen von freier Musik. 5. Aufl. Paderborn: Junfermann; 1997

Heider F. The psychology of interpersonal relations. New York: Wiley; 1958

Heinze B, Johnson K. Easy does it 2. Fluency Activities for School-Aged Stutterers. Therapy Manual. East Moline: LinguiSystems; 1987

Henkenjohann V. Selbsthilfegruppen für erwachsene Stotterer: Anspruch und Wirklichkeit [Dissertation]. Dortmund: Universität Dortmund, Fach Sprachbehindertenpädagogik; 1984

Hennen E, Hrsg. Entmachtung des Stotterns. Solingen: Demosthenes; 1989

Hennig W. Beiträge zur Erforschung des Stotterns. Erziehung und Psychologie. Schule und Psychologie 1967; 12 (Suppl.)

Hermer M, Röhrle B, Hrsg. Handbuch der therapeutischen Beziehung. Bd. 1 u. 2. Tübingen: dgvt; 2008

Herziger F. Ich spüre die Schwingungen in mir ... Eine erlebnis- und handlungsorientierte ganzheitliche Intensiv-Stottertherapie (H-I-S-T). Berlin: Pro Business; 2007

Hildebrand M, Kowalczyk C. Wenn ich fließend sprechen könnte. Lebensgeschichten von Stotternden. Idstein: Schulz-Kirchner; 1999

Hilger D. Ästhetischen Sozialisationsprozessen auf der Spur – Gedanken und Interpretationen zum „Gewinnfaktor" theaterspielender Menschen. Korrespondenzen 2003; 19: 12–15

Hinsch R, Wittmann S. Soziale Kompetenz kann man lernen. Weinheim: Beltz; 2003

Hinsch R, Pfingsten U. Gruppentraining sozialer Kompetenz (GSK). Grundlagen, Durchführung, Anwendungsbeispiele. 5. Aufl. Weinheim: Beltz; 2007

Höfner E, Schachtner H. Das wäre doch gelacht! Humor und Provokation in der Therapie. Reinbek bei Hamburg: Rowohlt; 1997

Hoffmann N, Hofmann B. Selbstfürsorge für Therapeuten und Berater. Weinheim: Beltz; 2008

Hood St. An einen Stotterer. Köln: Demosthenes Verlag; 1978

Jacobsen G. Die Koordinierte Stotterkontrolle. Mit Übungen und einem Therapieheft für Klienten. München: Ernst Reinhardt; 1992

Jehle P. Zur Problematik des Rückfalls in der Stottertherapie. In: Nord-Rüdiger, Graudenz, Barth, Jehle, Kühn, Hrsg. Beiträge zur Theorie und Praxis in Psychologie und Pädagogik. Forschungsbericht aus der Abteilung Psychologie. Frankfurt/Main: Deutsches Institut für Internationale Pädagogische Forschung; 1982: 51–74

Jehle P. Kurz- und langfristige Ergebnisse der Behandlung des Stotterns mit dem Therapieprogramm von Boberg und Kully. Bericht über einen Modellversuch. Forschungsbericht. Frankfurt/Main: Deutsches Institut für Internationale Pädagogische Forschung; 1994

Jehle P, Kühn T, Renner J. Einstellungen Stotternder und Nicht-Stotternder zur Kommunikation: Einige Ergebnisse aus der Anwendung der Skala „S 24" von Erickson und Anrews/Cutler. Die Sprachheilarbeit 1989; 34: 121–128

Jezer M. Stottern: Lebenslänglich hinter Wörtern. 2. Aufl. Neuss: Natke Verlag; 2007

Johnson W. Stuttering in children and adults. Minneapolis: University of Minnesota Press; 1955

Johnson W. Stuttering and what you can do about it. Minneapolis: University of Minnesota Press; 1961

Johnstone K. Impro. Improvisation und Theater. 7. Aufl. Berlin: Alexander Verlag; 2004a

Johnstone K. Theaterspiele. Spontaneität, Impro und die Kunst des Geschichtenerzählens. 5. Aufl. Berlin: Alexander Verlag; 2004b

Juster H, Brown E, Heimberg R. Sozialphobie. In: Margraf J, Hrsg. Lehrbuch der Verhaltenstherapie. Bd 2: Störungen, Glossar. Berlin: Springer; 2000: 43–59

Kanfer F, Reinecker H, Schmelzer D. Selbstmanagement-Therapie. Ein Lehrbuch für die klinische Praxis. 3. Aufl. Berlin: Springer; 2000

Katz-Bernstein N, Subellok K, Hrsg. Gruppentherapie mit stotternden Kindern und Jugendlichen. München: Ernst Reinhardt; 2002

Kelly H. The process of causal attribution. American Psychologist 1973; 28: 107–128

Kemmler I, Borgart E, Gärke R. Der Einsatz von Hausaufgaben in der Psychotherapie. Report Psychologie 1992; 46: 9–18

Kobasa S. Stressful life events, personality and health. Journal of Personality and Social Psychology 1979; 37: 1–11

Koch Ch. Nicht-Vermeidungs-Ansätze in der Stottertherapie. L.O.G.O.S. interdisziplinär 1998; 6: 192–202

Koch Ch. Logopädie und Stottertherapie. Eine persönlich gefärbte Standortbestimmung der Ausbildungssituation im Bereich Stottern. In: Wendlandt-Baumeister M, Hrsg. Stottern – Festschrift für Wolfgang Wendlandt. Köln: Claus Richter Verlag; 2004: 56–61

Körkel J. Rückfallpräventionstraining. In: Schermer F, Weber A; Hrsg. Methoden der Verhaltensänderung: Komplexe Interventionsprogramme. Stuttgart: Kohlhammer; 2006: 133–171

Kollbrunner J. Psychodynamik des Stotterns. Psychosoziale Ursachen, Stottertheorien, tiefenpsychologisch orientierte Therapie, Zukunftsperspektiven der Sprachtherapieausbildung. Stuttgart: Kohlhammer; 2004

Kriz J. Grundkonzepte der Psychotherapie. Eine Einführung. 4. Aufl. Weinheim: Beltz PVU; 1994

Kriz J. Grundkonzepte der Psychotherapie. Eine Einführung. 6. Aufl. Weinheim: Beltz PVU; 2007

Kriz J, Slunecko T, Hrsg. Gesprächspsychotherapie. München: UTB; 2007

Kruse O. Kreativität als Ressource für Veränderung und Wachstum. Tübingen: dgvt; 1997

Kuhr A. Die verhaltenstherapeutische Behandlung des Stotterns: Ein multimodaler Ansatz. Berlin: Springer; 1991

Kunst und Therapie. Zeitschrift für Theorie und Praxis künstlerischer Therapieformen. Menzen K-H, Rech P, Wendlandt-Baumeister M, Hrsg. Köln: Claus Richter Verlag

Kunz S, Scheuermann U, Schürmann I. Krisenintervention. Ein fallorientiertes Arbeitsbuch für Praxis und Weiterbildung. Weinheim: Juventa; 2004

Langfeldt HP, Nothdurft W. Psychologie. München: UTB; 2007.

Lauer G, Richter B, Sohns R. Rückfälle wahrend stationärer Alkoholismus-Therapie: Auszugrenzendes Übel oder integrationsbedürftige Realität? Report Psychologie 1996; 21: 382–388

Levitt H, Butler M, Hill T. What clients find helpful in psychotherapy: Developing principles for facilitating moment-to-moment change. Journal of Consulting Psychology 2006; 3: 314–324

Liebmann A. Vorlesungen über Sprachstörungen. 1. und 2. Heft. Die Pathologie und Therapie des Stotterns und Stammelns. Berlin: Verlag Oscar Coblentz; 1898

Liefert G. „Wenn Ihr Team im Moment ein Fahrzeug wäre" – Der Einsatz der Metapher im Veränderungsprozess. In: Leao A, Hofmann M, Hrsg. Fit for Change 2. Berlin: managerSeminare Verlag; 2009

Lindenmeyer J. Rückfallprävention. In: Margraf J, Hrsg. Lehrbuch der Verhaltenstherapie. Bd.1 Grundlagen: Diagnostik, Verfahren, Rahmenbedingungen. 2. Aufl. Berlin: Springer; 2000: 565–584

Lindenmeyer J, Bents H, Fiegenbaum W, Ströhm W. (1995): „In der Realität ist alles anders ..." Expositition-in-vivo bei der Rückfallbehandlung von Alkohol- und Medikamentenabhängigen. Verhaltenstherapie und psychosoziale Praxis 1995; 27: 35–45

Lippke S, Renneberg B. Konzepte von Gesundheit und Krankheit. In: Renneberg B, Hammelstein P, Hrsg. Gesundheitspsychologie. Heidelberg: Springer; 2006: 7–12

Lippmann E. Intervision. Kollegiales Coaching professionell gestalten. 2. Aufl. Heidelberg: Springer; 2009

Lösel G. Theater ohne Absicht. Impulse zur Weiterentwicklung des Improvisationstheaters. Ein Herz-, Hand- und Hirnbuch. Planegg: Impuls/Buschfunk; 2004

Luper H. Einige hilfreiche Haltungen, die Therapieerfolgen zugrunde liegen. In: Hood S, Hrsg. An einen Stotterer. Köln: Verlag der Bundesvereinigung Stotterer-Selbsthilfe e.V.; 1989: 57–62

Märtin U. Smalltalk. Die wichtigsten Regel fürs kleine Gespräch. Kreuzlingen: Hugendubel; 2006

Maier M. Arbeiten in Selbsthilfegruppen aus der Sicht der Selbsthilfe-Unterstützung. In: Deutsche Arbeitsgemeinschaft Selbsthilfegruppen, Hrsg. Selbsthilfegruppenjahrbuch 2003. Gießen: Focus; 2003: 61–67

Margraf J, Hrsg. Lehrbuch der Verhaltenstherapie. Band 1: Grundlagen, Diagnostik, Verfahren, Rahmenbedingungen. Band 2: Störungen, Glossar. 2. Aufl. Berlin: Springer; 2000

Markway B, Markway G. Frei von Angst und Schüchternheit. Soziale Ängste besiegen – ein Selbsthilfeprogramm. Weinheim: Beltz; 2003

Martin R, Haroldson S, Triden K. Stuttering and speech naturalness. J. Speech Hear Res 1984; 15: 743–752

Meng H. Das neurotische Symptom „Stottern" beim Kind und Heranwachsenden im Aspekt der Psychoanalyse und der Psychohygiene. In: Trojan F, Hrsg. Aktuelle Probleme der Phoniatrie und Logopädie. Vol.2. Basel: Karger; 1961: 67–85

Michalak J, Willutzki U. Methoden der Motivierung. In: Petermann F, Reinecker H, Hrsg. Handbuch der Klinischen Psychologie und Psychotherapie. Göttingen: Hogrefe; 2005: 375–383

Migge B. Handbuch Coaching und Beratung. Weinheim: Beltz; 2005

Mitchell D. Der dreizehnte Monat. Reinbek bei Hamburg: Rowohlt; 2007

Möller M. Selbsthilfegruppen. Anleitung und Hintergründe. Reinbek bei Hamburg: Rowohlt; 1996

Mönnich H. Stottern. Subjektives von „früher" und was daraus wird. In: Wendlandt-Baumeister M, Hrsg. Stottern. Festschrift für Wolfgang Wendlandt. Köln: Claus Richter Verlag; 2004: 49–55

Moggi F, Hrsg. Doppeldiagnosen. Komorbidität psychischer Störungen und Sucht. Bern: Huber; 2007

Motsch H. Problemkreis Stottern. Berlin: Marhold; 1983

Mühling S. Therapiemotivation und Compliance. In: Petermann F, Reinecker H, Hrsg. Handbuch der Klinischen Psychologie und Psychotherapie. Hannover: Hogrefe; 2005: 365–374

Müller W, Scheuermann U, Hrsg. Praxis Krisenintervention. Stuttgart: Kohlhammer; 2004

Muirden R. Natürlich sprechen lernen. Köln: Demosthenes; 2003

Nadler I, Mühe S. Stottern – Ansätze zur Generalisierung von Therapieerfolgen im nordamerikanischen Raum. SHA 1985; 30: 209–220

Nadoleczny M. Kurzes Lehrbuch der Sprach- und Stimmheilkunde. Mit besonderer Berücksichtigung des Kindesalters. Leipzig: Verlag Vogel; 1926

Natke U. Erkenntnisse über das Stottern. In: Bundesarbeitsgemeinschaft Hilfe für Behinderte e.V., Hrsg. Kommunikation zwischen Partnern: Stottern. Düsseldorf: Bundesarbeitsgemeinschaft Hilfe für Behinderte e.V.; 2001: 6–14

Natke U. Stottern. Erkenntnisse, Theorien, Behandlungsmethoden. Bern: Huber; 2005

Neilson M, Andrews G. Intensive fluency training of chronic stutterers. In: Curlee R, Hrsg. Stuttering and Related Disorders of Fluency. New York: Thieme; 1993: 139–165

Nestmann F, Engel F, Sickendiek U. Das Handbuch der Beratung. Bd. 1 u. 2. 2. Aufl. Tübingen: dgvt; 2007

Oertle H. Therapie des Stotterns. Ein Ratgeber. Köln: Demosthenes; 1998

Oertle H, Natke U, Bosshardt H, Sandrieser P. Wie wirkt Stottertherapie? PEVOS, das Programm zur Evaluation von Stottertherapien der Bundesvereinigung Stotterer-Selbsthilfe e.V. Sprache – Stimme – Gehör 2001; 25: 39–41

Orlinsky D, Ronnestad H, Willutzki U. Fifty Years of Psychotherapy Process Outcomes Research: Continuity and Change. In: Lambert M, ed. Bergin and Garfield's Handbook of Psychotherapy and Behavior Change. 5. ed. New York: Wiley; 2004: 307–389

Orthmann W, Scholz H-J. Stottern. Kompendium ausgewählter Theorien für Studierende und Angehörige heilpädagogischer Berufe. Berlin: Marhold; 1975

Pauli R. Ropana-Methode. Der sanfte Weg aus dem Stottern. Online im Internet: www.ropana.de; Stand: 11.03.2008

Pauls H. Psycho-soziale Beratung. In: Klinische Sozial-

arbeit. Grundlagen, Methoden und psycho-soziale Behandlung. Weinheim: Juventa; 2004: 197–266
Pape-Neumann J. Ergebnisse der Pilotphase von PEVOS: Programm zur Evaluation von Stottertherapien. Forum Logopädie 2004; 18: 18–23
Perkins W. Stuttering and Science. San Diego: Singular Publishing Group; 1996
Petermann F, Reinecker H, Hrsg. Handbuch der Klinischen Psychologie und Psychotherapie. Göttingen: Hogrefe; 2005
Pfeiffer W. Der Widerstand in der Sicht der klientenzentrierten Psychotherapie. Zeitschrift der Gesellschaft für wissenschaftliche Gesprächspsychotherapie 1987; 66: 55–62
Pfeiffer W. Musik(-theater) – ein bedeutendes Element im Prozess der Schulentwicklung. Korrespondenzen 2003; 19: 20–25
Piechotka A. Stationen auf dem Weg zum flüssigen Sprechen – ein Erfahrungsbericht. In: Bundesarbeitsgemeinschaft Hilfe für Behinderte e.V., Hrsg. Kommunikation zwischen Partnern: Stottern. Düsseldorf: Bundesarbeitsgemeinschaft Hilfe für Behinderte e.V.; 2001: 56–65
Prüß H. Darstellung zu den Themen „Erfolg" und „Akzeptanz". In: Grohnfeldt M. Was ist „Erfolg" in der Stottertherapie? SHA 1992; 37: 229–231
Prüß H. Stottern kontrollieren lernen. Stotter- und Sprechkontrollierungstechniken (Video ca. 55 min und Begleitbuch). Köln: Demosthenes; 2000
Ptok M, Natke U, Oertle H. Stottern – Pathogenese und Therapie. Deutsches Ärzteblatt 2006; 103: S.A1216–1221
Rapp M. Stottern im Spiegel der ICF – Neue Maßstäbe für Assessment und Therapie. Bremer Modell, Band 4. Bremen: Fachschule für Logopädie; 2006
Rapp M. Stottern im Spiegel der ICF: Ein neuer Rahmen für Diagnostik, Therapie und Evaluation. Forum Logopädie 2007; 21: 14–19
Rauschan W, Welsch C. Das ABC-Modell für die Therapie des chronischen Stotterns nach dem Konfrontationsansatz. Forum Logopädie 2008; 22: 6–10
Rechtien W, Irsch J. Lexikon Beratung. München, Wien: Profil Verlag; 2006
Reinecker H. Lehrbuch der Verhaltenstherapie. Tübingen: dgvt; 1999a
Reinecker H. Selbstkontrolle. In: Linden M, Hautziger M, Hrsg. Verhaltenstherapie. 3. Aufl. Berlin: Springer; 1999b: 270–274
Renneberg B, Hammelstein P, Hrsg. Gesundheitspsychologie. Springer; 2006
Renner J. Erfolg in der Stottertherapie. Berlin: Marhold; 1995
Richter E. Natürliches Sprechen befreit vom Stottern. 3. Aufl. Köln: Demosthenes; 2003
Richter E, Wertenbroch W. Die Sprachübungsbehandlung des Stotterns. Horneburg: Persen; 1986
Richter E, Neffe FJ, Ritter K. Die Befreiung von Stottern durch Autosuggestion. Pfaffenhofen: Franz Josef Neffe Verlag; 2003
Rico G. Garantiert Schreiben lernen. Reinbek bei Hamburg: Rowohlt; 2002
Riley G. A stuttering severity instrument for children and adults. J Speech Hear Dis 1972; 37: 314–322
Ritter B. Treatment of acrophobia with contact desensitization. Beh Res Therapy 1969; 7: 41–45
Roennestad M, Orlinsky D. Therapeutische Arbeit und berufliche Entwicklung. Implikationen einer internationalen Langzeitstudie. Psychotherapeut 2006; 51: 271–275
Rogers C. Die klientbezogene Gesprächspsychotherapie. München: Kindler; 1973
Rogers C. Therapeut und Klient. Grundlagen der Gesprächspsychotherapie. 18. Aufl. Frankfurt: Fischer; 2004
Roth W. Humanistische Konzepte der Beratung. In: Steinbach Christoph, Handbuch Psychologische Beratung. Stuttgart: Klett-Cotta; 2006: 195–217
Ryan B. Programmed Therapy for Stuttering in Children and Adults. Springfield Ill.: Thomas; 1974
Sachse R. Der Begriff des „klientenzientrierten Handelns" und seine therapeutischen Konsequenzen: Vier Thesen für ein erweitertes Verständnis. GwG-Info 1982; 50: 44–50
Sachse R. Therapeutische Beziehungsgestaltung. Göttingen: Hogrefe; 2006
Salas J. Playback-Theater. Berlin: Alexander; 1998
Sander K. Allgemeine Definitionen von Beratung. Gesprächspsychotherapie und personenzentrierte Beratung 2003; 34: 11–14
Sandrieser P, Schneider P. Stottern im Kindesalter. 3. Aufl. Stuttgart: Thieme; 2008
Sartory G. Panikstörung. In: Petermann F, Reinecker H, Hrsg. Handbuch der Klinischen Psychologie und Psychotherapie. Göttingen: Hogrefe; 2005: 463–471
Schermer F. Grundlagen der Psychologie. Stuttgart: Kohlhammer; 1999
Schilling A. Sprech- und Sprachstörungen. In: Berendes J, Link R, Zöllner F. HNO-Heilkunde. Bd. II/2. Stuttgart: Thieme; 1963: 1235–1254
Schindler A. Stottern erfolgreich bewältigen. Ratgeber für Betroffene und Angehörige. Augsburg: Midena; 1998
Schlippe A von. Familientherapie im Überblick: Basiskonzepte, Formen, Anwendungsmöglichkeiten. 11. Aufl. Paderborn: Junfermann; 2005
Schlippe A von, Schweizer J. Lehrbuch der systemischen Therapie und Beratung. Göttingen: Vandenhoeck u. Ruprecht; 2007
Schmeer G. Krisen auf dem Lebensweg: psychoanalytisch-systemische Kunsttherapie. München: Pfeiffer; 1994
Schmidt L, Caspar F. Compliance. In: Häcker H, Stapf K, Hrsg. Dorsch Psychologisches Wörterbuch. 14. Aufl. Bern: Huber; 2004
Schneider P, Zückner H. Aachener Analyse unflüssigen Sprechens. Neuss: Verlag Natke; 2005
Schneider-Schelte H, Liefert G. „Gruppentraining" – Berliner Erfahrungen mit Fortbildungskonzepten in der Selbsthilfe. In: Deutsche Arbeitsgemeinschaf Selbsthilfegruppen, Hrsg. Selbsthilfejahrbuch 2003. Gießen: Focus; 2003: 84–93
Schoenacker Th. Individualpsychologische Gruppentherapie bei erwachsenen Stotternden. Sprache – Stimme – Gehör 1978; 2: 136–144
Schoenacker Th. Stottern: Ein zielgerichtetes Verhalten. Sprache – Stimme – Gehör 1981; 5: 82–85
Schorn B. Kompetenznachweis Kultur. Korrespondenzen 2005; 21: 31
Schottenloher G, Schnell H, Hrsg. Wenn Worte fehlen, sprechen Bilder. Bildnerisches Gestalten und Therapie. München: Kösel; 1994
Schultheis R. Das Stammeln und das Stottern. Ihre Natur, Ursachen und Heilung. Zürich; 1830

Schulze H. Disfluency-Syndrome. Forschungsbericht Nr. 14. Ulm: Phoniatrische Ambulanz; 1987

Schulze H. Redeflußstörungen und Stottern aus psychologischer Sicht. Report Psychologie 1989; 14: 17–25

Schwarzer R. Psychologie des Gesundheitsverhaltens. Eine Einführung in die Gesundheitspsychologie. 3. Aufl. Göttingen: Hogrefe; 2004

Seeman M. Sprachstörungen bei Kindern. 2. Aufl. Halle: Marhold; 1965

Selling B. Schreiben wie der Schnabel wächst. Kreatives Schreiben für kleine und große Kinder. Braunschweig: Aurum; 1996

Sheehan J. Stuttering. Research and Therapy. New York: Harper & Row; 1970

Shelton J, Ackerman J. Verhaltens-Anweisungen. Hausaufgaben in Beratung und Psychotherapie. München: Pfeiffer; 1978

Silverman F, Paynter K. Impact of stuttering on perception of occupational competence. Journal of Fluency Disorders 1980; 15: 87–91

Sommer M, Hunter EJ, Knappmeyer K. Wolff von Gudenberg A, Spindler N, Paulus W. Visuomotor lexical semantic reaction times are preferentially handled in the right hemisphere in patients with persistent developmental stuttering. Movement Disorders 2008; 23: 235

Spolin V. Improvisationstechniken für Pädagogik, Therapie und Theater. Paderborn: Junfermann; 1987

Stangier U, Clark D, Ehlers A. Soziale Phobie. Göttingen: Hogrefe; 2006

Starke A. The Van Riper program as intensive interval therapy. In: Starkweather CW, Peters HFM, eds. Proceedings of the First World Congress on Fluency Disorders. The International Fluency Association 1995; 425–428

Starke A. Ein bißchen Biographie und ein paar Positionen. In: Demosthenes-Institut, Hrsg. Stottern und Selbsthilfe. Ein Ratgeber für Stotternde. Köln: Demosthenes; 1996: 59–52

Starke A. Absichtliches Stottern – Wann, warum und wozu? Dialog 2002; 3: 10–16

Starkweather CW. Fluency and Stuttering. Englewood Cliffs: Prentice Hall; 1987

Starkweather CW. Issues in the efficacy of treatment for fluency disorders. J. Fluency Dis 1993; 18: 151–168

Stavemann H, Hrsg. KVT-Praxis. Strategien und Leitfäden für die Kognitive Verhaltenstherapie. Weinheim: Beltz PVU; 2005

Stein M, Baird A, Walker J. Social phobia in adults with stuttering. American Journal of Psychiatry 1996; 153: 278–280

Steinebach Ch. Handbuch Psychologische Beratung. Stuttgart: Klett-Cotta; 2006a

Steinebach Ch. Verhaltens- und kognitionspsychologische Grundlagen der Beratung. In: Steinbach Ch, Hrsg. Handbuch Psychologische Beratung. Stuttgart: Klett-Cotta; 2006b: 175–194

Stewart T, Turnbull J. Redeflußstörungen bei Kindern und Jugendlichen. Stottertherapie in der Praxis. Ulm: Gustav Fischer; 1997

Stimmer F. Lexikon der Sozialpädagogik und Sozialarbeit. 2. Aufl. München: Oldenbourg Verlag; 1996

Tausch R, Tausch A-M. Gesprächspsychotherapie. 7. Aufl. Göttingen: Hogrefe; 1979

Tharp R, Wetzel, R. Verhaltensänderung im gegebenen Sozialfeld. München: Urban u. Schwarzenberg; 1975

Thomann C, Schulz von Thun F. Klärungshilfe – Handbuch für Therapeuten, Gesprächshelfer und Moderatoren in schwierigen Gesprächssituationen. Reinbek b. Hamburg: Rowohlt; 2003

Thomson RA. Counseling Techniques. Improving relationships with others, ourselves, our families, and our environment. 2. Aufl. New York: Brunner-Routledge; 2003

Tietze OK. Kollegiale Beratung: Problemlösungen gemeinsam entwickeln. Rowohlt: Reinbek; 2003

Tracht Ch. Mut zur Improvisation. Ungewöhnliche Tools für Beratung und Coaching. München: HumorCare; 2006

Trenkle B. Ha-Handbuch der Psychotherapie. Heidelberg: Auer; 2004

Tschuschke V. Gruppenpsychotherapie – Vergleich mit der Einzelpsychotherapie. In: Tschuschke V, Hrsg. Praxis der Gruppenpsychotherapie. Stuttgart: Thieme; 2001: 8–11

Ullrich R., de Muynck R. Das Assertiveness-Training-Programm. Einübung von Selbstvertrauen. Teil 1: Bedingungen und Formen sozialer Schwierigkeiten. 8. Aufl. München: Pfeiffer bei Klett-Cotta; 2001

Ullrich R, de Muynck R. Das Assertiveness-Training-Programm. Anleitung für den Therapeuten. Einübung von Selbstvertrauen und sozialer Kompetenz. 2. Aufl. München: Pfeiffer bei Klett-Cotta; 2002

Ullrich R, de Muynck R. Das Assertiveness-Training-Programm. Einübung von Selbstvertrauen. Teil 2: Grundkurs. 8. Aufl. München: Pfeiffer bei Klett-Cotta; 2006

Van Riper Ch. The Treatment of Stuttering. Englewood Cliffs: Prentice Hall; 1973

Van Riper Ch. Die Behandlung des Stotterns. Köln: Demosthenes; 1986

Van Riper Ch. Eine persönliche Mitteilung. In: Demosthenes-Institut, Hrsg. Wenn das Stottern klemmt. Ein Ratgeber für Jugendliche. Köln: Demosthenes; 1996: 86–87

Vlcek R. Workshop Improvisationstheater. Übungs- und Spielesammlung für Theaterarbeit, Ausdrucksfindung und Gruppendynamik. 3. Aufl. Donauwörth: Auer; 2003

Walton D, Black D. The application of learning theory to the teatment of stammering. J psychosom Res 1958; 3: 170–179

Walton D, Mather M. The relevance of generalisation technics to the treatment of stammering and phobic symptoms. Behav Res Therapy 1963; 1: 121–125

Wangemann R, Golkaramnay V. Psychotherapie und Internet: Chat-Gruppe als Brücke in den Alltag. Dtsch Ärzteblatt 2004; 3: 115

Warwar S, Greenberg LS. Advances in theories of change and counseling. In: Brown SD, Lent RW, Hrsg. Handbook of counseling psychology. 3. Aufl. New York; John Wiley; 2000: 571–600

Watzlawick P, Weakland J, Fisch R. Lösungen. Zur Theorie und Praxis menschlichen Wandels. 5. Aufl. Bern: Huber; 1992

Wauligmann B. Stotternde entdecken Sprechfreude. Von Oskar Hausdörfers Tönen und Hören zu Erwin Richters Naturmethode. Köln: Demosthenes; 1996

Wauligmann B. Lachen Sie mit uns – nicht über uns. Dialog: Mitteilungsblatt der Österreichischen Selbsthilfe Initiative Stottern 2003; 3: 14

Wauligmann B. Leichter sprechen und sich wohler fühlen. Praktische Hilfen für stotternde Menschen. DVD

mit Begleitheft. Münster: Stotterer-Selbsthilfe, Landesverband NRW; 2009
Weber A. Befreiung vom Stottern. Philosophische Betrachtungen aus der Innensicht eines Betroffenen. Berlin; 1991
Weikert, K. Stottern – Belastung und Bewältigung im Lebenslauf. Köln: Demosthenes; 1996
Weinberger S. Klientenzentrierte Gesprächsführung. Eine Lehr- und Praxisanleitung für helfende Berufe. 9. Aufl. Weinheim: Juventa; 2004
Weiner B. An attributional theory of motivation an emotion. New York: Springer; 1986
Weltgesundheitsorganisation. Internationale Klassifikation psychischer Störungen, ICD-10. 2. Aufl. Bern: Huber; 1993
Wendlandt W. Resozialisierung erwachsener Stotternder. Ein lernpsychologischer und verhaltenstherapeutischer Beitrag zur Behandlung des Stotterns. Berlin: Marhold; 1972; 2. Aufl. 1975
Wendlandt W, Hoefert H. Selbstsicherheitstraining. Salzburg: Otto Müller; 1976
Wendlandt W. Verhaltenstherapie des Stotterns. Denkansätze, Zielsetzungen, Behandlungsmethoden. Weinheim: Beltz; 1980
Wendlandt W. Zum Beispiel Stottern. Stolperdrähte, Sackgassen und Lichtblicke im Therapiealltag. München: Pfeiffer; 1984a
Wendlandt W. Zur In-vivo-Arbeit in der Therapie des Stotterns. Durchführung von Behandlungsmaßnahmen in alltäglichen Belastungssituationen des Stotternden. Sprache – Stimme – Gehör 1984b; 8: 44–50
Wendlandt W. Nicht vermeiden – Stottern zeigen! Teil 1: Grundsätzliches zum Non-avoidance-Konzept in der Behandlung des Stotterns. Die Sprachheilarbeit 1987a; 32: 145–153
Wendlandt, W. Nicht vermeiden – Stottern zeigen! Teil 2: Symptomorientierte Behandlungsbausteine im Rahmen meiner Nicht-Vermeidungs-Therapien bei Stotternden. Die Sprachheilarbeit 1987b; 32: 193–205
Wendlandt W. Perspektiven für zukünftige Aufgaben im Rahmen der Stotterer-Selbsthilfebewegung. Der Kieselstein 1988; 10: 9–13
Wendlandt W. Entspannung – bloß nicht nur im stillen Kämmerlein! In: Johannsen H, Springer L, Hrsg. Tagungsbericht der Jahresfortbildungstagung des Deutschen Bundesverbandes für Logopädie in Münster 1993. Ulm: Phoniatrische Ambulanz der Universität Ulm; 1993: 370–384
Wendlandt W. Stottern ins Rollen bringen. Die Kiesel des Demosthenes. Köln: Demosthenes; 1994
Wendlandt W. Therapeutische Hausaufgaben. Materialien für die Eigenarbeit und das Selbsttraining. Eine Anleitung für Therapeuten, Betroffenen, Eltern und Erzieher. Stuttgart: Thieme; 2002a
Wendlandt, W. Probleme und Missverständnisse beim Einsatz der In-vivo-Methode. Forum Logopädie 2002b; 16: 12–16
Wendlandt W. Veränderungstraining im Alltag. Eine Anleitung zur In-vivo-Arbeit in Therapie, Beratung und Selbsthilfe. Stuttgart: Thieme; 2003
Wendlandt W. Improvisation – nicht nur für Stotternde. Unberechenbare Verwirrungen und verwirrende Unberechenbarkeiten. Forum Logopädie 2004a; 18: 6–10
Wendlandt W. Kommunikationstraining durch Improvisation. Eine Entdeckungsreise für Klienten und Logopädinnen. L.O.G.O.S. interdisziplinär 2004b; 12: 204–211
Wendlandt W. Entspannung im Alltag. Ein Trainingsbuch. 2. Aufl. Weinheim: Beltz; 2005a
Wendlandt W. Grundhaltungen und Handlungsstrategien für das szenische Improvisieren – Orientierungspunkte für die Akteure. Korrespondenzen: Zeitschrift für Theaterpädagogik 2005b; 21: 21–25
Wendlandt W. Sprachstörungen im Kindesalter. 5. Aufl. Stuttgart: Thieme; 2006
Wendlandt W. Stottern: ganzheitlich – integrativ – personenbezogen. Köln: Demosthenes Verlag; im Druck
von Werder L. Lehrbuch des kreativen Schreibens. Berlin: Ifk; 1990
White M, Epston D. Die Zähmung der Monster. Literarische Mittel zu therapeutischen Zwecken. Heidelberg: Auer; 1990
Wickel H. Musikpädagogik in der sozialen Arbeit. Eine Einführung. Münster: Waxmann; 1998
Willutzki U. Ressourcenorientierung in der Psychotherapie – was heißt das und wie kann es aussehen? In: Schemmel H, Schaller J, Hrsg. Ressourcen. Ein Hand- und Lesebuch für die therapeutische Praxis. Tübingen: dgvt; 2003: 91–110
Wingate M. A standard definition of stuttering. J Speech Hear Dis 1964; 29: 484–489
Winkler M. Wer und was wären wir ohne unser Stottern? Der Kieselstein 2005; 27: 6
Wittchen H, Hoyer J, Hrsg. Diagnostische Prozesse in der Klinischen Psychologie und Psychotherapie. In: Klinische Psychologie und Psychotherapie. Heidelberg: Springer; 2006: 349–382
Woolf G. The assessment of stuttering as struggle, avoidance and expectancy. Brit J Dis Comm 1967; 2: 128–171
Yairi E. The onset of stuttering in two- and three-year-old children. A preliminary report. J Speech Hear Dis 1983; 48: 171–177
Yairi E, Lewis B. Disfluencies at the onset of stuttering. J Speech Hear Res 1984; 27: 154–159
Yalom I. Der Panama-Hut. Oder: Was einen guten Therapeuten ausmacht. München: Goldmann (btb); 2002
Yalom I. Theorie und Praxis der Gruppenpsychotherapie. Ein Lehrbuch. 7. Aufl. München: Pfeiffer/Klett-Cotta; 2003
Young M. Identification of stuttering and stutterers. In: Curlee R, Perkins W, Hrsg. Nature and Treatment of Stuttering: New Directions. San Diego: College-Hill Press; 1984: 31–48
Zacher A. Kategorien der Lebensgeschichte. Ihre Bedeutung für Psychiatrie und Psychotherapie. Berlin: Springer; 1988
Zückner H. Stottertherapie bei Jugendlichen und Erwachsenen. In: Bundesarbeitsgemeinschaft Hilfe für Behinderte e.V. (Hg.): Kommunikation zwischen Partnern: Stottern. Düsseldorf: Bundesarbeitsgemeinschaft Hilfe für Behinderte e.V.; 2001: 41–55
Zückner H. Intensiv-Modifikation Stottern: Die Modifikation. Informationen für Therapeuten. Neuss: Verlag Ulrich Natke; 2008

Sachverzeichnis

A

B

Q

R

S

T